中华医学百科全书

临床医学

烧伤外科学

国家出版基金项目
NATIONAL PUBLICATION FOUNDATION

中国协和医科大学出版社

图书在版编目 (CIP) 数据

烧伤外科学 / 黄跃生主编 . —北京：中国协和医科大学出版社，2017.3
（中华医学百科全书）
ISBN 978-7-5679-0685-3

Ⅰ . ①烧… Ⅱ . ①黄… Ⅲ . ①烧伤 – 外科学 Ⅳ . ① R644

中国版本图书馆 CIP 数据核字 (2017) 第 048418 号

中华医学百科全书·烧伤外科学

主　　编：黄跃生

责任编审：陈　懿

责任编辑：于　岚

出版发行：中国协和医科大学出版社
（北京东单三条九号　邮编 100730　电话 010–6526 0431）

网　　址：www.pumcp.com

经　　销：新华书店总店北京发行所

印　　刷：北京雅昌艺术印刷有限公司

开　　本：889×1230　1/16 开

印　　张：21.25

字　　数：600 千字

版　　次：2017 年 3 月第 1 版

印　　次：2017 年 3 月第 1 次印刷

定　　价：250.00 元

ISBN 978-7-5679-0685-3

《中华医学百科全书》编纂委员会

总顾问　吴阶平　韩启德　桑国卫

总指导　陈　竺

总主编　刘德培

副总主编　曹雪涛　李立明　曾益新

编纂委员（以姓氏笔画为序）

B·吉格木德		丁　洁	丁　樱	丁安伟	于中麟	于布为
于学忠	万经海	马　军	马　骁	马　静	马　融	马中立
马安宁	马建辉	马烈光	马绪臣	王　伟	王　辰	王　政
王　恒	王　硕	王　舒	王　键	王一飞	王一镗	王士贞
王卫平	王长振	王文全	王心如	王生田	王立祥	王兰兰
王汉明	王永安	王永炎	王华兰	王成锋	王延光	王旭东
王军志	王声湧	王坚成	王良录	王拥军	王茂斌	王松灵
王明荣	王明贵	王宝玺	王诗忠	王建中	王建业	王建军
王建祥	王临虹	王贵强	王美青	王晓民	王晓良	王鸿利
王维林	王琳芳	王喜军	王道全	王德文	王德群	
木塔力甫·艾力阿吉		尤启冬	戈　烽	牛　侨	毛秉智	毛常学
乌　兰	文卫平	文历阳	文爱东	方以群	尹　佳	孔北华
孔令义	邓文龙	邓家刚	书　亭	毋福海	艾措千	艾儒棣
石　岩	石远凯	石学敏	石建功	布仁达来	占　堆	卢志平
卢祖洵	叶冬青	叶常青	叶章群	申昆玲	申春悌	田景振
田嘉禾	史录文	代　涛	代华平	白春学	白慧良	丛　斌
丛亚丽	包怀恩	包金山	冯卫生	冯学山	冯希平	边旭明
边振甲	匡海学	邢小平	达万明	达庆东	成　军	成翼娟
师英强	吐尔洪·艾买尔		吕时铭	吕爱平	朱　珠	朱万孚
朱立国	朱宗涵	朱建平	朱晓东	朱祥成	乔延江	伍瑞昌
任　华	华　伟	伊河山·伊明		向　阳	多　杰	邬堂春
庄　辉	庄志雄	刘　平	刘　进	刘　玮	刘　蓬	刘大为
刘小林	刘中民	刘玉清	刘尔翔	刘训红	刘永锋	刘吉开
刘伏友	刘芝华	刘华平	刘华生	刘志刚	刘克良	刘更生
刘迎龙	刘建勋	刘胡波	刘树民	刘昭纯	刘俊涛	刘洪涛
刘献祥	刘嘉瀛	刘德培	闫永平	米　玛	许　媛	许腊英

那彦群	阮长耿	阮时宝	孙　宁	孙　光	孙　皎	孙　锟
孙长颢	孙少宣	孙立忠	孙则禹	孙秀梅	孙建中	孙建方
孙贵范	孙海晨	孙景工	孙颖浩	孙慕义	严世芸	苏　川
苏　旭	苏荣扎布	杜元灏	杜文东	杜治政	杜惠兰	李　龙
李　飞	李　东	李　宁	李　刚	李　丽	李　波	李　勇
李　桦	李　鲁	李　磊	李　燕	李　冀	李大魁	李云庆
李太生	李日庆	李玉珍	李世荣	李立明	李永哲	李志平
李连达	李灿东	李君文	李劲松	李其忠	李若瑜	李松林
李泽坚	李宝馨	李建勇	李映兰	李莹辉	李继承	李森恺
李曙光	杨　凯	杨　恬	杨　健	杨化新	杨文英	杨世民
杨世林	杨伟文	杨克敌	杨国山	杨宝峰	杨炳友	杨晓明
杨跃进	杨腊虎	杨瑞馥	杨慧霞	励建安	连建伟	肖　波
肖　南	肖永庆	肖海峰	肖培根	肖鲁伟	吴　东	吴　江
吴　明	吴　信	吴令英	吴立玲	吴欣娟	吴勉华	吴爱勤
吴群红	吴德沛	邱建华	邱贵兴	邱海波	邱蔚六	何　维
何　勤	何方方	何绍衡	何春涤	何裕民	余争平	余新忠
狄　文	冷希圣	汪　海	汪受传	沈　岩	沈　岳	沈　敏
沈　铿	沈卫峰	沈华浩	沈俊良	宋国维	张　泓	张　学
张　亮	张　强	张　霆	张　澍	张大庆	张为远	张世民
张志愿	张丽霞	张伯礼	张宏誉	张劲松	张奉春	张宝仁
张建中	张建宁	张承芬	张琴明	张富强	张新庆	张潍平
张德芹	张燕生	陆　华	陆付耳	陆伟跃	陆静波	
阿不都热依木·卡地尔		陈　文	陈　杰	陈　实	陈　洪	陈　琪
陈　锋	陈　楠	陈士林	陈大为	陈文祥	陈代杰	陈红风
陈尧忠	陈志南	陈志强	陈规化	陈国良	陈佩仪	陈家旭
陈智轩	陈锦秀	陈誉华	邵　蓉	邵荣光	武志昂	
其仁旺其格	范　明	范炳华	林三仁	林久祥	林子强	林江涛
林曙光	杭太俊	欧阳靖宇	尚　红	果德安	明根巴雅尔	易定华
易著文	罗　力	罗　毅	罗小平	罗长坤	罗永昌	罗颂平
帕尔哈提·克力木		帕塔尔·买合木提·吐尔根			图门巴雅尔	岳建民
金　玉	金　奇	金少鸿	金伯泉	金季玲	金征宇	金银龙
金惠铭	郁　琦	周　兵	周　林	周永学	周光炎	周灿全
周良辅	周纯武	周学东	周宗灿	周定标	周宜开	周建平
周建新	周荣斌	周福成	郑一宁	郑家伟	郑志忠	郑金福
郑法雷	郑建全	郑洪新	郎景和	房　敏	孟　群	孟庆跃
孟静岩	赵　平	赵　群	赵子琴	赵中振	赵文海	赵玉沛

赵正言	赵永强	赵志河	赵彤言	赵明杰	赵明辉	赵耐青
赵继宗	赵铱民	郝 模	郝小江	郝传明	郝晓柯	胡 志
胡大一	胡文东	胡向军	胡国华	胡昌勤	胡晓峰	胡盛寿
胡德瑜	柯 杨	查 干	柏树令	柳长华	钟翠平	钟赣生
香多·李先加		段 涛	段金廒	段俊国	侯一平	侯金林
侯春林	俞光岩	俞梦孙	俞景茂	饶克勤	姜小鹰	姜玉新
姜廷良	姜国华	姜柏生	姜德友	洪 两	洪 震	洪秀华
祝庆余	祝㼆晨	姚永杰	姚祝军	秦 川	袁文俊	袁永贵
都晓伟	栗占国	贾 波	贾建平	贾继东	夏照帆	夏慧敏
柴光军	柴家科	钱传云	钱忠直	钱家鸣	钱焕文	倪 鑫
倪 健	徐 军	徐 晨	徐永健	徐志云	徐志凯	徐克前
徐金华	徐建国	徐勇勇	徐桂华	凌文华	高 妍	高 晞
高志贤	高志强	高学敏	高健生	高树中	高思华	高润霖
郭 岩	郭小朝	郭长江	郭巧生	郭宝林	郭海英	唐 强
唐朝枢	唐德才	诸欣平	谈 勇	谈献和	陶·苏和	陶广正
陶永华	陶芳标	陶建生	黄 峻	黄 烽	黄人健	黄叶莉
黄宇光	黄国宁	黄国英	黄跃生	黄璐琦	萧树东	梅长林
曹 佳	曹广文	曹务春	曹建平	曹洪欣	曹济民	曹雪涛
曹德英	龚千锋	龚守良	龚非力	袭著革	常耀明	崔 蒙
崔丽英	庾石山	康 健	康廷国	康宏向	章友康	章锦才
章静波	梁铭会	梁繁荣	谌贻璞	屠鹏飞	隆 云	绳 宇
巢永烈	彭 成	彭 勇	彭明婷	彭晓忠	彭瑞云	彭毅志
斯拉甫·艾白		葛 坚	葛立宏	董方田	蒋力生	蒋建东
蒋澄宇	韩晶岩	韩德民	惠延年	粟晓黎	程 伟	程天民
程训佳	童培建	曾 苏	曾小峰	曾正陪	曾学思	曾益新
谢 宁	谢立信	蒲传强	赖西南	赖新生	詹启敏	詹思延
鲍春德	窦科峰	窦德强	赫 捷	蔡 威	裴国献	裴晓方
裴晓华	管柏林	廖品正	谭仁祥	翟所迪	熊大经	熊鸿燕
樊飞跃	樊巧玲	樊代明	樊立华	樊明文	黎源倩	颜 虹
潘国宗	潘柏申	潘桂娟	薛社普	薛博瑜	魏光辉	魏丽惠
藤光生						

《中华医学百科全书》学术委员会

主任委员　巴德年

副主任委员（以姓氏笔画为序）

汤钊猷　　吴孟超　　陈可冀　　贺福初

学术委员（以姓氏笔画为序）

丁鸿才	于是凤	于润江	于德泉	马　遂	王　宪	王大章
王文吉	王之虹	王正敏	王声湧	王近中	王邦康	王晓仪
王政国	王海燕	王鸿利	王琳芳	王锋鹏	王满恩	王模堂
王澍寰	王德文	王翰章	乌正赉	毛秉智	尹昭云	巴德年
邓伟吾	石一复	石中瑗	石四箴	石学敏	平其能	卢世璧
卢光琇	史俊南	皮　昕	吕　军	吕传真	朱　预	朱大年
朱元珏	朱家恺	朱晓东	仲剑平	刘　正	刘　耀	刘又宁
刘宝林（口腔）		刘宝林（公共卫生）		刘桂昌	刘敏如	刘景昌
刘新光	刘嘉瀛	刘镇宇	刘德培	江世忠	闫剑群	汤　光
汤钊猷	阮金秀	孙　燕	孙汉董	孙曼霁	纪宝华	严隽陶
苏　志	苏荣扎布	杜乐勋	李亚洁	李传胪	李仲智	李连达
李若新	李济仁	李钟铎	李舜伟	李巍然	杨　莘	杨圣辉
杨宠莹	杨瑞馥	肖文彬	肖承悰	肖培根	吴　坤	吴　蓬
吴乐山	吴永佩	吴在德	吴军正	吴观陵	吴希如	吴孟超
吴咸中	邱蔚六	何大澄	余森海	谷华运	邹学贤	汪　华
汪仕良	张乃峥	张习坦	张月琴	张世臣	张丽霞	张伯礼
张金哲	张学文	张学军	张承绪	张洪君	张致平	张博学
张朝武	张蕴惠	张震康	陆士新	陆道培	陈子江	陈文亮
陈世谦	陈可冀	陈立典	陈宁庆	陈尧忠	陈在嘉	陈君石
陈育德	陈治清	陈洪铎	陈家伟	陈家伦	陈寅卿	邵铭熙
范乐明	范茂槐	欧阳惠卿	罗才贵	罗成基	罗启芳	罗爱伦
罗慰慈	季成叶	金义成	金水高	金惠铭	周　俊	周仲瑛
周荣汉	赵云凤	胡永华	钟世镇	钟南山	段富津	侯云德
侯惠民	俞永新	俞梦孙	施侣元	姜世忠	姜庆五	恽榴红
姚天爵	姚新生	贺福初	秦伯益	贾继东	贾福星	顾美仪
顾觉奋	顾景范	夏惠明	徐文严	翁心植	栾文明	郭　定
郭子光	郭天文	唐由之	唐福林	涂永强	黄洁夫	黄璐琦
曹仁发	曹采方	曹谊林	龚幼龙	龚锦涵	盛志勇	康广盛

章魁华　　梁文权　　梁德荣　　彭名炜　　董　怡　　温　海　　程元荣
程书钧　　程伯基　　傅民魁　　曾长青　　曾宪英　　裘雪友　　甄永苏
褚新奇　　蔡年生　　廖万清　　樊明文　　黎介寿　　薛　淼　　戴行锷
戴宝珍　　戴尅戎

外科学

总主编

赵玉沛　　中国医学科学院北京协和医院

本卷编委会

主　编

黄跃生　　第三军医大学西南医院烧伤研究所

学术委员

盛志勇　　解放军总医院第一附属医院

汪任良　　第三军医大学西南医院烧伤研究所

副主编

柴家科　　解放军总医院第一附属医院

夏照帆　　第二军医大学附属长海医院

彭毅志　　第三军医大学西南医院烧伤研究所

编　委（以姓氏笔画为序）

刘永芳　　第三军医大学西南医院

齐顺贞　　中国人民解放军白求恩国际和平医院

许伟石　　上海交通大学医学院附属瑞金医院

孙永华　　北京积水潭医院

杨宗城　　第三军医大学西南医院烧伤研究所

肖光夏　　第三军医大学西南医院烧伤研究所

吴　军　　第三军医大学西南医院烧伤研究所

岑　瑛　　四川大学华西医院

汪仕良　　第三军医大学西南医院烧伤研究所

张国安　　北京积水潭医院

陈　璧　　第四军医大学第一附属医院

罗高兴　　第三军医大学西南医院烧伤研究所

郇京宁　　上海交通大学医学院附属瑞金医院

胡大海　　第四军医大学第一附属医院

夏照帆　　第二军医大学附属长海医院

柴家科　　解放军总医院第一附属医院

郭光华　　南昌大学第一附属医院

郭乔楠　　第三军医大学西南医院

郭振荣　　解放军总医院第一附属医院

陶国才　　第三军医大学西南医院

黄贤慧　　第三军医大学西南医院烧伤研究所

黄晓元　　中南大学湘雅医院

黄跃生　　第三军医大学西南医院烧伤研究所

彭　曦　　第三军医大学西南医院烧伤研究所

彭毅志　　第三军医大学西南医院烧伤研究所

葛绳德　　第二军医大学附属长海医院

韩春茂　　浙江大学医学院附属第二医院

谢卫国　　武汉市第三医院

廖镇江　　上海交通大学医学院附属瑞金医院

前　言

《中华医学百科全书》终于和读者朋友们见面了！

古往今来，凡政通人和、国泰民安之时代，国之重器皆为科技、文化领域的鸿篇巨制。唐代《艺文类聚》、宋代《太平御览》、明代《永乐大典》、清代《古今图书集成》等，无不彰显盛世之辉煌。新中国成立后，国家先后组织编纂了《中国大百科全书》第一版、第二版，成为我国科学文化事业繁荣发达的重要标志。医学的发展，从大医学、大卫生、大健康角度，集自然科学、人文社会科学和艺术之大成，是人类社会文明与进步的集中体现。随着经济社会快速发展，医药卫生领域科技日新月异，知识大幅更新。广大读者对医药卫生领域的知识文化需求日益增长，因此，编纂一部医药卫生领域的专业性百科全书，进一步规范医学基本概念，整理医学核心体系，传播精准医学知识，促进医学发展和人类健康的任务迫在眉睫。在党中央、国务院的亲切关怀以及国家各有关部门的大力支持下，《中华医学百科全书》应运而生。

作为当代中华民族"盛世修典"的重要工程之一，《中华医学百科全书》肩负着全面总结国内外医药卫生领域经典理论、先进知识，回顾展现我国卫生事业取得的辉煌成就，弘扬中华文明传统医药璀璨历史文化的使命。《中华医学百科全书》将成为我国科技文化发展水平的重要标志、医药卫生领域知识技术的最高"检阅"、服务千家万户的国家健康数据库和医药卫生各学科领域走向整合的平台。

肩此重任，《中华医学百科全书》的编纂力求做到两个符合：一是符合社会发展趋势。全面贯彻以人为本的科学发展观指导思想，通过普及医学知识，增强人民群众健康意识，提高人民群众健康水平，促进社会主义和谐社会构建；二是符合医学发展趋势。遵循先进的国际医学理念，以"战略前移、重心下移、模式转变、系统整合"的人口与健康科技发展战略为指导。同时，《中华医学百科全书》的编纂力求做到两个体现：一是体现科学思维模式的深刻变革，即学科交叉渗透/知识系统整合；二是体现继承发展与时俱进的精神，准确把握学科现有基础理论、基本知识、基本技能以及经典理论知识与科学思维精髓，深刻领悟学科当前面临的交叉渗透与整合转化，敏锐洞察学科未来的发展趋势与突破方向。

作为未来权威著作的"基准点"和"金标准"，《中华医学百科全书》编纂过程中，制定了严格的主编、编者遴选原则，聘请了一批在学界有相当威望、具有较高学术造诣和较强组织协调能力的专家教授（包括多位两院院士）担任大类主编和学科卷主编，确保全书的科学性与权威性。另外，还借鉴了已有百科全书的编写经验。鉴于《中华医学百科全书》的编纂过程本身带有科学研究性质，还聘请了若干科研院所的科研管理专家作为特约编审，站在科研管理的高度为全书的顺利编纂保驾护航。除了编者、编审队伍外，还制订了详尽的质量保证计划。编纂委员会和工作委员会秉持质量源于设计的理念，共同制订了一系列配套的质量控制规范性文件，建立了一套切实可行、行之有效、效率最优的编纂质量管理方案和各种情况下的处理原则及预案。

《中华医学百科全书》的编纂实行主编负责制，在统一思想下进行系统规划，保证良好的全程质量策划、质量控制、质量保证。在编写过程中，统筹协调学科内各编委、卷内条目以及学科间编委、卷间条目，努力做到科学布局、合理分工、层次分明、逻辑严谨、详略有方。在内容编排上，务求做到"全准精新"。形式"全"：学科"全"，册内条目"全"，全面展现学科面貌；内涵"全"：知识结构"全"，多方位进行条目阐释；联系整合"全"：多角度编制知识网。数据"准"：基于权威文献，引用准确数据，表述权威观点；把握"准"：审慎洞察知识内涵，准确把握取舍详略。内容"精"："一语天然万古新，豪华落尽见真淳。"内容丰富而精炼，文字简洁而规范；逻辑"精"："片言可以明百意，坐驰可以役万里。"严密说理，科学分析。知识"新"：以最新的知识积累体现时代气息；见解"新"：体现出学术水平，具有科学性、启发性和先进性。

《中华医学百科全书》之"中华"二字，意在中华之文明、中华之血脉、中华之视角，而不仅限于中华之地域。在文明交织的国际化浪潮下，中华医学汲取人类文明成果，正不断开拓视野，敞开胸怀，海纳百川般融入，润物无声状拓展。《中华医学百科全书》秉承了这样的胸襟怀抱，广泛吸收国内外华裔专家加入，力求以中华文明为纽带，牵系起所有华人专家的力量，展现出现今时代下中华医学文明之全貌。《中华医学百科全书》作为由中国政府主导，参与编纂学者多、分卷学科设置全、未来受益人口广的国家重点出版工程，得到了联合国教科文等组织的高度关注，对于中华医学的全球共享和人类的健康保健，都具有深远意义。

《中华医学百科全书》分基础医学、临床医学、中医药学、公共卫生学、军事与特种医学和药学六大类，共计144卷。由中国医学科学院/北京协和医学院牵头，联合军事医学科学院、中国中医科学院和中国疾病预防控制中心，带动全国知名院校、科研单位和医院，有多位院士和海内外数千位优秀专家参加。国内知名的医学和百科编审汇集中国协和医科大学出版社，并培养了一批热爱百科事业的中青年编辑。

回览编纂历程，犹然历历在目。几年来，《中华医学百科全书》编纂团队呕心沥血，孜孜矻矻。组织协调坚定有力，条目撰写字斟句酌，学术审查一丝不苟，手书长卷撼人心魂……在此，谨向全国医学各学科、各领域、各部门的专家、学者的积极参与以及国家各有关部门、医药卫生领域相关单位的大力支持致以崇高的敬意和衷心的感谢！

《中华医学百科全书》的编纂是一项泽被后世的创举，其牵涉医学科学众多学科及学科间交叉，有着一定的复杂性；需要体现在当前医学整合转型的新形式，有着相当的创新性；作为一项国家出版工程，有着毋庸置疑的严肃性。《中华医学百科全书》开创性和挑战性都非常强。由于编纂工作浩繁，难免存在差错与疏漏，敬请广大读者给予批评指正，以便在今后的编纂工作中不断改进和完善。

刘德培

凡　例

一、《中华医学百科全书》（以下简称《全书》）按基础医学类、临床医学类、中医药学类、公共卫生类、军事与特种医学类、药学类的不同学科分卷出版。一学科辑成一卷或数卷。

二、《全书》基本结构单元为条目，主要供读者查检，亦可系统阅读。条目标题有些是一个词，例如"冷疗"；有些是词组，例如"皮神经营养血管皮瓣"。

三、由于学科内容有交叉，会在不同卷设有少量同名条目。例如《烧伤外科学》《显微外科学》都设有"轴型皮瓣"条目。其释文会根据不同学科的视角不同各有侧重。

四、条目标题上方加注汉语拼音，条目标题后附相应的外文。例如：

shāo shāng
烧伤（burn）

五、本卷条目按学科知识体系顺序排列。为便于读者了解学科概貌，卷首条目分类目录中条目标题按阶梯式排列，例如：

烧伤创面处理 ……………………………………………………………
　早期清创 ………………………………………………………………
　　简单清创 …………………………………………………………
　　浅度烧伤处理 ……………………………………………………
　　深度烧伤处理 ……………………………………………………
　　切开减张 …………………………………………………………
　　冷疗 ………………………………………………………………
　　包扎疗法 …………………………………………………………

六、各学科都有一篇介绍本学科的概观性条目，一般作为本学科卷的首条。介绍学科大类的概观性条目，列在本大类中基础性学科卷的学科概观性条目之前。

七、条目之中设立参见系统，体现相关条目内容的联系。一个条目的内容涉及其他条目，需要其他条目的释文作为补充的，设为"参见"。所参见的本卷条目的标题在本条目释文中出现的，用蓝色楷体字印刷；所参见的本卷条目的标题未在本条目释文中出现的，在括号内用蓝色楷体字印刷该标题，另加"见"字；参见其他卷条目的，注明参见条所属学科卷名，如"参见□□□卷"或"参见□□□卷□□□□"。

八、《全书》医学名词以全国科学技术名词审定委员会审定公布的为标准。同一概念或疾病在不同学科有不同命名的，以主科所定名词为准。字数较多，释文中拟用简称的名词，每个条目中第一次出现时使用全称，并括注简称，例如：甲型病毒性肝炎（简称甲肝）。个别众所周知的名词直接使用简称、缩写，例如：B超。药物名称参照《中华人民共和国药典》2015年版和《国家基本药物目录》2012年版。

九、《全书》量和单位的使用以国家标准 GB 3100～3102—1993《量和单位》为准。援引古籍或外文时维持原有单位不变。必要时括注与法定计量单位的换算。

十、《全书》数字用法以国家标准 GB/T 15835—2011《出版物上数字用法》为准。

十一、正文之后设有内容索引和条目标题索引。内容索引供读者按照汉语拼音字母顺序查检条目和条目之中隐含的知识主题。条目标题索引分为条目标题汉字笔画索引和条目外文标题索引，条目标题汉字笔画索引供读者按照汉字笔画顺序查检条目，条目外文标题索引供读者按照外文字母顺序查检条目。

十二、部分学科卷根据需要设有附录，列载本学科有关的重要文献资料。

目　录

shāoshāng wàikēxué

烧伤外科学（burn surgery）

研究烧伤发生、发展规律，救治理论和技术方法的学科。属外科学的一个分支。烧伤作为外伤和创伤，以往多归属于外科或皮肤科，一直到第二次世界大战后期，由于烧伤患者骤增，才得到重视，并作为独立的学科进行研究。中国在1958年以后，由于抗美援朝战争发生过大量烧伤患者、在大炼钢铁运动中出现大量烧伤者，才在全国范围内开展了正规的烧伤防治工作。

现代烧伤一般系指由于热力、如沸液（水、油、汤）、炽热金属（液体或固体）、火焰、蒸汽和高温气体等，所致的体表组织（主要是皮肤）损害。严重者可伤及皮下组织、肌肉、骨骼、关节、神经、血管，甚至内脏。也可发生在黏膜表被的部位，如眼、口腔、食管、胃、呼吸道等。严重者还可伤及黏膜下组织。由于电能、化学物质、放射线等所致的组织损害，与热力引起的一般病理变化和临床过程相近，因此临床上习惯将其所致的组织损伤，也称为烧伤。但实际上它们并不尽相同。在病理变化、全身影响、病程、转归、预后等方面，具有各自的特殊性，彼此之间均有一定区别。所以在诊断、分类统计上区分为热力烧伤、电（流）烧伤、化学（性）烧伤和放射（性）烧伤。

目前，烧伤医学临床上习惯所称的"烫伤"，系指由于热液（沸汤、沸水、沸油）、蒸汽等所引起的组织损伤，是热力烧伤的一种。其临床早期表现与火焰、炽热金属等所引起的烧伤也并不尽相同。也就是说，临床上一般所指烧伤包括烫伤，而烫伤仅包括热液、蒸汽所致的组织损伤，不

能概括烧伤。应予指出的是，烧伤不仅是局部组织的损伤，而且在一定程度上，可引起全身性的反应或损伤，尤其是在大面积烧伤，全身各系统组织均可被累及。因此有人称为烧伤病。

烧伤治疗的历史回顾　中国治疗烧伤的历史可以追溯到几千年前，马王堆汉墓出土的《五十二病方》中就有用中药膏剂（芫荑和猪油调制）治疗烧伤的记载。到晋和南北朝时期，开始用散剂和油膏剂治疗烧伤。南齐《鬼遗方》有"火烧人肉坏死，宜明麻子膏外敷"。在一千多年前的唐代，烧伤救治有了进一步发展，《备急千金要方·火疮》有"凡火烧损，慎以冷水洗之，火疮得冷，热气更深转入骨"；若"火烧闷绝，不识人，以新尿冷饮之及冷水和蜜饮之"。这些描述与目前烧伤休克补液治疗有异曲同工之处。以后又出现了以具有较强抗菌作用的栀子、白蔹、黄芩煎剂外用。到明代，注重了烧伤的内外兼治。清代在伤情判断上提出了"轻则害在皮肤，重则害在肌肉，尤其甚者害在脏腑，害在脏腑者多至杀人，然内治得法亦可救也，内用拖药则火毒不愁内攻……"，"治火烧之症，必须内外同治，则火毒易解也"，并提出了闷绝休克需补液治疗，创面需彻底消毒，内治得法可促进创面愈合等。现代中医学对烧伤的认识进一步深入，救治的方法进一步多样化，效果也进一步提高。

在国际上，3500多年前旧石器时代中期，尼安得特人的洞穴壁画中就有治疗烧伤的记载。1500多年前埃及人即开始有治疗烧伤的文献记载。公元前200年左右，希波克拉底描述了应用浸泡废弃猪脂肪和树脂的敷料治疗烧

伤。后来被醋和栎树皮制成的制革溶液所取代。塞尔苏斯（Celsus）在公元1世纪，提到使用酒和没药树脂，一种可能抑菌的洗液用于烧伤治疗。公元130～210年盖伦（Galen）使用醋和开放创面的暴露技术。阿拉伯医生雷西斯（Rhases）推荐用冷水减轻疼痛。公元1510～1590年，安布鲁瓦兹·帕尔（Ambroise Pare）倡用多种软膏和泥敷剂有效地治疗烧伤，并描述了早期烧伤创面切除的步骤。1607年，一名德国外科医生介绍了烧伤的病理生理并为挛缩组织的治疗做出了独特的贡献。1797年，爱德华·卡蒂什（Edward Kentish）简单介绍了加压包扎作为减轻烧伤疼痛和水疱的方法。19世纪初，迪皮特朗（Dupuytren）回顾分析了50例采用包扎治疗烧伤患者的资料，提出了沿用至今的烧伤深度划分法。他也许是第一个认识到胃和十二指肠溃疡是严重烧伤并发症的人。杜鲁门·布洛克尔（Truman G Bloker）医生证明了多学科团队在救治烧伤中的作用，这一团队在1947年4月16日德克萨斯两艘装载硝酸铵化肥的货船爆炸事故中发挥了重要作用，这次爆炸事故造成560人死亡，3000多人受伤。他们用9年时间，随访了800多位这次事故中的烧伤患者，发表了一系列论文和政府报告。国际烧伤治疗的主要进展都发生在过去的60多年。1942年和1952年，休克、脓毒症、多脏器衰竭在烧伤面积50%的烧伤儿童中，占死亡数的50%。近年来，烧伤休克复苏、感染控制、高代谢反应支持、营养支持、应激性溃疡的预防、严重吸入性损伤的处理、烧伤创面的处理封闭和覆盖、合成代谢药物的有效应用以及多学科

协同进行烧伤治疗与康复等各个方面，都取得了显著进展，使烧伤的治愈存活率大大提高。

流行病学 烧伤无论平时和战时均常见。平时，烧伤发生率尚无比较确切的统计数字，各国的统计多属估计。美国约占人群总数的1%。丹麦每百万人中每年烧伤人数约为4140例。中国尚无统计，据烧伤门诊数和住院烧伤人数推算，重庆市每百万人中有5000~10 000人烧伤，其中10%需要住院治疗。近代，烧伤占战伤总数的比例不断增高。例如，第一次世界大战，据不完全统计，烧伤约占战伤总数的1%；第二次世界大战，由于凝固汽油弹、喷火器、夷烧弹等广泛应用，烧伤发生率上升至2%~3%。1973年埃及－以色列中东战争的一次战役，据以方一战区统计，烧伤发生率高达10%。另据美军统计，从第一次世界大战到沙漠风暴行动，战伤的总死亡率保持在4%左右，而烧伤则占伤亡总数的10%~30%不等，坦克、装甲车、飞机、战舰的应用还可增加烧伤伤员的比例。在赎罪日（Yom Kippur War）战争中，坦克伤员的70%为烧伤；福克兰群岛战争中，烧伤占海军伤亡总数的34%，许多烧伤患者不仅无法及时从海上转运，而且在船上救治的患者连最起码的医疗条件（如导尿管等）都无法保障；1965~1973年越南战争期间，烧伤患者达13 047例。在1966年3月至1967年7月，驻越南的美国某陆军医院收治烧伤445例，绝大多数患者在入院前都没有得到补液治疗。第二次世界大战日本广岛被原子弹轰炸后，据估计受伤人员中，烧伤发生率高达75%以上。

平时和战时均以热力烧伤最多见，占85%~90%。战时主要为火焰烧伤（燃烧武器、炮弹爆炸、各种机动车、舰艇、飞机着火等），平时则热液烧伤较多（占80%以上），与生活烧伤较多有关。无论平时或战时，烧伤均以男性居多，约占75%。平时烧伤以青年和小孩多见，集中在30岁以前，占75%~80%。随着年龄增长发病率逐渐降低。夏季，尤其是7、8两月发病率最高。无论平时或战时，均以中小面积烧伤（烧伤面积小于50%）占大多数，约占93%且以头颈、手、四肢等暴露和功能部位居多。故对大多数烧伤患者来说，功能恢复是重要问题。

中国自1958年以来，烧伤防治研究工作有了很大的发展与进步。一些大的烧伤中心LA50达到90%~95%，治愈了一批Ⅲ度烧伤90%以上的患者，一些基层单位也治愈了不少严重大面积深度烧伤患者，使我国烧伤治疗水平居世界先进行列。

众所周知，提高大面积烧伤的治愈率是提高烧伤总治愈率的关键。烧伤面积50%以上者的死亡率高于50%以下者30倍以上。烧伤患者的死亡原因，特别是大面积严重烧伤，较为复杂。导致烧伤的主要死亡原因有三：吸入性损伤；感染和内脏功能衰竭。

热能对皮肤组织的损害 ①热能对局部组织的损害：皮肤受到热力作用后，其损伤程度因热源的强度和接触皮肤时间的不同而异。一般造成人体正常皮肤烧伤的温度阈为45℃。热能愈高，作用时间愈长，组织损伤愈重。皮肤表面温度44℃时约需6小时才引起表皮基底细胞的不可逆性变化；温度70℃或70℃以上时，1秒钟内就可引起表皮坏死。热对皮肤损伤的细胞学和组织学的改变，最早是细胞核内染色质的再分布，开始出现于表皮中间层，以后则见于深层。如损伤较深，基底细胞胞质和表皮全层细胞核均发生肿胀和崩解。当致伤温度进一步增高，损伤更重时，表皮即发生凝固、渐进性变干，最后发生炭化。真皮内最早的变化为小血管（小动脉）先立即收缩，继而扩张，同时毛细血管通透性增高，液体外渗形成水肿。如温度增高，则发生凝固性变化，温度进一步增高则引起组织干燥化，最后导致炭化。温度很高或长时间接触的火焰烧伤或沸液烫伤，不但皮肤全层被烧伤，有时肌肉甚至骨骼也可遭受损伤。②不同烧伤深度的组织损伤层次：目前广泛采用的是三度四分法，即分为Ⅰ度、浅Ⅱ度、深Ⅱ度和Ⅲ度烧伤。Ⅰ度烧伤：为表皮角质层、透明层、颗粒层以至棘细胞层发生损伤，基底层（生发层）健存。浅Ⅱ度烧伤：伤及真皮乳头层，表皮全层坏死，残留基底细胞及皮肤附件（主要是毛囊）。深Ⅱ度烧伤：伤及真皮网状层，但真皮深层及其中的皮肤附件深部结构仍健存。由于人体各部分真皮的厚度不一，皮肤附件的位置深度不一，因而对深Ⅱ度烧伤划分的意见分歧较大。一般认为，深Ⅱ度烧伤一般以达真皮深层、坏死皮肤组织下面有部分皮肤附件残留为原则，这样创面才能顺利修复，故深Ⅱ度烧伤的划分应因部位而异。头皮、手掌及足底部位皮肤附件位置较深（在真皮深层至皮下脂肪层），故这些部位的深Ⅱ度烧伤的深度应划在真皮全层以至部分皮下脂肪层；其他部位皮肤附件位置较浅，其深度应划在真皮网状层上半部。Ⅲ度烧伤：

包括深达皮下脂肪以及肌肉、骨骼的烧伤。有人将伤及肌肉和骨骼者另划为Ⅳ度烧伤。Ⅲ度烧伤时，由于局部附件全部丧失，不能就地长出表皮被覆创面，而只能靠创面边缘长出表皮，如创面面积过大，则需植皮才能使创面愈合。

诊断　除了判断烧伤的面积和深度外，还需要判断严重程度。①烧伤面积和深度估计：烧伤面积是指皮肤烧伤区域占全身体表面积的百分数。国内常用中国九分法（将全身体表面积划分为若干9%的等分）和手掌法（无论成年人或儿童，将五指并拢，其一掌面积为体表面积的1%）。深度的估计目前惯用三度四分法：即Ⅰ度烧伤（红斑性烧伤）、浅Ⅱ度烧伤、深Ⅱ度烧伤、Ⅲ度烧伤。对烧伤深度的估计，目前也有四度五分法，与三度四分法的不同之处在于将三度四分法Ⅲ度烧伤中损伤达深筋膜以下的烧伤，称为Ⅳ度烧伤。②烧伤严重程度多采用1970年全国烧伤会议拟订的分类标准：轻度烧伤、中度烧伤、重度烧伤、特重烧伤。

治疗　包括以下几方面。

急救与早期处理　现场急救应尽快扑灭火焰、脱去着火或沸液浸渍的衣服，迅速离开现场；处理危及患者生命的情况，尽早冷疗防止热力继续作用于创面使其加深。进行简单清创，包扎保护创面。对环形、缩窄性焦痂，痂下张力较高者，应尽早行焦痂切开减张术。适时进行后送，根据条件和病情，给予口服或静脉补液防治烧伤休克。

烧伤创面处理　早期根据创面深度，选择包扎、暴露或半暴露治疗。深度创面可选择早期切痂植皮、削痂植皮，或保痂治疗。

植皮方式可视情采用大张中厚自体皮移植、小片或邮票状自体皮移植、微粒皮移植、网状皮移植、点状植皮、自体或异体（异种）皮相间混植、大张异体（种）皮开洞嵌植点状自体皮、组织工程化皮肤移植等。

全身性感染防治　全身性感染又称侵袭性感染，泛指败血症、脓毒症（sepsis）或脓毒综合征。多数发生于伤后1周内，少数在伤后2~3周，即脱痂溶痂期。处理原则：主要是全身支持治疗，包括积极防治休克、营养支持、维持水与电解质平衡、免疫治疗；及时消除和杜绝感染源，尽早切除焦痂并将其全覆盖，防治肠源性感染；合理应用抗生素；无菌隔离；加强护理和防治医源性感染；内脏并发症的防治和对症治疗等。

常见内脏并发症防治　①肺部并发症：居烧伤后各类并发症之首，多发生于伤后2周内，与吸入性损伤、休克、全身性感染等有关。多数为肺部感染与肺水肿，其次为肺不张。处理应针对主要病因进行预防。其次是早期诊断与治疗。在严重烧伤，由于体位关系往往难以进行全面的胸部检查，加之胸痂的掩盖，致某些体征不易早期获得。故存在致病因素或临床有不明原因的呼吸、心跳增快时，应仔细进行胸部检查。必要时摄胸部X线平片和做血气分析。加强呼吸道管理及对症处理，选用有效抗生素等。②心功能不全：可在伤后很快发生，也可发生在烧伤后期。在严重烧伤早期，心功能下降的程度明显重于血容量减少的程度。严重烧伤早期，在因毛细血管通透性增高导致有效循环血容量显著减少之前出现的心肌损害及心功

能减弱，将是诱发或加重休克，导致缺血缺氧的重要因素之一，这一现象称为休克心。心功能不全多发生于严重休克或感染时，主要因缺血缺氧和失控性炎症反应造成心肌损害所致。因此，平稳渡过休克和防治严重感染，是减少或防治心功能不全的关键。在烧伤抗休克的同时，常规给予心肌保护和心功能扶持，对防治休克心和更好地进行休克复苏都有一定作用。③肾功能不全：主要原因为休克和全身性感染。因休克所致肾功能不全多为少尿型，早期应迅速补充血容量，适当增加输液量，及早应用利尿剂以增加尿量，碱化尿液。如已发生急性肾衰竭（acute renal failure），应及早按少尿型肾衰竭治疗。因感染所致肾功能不全多为非少尿型，全身性感染控制后，肾功能障碍多可恢复。④烧伤应激性溃疡：临床早期除偶有腹部隐痛和黑便外，其他症状甚少，多在发生大出血或穿孔后被发现。出血和穿孔时间多在伤后1~3周。防治：首先是避免发生严重休克和脓毒症。对严重烧伤，常规给予抗酸、抗胆碱药物以保护胃黏膜，并给予西咪替丁等H_2受体阻断剂，口服或肌内注射维生素A。一般出血量不大时，可先采用非手术治疗。如果出血难以控制或并发穿孔，应采取手术治疗，但有时不易确定出血部位。⑤脑水肿：除烧伤的全身影响致广泛的充血水肿外，尚可因缺氧、酸中毒、补液过多（尤其是水分过多）、中毒（CO、苯、汽油中毒等）、代谢紊乱（尿毒症、低钠血症、血氨增高等）、严重感染、头面部严重烧伤、肾功能不全、复合脑外伤等引起。尤多见于休克期小儿。早期症状为恶心、呕吐、

嗜睡、舌后倒、鼾声或反应迟钝，有的表现为兴奋或烦躁，甚至出现精神症状。小儿则有高热、抽搐，严重者发生心律失常、呼吸不规则或骤停、昏迷，或因脑疝而突然死亡。应警惕其发生，注意控制输液量，必要时及早应用利尿剂及脱水剂，保持呼吸道通畅。脑水肿多在输液已达一定量或休克渐趋平稳时发生，尿量有时偏多，尿比重偏低，以及有高热（尤其是小儿）、血压上升或偏高，血清钠降低等，可资鉴别。如已发生脑水肿，处理方法同一般非烧伤者，重点是去除病因。

展望　虽烧伤治疗已形成了一整套适合中国国情的有效方案。但对烧伤的救治，长期以来多注重创面愈合和并发症的处理，主要以挽救患者生命为目的，对功能的恢复重视不够。今后，烧伤防治的三大任务：①降低发生率。由于严重烧伤患者治疗时间长、并发症多、残疾率高，特别是面颈部深度烧伤往往导致严重毁形，既造成患者经济和时间上的损失，而且肉体或精神上十分痛苦，对家庭、社会均是沉重负担。因此，烧伤的预防应予以高度重视。②降低死亡率。中国的烧伤总治愈率，从全国范围来说平均已达到98%左右。总数93%的烧伤患者死亡率已很低。死亡率则主要发生在烧伤面积大于50%的患者，这类患者虽占烧伤患者总的7%，但死亡率很高。即降低死亡率的落脚点，在于如何提高这7%的患者的治愈率。③降低残疾率，提高患者愈后生存质量。这是目前中国烧伤治疗工作中的薄弱环节。就目前中国的烧伤救治水平，对绝大部分烧伤患者来说，"救命"已不再是一个重要问题。而烧伤导致的功能、容貌、心理等方面

的问题显得日益明显和重要。因此，在提高治愈率的同时，努力降低残疾率，提高患者愈后生存质量，是今后应着力做好的工作。早期救治与康复一体化的模式是提高生存质量的重要措施。

（黄跃生）

shāoshāng

烧伤（burn）　热力所致的组织损伤。由于电能、化学物质、放射线等所致的组织损伤与热力损伤相近，因此也称烧伤。临床上还习惯地称热液、蒸汽等引起的损伤为烫伤（Scald）。烧伤平时和战时均多见，火灾是仅次于交通事故的常见突发事件，如矿井瓦斯爆炸；天然气、油田燃烧；森林火灾；交通事故；制造易燃物工厂火灾；商店、娱乐场所火灾；居民区火灾等。战时因燃烧武器增多，烧伤占战伤总数的比例不断增加。小面积浅度烧伤的

病程较平稳，创面大多2周左右即痊愈；而大面积烧伤则诱导全身反应，可发生多种并发症，病程长，一般其临床过程可分为四期：烧伤休克期、烧伤感染期、烧伤创面修复期和烧伤康复期。

（彭毅志）

shāoshāng miànjī

烧伤面积（burn area）　皮肤烧伤区域占全身体表面积的百分数。目前中国常用的烧伤面积估计方法有：中国九分法、十分法和手掌法。

（彭毅志）

Zhōngguó jiǔfēnfǎ

中国九分法（Chinese rule of nines）　将人体体表面积划分为若干9%的等份来计算烧伤面积，如头颈部为9%，双上肢为18%，躯干（含会阴）为27%，双下肢（含臀部）为46%，共计11个9%+1%（图）。此法是由中国人

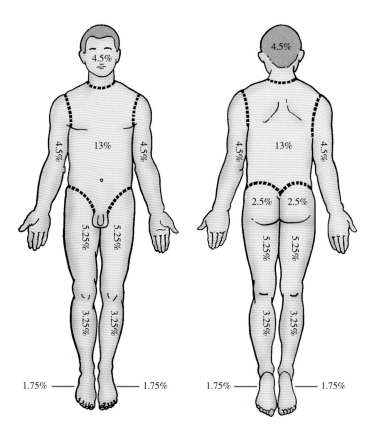

图　中国九分法简图

民解放军第三军医大学提出并推广的。儿童躯干与双上肢所占体表面积百分比与成年人相同，而头面部面积相对较大，双下肢相对较小，12 岁后大致与成年人相同，故 12 岁以下儿童的头与下肢所占体表百分比应随年龄做相应加减。计算方法为：头面颈部体表面积（%）= 9% +（12 − 年龄)%；双下肢体表面积（%）= 46% −（12 − 年龄)%（表）。

（彭毅志）

shífēnfǎ

十分法（rule of tens） 将青年人体体表面积分为 10 个 10%，即头颈部 10%，上肢各 10%，躯干（含会阴及臀部）30%，下肢各 20%。此法是由中国人民解放军第一五九医院提出并推广，简便易记。

（彭毅志）

shǒuzhǎngfǎ

手掌法（rule of palm） 不论年龄大小和性别差异，将手掌五指并拢，其单掌面积约为全身体表面积的 1%。此法适用于对小面积烧伤的估计，若患者手与医务人

员的手大小相似，亦可用医务人员的手掌来估计。

（彭毅志）

Huáshì jiǔfēnfǎ

华氏九分法（Wallace rule of nines） 将人体体表面积以 9% 的倍数表示。具体为头颈部 9%，双上肢各 9%，躯干（含臀部）36%，双下肢各 18%，会阴 1%。由于该分法是按外国人身材测得，因此，并不适合中国使用。

（彭毅志）

Lún-Bó fǎ

伦−勃法（Lund and Browder chart） 来源于华氏九分法，较准确，但需查表，不便记忆，国外常在儿童中使用。

（彭毅志）

Bóshì fǎ

伯氏法（Berkow method） 由华氏九分法衍变而来，不同的是此法考虑了年龄对体表面积分布比例的影响。

（彭毅志）

shāoshāng shēndù

烧伤深度（depth of burn） 组织受热力等损伤的层次。损伤的

层次越深，烧伤深度越深。一般采用三度四分法，近年也有采用四度五分法。

（彭毅志）

sāndù sìfēnfǎ

三度四分法（rule of three degrees and four levels） 中国曾经广泛采用对烧伤深度的一种估计方法。根据烧伤深度不同将烧伤划分为 I 度烧伤、浅 II 度烧伤、深 II 度烧伤和 III 度烧伤。

（彭毅志）

I dù shāoshāng

I 度烧伤（first degree burn） 仅伤及表皮浅层（角质层、透明层、颗粒层或棘状层），生发层健在，增殖再生能力强。又称红斑性烧伤。常于短期内（3 ~ 5 天）脱屑痊愈，不遗留瘢痕。可有色素沉着，绝大多数可在短期内恢复至正常肤色。

（彭毅志）

qiǎn II dù shāoshāng

浅 II 度烧伤（superficial second degree burn） 伤及整个表皮和部分真皮乳头层。上皮的再生主要依赖残存的生发层和皮肤附件（如汗腺及毛囊）的上皮增殖，如无继发感染，创面一般 2 周左右可愈合，不遗留瘢痕，但有较长时间的色素改变（过多或减少）。

（彭毅志）

shēn II dù shāoshāng

深 II 度烧伤（deep second degree burn） 伤及真皮乳头层以下，但残留有部分真皮网状层及皮肤附件。创面愈合依赖皮肤附件上皮增殖，如无继发感染，一般在伤后 3 ~ 4 周愈合，愈合后常遗留有瘢痕。如发生感染，不仅愈合时间延长，严重时可将皮肤附件或上皮小岛破坏，创面须植皮才能愈合。

（彭毅志）

表　中国九分法

部位		占成人体表%	占儿童体表%
头部	头部	3	
	面部	3	9×1　　9+（12−年龄）
	颈部	3	
双上肢	手	5	
	前臂	6	9×2　　9×2
	上臂	7	
躯干	前面	13	
	后面	13	9×3　　9×3
	会阴	1	
双下肢	臀部	5	
	足	7	
	小腿	13	9×5+1　　9×5+1−（12−年龄）
	大腿	21	

Ⅲ dù shāoshāng

Ⅲ度烧伤 (third degree burn)

伤及皮肤全层，包括表皮、真皮及附件全部毁损。又称焦痂性烧伤。由于丧失上皮再生的来源，因此必须依赖手术自体皮移植或通过创面周围健康上皮的生长来修复创面。

(彭毅志)

sìdù wǔfēnfǎ

四度五分法 (rule of four degrees and five levels)

即Ⅰ度、Ⅱ度 (浅Ⅱ度、深Ⅱ度)、Ⅲ度和Ⅳ度，是在三度四分法的基础上发展而成。2003年中华医学会烧伤外科学会讨论认为，四度五分法较三度四分法更符合客观实际。它将三度四分法的Ⅲ度烧伤再分为Ⅲ度 (全层皮肤烧伤) 和Ⅳ度 (伤及皮下、肌肉、血管、骨组织)，其余不变。

(彭毅志)

xiùfēnlán rǎnsèfǎ

溴酚蓝染色法 (bromophenol blue staining)

将溴酚蓝染料注射于创面使组织染成蓝色，正常组织血液循环好，可很快排除蓝色而褪色，损伤区因染料外渗与组织结合而染色较深，若组织尚存活力，可在24小时内逐渐褪色，而坏死组织则不能褪色。是检测烧伤深度的一种方法。

(彭毅志)

jīnméisù yíngguāngfǎ

金霉素荧光法 (chlorotetracycline fluorescence assay)

给患者注射金霉素后，由于组织损伤程度不同，对金霉素的吸收量也不同 (深度烧伤区吸收少，浅度烧伤区吸收多)，在紫外线的照射下出现不同的荧光。此方法根据金霉素的荧光显影来判断烧伤组织的损伤深度。

(彭毅志)

chuāngmiàn wēndù cèdìngfǎ

创面温度测定法 (temperature test of wound surface)

根据烧伤深度不同，表面温度也不同的原理，采用敏感皮温计，测量创面温度以判断烧伤深度的方法。

(彭毅志)

hóngwàixiàn zhàoxiàngfǎ

红外线照相法 (infrared photography)

由于坏死组织深度不同，温度也不一样，所产生的红外线波长也不同，用红外线热像仪记录后，再经电子计算机处理，可得到反映烧伤深、浅度的图像。

(彭毅志)

huótǐ zǔzhī jiǎncháfǎ

活体组织检查法 (biopsy)

在活体局部获取少量的病变组织，进行病理学检查、诊断。简称活检。

(彭毅志)

chuāngmiàn wēixúnhuán jiǎncèfǎ

创面微循环检测法 (microcirculation assay of wound surface)

由于烧伤深度不同，创面微循环改变也不同，伤后早期用激光多普勒流量仪检测创面微循环状况，了解损害情况，以此来判断烧伤深度。

(彭毅志)

qīngdù shāoshāng

轻度烧伤 (minor burn)

成年人烧伤面积10%以下 (小儿5%以下) 的Ⅱ度烧伤。

(彭毅志)

zhōngdù shāoshāng

中度烧伤 (moderate burn)

成年人烧伤面积11%～30% (小儿5%～15%) 或Ⅲ度烧伤面积在10%以下 (小儿5%以下)，并且无吸入性损伤或者严重并发症的烧伤。

(彭毅志)

zhòngdù shāoshāng

重度烧伤 (major burn, severe burn)

成年人烧伤面积31%～50% (小儿16%～25%) 或Ⅲ度烧伤面积10%～20% (小儿10%以下)，或成年人烧伤面积不足31% (小儿不足16%)，但有下列情况之一者：①全身情况严重或有休克。②复合伤 (严重创伤、冲击伤、放射伤、化学中毒等)。③中、重度吸入性损伤。④婴儿头面部烧伤超过5%。

(彭毅志)

tèzhòngdù shāoshāng

特重度烧伤 (extremely severe burn)

成年人烧伤面积50%以上 (小儿25%以上) 或Ⅲ度烧伤面积达20%以上 (小儿10%以上) 的烧伤。

(彭毅志)

shāoshāng zhǐshù

烧伤指数 (burn index)

用来表示烧伤的严重程度，公式为：烧伤指数＝Ⅲ度烧伤面积＋Ⅱ度烧伤面积/2。由于深Ⅱ度烧伤和浅Ⅱ度烧伤在治疗和预后方面存在巨大的差异，因此又提出如下公式：烧伤指数＝Ⅲ度烧伤面积＋2/3深Ⅱ度烧伤面积＋1/2浅Ⅱ度烧伤面积。

(彭毅志)

shāoshāng xiūkèqī

烧伤休克期 (shock stage of burns)

烧伤区及其周围的毛细血管受损，血管通透性增高，血浆样液体从血管渗出，由创面丧失，或渗入组织间隙形成水肿；稍后因炎性细胞、炎性介质的参与，远隔部位的血管通透性也增高，烧伤面积大于30%者，全身血管通透性均增高。烧伤体液渗出有一发展过程，伤后毛细血管通透性立即增高，2～3小时已显著，6～8小时达高峰，持续至24小时，其后逐渐减缓；36~48 小时后，血管通透性逐渐恢复。严重烧伤时，也可延至 72 小时以上。此时水肿液开始回吸收，一般持续 3~5 天，此期临床称为回收期。烧伤面积 30% 以上者则可导致低血容量性休克，故此期主要问题是休克，临床上称为休克期。

（彭毅志）

shāoshāng gǎnrǎnqī

烧伤感染期（infection period of burns）

烧伤水肿开始回收，即进入感染期，持续至大部分创面愈合。伤后 3~5 天水肿回收期和伤后 2~3 周脱痂期为发生感染的高潮期。创面是烧伤感染的主要来源。一般由于高热，伤后创面上的细菌并不太多，但伤后因接触和环境污染，残存于毛囊、汗腺、皮脂腺和周围皮肤皱褶的细菌及呼吸道、消化道细菌污染，烧伤创面迅速染菌。烧伤创面遗留坏死组织，渗液富含蛋白质及局部血循环障碍，都是细菌繁殖的良好条件。创面沾染细菌迅速繁殖，向邻近组织蔓延，开始表现为急性蜂窝织炎、急性淋巴管炎等局部感染，浅度烧伤，3~5 天后可消退；深度烧伤的坏死物质则需 2~3 周经有菌溶解，形成肉芽组织，可阻止细菌的深层侵入；但若机体免疫力下降，坏死组织未清除干净，则细菌将侵入周围健康组织，成为侵袭性感染；细菌也可经淋巴入血液循环，酿成全身性感染。烧伤早期感染除来自创面外，严重烧伤也可来自消化道、呼吸道等内源性感染，还需注意导管污染等医源性感染。

（彭毅志）

shāoshāng chuāngmiàn xiūfùqī

烧伤创面修复期（healing period of burn wound）

烧伤修复实质上伤后即已开始，直至创面愈合。创面的愈合时间：Ⅰ度烧伤 3~5 天，浅Ⅱ度烧伤 2 周左右，深Ⅱ度烧伤 3~4 周；而Ⅲ度烧伤则须清除坏死组织，并予植皮才能愈合。临床上划分修复期的目的，在于掌握不同深度烧伤创面的规律，有计划地进行处理，加快其愈合，但创面愈合并非烧伤治疗的终点，严重烧伤还有脏器损害和功能障碍的恢复，需要数月甚至数年的康复阶段。

（彭毅志）

shāoshāng kāngfùqī

烧伤康复期（rehabilitation period of burns）

烧伤康复过程从烧伤即刻开始就已启动。康复期长短因具体情况而异，主要包括深度烧伤创面愈合后瘢痕增生及锻炼、理疗、体疗、手术整形的过程；内脏器官功能障碍恢复的过程；植皮愈合后因丧失汗腺以至机体调节体温的功能紊乱，一般需 2~3 年的适应过程。此外，还包括患者因严重烧伤打击或毁容毁形等所产生的心理、精神异常所需的康复过程。

（彭毅志）

shāoshāng bìnglǐ

烧伤病理（pathology of burns）

研究热力引起的皮肤或其他组织损伤的发生机制和病理改变（包括代谢、功能与形态结构的改变）。即病因、发病机制、病理改变和病理改变对功能的影响，构成了烧伤病理学的基本内容。

病因和发病机制　由热力引起的皮肤或其他组织的损伤称为烧伤。依据烧伤的致伤因素，可分为：①热烧伤（thermal burn）：高温的气体、液体和固体接触人体引起的烧伤，均称为热烧伤。如火焰、沸水、蒸汽、炙热金属及激光等，一般习惯上将火焰所知的损伤称为烧伤（burn），将沸

水所致的损伤称为烫伤（scald）。②化学烧伤（chemical burn）：腐蚀性化学药物及遇水稀释时发热的化学药品接触人体后与组织作用引起的。致伤的化学物质包括酸、碱、磷、镁、芥子气及铬酸等物质。③电烧伤（electric burn）：是指电流经身体所引起的一种烧伤。接触电源后电流通过皮肤产生热力引起的烧伤称为电流烧伤；电流在皮肤表面产生热力所致的烧伤称为电弧烧伤；由于电火花引燃衣物，间接引起的烧伤称为一般热烧伤。④放射烧伤（radiation burn or irradiation burn）：包括单纯放射烧伤和放烧复合伤烧伤。前者平时多见，主要由 X 射线或 β 射线局部照射引起，常见于放射治疗恶性肿瘤或长时间施行 X 线检查者。放烧复合伤主要发生在核爆炸时，由核武器爆炸时产生强烈的光辐射所致。发生在家庭中或一般旅行中烧伤的主要原因为炉火、沸水、稀饭、菜汤、热油及房屋失火等；发生在工业生产及其他工作中的烧伤原因亦主要为热烧伤，如钢水、铁水、沸水、火焰，矿井中瓦斯燃烧爆炸、火药及炸药爆炸、汽油燃烧等。有些病例则为跌入高温化学反应池（如硫酸、苯磺酸、碱沸水、酒糟池等）或磷燃烧所致。平时成批的烧伤多见于旅馆的火灾、汽车或飞机失事、油库或化学工厂的失火以及森林火灾等，这些情况均会造成大批大面积严重烧伤。平时烧伤的原因在战时也都存在。但在现代战争中，由于使用现代化武器，特别是燃烧性武器及核武器，使烧伤伤员不仅数量增加，在伤情和病理变化上也有其特点。战时除了发生与平时相同的火焰烧伤以外，还可发生金属燃烧剂（如镁、

铝等）烧伤、凝固汽油烧伤、磷烧伤及核武器所致的特殊烧伤。烧伤是一种全身性损伤。在重度烧伤后，除烧伤局部受到损伤外，由于创面渗液流失、组织水肿、微循环障碍、微血管通透性改变，在休克期机体组织缺血缺氧，细胞功能障碍，早期死亡率很高。在度过休克期后，由于有大块暴露的创面及大量坏死组织，伤者全身防御机制低下，极易发生感染。感染和败血症是烧伤晚期死亡的主要原因。此外，烧伤毒素、自由基和脂质过氧化、烧伤内毒素血症、烧伤免疫等在烧伤的发生、发展中起重要的作用。

病理改变　在热能作用下，组织、细胞所发生的损伤，轻者为一过性的、可逆性变化；稍重者为渐进性坏死；更重者则为凝固性坏死以至炭化。根据损伤所达到的深度及其临床病理变化，烧伤深度的划分一般采用三度四分法，即划分为Ⅰ度、浅Ⅱ度、深Ⅱ度和Ⅲ度烧伤。各度烧伤具有不同的病理学变化（见烧伤创面病理）。烧伤的病程一般可分为休克期、感染期、创面修复期和康复期。而严重烧伤时的炎细胞反应和通常所见的有所不同。炎症病灶，包括脓肿在内，均以单核细胞为主要浸润细胞，中性粒细胞的反应极其微弱。不论由什么病原菌引起，发生在何种组织，均呈现这种炎细胞反应特点，这是机体反应性改变的表现，可能是一种代偿现象。烧伤时的真菌感染日益受到重视。真菌种类有念珠菌、毛霉菌、新型隐球菌、组织胞浆菌等，以念珠菌为最常见。毛霉菌有好侵犯血管的倾向，于局部发生真菌性血管炎，引起出血、血栓形成，从而导致组织缺血。如发生于中央血管，可引起肢体坏疽等严重后果。在全身大面积烧伤、抵抗力极度削弱、抗生素使用不当致菌群失调等情况下，可发生血行播散性真菌感染。此时真菌在全身各主要器官引起组织坏死、出血、梗死、脓肿样病灶和溃疡形成等，还可发生真菌性败血症。严重烧伤时一些内脏发生一系列病理变化，其中大多数是继发于严重休克或严重感染，属并发症的性质。内脏病变对伤情发展、预后起着重要的影响。如肺部病变、肾病变、心血管病变、消化道溃疡和肝病变以及肾上腺病变等（见烧伤内脏病理）。

(郭乔楠)

shāoshāng chuāngmiàn bìnglǐ

烧伤创面病理（pathological changes in burn wound）

研究皮肤受热力作用发生损伤后的病理改变。烧伤创面的病理变化是烧伤病变的重要组成部分，其严重程度和烧伤深度、致伤原因及其作用方式、持续时间长短、皮肤厚薄和年龄等因素有关。此外，有无感染其病理变化也不同。一般认为，造成正常人体皮肤烧伤的温度阈为45℃，热能越高，作用时间越长，组织损伤也就越重。例如，皮肤表面温度保持于44℃，约需6小时才能引起表皮基底细胞的不可逆性变化，如温度升高至70℃或70℃以上时，1秒钟内就可引起贯穿表皮的坏死。高热性皮肤损伤的细胞学和组织学最早的变化是细胞核内染色质的再分布，开始出现于表皮中间层，以后则见于深层。如损伤较深，基底细胞胞质和表皮全层细胞核均发生肿胀和崩解。基底细胞内及使其与真皮相连的细胞间黏合质中出现上述变化后，表皮与真皮之间的联系即发生不可逆性破坏，临床上常见表皮层极易自烧伤表面撕下，与表皮和真皮间联系的破坏是相符合的。当致伤温度进一步增高，损伤更重时，表皮即发生凝固、渐进性变干，最后是炭化。真皮内的变化过程与表皮相似，亦随温度高低和受热时间长短而异。真皮内最早的变化为小血管（微动脉）立即发生收缩，继而血管扩张，同时毛细血管通透性增高，液体外渗形成水肿。如温度增高，则发生凝固性变化，更进一步增高则引起干燥化，最后导致炭化。温度很高或长时间接触的火焰烧伤或沸液烫伤，不但皮肤全层被烧伤，有时肌肉甚至骨骼也可遭受损伤。火焰烧伤的Ⅲ度皮肤病变均很严重，尤以钢水、铁水所致者为甚，皮肤全层包括皮肤附件、血管及神经末梢等均被彻底烧毁，皮下组织、肌和骨组织等均有明显的变性，真皮中胶原纤维变成干缩、均质的凝固性坏死，其中皮肤附件上皮亦消失。但一般火焰烧伤者则尚能见其残核，这可能是因钢水，铁水火焰温度较高，对组织的损害重、产生的毒素多，以及血浆大量丧失致血液浓缩、血液循环障碍，导致组织缺氧及组织营养不良，因而所致病变较其他火焰烧伤病例者严重。皮肤烧伤后，由于烧伤温度的差异，受热的中心区损伤最重，周围较轻，更远的更轻。因此一个典型的烧伤创面，由内向外可分为中心区带、中间区带和外周区带，分别称为凝固区、淤滞区和充血区。

凝固区　位于皮肤受热的中心区带（热坏死区），为高热引起的凝固性坏死区，微循环血流完全停止，毛细血管收缩，管腔内不含红细胞，呈灰白色，为不可逆性损伤。镜下见坏死细胞结构完全消失，但组织结构轮廓隐约可见。

淤滞区 位于凝固区的周围，早期呈红色，压之褪色，24 小时后，由于血管内血流停滞，压之不再褪色，再经 3~5 天，组织发生渐进性坏死，变为白色，与凝固区难以区分。因此，淤滞区是一个处于可以向好、坏两个方面发展的区带，其微循环障碍发展程度，与烧伤局部损伤程度相关。

充血区 位于受热的外周区带，其内微动脉、毛细血管和微静脉扩张充血，血流缓慢，局部呈红色，压之褪色。此反应区带是微循环轻度异常的区域，可持续数天或 1 周，以后消退。充血区如受到新的损伤，可使微循环完全阻断，导致组织死亡。因此，有学者提出临床在烧伤局部用药的配方选择上应注意避免对组织和血管造成新的损伤。

烧伤分度的病理变化 烧伤的分度系指对烧伤深度的估计。其分度方法有多种，如二度分类法（Coverse 法和 Robl-Smith 法）、五度分类法（Cotze 法）、六度分类法（Dupuytren 法），这些方法因过于简单或繁琐，临床上很少采用。中国目前广泛采用的是三度四分法，根据损伤所达的深度、病理变化及临床表现，划分为Ⅰ度、浅Ⅱ度、深Ⅱ度和Ⅲ度烧伤。以下分别阐述各度烧伤的深度和形态变化。

Ⅰ度烧伤（first degree burn） 伤及表皮角质层，透明层、颗粒层以至棘细胞层，基底层不受累。肉眼可见皮肤伤处红、肿、干燥，不形成创面。镜下见表皮角质层、透明层及颗粒层细胞结构不清，互相融合，胞质凝固呈空泡状，胞核固缩或溶解消失；真皮浅层显充血、水肿或有少数炎细胞浸润。临床上局部感觉微过敏，常有烧灼感。由于表皮基底层健存，坏死表皮由基底细胞再生而替代，坏死层脱落即为脱屑，常于 1 周内痊愈，无瘢痕形成。少数可遗留色素沉着，但绝大多数可于短期内消失，肤色恢复正常。

Ⅱ度烧伤（second degree burn） 又再分为浅Ⅱ度和深Ⅱ度烧伤。

浅Ⅱ度烧伤 伤及真皮乳头层，表皮全层坏死，但可残存不同数量的基底细胞。肉眼见伤处皮肤出现水疱。水疱系因乳头层血管通透性增高，液体渗出、积聚而成。水疱大小不一，一般烧伤区皮肤越薄，水疱越大。疱内含黄色澄清液体，如疱内液体富于蛋白，则可呈胶冻样。水疱顶为凝固坏死的表皮层，底为真皮乳头层（表皮下水疱）；或顶为角质层，底为基底层（表皮内水疱）。水疱溃破或剪开后露出鲜红创面，其中可见细密的血管网（系未凝固的浅部血管充血所致）。由于丰富的神经末梢受刺激，局部有剧烈疼痛。镜下见真皮乳头层有明显充血、水肿和炎细胞浸润，胶原纤维肿胀。在无感染的情况下，水疱内容物被吸收，蒸发或流失，经 7~10 天，主要由残留的基底细胞和皮肤附件（主要是毛囊）上皮以及创面周围的表皮再生，形成被覆表皮，使创面愈合。一般无瘢痕形成，有时有较长时间的色素改变。

深Ⅱ度烧伤 伤及真皮网状层，但真皮深层及其中的皮肤附件深部结构仍健存。肉眼见表皮和真皮胶原纤维凝固坏死后形成干痂，可有或无水疱形成。干痂一般呈半透明，透过痂皮可见散在的细小红点，为残存皮肤附件周围发生充血的毛细血管丛。神经末梢部分被毁，一般感觉迟钝。镜下见坏死的真皮胶原纤维肿胀、融合，有时皮肤附件轮廓尚可辨认，痂下组织显充血、水肿；在坏死层和存活组织之间有白细胞浸润带，多于伤后 12 小时出现，病程愈久，白细胞浸润带愈明显。以后干痂可沿白细胞浸润带分离脱落，新生上皮沿此带增长延伸。深Ⅱ度烧伤创面愈合时由残存皮肤附件上皮再生，长出新生上皮。开始为上皮岛，而后扩大、融合而使创面愈合。在病程较久的病例，毛囊和汗腺上皮增生活跃，细胞肥大，核深染，汗腺管管腔狭窄或消失变实，由原来的立方上皮变为复层鳞状上皮。有时干痂未脱落时即发生痂下愈合。愈合后可遗留少量瘢痕组织。如无感染，创面可于 3~4 周内愈合，如发生严重感染，残存皮肤附件也遭破坏，即转变为全皮层坏死，创面则需植皮后方能愈合，其后果实际与Ⅲ度烧伤相同。

Ⅲ度烧伤 伤及皮肤全层，有的甚至伤及皮下脂肪、肌肉和骨骼。Ⅲ度烧伤创面有两种形态：①肉眼见烧伤皮肤凝固变薄，形成半透明的褐色焦痂，硬如皮革，透过焦痂可见粗大血管网（为皮下淤滞或栓塞的血管），其间有些小血管与之相连，系分布于真皮及皮下脂肪中的小动脉和小静脉。这种创面多为火焰烧伤所引起。②光镜下可见皮肤各层附件结构和皮下脂肪组织均发生凝固性坏死而呈均质化，或隐见组织轮廓；痂下组织血管充血，淤滞或有血栓形成，水肿明显，与存活组织之间有显著的白细胞浸润带。皮下组织中的大静脉壁坏死，管腔内红细胞崩解并发生凝集。烧伤的肌肉呈半透明状，深红色，质坚韧，肌纤维纹理消失而互相融合，呈均质化或肌质溶解，肌核固缩或溶解消失。被烧伤的骨骼呈褐色，骨板结构模糊，骨细胞消失只留下卵圆形空隙，在普通染色切片中呈一片深蓝色物质。

Ⅲ度烧伤最重要的特点是皮肤全层，包括附件全部坏死。机体各部位皮肤厚度不同，毛囊根部和汗腺所处的深度亦不同。因此，各部位发生Ⅲ度烧伤的绝对深度亦不尽相同。如头皮比腹部皮肤厚得多，发生于腹部皮肤Ⅲ度烧伤的绝对深度，对头皮来讲，可能只相当于深Ⅱ度烧伤。Ⅲ度烧伤时，由于局部皮肤附件全部丧失，不能原位长出表皮被覆创面，而只能靠创面边缘长出表皮，如创面面积过大，则需植皮才能使创面愈合。Ⅲ度烧伤的创面，痛觉完全丧失。小面积的创面可由四周增生表皮覆盖，一般不致影响局部功能。大面积的创面形成大量瘢痕，以后可发生局部挛缩、畸形，一般应进行切痂植皮处理。

以上所述烧伤的各度形态改变，系指烧伤早期无明显感染情况下的改变，这种是烧伤创面所固有的形态改变。而创面所出现的肉芽组织、瘢痕组织等改变，只是一些继发改变，并非烧伤所独有。烧伤创面肉芽组织常于伤后第 1 周内即可见到，在严重烧伤，其生长可延缓 2～3 周。伴有严重异常代谢的败血症患者也会出现肉芽组织延迟生长现象。

深度烧伤皮肤的亚微结构变化　这方面的研究报道甚少。1974 年洛雷达利（Loredalia）等用透射电镜观察了人体热烧伤后深Ⅱ度和Ⅲ度烧伤皮肤的亚微结构改变，结果发现伤后 1 天，在烧伤区内全部表皮细胞显凝固性

坏死，但细胞轮廓仍可见，细胞核消失，胞质呈均质、丝状团块状，细胞器不易辨认。在许多表皮细胞内还可见黑色素小体复合物残迹。真皮与表皮接合处的基底膜完整。真皮上 1/3 内胶原纤维被破坏，失去正常状态。胶原纤维之间可见水肿液残留，致使胶原原纤维束分离。被损害的毛细血管内有 1 或 2 个红细胞，管腔明显闭塞。但在真皮下 2/3 内者则明显扩张，形态学上无改变。此期内可见正常的成纤维细胞。伤后 7 天真皮与表皮接合处基底膜消失，该处细胞缺如，含有无定形细胞碎片和蛋白性物质。表皮细胞缺如，亦无细胞轮廓可见。伤后 30 天，已可见再生上皮形成，基底膜复现，真皮毛细血管完全开放，并可见少数具有丰富的粗面内质网的成纤维细胞。伤后 60 天，真皮虽有广泛的胶原化和瘢痕形成，但已可见比较正常的表皮，基底膜恢复正常，伴少数散在的色素颗粒。

（郭乔楠）

shāoshāng nèizàng bìnglǐ

烧伤内脏病理（pathological changes in internal organs after burns）　严重烧伤时会引发内脏的一系列病理变化，其中大多数是继发于严重休克或严重感染，属并发症的性质。内脏病变对伤情发展、预后起着重要的影响。大量临床病理观察表明，烧伤患者，特别是严重烧伤患者，由于烧伤休克、组织缺血、缺氧、缺血-再灌流，或并发烧伤感染（如脓毒症、败血症等），或并发吸入性损伤，体内中性粒细胞和（或）巨噬细胞活化，炎症介质、细胞因子、活性氧及其他生物活性物质的生成和释放，常引起呼吸道和肺实质的损伤，出现各种病理

变化（包括病理形态变化和病理生理变化），临床上出现相应的症状和体征。呼吸系统的病变，特别是肺部的病变，如肺水肿、充血性肺不张、肺炎等，可作为严重烧伤的重要内脏并发症，有时成为患者的主要死亡原因之一。严重烧伤后，心血管系统可发生结构和功能的变化。其中功能的反应极为迅速而多见，如各种心律失常、心脏指数下降、左心室做功降低（心输出量减少）、肺血管阻力和周围血管阻力的增加等，而其结构变化的发生较晚，而且并非每例皆有显著改变，其功能的改变，部分系由结构病变所引起（见烧伤心血管系统病理）。烧伤后消化系统的病变较为常见，并往往有不同程度的胃肠功能障碍，严重者可出现肠麻痹或急性胃扩张。另外，消化系统的肝、胆囊、胰腺等也可发生病变。但有时由于病变轻微或烧伤的其他症状严重，患者的消化系统症状可不出现或被掩盖，所以烧伤后消化系统临床症状与体征的出现与病变的发生率可不呈平行关系。因此，临床上仔细观察病情，特别在烧伤早期和并发感染败血症期间，具有重要意义（见烧伤消化系统病理）。严重烧伤时，应激反应及伤后早期休克可引起肾缺血和肾内血液重新分配，造成不同程度的缺血性损伤；炎细胞，特别是中性粒细胞、单核巨噬细胞的激活，生成、释放各种炎症介质和细胞因子，这些因素作用于肾，对肾血流动力学、肾单位的结构和功能均可产生不利的影响；此外，烧伤后体内水和电解质的含量、分布发生很大变化，使肾脏负担加重。因此，严重烧伤患者肾功能损害极为常见，并可成为导致患者死亡的主要原因之一（见

烧伤泌尿系统病理）。严重烧伤后常引起一系列并发症，但有关生殖器官的病变尚少论及。对烧伤后睾丸、附睾、前列腺和卵巢的病理变化的观察，可以了解烧伤对生殖的影响（见烧伤生殖系统病理）。烧伤后淋巴造血系统功能改变与烧伤贫血、烧伤感染以及烧伤免疫都有非常密切的联系，直接影响病程的转归和预后，其中烧伤免疫是目前研究的热点。烧伤后机体出现淋巴造血系统功能改变，并逐渐表现为免疫抑制，特别是细胞介导免疫功能的下降，这是严重烧伤后并发全身性感染、多器官功能障碍乃至死亡的主要原因之一（见烧伤骨髓、淋巴结及脾病理）。机体"内环境"的稳定，有赖于神经-内分泌系统的调节及其他各系统发挥正常的作用。严重创伤、烧伤后，机体立即处于应激状态，引起一系列神经-内分泌反应和代谢反应。这些反应在动员机体的代谢活动以及心血管等功能方面起着极为重要的作用，是机体的全身性、非特异性防御适应反应。内分泌系统的功能变化，常常伴随着内分泌器官的种种形态变化，而内分泌器官的形态改变亦可能成为其功能异常的基础（见烧伤中枢神经系统病理和烧伤内分泌系统病理）。

（郭乔楠）

shāoshāng hūxī xìtǒng bìnglǐ

烧伤呼吸系统病理（pathological changes in respiratory system after burns）

烧伤患者，特别是严重烧伤患者，由于烧伤休克、组织缺血、缺氧、缺血-再灌流，或并发烧伤感染（如脓毒症、败血症等），或并发吸入性损伤，体内中性粒细胞（和）或巨噬细胞活化、炎症介质、细胞因子、活性氧及其他生物活性物质的生成和释放，常引起呼吸道和肺实质的损伤，出现各种病理变化（包括病理形态变化和病理生理变化），临床上出现相应的症状和体征。呼吸系统的病变，特别是肺部的病变，如肺水肿、充血性肺不张、肺炎等，可作为严重烧伤的重要内脏并发症，有时成为患者的主要死亡原因之一。

呼吸道 烧伤后鼻前庭、咽、喉、气管及支气管均可发生不同程度的病理变化。在面部烧伤伴有呼吸道烧伤者，鼻前庭常见鼻毛烧焦，黏膜充血、水肿和出血，黏膜上皮坏死、糜烂甚或溃疡形成。在严重的病例黏膜广泛坏死，偶见焦痂形成，或有假膜覆盖。镜检可见黏膜上皮变性、坏死，间质充血、水肿和中性粒细胞浸润。鼻前庭黏膜烧伤创面的再生修复由健存基底细胞开始，或由邻近上皮长入，亦可由鼻腺腺管口发生鳞状上皮化生，然后向创面移行，最终覆盖以复层鳞状上皮。在呼吸道烧伤的患者中，约50%以上可表现为咽部或会厌黏膜损伤。咽部轻度和中度损伤时，黏膜红肿、水疱形成或糜烂、坏死；严重的病例黏膜则有广泛坏死剥脱，有时表面覆以纤维蛋白性渗出物。喉部病变多累及声带、室襞及喉室黏膜，尤以声带为多见。喉头水肿是热损伤的主要表现。水肿特别易累及杓状-会厌皱褶和咽部的梨状窝，但亦可延伸至声带的周围和上方。当吸入炽热空气或蒸汽后，短时间内（几小时）可发生严重的阻塞性声门水肿，导致患者迅速窒息死亡。尸检时见声门往往完全闭合，早在伤后4小时即可发生。喉部轻度热损伤时，喉部黏液腺每见增多，分泌功能亢进，甚至部分导管上皮转变为黏液细胞。在较重的病例，常见急性喉炎，表现为黏膜充血、水肿、不同程度的出血、糜烂或浅表溃疡形成。在更重的病例，则发生坏死性或假膜性喉炎，表面覆以白喉样假膜。假膜主要由纤维蛋白、坏死的黏膜、黏液以及以中性粒细胞为主的炎细胞等组成。烧伤时气管的病变按照程度的不同，可分为三度。①轻度：黏膜上皮变性，纤毛消失，杯状细胞增多，分泌增强，黏液腺分泌亢进，腺管扩张，固有膜显充血和水肿。②中度：黏膜呈多发性局限性坏死，并溃疡形成，常见中性粒细胞浸润。③重度：黏膜呈广泛凝固性坏死，极易剥脱，形成坏死剥脱性气管炎。黏膜下显著水肿、高度充血，并有出血现象。在极严重的病例，在黏膜坏死、溃疡的基础上，可有白喉样假膜形成。假膜系由纤维蛋白、坏死的黏膜和大量中性粒细胞组成。假膜形成后，迅即被各种细菌所侵入。眼观假膜呈灰白色，可混杂有血性渗出物。它常常易于从气道内剥离，但有些地方与管壁粘连。这种假膜性炎最常累及气管，亦可向上延伸至喉部声带下方，向下扩展至Ⅰ级、Ⅱ级、Ⅲ级支气管及其分支，形成膜性喉-气管-支气管炎。由严重吸入性损伤所致的弥漫性坏死性气管炎或气管-支气管炎，其发生率在不同的研究材料中报道各异。在严重烧伤死亡病例，尸检所见喉部和气管黏膜的糜烂和溃疡，除因吸入性损伤引起外，有些学者认为生前如有气管切开术，插管的机械性损伤也是重要因素。主支气管及肺内各级支气管的损伤多见于下列情况：①火灾时在闭合环境中吸入火焰、烟雾和有毒气体。②吸入蒸汽。③长时间地吸入高温干热空气。

④各种爆炸条件下。支气管树损伤的病理变化与气管所见基本相似，但也有某些自身特点：①黏膜杯状细胞弥漫性增多，分泌功能亢进，所分泌的黏液通常于48小时内变得黏稠，管壁充血、水肿和出血更为显著。②支气管在分支过程中，管径越分越细，到达小支气管和细支气管，黏稠的分泌物、脓性渗出物，可形成黏液和黏液脓性栓塞，导致支气管腔阻塞。阻塞有完全性和不完全之分，前者可导致肺不张，后者则引起局限性肺气肿。③最明显的病变常发生在深部小支气管，黏膜可发生假膜性炎，假膜脱落，形成膜状管型。④深部小支气管损伤修复之后，常因瘢痕组织收缩或牵拉（当纤维瘢痕位于支气管周围时）可分别引起支气管狭窄或支气管扩张症。

肺 肺部的病变，如肺水肿、充血性肺不张、肺炎等，可作为严重烧伤的重要内脏并发症，有时成为患者的主要死亡原因之一。

肺水肿 是烧伤后常见而重要的病变。1979年特普利茨（Teplitz）提出严重肺水肿是烧伤患者复苏时或复苏后临床常见现象，轻度和中度肺水肿在伤后48小时内死亡者尸检时几乎100%可以见到。肺水肿有轻、中、重度之分。①轻度肺水肿：肺重量无明显改变，仅切面呈湿润状，切片中见部分肺泡腔内充以嗜酸性蛋白质。②中度肺水肿：肺重量微增（1000g左右），切面有少量液体外溢，镜下见多数肺泡腔内充以嗜伊红蛋白质。③重度肺水肿：肺重量增加较明显（1140~1750g），切面有大量泡沫状液外溢，镜下见绝大部分肺泡腔充满嗜酸性蛋白质，病变分布弥漫。部分病例的肺泡内见有均

质嗜伊红色的透明膜形成（多见于大量输液的病例）。肺水肿常伴有肺充血，因而肺的颜色多不变浅，同时肺泡腔内常伴有多少不等自血管外渗的红细胞。动物实验材料常见间质性肺水肿，电镜下表现为肺泡隔因水肿而显著增宽，胶原原纤维疏松，基质电子密度降低。有时可见肺泡内水肿，电镜下表现为肺泡腔内中等电子密度的无定形的絮状物沉积。烧伤后肺水肿的发生，有多种因素在起作用。烧伤后补体系统被激活，补体C5的活化产物C5a，吸引中性粒细胞在肺毛细血管内聚集，中性粒细胞活化后产生活性氧、释放溶酶体酶，造成肺泡毛细血管膜损害，导致肺水肿。又有实验表明，大鼠烧伤后，血浆血小板活化因子（platelet activating factor，PAF）升高。PAF直接作用于血管内皮细胞，使内皮收缩，间隙增宽，因而毛细血管通透性增高；PAF激活血小板和中性粒细胞，促使后者脱颗粒、产生活性氧，造成对内皮细胞和基底膜的损伤。另有实验报道中性粒细胞膜上的黏附分子——整合素CD11/CD18与内皮细胞膜上细胞间黏附分子（intercellular adhesion molecule-1，ICAM-1）结合后，形成新的通道，使活性氧和蛋白酶等物质直接由该通道进入内皮细胞，使其受损，从而引起毛细血管通透性增高。CD11/CD18与ICAM-1结合后，ICAM-1可作为信号蛋白激活内皮细胞骨架系统，导致内皮细胞收缩，细胞间隙增大，毛细血管通透性增高。

肺出血 常见于严重烧伤病例，有局灶性肺泡内出血和弥漫性肺泡内出血之分。局灶性肺泡内出血多见于肺膜下，呈界限清楚的、直径一般为0.3~1.0cm圆

形、暗红色硬结，镜检表现为肺实质内出血，未见组织坏死、炎性反应和菌落。弥漫性肺泡内出血，眼观肺组织质地较坚实，暗红色，颇似肺出血性梗死灶或大叶性肺炎红色肝样变期外观，但镜下无肺组织坏死或炎细胞浸润等改变。肺出血的原因不一。吸入性损伤是引起肺出血的原因之一，灶性肺出血常常是脓毒血症的一个突出表现。

肺透明膜形成 肺透明膜系一种均匀、嗜酸性带状物质，由血浆蛋白，纤维蛋白原衍生物以及坏死物质所组成，它衬覆于末梢气道，包括肺泡、肺泡管和呼吸性细支气管等结构的内面。伴随着透明膜形成常有肺泡Ⅱ型细胞的反应性增生及肺泡隔间质性水肿、成纤维细胞增殖等改变。电镜观察：肺泡隔厚部间质水肿。肺泡Ⅰ型上皮细胞胞质肿胀，有时见细胞坏死伴有质膜的破坏。在许多区域肺泡表面上皮缺如而为一厚层由坏死的肺泡上皮碎屑、纤维素条索以及其他蛋白性物质构成的膜所衬覆。此膜通常紧贴于肺泡上皮下基膜，即光镜所见的透明膜。肺泡上皮有再生现象，再生的细胞具有肺泡Ⅱ型细胞的形态特点，肺泡Ⅱ型细胞是肺泡的储备细胞，其增生是一种修复代偿的表现。肺透明膜形成被认为是休克肺的早期表现。它亦可并发于肺水肿、病毒感染和细菌性肺炎，也可并发于支气管肺炎。透明膜形成及肺泡Ⅱ型细胞增生，肺泡隔间质性水肿和充血是一组独特的形态学变化，见于烧伤和非烧伤患者。当患者接受较长时间的正压辅助呼吸（如使用呼吸器）并应用氧治疗，可出现肺透明膜。肺透明膜亦可见于那些既未用过呼吸器、也未曾使用氧治

疗的患者。因此，有学者认为肺透明膜形成是肺对各种损伤因素（包括感染）的非特异性反应。

肺毛细血管内中性粒细胞滞留（扣押） 为严重烧伤后一种极为常见的病变。几乎见于各种重度体表烧伤的动物模型中。光镜观察可见肺毛细血管管腔扩张，腔内充以大量中性粒细胞。电镜观察除见毛细血管腔内中性粒细胞聚集外，还可见中性粒细胞表面伸出伪足与内皮细胞表面发生黏附，黏附处膜结构模糊。关于肺毛细血管内中性粒细胞滞留（扣押）的机制，有研究认为它与细胞生物力学改变和细胞黏附性改变有关。

肺泡内巨噬细胞积聚 约有10%烧伤患者肺泡内有大量巨噬细胞积聚，呈局灶性或弥漫性分布。巨噬细胞胞质内几乎总含有色素：色素或呈黑色，为炭末沉积；或呈黄褐色，特殊染色提示为脂褐素，偶尔为含铁血黄素。电镜观察表明，这些细胞确系巨噬细胞，胞质内含大量溶酶体和发达的高尔基复合体，偶见被吞噬的异物碎屑。当患者是在闭合空间被烧伤或遭受爆炸时，多数烧伤病例肺泡内有大量巨噬细胞积聚。烧伤的实验研究材料显示，肺泡内巨噬细胞增多，常见于有肺泡内出血的情况下，此时巨噬细胞内含大量含铁血黄素。

肺内巨核细胞增多 烧伤患者肺巨核细胞增多为常见现象。巨核细胞来源于骨髓，骨髓中部分成熟巨核细胞可穿过血窦进入窦腔，经血流到达肺，在肺内生成血小板。肺实质巨核细胞增多可能意味着创伤后的一种反应。骨髓巨核细胞的形成和动员增加，通过血液循环滞留或被"扣押"于肺毛细血管床中。

肺小血管血栓形成 严重烧伤病例肺肌型小动脉和细动脉常可见到血栓形成，该血栓主要由纤维蛋白和血小板构成，称为纤维蛋白性血栓，表现为弥散性血管内凝血（disseminated intravascular coagulation，DIC）。DIC临床上表现为：血红蛋白降低、血小板减少、纤维蛋白降解产物水平升高，并有出血征象。DIC组织学上则表现为肺内小血管微血栓（纤维蛋白性血栓）形成，巨内皮细胞（或谓之嗜苏木素小体）或巨核细胞的出现。巨内皮细胞常由裸核组成，一般位于肺泡壁毛细血管腔内，有时亦见于肺泡腔内。但这种裸核巨内皮细胞偶尔具有淡染嗜酸性胞质，赋予该细胞以巨核细胞外观。由于肺血管内皮细胞具有纤维蛋白溶解的潜能，纤维蛋白性血栓不是普遍地存在，而巨内皮细胞的出现率则高得多。肺泡内出血亦是DIC时常见到的。

肺血栓栓塞 肺血栓栓子来自中心静脉系统血栓或周围静脉系统血栓。当中心静脉系统或周围静脉系统血栓部分软化脱落，由血流带至肺造成肺血栓性栓塞。烧伤后肺血栓性栓塞的发生率各家报道不一。从0.07%、25.3%及30.2%不等。肺血栓性栓塞栓子的来源，多为下肢深部静脉和盆腔静脉的血栓形成。作为静脉内治疗，20世纪60年代后期中心静脉导管插管术应用后，中心静脉血栓形成的发生率渐趋增加，因而肺栓塞的发生率较前亦有所增加。

肺不张 又称肺萎陷，其发生率甚高。肺不张可呈灶性分布，常与肺气肿相间而存在。其发生原因有阻塞性和非阻塞性之分。前者多由支气管因假膜性物质或

黏液、黏液脓性栓子堵塞所致，后者起因于当肺泡Ⅱ型上皮细胞受损，肺表面活性物质的形成减少，致肺表面张力异常升高时，可引起非阻塞性肺不张。充血性肺不张（congestive atelectasis）系一种特殊类型的肺不张，常见于小儿烧伤患者。以界限清楚的斑片状或大块肺萎陷，伴有肺充血为特征，呈暗红色，故称充血性肺不张。肺不张可累及肺的上部或下部，但通常以下叶为多见。肉眼观病变区呈暗红色，肉状，失去其空气捻发音，切面常较湿润，有血性液体渗出。在非萎陷区肺组织可有肺水肿，有泡沫状液。支气管黏膜充血、肿胀，但未见细支气管阻塞性黏液栓子。镜检：肺泡壁毛细血管扩张充血，在萎陷区，绝大多数肺泡壁靠拢，肺泡腔闭塞。许多细支气管亦显示塌陷。邻近肺组织显示肺水肿，肺泡腔内含嗜酸性（扣押）蛋白液，混杂以红细胞。有时有的区域显示肺泡内出血。肺萎陷相邻区域可发生代偿性肺气肿。

肺炎 是严重烧伤患者呼吸系统常见的并发症，且是构成死亡的重要原因。肺炎的致病菌主要有气杆菌属如大肠埃希菌，假单胞菌属如铜绿假单胞菌以及金黄色葡萄球菌、变形杆菌、克雷伯菌等。其中以金黄色葡萄球菌和铜绿假单胞菌为重要。肺炎的类型：按发生方式分可分为：①空气传播性肺炎：又称支气管肺炎，病变呈斑片状分布，有时可为融合性。病变多以小支气管或细支气管为中心，腔内充以炎性渗出物，周围肺组织肺泡壁血管充血，肺泡腔内充以中性粒细胞为主的炎性浸润，有时伴水肿。支气管肺炎可伴有透明膜形成。②血源性肺炎：病灶一般较小，

位于肺膜下，常为出血性，散在分布，亦可为融合性。较大的单个病灶非常类似肺梗死灶。可见肺泡灶性坏死，病变早期肺泡内可相对缺乏渗出物。按病原可分为：①铜绿假单胞菌性肺炎：病灶常位于肺膜下，呈暗红色出血性、梗死灶样。镜检可见大片肺泡坏死和大量革兰阴性杆菌。这些细菌早期在肺泡壁毛细血管内繁殖，以后大量细菌出现于血管周围组织，继而波及细支气管周围结缔组织。在早期，病变区渗出物不多，以后则有出血和纤维蛋白沉积。在血源性铜绿假单胞菌肺炎早期，可见典型的毛细血管和小动脉坏死。广泛的凝固性坏死与缺乏急性炎细胞浸润相结合使肺部病变呈现进展快速的形态表现。在铜绿假单胞菌肺炎病灶中偶见大量中性粒细胞浸润，提示感染的侵袭性较弱。侵袭力的不同很可能与铜绿假单胞菌不同菌株的不同致病性有关，以及宿主对感染抵抗力强弱有关。有一型铜绿假单胞菌性肺炎显示广泛出血的、融合性感染过程，有时类似于肺炎球菌性大叶性肺炎。只有当血管周围查见革兰阴性杆菌以及细菌培养出该菌时，才能做出铜绿假单胞菌性肺炎的诊断。②葡萄球菌性肺炎：可为血源性，亦可由空气传播而来。在早期，病变组织变实、暗红、水肿状、发亮。而后，病灶呈灶性或多发性斑片状实变区，其中有的演变为脓肿。镜检：炎区内充以大量中性粒细胞。脓肿由坏死组织和脓细胞构成，中央可见菌落。病灶中可培养出凝固酶阳性的金黄色葡萄球菌。血源性葡萄球菌性肺炎，在病灶中肺小动脉和细动脉内可见葡萄球菌栓子，它多限于血管内，不显示血管周围分布。

此点与铜绿假单胞菌性肺炎的景象不同。③革兰阴性杆菌性肺炎：革兰阴性杆菌中，除铜绿假单胞菌外，尚有克雷伯菌、大肠埃希菌和变形杆菌等均可引起肺炎。克雷伯菌性肺炎实变区呈灰红色，以典型的黏稠渗出物为特征。镜检渗出物中特别富于蛋白质，以中性粒细胞为主的炎细胞，可有组织坏死。在病变发展过程中可形成脓肿。④真菌性肺炎：在严重烧伤患者真菌传播至肺引起肺病变虽不十分常见，但当真菌血行播散时可累及肺，引起血源性真菌性肺炎。真菌种类有念珠菌、曲霉菌和毛霉菌。此外，肺内病灶中小血管腔中充满真菌菌丝及单核细胞，并见菌丝穿过血管壁现象。血管壁显变性坏死及出血，坏死灶内含真菌菌丝和（或）孢子。⑤肺类鼻疽：类鼻疽又称惠特莫尔病（Whitmore disease），是一种由革兰阴性杆菌，假单胞假鼻疽菌所致的传染病。作为一种呼吸道感染性疾病最常见于烧伤患者。其严重程度不一，可从轻度支气管炎到急性败血症伴有暴发性肺炎。类鼻疽可分急性型和慢性型两种。a. 急性型类鼻疽的特征性病变为局限性化脓。病变常为多发性，当持续数天时，肺内有许多小脓肿形成。细菌染色常在脓性病灶中显示出致病菌。b. 慢性型类鼻疽以肉芽肿的形成为特点，累及肺、淋巴结等处。在临床上，X 线平片类似于结核病或其他细菌性疾病。⑥吸入性肺炎：可作为烧伤患者的临终现象。当食物颗粒或酸性胃液被吸入呼吸道，可导致吸入性肺炎。当高度酸性胃液（如缺乏食物颗粒或细菌）被吸入时，则可造成单纯化学性肺炎。此种吸入性肺炎以广泛出血和水肿为特征，可

误认为是某种形式的急性吸入性损伤。关于吸入性肺炎的意义，当其涉及与肺部其他并发症的相互关系时，特别是在死因中的作用，需结合临床病史、尸检所见，做谨慎的估价。

肺脓肿　可作为肺炎的并发症出现，致病菌常为金黄色葡萄色球菌、3 型肺炎链球菌等。可单发，亦可多发。多发性肺脓肿为脓毒血症性脓肿在肺内的表现。

（郭乔楠）

shāoshāng xīnxuèguǎn xìtǒng bìnglǐ

烧伤心血管系统病理（pathological changes in cardiovascular system after burns）　对烧伤心脏结构的改变，各家报道结果不一。从未见心脏改变到仅见小的出血点、仅见到轻微的心肌脂肪变性，以及常见到心肌有严重性与炎性变化都有报道。根据1989 年第三军医大学病理学教研室对 59 例人体严重烧伤尸检病例的观察，全部病例均有一种或多种心脏病变，如充血、水肿、出血、心肌变性与坏死、急性间质性心肌炎、心肌多发性脓肿、纤维素性心外膜炎以及心室扩张等。各家观察结果之所以不同，可能与烧伤的严重程度、阶段性，心脏原有状态，有无感染以及观察手段等有关。例如，在休克期死亡的病例，主要表现心肌间质充血，水肿以及心外膜与心内膜灶性出血，心肌纤维仅有轻度变性、横纹不清，有的病例有心肌纤维断裂。至休克后期则多因并发感染而以心脏炎表现为主。

心脏改变　烧伤后，肉眼观察心脏外观呈灰红或土黄色。心室腔轻度扩大，以右心室为主。心内膜及心外膜有斑点状出血，希氏束部位有斑块状出血。感染严重时，心表面及心肌切面可见

小脓肿，脓肿如为真菌所致，则出血特别明显。少数病例，心包腔可有积液。显微镜下观察烧伤时心壁的三层均可发生病变，其中心肌的病变最为常见和重要。一般早期以血管和间质的变化为主，以后则以心肌变性、坏死和感染为主。

心肌纤维变性、坏死　心肌纤维变性主要表现为颗粒变性、嗜酸性增强，肌质凝聚和空泡变性。变性的肌纤维横纹模糊不清或消失。有时肌纤维内出现肌质内横带（intracytoplasmic transverse band）或心肌纤维呈波浪状排列，形成所谓波形纤维。肌质内横带系肌原纤维断裂呈粗大颗粒状，进一步凝聚而成，与肌纤维长轴垂直，宽窄不等；疏密不一，深红色，与许多粗大颗粒相间杂。即心肌病理学中常描述的肌原纤维变性，实即凝固性坏死的早期改变。波形纤维是一种拉长的且有节奏性弯曲的异常纤维，在烧伤时其发生推测可能与烧伤休克所致之心肌缺血有关。烧伤时心肌纤维坏死表现为凝固性坏死或溶解液化性坏死，后一种坏死灶中肌质和肌原纤维溶解消失，严重者心肌纤维变为一空鞘。烧伤时心肌纤维的坏死一般为灶性坏死。

心脏炎症　据1979年斯里瓦斯塔瓦（Srivastava）和麦克米伦（MacMillan）统计，烧伤患者心脏感染的发生率为2%，多数是在尸检时确诊。50%病例心脏单独受累，50%病例并发于肺、肝、肾、脾及脑败血症性感染，感染多来自烧伤创面（55%），其次为感染性血栓（20%）、化脓性血栓性静脉炎（15%）、化脓性气管与支气管炎（10%）。心壁各层可单独发生或同时发生，发生的频率

依次为心肌、心内膜、心外膜。常见的致病菌为凝固酶阳性金黄色葡萄球菌及其他革兰阴性菌，如假单胞菌属、肺炎杆菌、奇异变形杆菌等。近年来，发现凝固酶阳性金黄色葡萄球菌伴一种持续革兰阴性菌最为多见。①心内膜炎和心瓣膜炎：烧伤患者心内膜炎与心瓣膜炎常继发于化脓性静脉炎、严重肺部感染与败血症等，偶尔也可因纵隔感染（如气管切开感染）引起。少数病例可因真菌感染引起。②心肌炎：将近10%的烧伤患者存在小灶性心肌炎，表现为鹰眼细胞数量增加、轻微的间质水肿和少量肌纤维断裂。病灶内可见巨噬细胞和中性粒细胞。据1989年第三军医大学病理学教研室的尸检材料所见，烧伤患者的心肌炎为间质性、局灶性，主要表现间质充血、水肿及少数炎细胞浸润和邻近心肌纤维变性、坏死，炎细胞以单核细胞为主。有的病例，间质性心肌炎由真菌引起。③心包炎：烧伤时心包炎发生的原因与上述心内膜炎、心瓣膜炎相同，其病变性质可为纤维素性或纤维素性出血性。大体见心外膜表面有米粒大、灰白色、绒毛状小结。镜检：小结系由纤维素、单核细胞及念珠菌菌丝和孢子组成。邻近心外膜增厚，其中浸润着较多的大单核细胞。

心肌脓肿　烧伤时心肌脓肿仅见于少数病例，由化脓菌或真菌引起。组织学检查，病灶有特征性的液化性坏死和轻微的蔓延至周围组织的急性炎性浸润。特殊染色常常显示病变中有葡萄球菌，而很少发现其他微生物，这种病变特征也见于有葡萄球菌败血症的患者。1979年斯里瓦斯塔瓦（Srivastava）和麦克米伦

（MacMillan）所报道的8例烧伤心肌脓肿，除金黄色葡萄球菌外，革兰阴性菌感染亦可引起心肌脓肿。在1989年第三军医大学病理学教研室59例严重烧伤尸检中有3例心肌中出现脓肿样病灶，其主要的改变是心肌切面有散在出血斑，斑中央有米粒或绿豆大的灰白色病灶。镜检：灰白色病灶处有真菌菌丝，并浸润着大量单核细胞。病灶及其周围组织的血管内常可见许多真菌菌丝和单核细胞，菌丝多时充满血管腔，并见穿过血管壁。血管壁有变性、坏死和出血。有的区域，大块心肌坏死，其中亦见真菌菌丝，但无炎细胞浸润。1985年潘克（Panke）报道，烧伤时心肌脓肿内微生物的来源通常是心血管系统内的感染性血栓。偶尔，这种来源可能是葡萄球菌小叶性肺炎、坏死性喉炎或气管支气管炎。有时，尸检发现感染来源并非很明显。应该指出，心脏脓肿的发现应该促使病理医师更应详细检查心血管系统，尤其是插管的静脉，以寻找感染性血栓。

心传导系统病变　1959年蒋景涛等报道，10例人体严重烧伤病例中有4例传导系统发生病变，如窦房结、房室结、房室束肌纤维混浊肿胀、灶性坏死及出血。此外，在烧伤后历时较久的病例，可见心肌内膜细胞增生，增生显著时往往呈链状排列。

血管改变　烧伤后血管的损伤主要累及微循环及中等大小的动静脉，表现为血管痉挛与扩张、通透性增高、内皮细胞变性脱落、内皮下水肿、炎细胞浸润及血栓形成。严重者血管壁发生坏死，晚期有钙盐沉着、结缔组织增生等。有时静脉的改变较动脉明显。

微循环改变　烧伤时，局部

和全身的微循环均可发生改变，其程度和范围随烧伤面积与深度而异。应用电子显微镜及放射性核素示踪技术观察，烧伤组织的微循环有明显的变化：早期微动脉、中间微动脉、毛细血管前括约肌及微静脉收缩，以后毛细血管前括约肌、中间微动脉甚至微动脉扩张。衰竭时微血管内有红细胞凝聚及微血栓形成，引起播散性血管内凝血。毛细血管内皮细胞肿胀、破坏，其连接处间隙增宽，形成裂隙。1984年吴坤莹等用65℃热水直接烫伤家兔耳窗局部皮肤1分钟，半小时后取材，在透射电镜下发现烫伤局部皮肤微血管有明显的亚微结构变化：①内皮细胞肿胀、空化，高尔基复合体及线粒体消失，有的内皮细胞脱落，内皮间出现裂隙，这些变化多见于微静脉和毛细血管。②基底膜增厚或结构模糊，甚至断裂。③有些微血管管腔内有血栓形成，完全堵塞管腔，有的则可见白细胞附壁或血小板黏附于损伤的血管壁内面，有的可见微血管腔内有停滞的红细胞及红细胞通过内皮细胞连接部位，向管腔外逸出。④微血管周围组织水肿，纤维结缔组织排列紊乱。烧伤后，不仅烧伤局部的血管通透性增高，而且全身毛细血管的通透性亦有不同程度的增高。1987年赵克森报道，一般在中度烧伤后，血管通透性的变化可分为两个时相：①立即时相：于烧伤后立即出现，可持续10分钟。此阶段内主要是微静脉通透性升高，其内皮细胞无明显损伤，基底膜尚完整，内皮细胞连接部出现裂隙。②延迟时相：烧伤后1~2小时出现，持续时间较长，4小时达高峰，8小时逐渐消失。此阶段内微静脉及毛细血管均受累，但以

后者为主，病变较上一阶段明显，内皮细胞除显肿胀外，部分并显坏死脱落，内皮细胞间出现裂隙，基底膜可增厚、甚至断裂，管腔内有时有血栓形成。1979年伦金（Renkin）指出，病理情况下微静脉内皮间连接（结合点）的加宽是暂时性的，持续时间不会超过30分钟，即使在致活物质持续存在的情况下也是如此。这种现象可解释病检时某些炎症介质，如组胺作用（可使毛细血管及其后静脉内皮细胞收缩、内皮间隙增宽）与血管内皮间隙形态改变之间不一定存在平行关系。因此，在电镜下有时虽未出现心肌毛细血管内皮细胞间隙损害的形态学基础，但仍不能排除某些炎症介质，如组胺致微血管内皮细胞收缩、内皮间隙增宽的作用。

中等大小血管的改变 烧伤时中等大小血管的改变常见为静脉感染及血栓——化脓性血栓性静脉炎。在第三军医大学病理学教研室59例人体严重烧伤尸检材料中发现6例化脓性或出血坏死性血栓性静脉炎和1例出血坏死性静脉炎。病变部位与静脉受损部位相一致，7例中有4例发生在大隐静脉，2例发生在深部静脉（股静脉及上腔静脉），1例发生在心壁的心尖静脉及心小静脉。静脉的病变，1例为单纯化脓性静脉炎，4例为化脓性血栓性静脉炎，血栓内可见菌落，管壁中浸润以单核细胞为主的炎细胞，而中性粒细胞的数量很少，与以往文献描述的化脓性血栓性静脉炎管壁中炎细胞以中性粒细胞为主不同。1例发生在上腔静脉感染的病例，炎症为出血坏死性，但无血栓形成，另1例大隐静脉血栓性静脉炎，炎症性质为出血坏死性脓性炎，其发生可能与滴

注去甲肾上腺素有关。1987年沈祖尧等在兔股动脉及肱动脉表面造成实验性局限性高温烧伤，经光镜及扫描电镜观察发现烧伤中心部位早期见血管内皮细胞脱落、内膜下水肿、内弹力膜松弛或断裂；损伤较重者血管壁平滑肌坏死，核染色不良，核浓缩或消失。伤后5小时可见中性粒细胞附壁。伤后24小时血管壁有水肿、白细胞浸润、外膜出血，形成急性血管炎表现。伤后5天血管内膜病变减轻。2周时内皮大多修复正常，但管壁仍有空泡变性或结缔组织增生；部分血管为肉芽组织包裹，管壁有炎细胞浸润。烧伤两端部位则主要表现为血管旁水肿、内皮细胞脱落，白细胞附壁或急性血管炎。伤后5天以上病变减轻，2周内内皮形态均正常。作者根据血管热烧伤后损伤的病理表现及致伤机制，将烧伤的血管分为三部分：①受伤中心部位（A段），因直接受热损伤，病变重，管壁全层损伤，显示变性坏死。②A段向远近两端延续部分（B段），管壁仅有部分坏死，管壁及内膜的损伤分布不均，且不连续，形成所谓跳跃现象。③B段的连续部分（C段），为单纯血管内膜损伤部分。C段肉眼观察可无异常发现，血流亦通畅，但因有潜在内膜损伤，内皮下层裸露，如在此处做缝合，极易形成血栓，造成手术失败。烧伤后期内膜虽可修复，但管壁周围炎症、水肿等造成结缔组织增生或退变，亦应避免在这些部位行血管吻合。故临床上在做血管吻合复合组织移植时应注意判断其损伤范围，避免在损伤部位做血管吻合。血流是否通畅，不足以判断该处有无血管损伤，有时血流虽通畅，但血管内膜存在潜在的

损伤。

心脏血管内皮细胞改变 烧伤早期心脏血管内皮细胞的结构和功能即有明显损伤，其所致之血液循环障碍是心脏损害的因素之一。2000 年沙继宏等通过大鼠动物实验，造成 25%TBSA Ⅲ 度烫伤，用常规透射电镜观察了大鼠烫伤后心脏血管内皮细胞的变化，同时还观测了血管内皮细胞过氧化氢反应及心肌细胞线粒体和心肌闰盘的改变。结果发现，烧伤后 30 分钟心脏毛细血管内皮细胞即出现明显肿胀，过氧化氢细胞化学阳性反应物密集于血管内皮细胞血管腔面。烧伤后 1~4 小时，血管内皮细胞除肿胀外，还向血管腔内伸出较长突起，过氧化氢细胞化学阳性反应物分布基本与烧伤后 30 分钟类似。烧伤后 1 小时心肌细胞显示线粒体肿胀、基质颗粒消失。烧伤后 4 小时血管外还可见大量血浆渗出。烧伤后 8 小时，血管内皮细胞及心肌细胞损伤更严重，内皮细胞血管腔面可见有白细胞黏附，并可见小血栓形成，但过氧化氢细胞化学阳性反应物沉淀却有所减少；心肌细胞线粒体损伤更严重，心肌细胞的闰盘出现破坏。烧伤后 8 小时，补液组心脏血管内皮细胞及心肌细胞损伤则开始恢复，血管内皮细胞可出现大量饮泡，血管外液体渗出回吸收。该实验结果表明，烧伤后过氧化氢细胞化学反应为阳性，提示氧自由基参与了烧伤后血管内皮细胞及心肌细胞的损伤；烧伤早期补液对心肌细胞及血管内皮细胞的损伤有减轻作用，其机制可能为通过改善微循环，从而去除氧自由基，减轻血管内皮细胞的损伤，进而减轻心肌细胞的损伤。

（郭乔楠）

shāoshāng xiāohuà xìtǒng bìnglǐ
烧伤消化系统病理（pathological changes in digestive system after burns） 烧伤后消化系统的病变较为常见，并往往有不同程度的胃肠功能障碍，严重者可出现肠麻痹或急性胃扩张。另外，消化系统的肝、胆囊、胰腺等也可发生病变。但有时由于病变轻微或烧伤的其他症状严重，患者的消化系统症状可不出现或被掩盖，所以烧伤后消化系统临床症状与体征的出现与病变的发生率可不呈平行关系。因此，临床上仔细观察病情，特别在烧伤早期和并发感染败血症期间，具有重要意义。

消化管病变 烧伤后，咽、食管、胃十二指肠、大小肠均可出现不同程度的病理变化，主要表现为黏膜充血、出血、腐烂及溃疡形成。偶见炎性病变。

咽 文献中有关咽部烧伤病变的记载不一，主要表现为黏膜充血、水肿、出血、坏死、糜烂或表浅小溃疡形成。1989 年第三军医大学病理学教研室的 59 例烧伤尸检中个别病例有咽部黏膜上皮角化过度伴舌、喉头、食管等处黏膜上皮角化过度改变，这种改变可能与维生素 A 缺乏有关。该例在喉头处角化上皮形成一厚层粗糙不平易于脱落的膜状物，会厌、声带附近亦堆积有多量脱落的角化上皮，并部分阻塞该处呼吸道，以致该例患者死前一天突然发生严重呼吸困难及声音嘶哑等症状。

食管 1979 年特普利茨（Teplitz）报道，多数病例均可出现食管病变，除充血、水肿外，常可发生急性（远端）食管炎，其他还可有急性溃疡、慢性炎症、黏膜出血。少数病例有黏膜糜烂，

个别病例显黏膜角化过度。①急性溃疡：多见于食管下段，常为多发性（可多达 10 余个），亦有单发性的，一般比较表浅，个别病例溃疡较深，并可引起食管穿孔。通常为绿豆至黄豆大小，边缘不规则。镜下可见溃疡底部及边缘有单核细胞为主的炎细胞浸润，偶尔在溃疡底部小血管中有纤维蛋白及血小板等构成的血栓。②慢性炎症：黏膜上皮增厚，黏膜下层有不同程度的淋巴细胞、浆细胞及单核细胞浸润和轻度纤维组织增生。③黏膜角化过度：病变明显者，肉眼可见黏膜表面形成一厚层角化物质，并脱离黏膜形成套管状物。镜下黏膜上皮显角化过度，同时黏膜腺体发生鳞状上皮化生，黏膜下层显轻度慢性炎性改变。④黏膜出血：肉眼观察多呈点状，亦可为片状出血，见于食管各段，但以下段较明显。

胃十二指肠 1985 年潘克（Panke）报道，烧伤时胃十二指肠常见的改变为黏膜充血、水肿和胃黏膜出血点及出血斑。部分病例有黏膜糜烂及溃疡形成。在 30% 以上体表面积烧伤的患者，可能早在烧伤后 5 小时就有急性胃浅表性糜烂。1975 年查娅（Czaja）报道，胃及十二指肠镜检查（gastroduodenoscopy）已经证明，在烧伤患者可明显见到从轻微黏膜糜烂发展成散在的溃疡。①黏膜充血和出血：胃及十二指肠黏膜均可发生。1957 年赛维特（Sevitt）报道胃黏膜出血可多可少，可见于全胃。但一般集中在胃底部、贲门周围或胃体部，而较少在胃幽门部。在无黏膜糜烂的情况下，有时胃内含有血性或巧克力浆液血性渗出液。1979 年特普利茨（Teplitz）指出，虽然胃充血在烧伤病例中常可见到，

但现在不像以前的报道所描述的那样常见了。这可能是从前在复苏早期，烧伤患者的死亡占很大的百分比，那时显著的内脏充血改变还未消失。②黏膜糜烂：多发生在胃底部。胃大弯及十二指肠球部、胃底部或胃体比胃窦更常见。常为多数性，呈大小不一的圆形或长形出血灶。严重的出血糜烂也可引起大量失血，患者发生休克而死亡。③急性溃疡：柯林（Curling）于 1842 年首先提出烧伤后十二指肠可发生溃疡，因此该并发症亦称为柯林溃疡。由于对黏膜糜烂及溃疡词义的理解不同，文献上有关烧伤胃及十二指肠溃疡发生率的报道不一。如 1979 年特普利茨（Teplitz）报道的 88 个病例中，胃及十二指肠溃疡的发生率为 47%；1957 年赛维特（Sevitt）报道的 291 例烧伤尸检中，胃及十二指肠溃疡的发病率为 24.7%（72 例）；1969 年福利（Foley）报道的发生率为 0.1%~34%；1989 年第三军医大学病理学教研室 59 例烧伤尸检的检出率为 6.3%。一般认为，烧伤所引起的急性胃及十二指肠溃疡有如下的特点：胃较十二指肠多见，但亦有报道后者较前者多见。少数病例，两者可合并存在。胃溃疡多发生于胃窦、胃小弯、胃底部；十二指肠溃疡常见于十二指肠后壁，也可发生于其第一、二段或远端，此与消化性溃疡多见于幽门部及十二指肠前壁不同。溃疡数目常为多个。1979 年特普利茨（Teplitz）统计，烧伤患者有胃溃疡的病例中，78% 表现为多个溃疡，25% 的胃显示有 5 个或更多的溃疡。有 1 例小儿，在其极度扩张的胃壁上，通过透明法发现了 200 多个散在溃疡病灶。胃溃疡一般比十二指肠者小，直径多小于 0.5cm，而十二指肠溃疡则多超过 0.5 或 1cm。有时胃溃疡病灶很小，却可累及胃壁深层引起大出血的程度。这种很小的急性胃溃疡在手术探查时胃切除过程中，甚至人体解剖中都是很难发现的。溃疡一般呈圆形或卵圆形，但亦有些为不规则形、星形或蜿蜒状或长长的狭窄形状，与黏膜皱襞相平行，检查时很易被忽略。1985 年潘克（Panke）发现，当胃溃疡病病变伸至黏膜肌层时，它们有一个界限清楚的或凿除状（punched-out）的形态，且通常相当多，其直径一般为 2~3cm，十二指肠溃疡有类似的形态，但更大。柯林溃疡与消化性溃疡在大体上是很不相同的。柯林胃溃疡，其边界很清楚，向外突起，无纤维性硬化，缺乏水肿或出血。柯林十二指肠溃疡一般较胃溃疡深。溃疡底部表面有时被血凝块覆盖，仔细检查可见一个或两个暴露的小动脉。伴有近期呕血或严重黑便的患者，易见到胰、十二指肠动脉大分支腐蚀。溃疡底部及边缘缺乏或仅有轻微炎症反应，并无纤维性硬结。1979 年特普利茨（Teplitz）统计，50% 的胃溃疡显示无炎症反应：33% 有少量中性粒细胞浸润；13% 有轻微的炎症反应；只有 10% 显示略为明显的炎症反应。十二指肠溃疡的炎症反应在程度与水平上与胃相同。小血管内可见纤维素-血小板构成的血栓。深溃疡底部大动脉壁的侵蚀可以解释某些病例的严重出血。1989 年第三军医大学病理学教研室的 59 例尸检材料中，见有急性胃溃疡 3 例，十二指肠溃疡 2 例。1 例胃溃疡见于胃底部，为多发性（4 个），黄豆至蚕豆大小的出血性溃疡。溃疡底部小血管内见由纤维蛋白和血小板为主所构成的血栓。烧伤时所见的柯林溃疡应与消化性溃疡及假单孢菌种属所致的胃肠道溃疡相鉴别。1974 年勒布尔（Loebl）报道皮肤的转移性假单胞菌病变（坏疽性深脓疱疮）可通过处理消除。同样的，可以预期胃肠道类似的病变会自然地或经全身性治疗而痊愈。消散的胃肠道转移性病变可能丧失其感染所特有的组织学特征，而类似所谓柯林溃疡。两者的不同点主要表现：柯林溃疡多见于胃和十二指肠，呈 V 形或 U 形坏死性病变、炎症轻微，病灶中动脉可有纤维素性血栓，常无细菌，如出现可见菌落和真菌。假单胞菌属所致的溃疡从胃至结肠均可发生，呈倒 V 形，在黏膜深部坏死灶呈圆形，炎症反应显著，呈急性化脓性炎症过程，以后有脓肿形成。病灶中血管显示细菌性血管炎，可能伴有急性、血小板为主的血栓，常可见许多细菌伴典型的假胞菌血管炎。胃及十二指肠消化性溃疡的致病因素与急性应激性溃疡的致病因素有重叠。1979 年特普利茨（Teplitz）和斯基尔曼（Skillman）指出，新的消化性溃疡在易感人的重病期间可能发生，按照这个观点至少能将目前被归入应激性溃疡的某些病变列入与烧伤应激无关的溃疡中。由此可见，这两种溃疡发生重叠的潜在可能是存在的。两者的基本鉴别点如下：消化性溃疡的数目常为单个，多见于幽门和十二指肠球部，溃疡底部和边缘显示慢性炎，黏膜呈鼠咬状糜烂，无细菌。应激性溃疡常为多个、微小，多见于胃底部和胃体部，溃疡壁炎症轻微。在急性期，黏膜显自溶现象，有不等量细菌。众所周知，在许多严重的病理过程中，如休克、外伤、败血症等均可合并胃溃疡，其发生与机体应激反应有关，因此称为应激性溃疡。而在烧伤患者则称为柯林溃疡。一般认为，烧伤后柯林溃疡发生的基本原因是胃黏膜抵抗力降低，不足以防止胃酸的消化作用。烧伤性休克及伤后儿茶酚胺分泌增多和严重感染是导致胃黏膜抵抗力下降的主要原因。由于对胃黏膜生理保护作用研究的进展，目前认为柯林溃疡与胃酸的分泌、胃黏膜缺血、胃黏膜的屏障损伤以及感染有关。

大小肠　烧伤时，肠道的病变可见于小肠和大肠。显微镜下最早期，最轻微的病变限于黏膜。表现为充血、水肿、出血或肠黏膜黏液细胞化生伴过量黏液素产生。在历时稍久的病变中，可见黏膜凝固性坏死。若坏死明显，则在坏死边缘可见急性炎细胞浸润。中等度病变累及黏膜的较大区域，并伸展至黏膜下层。晚期可见黏膜上皮形成不规则的、扭曲的肠腺，开始增生上皮的细胞呈不典型性，随后逐渐分化成熟一致。严重的缺血性小肠炎的愈合，因肠壁纤维化（或瘢痕形成）可导致肠狭窄。人体烧伤尸检所见，死于伤后前几天的患者，肠的大部分黏膜均有不同程度的充血、水肿，部分病例较严重，致使肠壁增厚、黏膜红肿：部分病例，肠黏膜有散在出血小点或肠黏膜及黏膜下层弥漫性出血，后者以回肠末端及升结肠多见。有些病例，肠黏膜显示急性卡他性炎或局灶性假膜性小肠炎或大肠炎或有大小不等的出血性表浅溃疡：个别病例肠黏膜下层毛细血管内可见微血栓，其成分以红细胞或纤维蛋白为主。肠腔内常有浆液、血性渗出物。临床上，严重烧伤患者的粪便常发现有隐血，

特别在烧伤后第 1 周内，偶尔出现明显黑便，这可能与胃及十二指肠黏膜弥漫性渗血有关。①缺血性小肠结肠炎：是一种较为常见的烧伤内脏并发症，1985 年潘克（Panke）在 321 例烧伤尸检的回顾性研究中发现有 24 例缺血性小肠结肠炎，其发生率为 7.5%。临床发生缺血性小肠结肠炎的烧伤患者通常病情严重，很少能主诉腹绞痛和腹压痛。同时病程中所发生的败血症可能削弱对该病有关的发热和白细胞增多的考虑，因而临床检查易于忽略。结肠镜检查和钡剂灌肠检查对诊断是有用的辅助手段。烧伤时肠缺血性病变可见于整个小肠和大肠，其最早期和最轻微的病变是肠黏膜的黏液细胞化生伴过量黏液素产生。这种改变常见于缺血性坏死灶附近。黏液细胞化生或许代表对缺血性损害的一种亚致死性、非特异性反应，若缺血更加严重，这种病变可发展成出血和（或）黏膜坏死。通常，依据肠受累范围和从肠壁扩散的程度，可将缺血性小肠结肠炎分为三类。a. 轻度缺血性小肠结肠炎（Ⅰ类）：病变少而小，灶性且限于肠黏膜。常无坏死，有出血点及典型的假膜。b. 中度缺血性小肠结肠炎（Ⅱ类）：病变为多灶性，坏死累及肠黏膜或浅表黏膜，黏膜中有小至中等大小区域出血（见典型或非典型假膜）。c. 重度缺血性小肠结肠炎（Ⅲ类）：病变不仅是多灶性，而且病灶融合，坏死深达肠黏膜下层、肌层及全层（透壁性）。黏膜及黏膜下层均有出血，常可透壁（见典型或红细胞性假膜）。用于划分为严重缺血性肠病变的三个主要特征：小肠或结肠或两者兼有广泛的多灶性受累、全层坏死及显著出血伴全层

受累。肠壁大量出血的存在常伴有肠腔出血和红细胞假膜的形成。这表明严重的缺血性小肠结肠炎可能是一种凶险的情况，此时病变中缺少细菌集落形成，病灶中虽有广泛坏死，但急性炎细胞反应稀少。据 1985 年潘克（Panke）记述，烧伤缺血性肠病变中的细菌集落是常见的（15/24 例）。在几乎所有的病例中，细菌都是革兰阴性杆菌，2 例有限于坏死组织中的革兰阳性球菌大菌落（葡萄球菌）。其他切片显示，事实上 2 例均有与缺血有关的病变，但可能被误诊为葡萄球菌性小肠结肠炎，类似的问题在肠道梭状芽胞杆菌病变中亦可遇到。上述 15 例中，细菌总是在表浅的坏死碎片中生长最旺盛，且其下面不伴有血管，这表明肠病变中的菌丛来自肠腔，而不是继发于败血症。烧伤肠缺血性病变再生最早期的表现为伤后数天至 1 周常出现增生性肠黏膜细胞形成不规则、扭曲的腺体。经过 2~3 周，增生上皮的细胞不典型性消失；随后，尽管病变下方的肉芽组织可持续存在几周，但腺体变得更加分化成熟和一致。病变完全愈合后，先前的缺血性损害的唯一证据是缺乏黏膜肌层、灶性纤维化、肌纤维断裂和神经节细胞的损害可见了愈合的病变中。严重的缺血性小肠结肠炎可导致纤维化，在某些病例可致肠狭窄。②假膜性小肠结肠炎：在缺血性肠病变中，常见假膜。1985 年潘克（Panke）的 24 例病例中 16 例有假膜。1971 年怀特黑德（Whitehead）典型的假膜由无定型碎屑和含有坏死细胞、白细胞和少数红细胞的纤维素组成。此种假膜是轻微病变的特征，并可能在伤后几小时内形成。若有类似成分的假膜

（但含有更多的坏死细胞）直接附着在裸露黏膜下层的表面，则称为非典型性假膜；它们更常伴以中度或重度病变。红细胞假膜几乎全由红细胞组成，提示肠壁有严重的出血坏死，并且是非常严重的、致命性的缺血性肠道损伤。③铜绿假单胞菌性小肠结肠炎：在某些烧伤患者中可见血源播散性感染性胃肠病变，表现为细菌性脉管炎（细菌侵入小动脉和静脉壁）伴周围组织坏死。类似的病变容易在烧伤大鼠模型中复制。用铜绿假单胞菌株接种烧伤创面，可引起肠道病变，这种感染性病变在显微镜下可依据其化脓和坏死的特性及血源性铜绿假单胞菌所特有的细菌性脉管炎与缺血性肠病变加以区别。④结肠的假性阻塞：据1985年潘克（Panke）统计，约1%的烧伤患者罹患结肠显著膨胀。形态上，除了显著的膨胀和由此导致的肠壁变薄外，没有明显的肉眼可见病变；显微镜下所见同样不明显。其临床表现主要为痉挛性腹痛、突出的腹胀和顽固性便秘。实验室检查的改变包括贫血、低钾血症和低白蛋白血症。小肠膨胀可与结肠膨胀同时发生。盲肠是穿孔最常见的部位，其死亡率为25%~46%。烧伤时，结肠假性阻塞可见于许多情况，其发生机制复杂，可能包括缺血、感染和代谢、内分泌异常诸因素。⑤肠道的电损伤：由于电流倾向于通过实质器官（如肝）或充满液体的器官（如心），而免于通过多孔（如肺）和空腔（如肠）器官，故肠的电损伤非常少见。在肠电损伤，受累肠段常常与体壁严重损伤部位毗邻，肠病变的发生与大量热能在邻近内脏中扩散有关。

肝病变 烧伤后肝病变的研究不多，且多限于一般光镜观察。近年来，通过电子显微镜及酶组化的观察，对烧伤后肝的病理变化有了进一步的认识。肝实质的严重损害不仅将削弱烧伤患者的解毒能力，并可能影响烧伤过程的发展与治疗效果。烧伤后，因缺氧、中毒和严重感染等因素的影响，可使肝发生多种病变。

肝大体形态变化 烧伤时，肝体积一般较正常肿大。1989年第三军医大学病理学教研室的59例人体烧伤尸检肝中有46例肝重量增加，其中2000g以上者9例。但亦有体积正常或重量减轻者。肝表面光滑，呈黄红或黄白色、质软。切面略呈混浊肿胀或较油腻。59例中有2例为脂肪肝。

肝组织学改变 烧伤后肝的病理形态变化主要有两大类：①肝细胞变性、坏死。表现为肝细胞每有不同程度的混浊肿胀、胞质疏松与嗜酸性变及脂肪变；少数病例有肝细胞坏死。部分肝细胞核可有空化，烧伤面积大者尤为明显。②肝细胞再生和肝巨噬细胞增生、吞噬增强。表现为增生的肝巨噬细胞胞质丰富、嗜酸性。显不同程度的吞噬现象，吞噬物为色素颗粒，红细胞，淋巴细胞及核碎片等物质。有些病例，增生的肝巨噬细胞体积明显肿大，饱噬色素颗粒或红细胞（可多至7~8个），胞核亦被掩盖。烧伤病程短者，肝巨噬细胞增生明显，病程长者渐少。另外，将肝巨噬细胞增生与脾内单核吞噬细胞变化相比，后者数目稀少，且吞噬现象罕见，而前者增生活跃，并有明显的吞噬现象。由此提示，烧伤时肝巨噬细胞增生、肿胀、吞噬增强可能是对脾单核吞噬细胞功能削弱的一种代偿表现。①肝细胞脂肪变：为肝小叶中央性或周围性，有的呈弥漫性分布。1938年威尔逊（Wilson）等人指出烧伤后肝早期病变仅限于小叶中央，而较晚者病变较严重，常累及全小叶。1948年吉尔曼（Gillman）亦认为烧伤后18~24小时内肝很少发生脂肪变性，至36~48小时以上死亡病例，肝小叶中央区肝细胞内始见脂肪变，以后渐累及整个小叶或大量集中于小叶中央静脉周围。1957年赛维特（Sevitt）注意到这种脂肪变性的分布在遭受烧伤后不久死亡的患者是小叶中央型，在烧伤病程的后期，小叶周围型脂肪变性更常见。1979年特普利茨（Teplitz）统计，烧伤患者肝脂肪变性发生率为35%。陈意生等报道，烧伤后肝细胞脂肪变性具有发生率高（92%）、出现早、持续久的特点，在伤后7天以内较严重，此后渐减轻，至21天又趋向严重。其发生在早期可能因中毒、缺氧及感染所致，晚期则可能与患者营养、代谢障碍有关。根据烧伤肝电镜观察所见，肝脂肪变的超微结构基础显然与肝细胞线粒体肿胀、空化和粗面内质网损伤有关。②肝细胞坏死：烧伤后肝细胞坏死多位于肝小叶中央和中间带，呈局灶性或大块性分布。有时可见以扩张充血的小血管为中心的肝细胞坏死套及桥接样坏死，后者系相邻肝小叶内带状凝固性坏死相互连接而成，坏死灶内肝细胞显核固缩、核碎裂或核溶解，胞质嗜酸性增强或含色素颗粒，坏死灶内或其周围有明显的肝巨噬细胞增生。在采用鞣酸作为烧伤创面收敛结痂药后，鞣酸曾被归之为烧伤患者肝细胞坏死的主要原因，但在未用鞣酸治疗的病例，同样亦可发生，不过只是较为少见而已，如1957年赛维特（Sevitt）结合文献上 90 例鞣酸治疗致死病例中有 49 例（54%）发生肝细胞坏死，而未用鞣酸治疗的 125 例中只有 4 例（3%）发生肝细胞坏死。在 1979 年特普利茨（Teplitz）研究的一组烧伤患者中，肝淤血常见（50%），但肝细胞坏死仅发生于尸检病例的 12%，这种坏死，通常是灶性的和非特异性的，很常见于脓毒症和休克患者。其中有一患有脓毒血症的儿童病例，肝表现为小叶周围带肝细胞灶性坏死，同时在肝窦内发现有与子痫时变化相似的纤维蛋白性血栓，并显示有与毛细血管与血窦（包括肾上腺）内纤维蛋白性血栓有关的局灶性内脏坏死，提示这些变化是弥散性血管内凝血。1985 年潘克（Panke）显著的小叶中央型坏死可见于不到 4% 的尸检病例，且常常与严重的充血性心力衰竭有关。1989 年第三军医大学病理学教研室 59 例的人体烧伤尸检中有 11 例肝细胞坏死，各例生前皆未用含鞣酸之药物治疗。其中 2 例死于休克，5 例死于败血症，3 例死于脓毒血症，1 例死于尿毒症。因此，这 11 例肝细胞坏死显然与休克、烧伤毒素、感染及尿毒症等作用有关。但应指出，临床使用含有鞣质的中草药（如虎杖、石榴皮、诃子、地榆等）促使创面收敛结痂时仍应注意鞣酸对肝的毒性作用。③肝细胞胆色素沉着：见于部分病例肝细胞胞质内，胆色素一般呈颗粒状、黄褐色、数量不等。④肝内炎症反应：烧伤后肝门脉区常有显著的炎细胞浸润，主要是淋巴细胞，偶见浆细胞。它们呈弥漫分布或围绕小叶间胆管或小血管呈袖套状浸润。1974 年赛维特（Sevitt）注意到烧伤后不足 24 小时死亡的

患者门脉区内的淋巴细胞。不过，在烧伤后 1~4 天死亡的患者，门脉区周围的淋巴细胞浸润不明显。第 4 天后，淋巴细胞亦被观察到，且有时伴有中等量的嗜酸性细胞。1975 年赫卢姆斯卡（Chlumska）门脉区过多的淋巴细胞可持续数年。这些淋巴细胞出现的意义尚不能肯定，它们可能反映了免疫系统的激活，但特异的刺激仍未明确。烧伤后肝窦内常可见数量不等的各种类型的炎细胞，包括中性粒细胞、大单核细胞和淋巴细胞。急性炎细胞的发现最常与烧伤患者的败血症相关。尽管细菌培养常有微生物存在，但肝明显缺乏肉眼或显微镜可见的细菌性病变，甚至在其他器官已有许多血源性病变的病例亦如此。⑤肝其他改变：特别在休克期，肝内有不同程度的充血，有的并伴有局灶性出血。肝淋巴间隙扩大，内含有水肿液。大多数病例肝内血管内皮细胞均显肿胀或管壁疏松。毛细胆管及小胆管内可见胆汁淤积，汇管区有炎细胞浸润，并可见坏死细胞。过氧化酶染色大部分呈现阳性反应，可能是中性粒细胞或单核细胞。

肝超微结构变化 研究表明烧伤后人体和动物肝的病理改变基本一致，肝细胞及肝巨噬细胞的亚微结构均有不同程度的改变，细胞核及细胞器广泛损伤，形态多样。①肝细胞：部分肝细胞出现核仁浓缩或边集，常染色质减少，异染色质边集，并可见核膜内陷，形成核内小管及核内假包涵体。胞质中可见数量不等的圆形、低电子密度的脂质小体，有的脂质小体表面附着高电子密度的物质。线粒体显肿胀、嵴缩短、减少或消失，基质透明，甚至空化形成囊泡；部分线粒体则表现

固缩，基质电子密度增加而均质化。早期粗面内质网显增生、肥大或呈扁囊状、囊泡状扩张。增生的粗面内质网常密集成片，形成指纹状结构或围绕着变性的线粒体，以后则见粗面内质网减少，而滑面内质网大量增生、扩张。以上肝细胞亚微结构变化可进一步发展为脂质髓样小体、灶性胞质内变性（focal intracytoplasmic degeneration，FCD）及溶解性坏死（lytic necrosis）。②肝巨噬细胞及肝淋巴间隙：肝巨噬细胞突向窦腔，外形不规则，具细胞突起。胞核较大，呈卵圆或椭圆形，核膜厚，有的内陷，核周间隙增宽，异染色质边集。细胞质中含正常或变性的粗面内质网及线粒体，溶酶体增多，并可见红细胞吞噬物及灶性胞质内变性。后者可能是因溶酶体与吞噬体或自噬体融合后，其体积明显增大，酸性水解酶活性增加，消化功能增强，进而将吞噬物或受损的细胞器逐渐消化溶解。据观察，烧伤时肝巨噬细胞中可见由自噬体到灶性胞质内变性的过渡形态，故肝巨噬细胞中所见的灶性胞质内变性大多数可能由此而来。肝淋巴间隙较常增宽，内含不等量中等电子密度的絮状物及肿胀、脱落之微绒毛。③肝窦内小体：1979 年，朗格利亚尼斯（Langlianis）等在致死性烧伤病例中，描述了肝窦内小体。该小体约为巨噬细胞大小、苏木素伊红染色模糊，特殊染色显示缺乏黏液、脂肪、RNA、DNA、糖原或黏多糖。电镜观察，该小体由单位膜包绕，内含均质状细颗粒（或许是蛋白性的）物质。小体中未见核质或细胞器。少数类似结构也出现在肝细胞和肝巨噬细胞胞质中。推测这些小体代表对一种尚未明确

的刺激物的抗原-抗体反应。目前的资料提示用磺胺嘧啶银是这些患者出现肝窦内小体的常见原因。④肝的并发症：烧伤后肝的主要并发症为急性和亚急性实质性肝炎，其性质主要为中毒-感染性。当患者抵抗力降低，特别是患者发生烧伤性衰竭时便为感染对肝影响的加重提供了有利的条件。这时不仅对通过输血进入体内的病毒性感染有着意义，且一般球菌或其他感染的毒素在肝炎的发生上也具有一定作用。1957年赛维特（Sevitt）和1975年赫卢姆斯卡（Chlumska）先后证实在烧伤后2个月或更长时间内可发生病毒性肝炎。鉴于某些烧伤患者大量输血，病毒性肝炎并非是一种不可预料的后果。在烧伤脓毒血症患者的肝内有时可发生多发性脓肿。

胆囊病变 烧伤后胆囊也可发生相当明显的病理改变，如胆囊黏膜多发性小溃疡、胆囊壁炎症、坏死或坏疽等，有的可出现胆囊黏膜明显萎缩。当胆囊壁破裂时可引起胆囊周围脓肿和腹膜炎。肝内有化脓性病灶时可发生急性化脓性胆囊炎。1978年阿劳奈（Alaweneh），1979年迪普里斯特（Dupriest）急性胆囊炎在大多数非烧伤患者通常被认为是继发于胆囊出口的阻塞或胆石所致的胆道阻塞。但烧伤或创伤患者亦可发生结石性胆囊炎或急性非结石性胆囊炎。1971年，马斯特（Muster）等在10年尸检烧伤患者的研究中曾证实了10例有非结石性胆囊炎。所有患者均为男性，平均年龄为29岁，平均烧伤总体表面积为56.2%，Ⅲ度烧伤33%。其中6例出现黄疸，血清胆红素0.25～30μmol/L。这些患者倾向于分成两类：①患者有凶险的致

死性脓毒症，死前血培养有革兰阴性菌和葡萄球菌。②严重的播散性细菌性感染不存在，可能常由持续的禁食、麻醉、麻醉剂、脱水和发烧加重的淤胆所引起。1970年威德尔（Weeder）认为，一些烧伤患者接受多次输血，增加的血液分解产物在急性非结石性胆囊炎的发生中可能起了重要作用。受累的胆囊病变以肌层和浆膜层为显著，黏膜仅为继发性受累。起初，仅见肌层和浆膜层显著水肿，以后出现急性炎症和坏死病灶。部分病例可有明显的中性粒细胞浸润和许多细菌集落的急性坏死性胆囊炎或明显的浆细胞及淋巴细胞、组织细胞浸润和稀少的嗜酸性细胞与变钝绒毛。1971年马斯特（Muster）报道，某些病例显示胆囊黏膜上皮再生和其下的黏膜下水肿。1982年格伦（Glenn）报道另一些病例显示累及动脉和静脉的灶性炎症和坏死，偶有血栓形成。1978年阿劳奈（Alaweneh）报道7例急性胆囊炎，发生在伤后10～37天，5例有黄疸，认为可能是烧伤及败血症导致淤胆引起的。有时于烧伤后早期死亡的患者中可见到胆囊扩张，内含澄清、水样、无胆汁液体，此称胆囊水囊肿。肝管和总胆管连接正常，含未浓缩的胆汁。这种胆囊积液的机制尚不清楚，1957年赛维特（Sevitt）用胆囊周围淋巴结肿大压迫胆囊管来解释。但因肝管和总胆管无阻塞而不支持这种观点，而很可能是由于胆囊管平滑肌收缩所致，因为压迫胆囊时容易引起液体的流动。死于严重热烧伤患者，尸检时偶尔可见小而黑、易碎的结石，它可能是由于烧伤时红细胞破坏过多，引起大量胆色素积聚在胆汁中的结果，此时未见伴有

胆管阻塞。

胰腺病变 关于烧伤后胰腺的病理改变，以往报道不多见。20世纪80年代以来，对烧伤胰岛B细胞的功能与超微结构的研究有些进展，为了解烧伤后患者血糖的变化提供了一些基础。

胰腺炎 烧伤后胰腺可因休克缺血、缺氧、细胞变性或合并败血症而致炎症反应，严重者可引起急性胰腺炎。1989年第三军医大学病理学教研室的59例人体烧伤尸检中有少数病例胰显示间质充血、水肿或急性间质性胰腺炎，灶性出血仅见于个别病例，部分急性间质性胰腺炎合并败血症。现已证明，胰腺损伤后细胞内溶酶体酶逸出入血能激活凝血酶，胰蛋白酶类可激活凝血因子Ⅶ、Ⅴ、Ⅷ、Ⅹ，故有急性胰腺炎时则弥散性血管内凝血极易发生。

胰腺腺泡改变 1981年小川（Ogaua，音译）等对大鼠烧伤休克时胰腺腺泡细胞的超微结构进行了观察，发现胰腺腺泡的超微结构有明显的变化，表现为核周间隙扩大、基底部的粗面内质网轻度或中度扩大，其中并可见髓鞘样结构物质。但最显著的改变是自噬空泡和残余小体的出现。即使粗面内质网和其他细胞器没有明显变化，也出现单个或成群的自噬空泡。实际上，自噬空泡乃是由于细胞器变性所致，是溶酶体消化过程中的一种状态，在它的外面有一层膜包绕着，其内可见残留的线粒体、粗面内质网及酶原颗粒的轮廓、残影等。此外，自噬空泡内可分为几个部分，它们分别被不同的膜所包绕，有时可见含洋葱头状的物质。残余小体可能是自噬空泡进一步消化所产生的物质，它与自噬空泡并

无严格的不同。胰岛 B 细胞中线粒体的变化较腺泡细胞中者严重，产生所谓烧瓶状破坏现象。

胰岛 B 细胞改变　迄今对烧伤后胰岛 B 细胞超微结构改变的研究甚少。根据某些作者对大鼠烧伤后胰岛的电镜观察，发现大鼠严重烧伤后胰岛 B 细胞主要的改变是：①分泌颗粒数目增加：在形态上于伤后 8 小时前分泌颗粒大小较一致，形态较规则。伤后 24 小时和 48 小时，分泌颗粒大小较不一致，界膜缺损、溶解，见有许多分泌颗粒相互融合，或与内质网融合和形成空泡的现象。②其他细胞器的改变：伤后 4 小时和 8 小时，粗面内质网增生（显著时可呈指纹状）、肥大、扩张，池中充满低电子密度的物质，核糖体附着良好，可见有粗面内质网围绕线粒体的现象。高尔基复合体亦显增生、肥大、扁平囊扩张，在同平面上可见多处高尔基复合体环行排列，以其为中心，附近有许多线粒体、内质网、微泡和分泌颗粒，称之为马蹄铁-花环状结构。高尔基复合体成熟扁平囊泡中易见到低电子密度物质和分泌颗粒雏形。线粒体增生，常聚集于粗面内质网、高尔基复合体附近和细胞血管极。

（郭乔楠）

shāoshāng mìniào xìtǒng bìnglǐ
烧伤泌尿系统病理（pathological changes in urinary system after burns）
烧伤后肾发生一系列显著的形态改变，这些改变与肾功能障碍的发生、发展密切相关。肾体积多肿大，重量增加。切面见皮质增厚，颜色苍白，缺乏光泽；而髓质则因充血呈暗红色，皮髓质分界清楚。但当发生急性肾衰竭时，则常见肾切面色浅，皮髓质分界模糊。伴有严重感染病例，肾组织内可见多发性小脓肿，被膜下散在出血点；肾盂黏膜亦可见斑点状出血。少数病例的肾静脉内可有血栓形成（主要见于儿童）。在光镜和电镜下，肾小球的各种结构成分诸如毛细血管内皮细胞、系膜细胞、肾小球上皮细胞（足细胞），肾小管（如近曲小管、远曲小管）及肾小球旁器等均可显示不同程度的变化。

肾小球病变　烧伤后 2~3 天内，肾小球毛细血管呈不同程度的扩张、充血，偶有节段性缺血。体表大面积严重烧伤及呼吸道蒸汽烧伤后，肾小球毛细血管腔内常见有中性粒细胞和（或）单核细胞滞留，有时可见血栓形成。伴有肾功能障碍者或继发感染时，肾小球毛细血管丛多显示缩小，毛细血管袢缺血，管腔内空虚、管壁塌陷，基底膜皱缩，肾小球多呈分叶状。肾小球囊腔则相对增大，有时球囊腔内可见渗出的蛋白性物质沉积。系膜变化是烧伤后肾小球病变的一个特点。表现为系膜细胞肥大与增生，系膜区变宽。肥大、增生的系膜细胞排列成串或小团状。偶见有中性粒细胞浸润。系膜的改变多见于烧伤休克期以后，常导致毛细血管腔狭窄。肾小球上皮细胞（足细胞）常显示退行性改变。表现为线粒体肿胀、粗面内质网（RER）扩张、胞质内空泡增多，基质疏松化；细胞内溶酶体增多，常出现多量大小不等的髓鞘样结构；胞质内微丝排列紊乱。足突有局限性融合；细胞表面可形成泡状突起或呈微绒毛化。足细胞有时亦呈增生性改变。球囊壁层上皮细胞在伤后显示肿胀、胞质内出现空泡、髓鞘样结构等；细胞核周隙增大，核内染色质凝集成块乃至细胞崩解、脱落现象时有发生。

肾小管病变　早在第二次世界大战期间便已发现，因挤压伤、烧伤等原因引起的急性肾衰竭病例，肾的远曲小管和髓袢有明显的坏死，1946 年勒克（Lucke）提出了下肾单位肾病（lower nephron nephrosis）这一概念。1951 年奥利弗（Oliver）应用显微解剖技术分离和观察了取自急性肾衰竭（包括烧伤后急性肾衰竭）的死亡病例肾组织内肾单位，发现特征性的改变是肾小管上皮细胞呈现斑片状坏死。坏死并非局限于远曲小管，而是任意分布于各段肾小管中。故提出应以急性肾小管坏死（acute tubular necrosis）一词代替下肾单位肾病为宜。第三军医大学病理学教研室的研究结果表明，中度至重度烧伤后肾小管均可出现不同程度的病理改变。动物进化程度越高，肾小管损伤越显著。烧伤后早期肾小管上皮即现浊肿、空泡变性。病变累及范围不定，最常见于被膜下区和皮髓交界处。光镜下，近曲小管上皮细胞刷状缘变薄或消失，胞质顶部常形成小滴状突起。酶组化染色显示上皮细胞酸性磷酸酶活性增强。小管上皮细胞可有单个脱落现象，亦可见多数上皮细胞呈核固缩、胞质浓染、脱离基底膜掉入管腔内。电镜下，近曲小管上皮顶端微绒毛可有粘连、肿胀、缺失等改变，尤其常见细胞顶部有大泡形成、突入腔内吞噬泡增多，溶酶体增多增大。线粒体肿胀、空化；核周隙和内质网扩张。远曲小管上皮细胞基底内褶之间隙扩张，胞质内线粒体肿胀、空化较为常见。严重烧伤后，肾小管上皮细胞线粒体可出现广泛的髓鞘样变，有时可见线粒体基质内有多量电子致密物沉积。位于肾髓质内的肾小管髓袢部病变在光镜下不易察见，但在电镜下，髓袢上皮细胞的肿胀和坏死则十分显著。上述肾小管的改变在烧伤后数小时即可出现，伤后24~72小时最为明显，而后可持续存在较长时间。1988年斯基亚翁（Schiavon）等运用尿液酶学检测技术，发现烧伤患者，无论其是否并发急性肾衰竭，尿液中葡糖苷酶、亮氨酸氨基肽酶以及 β_2-微球蛋白（β_2-MG）均显著升高。葡糖苷酶、亮氨酸氨基肽酶存在于近曲小管上皮细胞内，尿液中这些酶的浓度升高，表明有近曲小管上皮损伤。β_2-MG 存在于血浆中，正常情况下可经肾小球滤出，并为近曲小管上皮细胞全部重吸收，故尿液中 β_2-MG 含量增加，被视为近曲小管上皮重吸功能障碍的指征之一。1994年杨宪文发现严重烧伤后血 β_2-MG 各时相均有明显升高，但各时相间差异无显著意义；尿 β_2-MG 各时相均有明显升高，且差异有非常显著的意义。烧伤后血、尿 β_2-MG 升高，提示肾小球滤过率、肾小管净吸收率均明显下降。血清 β_2-MG 的水平能敏感地反映肾功能损害程度，随肾功能损害程度加重而逐渐升高，具有早期判断功能的价值。烧伤后，远曲小管扩张是一种常见现象。远曲小管和集合管腔内常有管型存在，如透明管型、颗粒管型、色素管型和细胞管型等。1979年霍耶（Hoyer）报道肾小管内管型的形成，与 Tamm-Horsfall 蛋白（Tamm-Horsfall protein）有关。Tamm-Horsfall 蛋白系由髓袢升支粗段上皮所产生。当小管内液体流动缓慢或蛋白含量增高时，Tamm-Horsfall 蛋白易发生凝集，

形成较长的透明管型，而在颗粒管型、色素管型中，Tamm-Horsfall 蛋白是主要的基质成分。肾小管上皮细胞的病理改变，反映了细胞内能量与物质代谢障碍的存在和广泛的膜系统损伤。烧伤后肾小管细胞损伤发生机制，显然与多种因素的作用有关。动物实验研究中发现，犬严重烧伤后数小时，肾小管上皮细胞即可出现形态改变，若于烧伤后立即输液，肾小管病变较轻；当延迟输液，动物休克明显时，则可见肾小管上皮细胞内线粒体严重肿胀、空化，基质内有大量钙盐样致密颗粒沉积，同时肾组织内丙二醛含量明显增高。实验结果说明，烧伤早期休克引起的肾组织细胞缺血缺氧，很可能是导致肾小管上皮细胞损伤的始动因素，而细胞变性坏死的进一步发生发展，则可能与自由基的作用和细胞内 Ca^{2+} 超负荷有关。再者，组织细胞崩解产物、创面吸收毒物的作用亦可能具有一定的影响。肾小管上皮细胞对缺氧十分敏感。烧伤应激与早期休克时，肾动脉缺血，肾内血液重新分配，由此引起肾组织细胞，尤其是肾皮质部分细胞缺血缺氧，细胞内代谢障碍，ATP 生成减少，若缺血状况迅速改善，细胞代谢可恢复正常；但若损伤因素持续存在，则可致细胞膜通透性增加，细胞内外水分和离子分布异常，细胞内代谢产物堆积。在此基础上，组织经再灌流时，可有大量活性氧生成，后者引起细胞膜系统的进一步损伤，导致大量 Ca^{2+} 涌入细胞内。细胞内 Ca^{2+} 超负荷时，一方面可激活磷脂酶，进一步分解膜磷脂；另一方面，进入细胞内的钙离子易于沉积于线粒体，抑制细胞呼吸功能，终可致细胞进入不可逆

性损伤而死亡。

肾小球旁器病变 发生急性肾衰竭时，患者血管紧张素 Ⅱ 和肾素浓度维持在较高水平。但肾小球旁器的形态变化尚少有文献报道。1992年第三军医大学病理学教研室曾较系统地观察了烧伤后大鼠肾小球旁细胞颗粒的改变，发现动物烧伤后血浆肾素和血管紧张素 Ⅱ 活性立即升高，一般在伤后12小时达高峰，至伤后24~48小时恢复正常水平。随着血浆肾素和血管紧张素 Ⅱ 的升高，球旁细胞内颗粒指数降低，两者呈显著的负相关。电镜下，发现随着球旁细胞内颗粒数量的减少，颗粒趋向于分布于胞质周边部，颗粒电子密度不均匀，或见颗粒形成一致密核心，与界膜之间出现较大的空晕，界膜部分乃至全部消失。有时细胞膜亦出现小的缺损或在球旁细胞之间见有颗粒样电子致密物沉积。关于肾素颗粒释放的方式，胞吐释放可能是其主要方式。根据观察，当分泌亢进时，颗粒在胞质内溶解，肾素有以分子形式被释出的可能性。烧伤后48小时若动物发生肾功能障碍，血浆肾素和血管紧张素 Ⅱ 活性可再度升高。此时，球旁细胞内颗粒仍较少，但有时可发现在离肾小球门稍远处的小动脉管壁中有颗粒细胞出现。烧伤后期阶段，球旁细胞内 RER 增多并呈扩张状，网膜内可充满具有一定电子密度的物质。随着血浆肾素活性下降和肾功能逐步恢复正常，球旁细胞内颗粒数目增多，颗粒增大且大小不等，形态不规则，可见颗粒相互融合。有时核周隙亦扩张，且与核旁颗粒的界膜相连通。偶有多泡体与颗粒融合或侵入颗粒中。1986年谯怡然、陈意生等推测球旁细胞大量释放颗

粒后，合成功能显著增强；由于释放刺激减弱，致使合成的分泌颗粒在胞质内堆积。而后，过多的颗粒可能通过多泡体的消化作用而得以清除。

肾间质病变 烧伤后肾间质的改变有充血、水肿、出血、炎细胞浸润等。烧伤后早期，间质毛细血管多显著扩张充血，尤其见于肾髓质。电镜下，可见毛细管内皮细胞变性甚至坏死，偶见管壁断裂、红细胞逸出。间质水肿在电镜下表现为间质电子密度降低，胶原原纤维疏松分散；间质细胞内线粒体肿胀、RER 扩张，有时胞质严重空化。此外，肾髓质直小血管内常有中性粒细胞和血小板聚集。直小血管内中性粒细胞滞留现象可见于多种原因引起的急性肾衰竭时，其发生机制尚不清楚，以往认为它是由于髓质血流减少所致；1975 年奥肯（Oken）指出，髓质内间质细胞和集合管上皮细胞可合成释放前列腺素 E_2，后者对白细胞具有趋化作用，可引起白细胞在髓质小血管内、外聚集；而 1974 年，1980 年索利茨（Solez）指出，缺血所造成髓质小血管内皮细胞的变性坏死是导致细胞聚集的主要原因。此外，尚见有关于烧伤后肾动脉和肾静脉内血栓形成的报道。1956 年赛维特（Sevitt）认为这可能与烧伤后血液处于高凝状态有关。

（郭乔楠）

shāoshāng shēngzhí xìtǒng bìnglǐ

烧伤生殖系统病理（pathological changes in reproductive system after burns）

严重烧伤后常引起的一系列并发症，但有关生殖器官的病变尚少论及。烧伤后睾丸、附睾、前列腺和卵巢也会发生一些病理变化，对生殖产生影响。

睾丸病变 大面积、严重体表烧伤不仅常引起内脏并发症，还同时可引起睾丸的损伤。据 1985 年王德文、1990 年吴军等对烧伤动物的观察发现，严重烧伤时全部动物的睾丸均可发生不同程度的损伤。肉眼观察，睾丸无显著变化或有不同程度的萎缩、体积缩小、重量减轻。镜下观察，睾丸生精过程明显减弱，精子生成明显减少，间质细胞显变性与坏死，曲细精管基膜常显著增厚，但支持细胞数量正常。可有明显的严重间质水肿或轻微的炎症和早期肉芽组织形成。出血不常见。感染性病变，不论是原发的或血源播散的，在烧伤睾丸中都很少见。在严重烧伤患者或外生殖器的物理性创伤时，原发性感染偶有发生。

曲细精管病变 根据生精上皮病变的性质和形态变化，光镜下可将曲细精管病变分为三种组织学类型。①变性坏死型：主要见于伤后 12～48 小时，以精原细胞和精母细胞变性坏死为特征，表现为各级生精细胞胞核固缩，胞质空泡变性、核分裂象减少，生精上皮细胞间的间隙增宽，并常与基膜分离，管腔内可见脱落的生精细胞、细胞碎片和红染的细丝状物质，精子减少或消失。致伤后 24 小时，管腔内常见多核巨细胞。此型曲细精管扭曲较明显。②空虚型：见于伤后 6～48 小时，主要表现为生精上皮层异常变薄，生精细胞及精子极少或消失，有些曲细精管内的生精上皮细胞及支持细胞几乎完全消失。管腔内可见稀疏的、红染丝状或均质状物质，多核巨细胞出现的频数较高。此型曲细精管极度变细、扭曲变形。③混合型：见于

伤后 2 小时～14 天，为变性坏死型及空虚型混合存在。呈空虚型变化的曲细精管主要位于白膜下，而变性坏死型者则主要在睾丸的中央区域。混合型除有上述两型的病变外，在生精上皮层内还可见部分精母细胞的末端相互连接，共同围成一空泡样结构，酷似管状结构的横切面。曲细精管内常见多核巨细胞。据 1990 年吴军、陈意生等对大面积严重烧伤家兔睾丸的观察，从伤后第 2 周起，精原细胞和精母细胞胞质空化较前有所减轻，管腔中又出现精子，呈核分裂象的精母细胞数目有所恢复。上述曲细精管内所见多核巨细胞，胞体大而呈圆形，胞质嗜碱性、胞核数目多，呈散在或环形分布。部分多核巨细胞的胞核的形态与精子细胞核相似，这类多核巨细胞分布于生精细胞之间或管腔内，推测系由幼稚生精细胞异常分裂发育而形成。另有一部分多核巨细胞的胞核显示固缩，胞质着色不均，似由变性的精细胞融合而成，并可见其移行型。残存的精子常扭曲变形，头部肿胀，核浓缩变小，顶体着色不均或局部脱失。电镜下，生精上皮细胞和支持细胞亦有明显的改变。精原细胞主要改变为线粒体肿胀、空化，滑面内质网、高尔基复合体扩张；胞质电子密度降低。伤后 48 小时～1 周，部分精原细胞的核质和胞质溶解。伤后 3 周，上述病变明显减轻，胞质内有丰富的游离多聚核糖体，高尔基复合体发达。精母细胞亦表现为线粒体肿胀、空化及内质网扩张。伤后 6 小时即可见灶性胞质溶解，48 小时胞质和核质溶解更为明显，有些在胞核内出现髓鞘样变的膜性结构。3 周后，上述变化减轻或减少。精子细胞

显线粒体肿胀、空化及内质网扩张。伤后 3 小时出现顶体断裂，核膜卷曲形成髓鞘样结构，核周间隙扩张，部分精子细胞的核有灶性溶解现象。伤后 12 小时，胞核的溶解更加普遍，核内可见典型的髓鞘样结构。伤后 3 周，核的变化有所减轻。精子尾部的线粒体亦显肿胀，偶见尾部完全断裂。烧伤后睾丸的支持细胞有明显的变化，表现为线粒体肿胀、空化和髓鞘样变，部分高尔基复合体扩张，粗面内质网呈轻度至中度扩张，但无脱颗粒现象。肿胀、扩张的膜性结构在近管腔处更明显，近基底部相对较轻。核周间隙扩张，有时可在核内发现大量的膜性管状结构。支持细胞间的紧密连接减少，与精原细胞间出现巨大的裂隙。这些变化持续整个观察周期，并以伤后 48 小时以前最为显著，伤后第 4 周有明显的恢复。

睾丸间质病变　主要表现在间质细胞和血管，间质内可有不同程度的充血与水肿。间质细胞可显变性与坏死。光镜下可见其体积变小，类脂含量减少，胞核皱缩呈桑椹状。电镜下见间质细胞微绒毛减少，胞质内脂滴少，线粒体肿胀、空化，高尔基复合体及滑面内质网均不同程度的扩张。核外膜膨出，异染色质边集，坏死时核显固缩。电镜下见血管内皮细胞有不同程度的变性。核膜呈齿状膨出，染色质凝聚，异染色质边集，核周隙扩张。胞质内线粒体肿胀、空化、髓鞘样变，部分内质网明显扩张。胞质内有丰富的饮泡。伤后 48 小时，可见部分内皮细胞显核溶解。基底膜宽窄不一，有的局部增宽。有的内皮细胞肿胀，呈指状向管腔突起，致使管腔狭窄。1985 年王德

文报道上述烧伤后睾丸生精上皮细胞和间质细胞的病变，其发生机制可能与机体对创伤的应激反应以及休克期血容量不足和循环障碍所引起的组织缺氧有关。

附睾病变　1973 年霍弗（Hoffer），1986 年李维信研究证实温热及药物可损伤附睾上皮，第三军医大学病理学教研室于 20 世纪 80 年代末对 184 只雄性 Wistar 大鼠 30% Ⅲ 度体表磷烧伤及凝固汽油烧伤后附睾的病理变化进行了研究，结果发现大面积、严重磷烧伤后附睾的病理变化较文献报道［1970 年柯顿（Kirton）等，1973 霍弗（Hoffer）等，1973 年姚学军等，1974 年维克特（Vickert）等，1986 年李维信］的有关温热及药物性损伤所致者严重，且较复杂，也较一般热力烧伤所致者严重和复杂，且损伤的持续时间长，病变恢复慢。其基本的病理变化为：①附睾管腔内正常精子的退变及大量退变精细胞的出现。②附睾上皮细胞变性与坏死。③管周组织退变。1980 年莫尼特姆（Monitem），1983 年亚当斯（Adams），1986 年杨淑珍等，1986 年齐易祥等报道，附睾组织具有多种酶活性，且各段酶的活性不尽相同。1983 年亚当斯（Adams），1987 年齐易祥等报道，酸性磷酸酶（ACP）为溶酶体酶，有水解颗粒状物质的作用，碱性磷酸酶（AKP）可水解磷酸酯，参与细胞与细胞外环境之间物质的吸收与转运。1980 年莫尼特姆（Monitem）报道，非特异性酯酶（NSE）是水解羧酸酯类的酶，参与物质的分解。1986 年杨淑珍等，1987 年齐易祥报道，γ-谷氨酰转肽酶（γ-GT）有调节某些氨基酸从腔内吸收和分泌的作用，改变附睾腔液的成分而影

响精子的成熟。琥珀酸脱氢酶（SDH）存在于线粒体内，是三羧酸循环的关键酶之一。磷或凝固汽油烧伤后 2 小时，附睾上皮 ACP、AKP、NSE 活性无明显变化，伤后 6 小时酶活性降低，SDH 活性在伤后 2、6 小时均无明显改变，于伤后 12 小时降低；γ-GT 于伤后 2、6、12 小时反应性增强，24 小时始酶活性降低；伤后 2～21 天上述五种酶的活性均明显降低，直至伤后 90 天各酶活性均未完全恢复正常。综合烧伤后不同时间内附睾的过碘酸希夫（PAS）反应、酶组化改变及病理形态变化，1989 年第三军医大学病理学教研室将烧伤附睾病变的发展过程分为三个时期。①损伤起始及反应期（伤后 2～6 小时）：主要表现为附睾上皮 PAS 反应增强，酶组化改变不明显或有增强。附睾的组织结构损伤轻，超微结构变化为上皮细胞静纤毛肿胀，顶、浆轻度不规则膨凸，附睾头部主细胞内空泡增多，体尾部上皮轻度收缩及亮细胞 PAS 反应强阳性颗粒增多。提示附睾上皮的吸收和分泌功能反应性增强。②损伤进展期（伤后 12 小时～30 天）：表现为附睾上皮 PAS 反应及多种酶组化反应均显著降低。腔内精子广泛退变。附睾上皮损伤广泛，特别是膜性结构的损伤更为显著。管周间质结缔组织显示退变及炎细胞浸润，血管内皮细胞肿胀。由于附睾组织损伤严重，可能影响附睾促进精子达到形态、生理和代谢的成熟及附睾的储存功能。③损伤恢复期（伤后 30～90 天）：附睾组织的损伤呈恢复趋势，如管腔内退变的精细胞减少或消失、PAS 反应及酶组化反应较上期增强、上皮表面膨凸及上皮间裂隙缩小或消失，

未见有坏死的上皮及坏死的间质结缔组织细胞。随着烧伤动物的康复与损伤组织的修复，推测烧伤对雄性动物远期生育能力的影响可能较小。

前列腺病变 有关烧伤患者前列腺病变的资料甚少。根据1985年潘克（Panke）统计，在5%~8%的烧伤尸检病例中可见烧伤前列腺病变，其中大多数可能直接与Foley导尿管的存在有关。前列腺侧叶可发生出血、坏死，可能是由于压迫性坏死所致。也可发生灶性坏死性、感染性前列腺炎，这种病变有时可累及尿道旁腺，并可继发因Foley导尿管的存在所致的压迫性坏死感染灶。因为这种感染病变代表了菌血症或败血症的潜在病灶。因此，烧伤时对不能解释的败血症患者，应仔细检查是否有前列腺炎存在。烧伤时，前列腺其他的感染性病变可以是多灶性的，且位于腺体的深部，这些病变可能代表播散至前列腺的血源性感染。伴有血管周围革兰阴性细菌的聚集的出血坏死是铜绿假单胞菌感染的特点，偶见于脓毒性烧伤大鼠的铜绿假单胞菌播散性病变。

卵巢病变 卵巢是产生卵子和内分泌性激素的重要器官，烧伤后卵巢的病变必将引起相应的功能紊乱，如卵细胞生存障碍和内分泌紊乱。1974年赛维特（Sevitt）报道，严重烧伤的女性患者可出现月经紊乱和面、颈、四肢的多毛症，持续数月后随月经的恢复而渐消失。关于烧伤卵巢的病变，甚少专题报道。1985年王德文等对31只雌性健康犬重度烧伤后的卵巢进行了肉眼、光镜和电镜观察，发现20只犬的卵巢有不同程度萎缩，其中10只双侧卵巢重量仅0.7~1.0g，较正常犬

卵巢重量（2.0~2.8g）明显减轻。镜下观察，25只犬卵巢各级卵泡均有不同程度的退行性变，其中原始卵泡病变最为多见和严重，其次为初级卵泡和次级卵泡，而成熟卵泡病变较少、较轻或无病变。卵泡病变可分为三型。①卵泡变性坏死型：主要表现原始卵泡和初级卵泡的初级卵母细胞和卵泡细胞变性坏死。轻者卵母细胞核染色质凝聚边集或呈均质团状，核膜皱缩，核周间隙增宽，线粒体肿胀、空化，内质网扩张，微绒毛稀少变短，桥粒结构破坏，卵泡细胞病变基本相似，但较轻，其突起减少，透明带宽窄不均。重者，结构崩毁，卵母细胞消失，卵泡细胞核固缩或碎裂。次级和成熟卵泡病变不明显。②卵泡闭锁型：表现为原始卵泡和生长卵泡（含初级和次级卵泡）变性、坏死，同时伴有大量的闭锁卵泡形成，后者在一张切片上可达3~163个（正常犬卵巢一般仅见5~11个），尤以生长卵泡的闭锁多见。③卵泡减少型：表现为原始卵泡和初级卵泡数量极度减少，有的区域缺如，代之以纤维结缔组织。次级卵泡损伤更为严重，卵丘崩毁，透明带均质化，卵泡液凝集或缺如，大量卵泡细胞坏死，可见退变的卵母细胞等，成熟卵泡病变较之略轻，可见白膜增厚。此外，少数黄体细胞及间质细胞亦有不同程度的变性。黄体细胞可发生明显的空泡变性、胞核皱缩及染色质浓集或胞质嗜酸性增强、类脂质减少。间质内可见多发性小灶状出血及结缔组织细胞核浓缩。与烧伤睾丸病变相比较，烧伤后卵巢的病变发生率略低，病变程度亦较轻，但两者发生均较迅速。

（郭乔楠）

shāoshāng gǔsuǐ、línbājié jí pí bìnglǐ

烧伤骨髓、淋巴结及脾病理

（pathological changes in bone marrow，lymph node and spleen after burns） 烧伤后淋巴造血系统功能改变与烧伤贫血、烧伤感染以及烧伤免疫都有非常密切的联系，直接影响病程的转归和预后，其中烧伤免疫是目前研究的热点。烧伤后机体出现淋巴造血系统功能改变，并逐渐表现为免疫抑制，特别是细胞介导免疫功能的下降，这是严重烧伤后并发全身性感染、多器官功能障碍乃至死亡的主要原因之一。

骨髓病变 有关烧伤患者骨髓变化的资料很少。1989年第三军医大学病理学教研室对59例严重烧伤尸检中的20例做了胸骨和（或）肋骨的检查，骨髓多显中性粒细胞的杆状核及分叶核细胞减少现象。1979年特普利茨（Teplitz）报道，死于铜绿假单胞菌性烧伤创面脓毒症的病例，其骨髓显示髓细胞增生，中性粒细胞成熟停止，同时外周血内白细胞减少，认为是对感染的反应性变化。1959年蒋景涛于少数严重烧伤尸检病例中见有血管周围灶性髓细胞增生现象，晚期可见骨小梁变性脱钙，骨髓灶性出血等变化。一般烧伤后早期由于大量粒细胞被释放，骨髓内粒细胞比例下降，成熟粒细胞在粒系的比例下降，如病情好转，这些变化可以恢复。若伤情严重，或并发严重感染，骨髓造血细胞可发生成熟抑制现象。因此，严重烧伤患者在烧伤后第7~10天后骨髓的正常细胞成分提示抑制时，应当估计到这些患者可能有药物中毒或革兰阴性杆菌感染。1990年郑怀恩等报道，烧伤后骨髓巨核细胞常发生退变，其中不少可被

中性粒细胞所吞噬，而发生骨髓巨核细胞被噬现象；这是严重烧伤（及创伤）时血小板数量下降，功能障碍的重要原因。1980年程天民等观察了24例烧伤尸检骨髓组织［胸骨髓和（或）肋骨髓］，发现7例（29.2%）骨髓巨核细胞有被噬现象，其中轻度6例，中度1例。比较有和没有被噬现象的两组病例，在性别、年龄、烧伤原因和程度、死亡时间和原因等方面，未见特殊差异。在骨髓局部变化方面，上述显示中度骨髓巨核细胞被噬现象的1例，巨核细胞和退变巨核细胞以及成熟中性粒细胞均较多，被噬现象亦较多见。轻度被噬现象6例与无被噬现象者，这些细胞数均较少，两者无明显差异。据1990年郑怀恩等观察，犬烧冲复合伤时退变的骨髓巨核细胞有明显的形态异常：光镜下，可见巨核细胞呈核固缩、胞质嗜酸性变或溶解。部分细胞被中性粒细胞吞噬。电镜下，可见巨核细胞胞核皱缩，核周间隙增宽。线粒体肿胀、空化，高尔基复合体扁平囊泡扩张，滑面内质网增生，增生质膜与滑面内质网相连，构成膜复合体结构。有些成熟巨核细胞胞质内缺少特殊颗粒。在巨核细胞边缘出现大量伪足突起。在扫描电镜下突起呈高低不平、大小不等的结节，透射电镜下突起中缺乏正常成熟巨核细胞胞质内富含的特殊颗粒和细胞器。这些突起常脱落形成异常的血小板。

淋巴结病变　烧伤后淋巴结的形态改变在一定程度上反映机体的免疫功能状态。早在1897年巴丁（Bardeen）就报道过5例烧伤儿童淋巴结的病理变化，烧伤后4~9.5小时的儿童，其淋巴结的变化即比较明显，早期出现肿胀，后期有坏死和吞噬现象，作者将这些变化归因于血浆内某些毒性物质的作用。进入20世纪，陆续有些人体材料的研究报道，从伤后几小时到4周以上的，年龄几个月到80岁的死亡人体淋巴结的研究资料均有所见。20世纪60年代后，随着免疫学和烧伤实验研究的进展，烧伤后淋巴结的病理变化的研究发展较快，不仅有尸检材料，还有可随着人们控制条件而出现规律性变化的实验材料，不仅有光镜材料，还有组织化学、免疫组织化学及电镜观察材料，人体观察材料有长达伤后114天死亡儿童淋巴结的形态变化的研究报道。中国有关这方面的专题研究很少，近年来在烧伤动物实验中做过一些观察。

淋巴滤泡增多与增大　烧伤后，淋巴滤泡明显增生，表现为生发中心增生及扩大，散见内皮细胞、组织细胞和淋巴细胞的变性和坏死，偶见透明变性。在犬呼吸道烧伤实验中见气管，支气管旁及肠系膜等处淋巴结均显淋巴滤泡不同程度的增多。少数滤泡的生发中心不明显，大多数淋巴滤泡都有清楚的生发中心。多数生发中心均不同程度扩大，轻度和中度扩大者，其周围还有小淋巴细胞围绕，重度扩大者小淋巴细胞外壳不太清楚，扩大的生发中心部常见崩解之核碎片，有巨噬细胞吞噬组织碎片的现象。有的扩大的生发中心变为均质红染无结构物质，略呈层状环形排列，状似矽结节样，多数扩大的生发中心可见少量红染蛋白性物质。关于淋巴滤泡及整个淋巴结病变的发生机制，认为是对烧伤患者血液内的毒性物质的反应，也可能是由于烧伤后某些自身抗原性物质形成并产生特异抗体，而发生抗原抗体反应的结果。

淋巴窦扩张组织细胞增生并显示活跃的吞噬　烧伤后淋巴窦显不同程度扩张，随着伤后时间的延长而有逐渐增多和加重的趋势，伤后3天、7天时半数以上淋巴结的淋巴窦呈重度扩张。轻度扩张者多位于髓质，髓索尚宽；高度扩张者，病变波及边缘窦，髓索相应变窄，有的甚至消失。扩张的淋巴窦内及一些髓索中，见大量组织细胞，这些组织细胞显示活跃的吞噬功能，其胞质内常有数目不等的红细胞，有些组织细胞因此而体积明显变大，少数组织细胞胞质内可见组织碎片。部分淋巴结可坏死，坏死区主要位于皮质区（包膜下区），而髓质少见。单核吞噬细胞的功能，反映在趋化性、吞噬力和杀菌力三方面。小面积烧伤后，趋化性是增强的。也有烧伤面积小于20%者，趋化性变化不大之说。烧伤面积超过30%者，趋化性转为抑制。烧伤面积在20%~40%者，趋化值约在正常的60%，烧伤面积愈大，趋化功能抑制愈甚，白细胞移动距离愈短。趋化性异常的持续时间长短不一，最长可到伤后2个月左右。也有学者认为淋巴结内的组织细胞由局部增生而来者，与趋化性的抑制关系不大。烧伤后吞噬功能的变化众说纷纭，或无变化，或增强，或减弱。烧伤后白细胞杀菌能力下降，烧伤面积越大，杀菌能力下降越显著，伤后1周左右达最低点。烧伤后由于单核吞噬细胞的功能变化，可影响到免疫功能，是引起免疫功能降低的因素之一。现知T细胞有若干亚型，其中T辅助性细胞（Th），可协助B淋巴细胞产生抗体；T抑制性细胞（Ts），能抑制体液免疫和细胞免疫，两种细胞互相制约，维持免疫系统的平衡，任何一方有了变化就可能失去平衡，免疫功能因而减退。因此，烧伤后淋巴结内组织细胞增多及其功能的变化，间接影响到免疫功能，是引起细胞免疫和体液免疫减退的原因之一。

浆细胞增多小淋巴细胞减少 烧伤后小淋巴细胞减少是被许多学者反复证明了的事实，主要是淋巴滤泡的间区，或者说胸腺依赖区的 T 淋巴细胞的减少。大面积烧伤患者在伤后 2～3 周内，T 淋巴细胞总数及百分比均有所下降，下降程度及恢复速度与烧伤的严重性相关。1982 年安东纳奇（Antonacci）报道，烧伤面积大于 60% 或 Ⅱ 度烧伤超过 25% 或死于感染的患者，T 辅助细胞明显减少，即产生抗体的 B 淋巴细胞的辅助因素缺乏，抗体产生减少。T 抑制细胞明显增加，即抑制体液及细胞免疫功能越明显，因而免疫功能全面降低，易发生感染和败血症等表现。烧伤后 B 淋巴细胞本身变化不大，由于它受到 T 细胞变化的影响，形成特异抗体的能力必然受到影响。烧伤后 B 淋巴细胞可以激活 T 抑制细胞，而出现 T、B 细胞间互相影响的情况，造成免疫平衡失调。在胸腺依赖区淋巴细胞显著减少时，淋巴结髓索中的浆母细胞和浆细胞则进行性增加。大面积烧伤患者免疫球蛋白 IgG、IgA、IgM 迅速下降，以 IgG 和 IgA 下降最明显，伤后 5～10 天下降达最低点，以后逐渐升高，2 周后可达正常水平。淋巴结中产生抗体的浆细胞大量增加，血中抗体物质却减少，出现这种不一致性的机制很少有人涉及。这可能与两方面的因素有关：一方面可能是由

于 T 抑制细胞增多，抑制了 B 细胞的功能，或者可能是由于新形成的浆细胞产生抗体的能力还不足，因而抗体物质产生减少，另一方面是有些生发中心有蛋白性物质，可能是免疫球蛋白，在淋巴滤泡增生肿胀及组织细胞、浆细胞增多时，有可能使一些微小淋巴管受压或阻塞而致流通不畅，致使免疫球蛋白在淋巴结中聚集，因而血中免疫球蛋白值降低。

急性淋巴结炎 1987 年第三军医大学病理学教研室，曾在烟雾吸入性损伤后 2 小时、6 小时、24 小时三个时相组动物的肺门及肠系膜淋巴结中观察发现，约 1/3 的淋巴结内有不同程度的中性粒细胞浸润，以肺门淋巴结多见而且病变严重。病变轻者，可见较多中性粒细胞散在浸润于淋巴结各部，淋巴滤泡、皮质和髓质等各部结构清楚。病变严重者，中性粒细胞呈弥漫性浸润，原有淋巴结层次结构不清，为成片的中性粒细胞和淋巴细胞混杂，但无组织结构完全破坏的现象。

脾病变 据记载，对烧伤脾的研究未发现存在与烧伤死亡有重要意义的病理改变。烧伤后脾的病变有充血、出血、脾小体灶性坏死、脾梗死、浆细胞反应、嗜酸性粒细胞减少，急性脾肿大及脾小动脉淀粉样物质沉积等。

脾小动脉玻璃样物质沉着 1979 年特普利茨（Teplitz）报道，20% 的病例在脾小动脉内膜下有嗜酸性，均匀一致的物质沉积。由于它经常见于较小的儿童，故推测这种物质并不是一般脾小动脉玻璃样变时所出现的物质。这些物质染色较浅，与一般组织化学所见的较为致密的玻璃样物质是完全不相同的。小动脉的沉积物对硫磺素 T 和 PAS 染色呈阳性

反应，对结晶紫有特异性，而对刚果红则呈阴性反应。经免疫荧光研究，它们并不含 γ 球蛋白，这些物质可能是黏多糖与蛋白质的复合物。1/3 有这种病变的病例在烧伤后 1 周内死亡，因此这些情况不明的物质可能是由于脾小动脉内皮细胞通透性改变，胶体溶液渗出所致。

浆细胞反应 烧伤后在抗体反应出现之前，可以缺乏浆细胞反应。1979 年特普利茨（Teplitz）报道的烧伤尸检病例中有 18% 病例仅在高倍视野内偶尔见到浆细胞。这些患者大都在烧伤后 6 天内死亡，个别患者死于烧伤后第 11 天。其余病例都有不同程度的浆细胞增生，增生显著者占 34%，这些患者多在烧伤后 2 周之后死亡，每个高倍视野内均可见大量浆细胞。19% 的病例显示为中度浆细胞增生，每个高倍视野见到中等量的浆细胞，其余的则显轻度浆细胞增生，每个高倍视野内仅见数个浆细胞。用兔的抗人球蛋白（IgG）所进行的免疫荧光研究显示浆细胞胞质内有明亮的特殊的荧光物质，反映抗体形成活跃，说明严重的烧伤患者完全具有抗体反应能力。1966 年劳伦斯（Lawrence）等认为主要是分泌 IgM 的淋巴细胞数量增多，而 IgG、IgA 的淋巴细胞数量改变不明显，但其合成能力升高。

嗜酸性粒细胞减少 脾嗜酸性粒细胞的周期性变化由 1974 年赛维特（Sevitt）描述，他认为嗜酸性粒细胞减少是烧伤患者肾上腺皮质功能亢进的一个反应，不应把脾嗜酸性粒细胞减少的存在或缺乏与任何肯定的临床或病理改变联系在一起，并没有重要的形态学价值。1985 年潘克（Panke）在烧伤后不久死亡的患

者中，脾嗜酸性粒细胞减少表现得很明显。1979 年特普利茨（Teplitz）其研究的所有病例中均发现脾内有嗜酸性粒细胞减少。少数患者嗜酸性粒细胞可以增多，最初在烧伤后第 6 天出现并伴有中等大小的和大的淋巴细胞及浆细胞增多。

脂性肉芽肿　1985 年潘克（Panke）报道，脂性肉芽肿常见于烧伤患者脾，多发生于脾红髓与白髓交界处，由充满了空泡的吞噬组织细胞疏松地聚集而成，其意义不明。

脾梗死　1979 年特普利茨（Teplitz）的烧伤尸检病例中有 7% 发生了脾梗死。其中 1 例脾小静脉内发现有纤维蛋白性栓子存在，另一些病例未发现明确的血栓形成。一般非烧伤病例尸检发现的脾梗死的原因是很明确的，但在烧伤患者，脾梗死则很难从病因上解释清楚。

脾髓外造血　1985 年潘克（Panke）报道，脾髓外造血在大多数幸存 1 周以上的严重烧伤患者和（或）有严重感染并发症的患者中是一种常见的现象。髓外造血的成分包括红系或粒系前体细胞或两者兼有，也可有不同数量的巨核细胞存在。急性严重败血症似乎总伴有髓外粒细胞生存。

“转移性”细菌感染病变　在烧伤患者的脾红髓中偶尔可见到小脓肿形成。这些病变常呈血管周围分布，因而或许是微生物从烧伤创面血源播散的结果。“转移性”铜绿假单胞菌是烧伤患者脾最常见的致死性的微生物。

其他病变　1985 年潘克（Panke）对烧伤脾的观察发现，在烧伤后初 24 小时，脾仅有的变化是在某些烧伤患者的白髓中出现染色浅的球形区，这些变化在低倍镜下似乎是反应性淋巴滤泡（滤泡增生），但更仔细地观察，这些浅染区仅有少数小至中等大小的淋巴细胞、不同数量的吞噬组织细胞和大量细胞（核）碎屑。在烧伤患者，这些非特异性淋巴坏死灶，通常不形成典型的反应性生发中心。还发现在少数烧伤患者中，烧伤后几天便能观察到类似的坏死灶。这些可能是由于应激反应的加剧，如全身感染、失血或其他严重并发症所致。1978 年潘克（Panke）发现早在烧伤后第 3 天在脾白髓中可见到大淋巴细胞（免疫母细胞），但在伤后 914 天更易辨认。若刺激严重，可见较典型免疫母细胞更大的细胞出现。这些细胞颇似霍奇金细胞。这些大的非典型的淋巴细胞常限于脾白髓，并见于大约 15% 的尸检烧伤患者的脾和淋巴结，这些患者生前有严重的感染。这一免疫过程的进一步形态学发展是早期在脾白髓中有典型的反应性浆细胞和更大的不典型的浆细胞形成。继而这些细胞大量出现于红髓的脾索和脾窦。1964 年晏良遂等观察分析了 35 例烧伤脾的改变，发现脾的体积一般中度增大，其重量（成年人）多为 200~400g，质软，切面呈暗红色，部分病例脾小体清晰可见，且较正常增大。镜检：红髓一般明显或极度充血，其中的浸润细胞多较普通的感染脾少，有的极少。细胞成分以淋巴细胞为主，中性粒细胞很少见到，并罕见网织内皮细胞及单核细胞吞噬红细胞、色素或细胞碎片的现象。一部分病例，见脾小体增大，其中央部分为一般的小淋巴细胞，由此向外，为细胞体积渐大，细胞质增多，细胞核的染色质渐少而稀的嗜碱性细胞。及至脾小体的周边区域则为体积更大（小淋巴细胞的 2~3 倍），胞质极丰富（仍为嗜碱性），细胞核作小泡状的较大嗜碱性单核细胞。这些细胞向脾小体周围的红髓浸润。有些脾小体中央部分的小淋巴细胞已部分消失，而为上述较大的嗜碱性单核细胞所代替。部分脾小体较正常为小，但其细胞成分仍为上述增大的脾小体周边的较大细胞，而非一般的小淋巴细胞。此外，脾小体中常见一些巨细胞，有时为数很多，很像霍奇金病中的 R-S 细胞，但多核者罕见，常见有丝状分裂象。1964 年晏良遂等报道的上述病例均有继发性败血症、脓毒血症或支气管肺炎，故其急性脾肿大不能视为单纯烧伤病例的改变而应视为在烧伤病基础上继发感染的表现，属于感染脾一类。这种感染脾有两个特点：①红髓充血特别显著。②红髓中中性粒细胞的浸润甚少，即使在继发脓毒血症或败血症者亦如此。故烧伤病例的脾改变与一般的感染脾有区别。1964 年晏良遂报道，红髓中中性粒细胞反应微弱系因严重烧伤加上感染使机体反应性发生改变所致，与严重烧伤炎症灶中中性粒细胞反应微弱属同一性质。上述烧伤病例脾小体中所见的嗜碱性单核细胞与 1935 年、1939 年里奇（Rich）等所描述相同。根据部分病例脾小体中央区域尚为小淋巴细胞，且由后者逐渐过渡为周边的嗜碱性单核细胞的事实，晏良遂等认为嗜碱性单核细胞系由小淋巴细胞转变而来。

（郭乔楠）

shāoshāng nèifēnmì xìtǒng bìnglǐ

烧伤内分泌系统病理（pathological changes in endocrine system after burn）　机体内环境的稳定，有赖于神经-内分泌系统的

调节及其他各系统发挥正常的作用。严重创伤、烧伤后，机体立即处于应激状态，引起一系列神经-内分泌反应和代谢反应。这些反应在动员机体的代谢活动以及心血管等功能方面起着极为重要的作用，是机体全身性非特异性防御适应反应。内分泌系统的功能变化，常伴随着内分泌器官的各种形态变化，而内分泌器官的形态改变也可能成为其功能异常的基础。

脑垂体病变　在烧伤死亡病例中，垂体前叶显示肿胀和充血，特别是那些在烧伤后几天内死亡者。

脂肪栓塞　1957 年赛维特（Sevitt）曾报道烧伤后垂体的脂肪栓塞。脂肪栓塞较常出现于垂体后叶，但不伴有梗死，偶可引起急性微小出血灶。

梗死　1985 年潘克（Panke）等在一组 238 例烧伤尸检中，发现 15 例有垂体梗死（6.3%）。其中有的表现为被膜下梗死，有的梗死灶则几乎累及整个垂体。在这 15 例中，未检出血栓或栓塞。因此潘克（Panke）等认为这些梗死很可能与严重的低血压有关。对于伴有低血压的严重烧伤患者应当进行仔细观察，以发现垂体功能障碍的细微征象。1989 年第三军医大学病理学教研室在 59 例严重烧伤尸检中见到 1 例垂体前叶梗死。肉眼见梗死灶中央部分呈淡黄色，边缘部分呈灰红色，属贫血性梗死。镜下见梗死区组织坏死，无出血。该例并发于 70%体表烧伤伴严重的小脑挫伤患者，可能同小脑外伤影响了垂体前叶的血液循环有关。

垂体前叶细胞数量的变化及细胞化学反应　1956 年蒂默（Timmer）研究了大鼠严重烫伤后垂体的细胞学和重量变化。该项研究运用称重法（垂体的湿重和干重）和特殊染色法（用于细胞计数和细胞学检查）。结合垂体重量变化和细胞学检查，伤后 12 小时各种细胞的细胞数有所增加的原因，可能是由于整个腺体皱缩所致。垂体重量减轻，腺体皱缩，一方面由于脱水，另一方面由于固体成分丢失的结果。1989 年第三军医大学病理学教研室曾对 10 例严重烧伤死亡病例的垂体前叶细胞做过相对计数，结果表明：嗜酸性细胞值除 1 例正常外，其余均稍高（42.8%~51.6%），嗜碱性细胞值，3 例增高（16%~21%），其余降低，嫌色细胞值均较正常减少。1959 年蒋景涛等检查了 6 例严重烧伤病例的垂体，发现 4 例有嗜酸性细胞增生，多见于垂体前叶中部及后部，晚期病例较显著。关于垂体前叶细胞化学反应，1955 年赛明顿（Symington）等发现烧伤死亡病例及其他处于应激状态者 PAS 阳性细胞（主要为嗜碱性细胞）有脱颗粒现象，脱颗粒细胞的相对数目增加，这一现象被解释为腺细胞分泌活跃的一个指标。除少数病例外，细胞脱颗粒常伴有肾上腺皮质类脂质的耗尽。促肾上腺皮质激素（ACTH）被认为是嗜碱性细胞所产生。1963 年赛明顿（Symington）等提出，嗜碱性细胞脱颗粒是 ACTH 分泌的形态学基础。

垂体前叶生长激素细胞的超微结构变化　1964 年伦内尔斯（Rennels）首次对烫伤后 24 小时内大鼠垂体前叶进行了电镜观察，发现生长激素细胞于伤后 30 分钟、1 小时显示分泌颗粒释放过程，表现为分泌颗粒界膜与细胞膜融合、裸颗粒可见位于细胞外间隙，这一过程与对照组相比明显加速，颗粒释放增加的另一指征是颗粒倾向于沿细胞边缘排列，并常出现在与其他腺细胞相邻的部位，而不是在与毛细血管相邻处。细胞器无受损表现。伤后 12、24 小时，生长激素细胞内常见到丰富的高尔基复合体小泡和粗面内质网，表现为合成功能加强。伤后 24 小时有些细胞还可见到甚多的多泡体及非典型颗粒的形成。毛细血管壁未见变化。1989 年吴军、史景泉通过对严重烧伤 1 周内家兔腺垂体生长激素细胞超微结构的动态观察，发现生长激素（GH）细胞的主要变化是，一方面出现功能亢进的表现，另一方面又有细胞受损的征象。结合亚微结构立体计量测定所得数据，家兔烧伤后 GH 细胞主要细胞器的变化表现为一动态过程，可分为三期。①应激期（伤后 3~12 小时）：伤后 3 小时，GH 细胞核仁常边移，核周间隙轻度扩张，高尔基复合体发达，粗面内质网丰富，做板层状平行排列。伤后 6、12 小时，除上述变化外，核凹陷增多，偶见核内假包涵体，核外膜增厚，呈波浪状。高尔基复合体常为两套或三套。偶见线粒体呈灶性空化，说明伤后早期 GH 细胞既有功能亢进，也有轻度损害。②调整期（伤后 24~72 小时）：此阶段核周间隙扩张更加明显，常与扩张的粗面内质网相通，核膜皱褶较前更多见。此期线粒体灶性空化较前明显，高尔基复合体发达，囊泡扩张，次级溶酶体内含有线粒体，伤后 24、48 小时，多泡体明显增多。此期细胞器的退变与新生处于一个相对动态平衡状态。③功能活跃恢复期（伤后 96~168 小时）：此期 GH 细胞呈现功能活跃，线粒体增生，

高尔基复合体发达，但细胞器变性较前明显减少。伤后各时相点GH细胞分泌颗粒变化基本相同，表现为数目减少，颗粒边移现象明显，胞吐显著增加，近血窦胞吐和异位胞吐均十分常见；血窦中可见完整的分泌颗粒。说明GH细胞的分泌活动加强，加快。

垂体的功能变化　烧伤后，对患者血浆（或血清）垂体激素水平的测定，已有许多报道。通过对血浆（或血清）激素水平的测定，可以反映垂体的功能变化。①生长激素（GH）：1975年威尔莫尔（Wilmore）等报道，烧伤患者，不论在烧伤早期或恢复期，血浆GH水平均升高。1979年多勒策克（Dolecek）报道烧伤患者的血浆GH水平通常在正常范围内，但少数病例可达到$50\mu g/L$（正常人$1.8\pm0.8\mu g/L$）的高水平。在烧伤后第2个月其均值稍微增高，但仍未超过5ng/ml。1977年波普（Popp）等，1984年多洛夫（Dologh）等亦有报道烧伤患者血浆GH含量未见明显变化者。②催乳激素（PRL）：1984年布里齐奥·莫尔泰尼（Brizio-Molteni）等报道一组成年烧伤患者血清催乳激素水平，于伤后4周内，PRL水平升高，与对照组有显著差异。血清PRL浓度与烧伤面积（total burned surface area，TBSA）大小有关：TBSA<20%时血清PRL保持在正常范围，随着TBSA加大，PRL水平升高，在大面积烧伤患者，PRL值可升高300%～400%，读数2011g/L。在儿童烧伤患者情形则不同，1977年波普（Popp）等报道一组儿童和年轻成人烧伤患者血清PRL水平，在伤后早期显著降低，而后恢复或超过对照组值水平。③促肾上腺皮质激素

（ACTH）：1979年多勒策克（Dolecek）等报道，大面积烧伤患者血浆ACTH水平升高甚至很高（可高达264 pmol/L，正常$2.2\sim19.8pmol/L$）。但亦有报道大面积烧伤后血浆ACTH显示正常或仅轻度增高者。从某种意义上来说，烧伤后血浆ACTH浓度的变化是难以预测的，它有相当宽广的变动范围。但其总的趋势是伤后升高，与烧伤的严重程度相平行。1984年布里齐奥·莫尔泰尼（Brizio-Molteni）等报道烧伤患者血浆ACTH升高见于烧伤早期，伤后第1天开始升高，第2天有一峰值，第5天逐渐回复至正常。血浆ACTH水平与TBSA的关系，TBSA在21%～40%者，ACTH水平明显升高；TBSA>60%者，ACTH浓度反而相对较低。作者认为ACTH与PRL不同，烧伤后分泌较大量ACTH仅限于早期一个较短的时间。④卵泡刺激激素（FSH）和黄体生成激素（LH）：1979年多勒策克（Dolecek）等报道，烧伤患者血清FSH水平一般都降低，或降得很低，可持续数周。血清LH水平则可有升高、正常和降低等不同情况。据1984年布里齐奥·莫尔泰尼（Brizio-Molteni）等的材料，血清FSH浓度伤后1～2天降低近50%，在该水平持续约2周；3～4周有所升高。血清LH水平的变化与FSH者非常相似。⑤促甲状腺激素（TSH）和甲状腺素（T_4）：烧伤患者血清TSH水平一般在正常范围内（1～6 mU/L），但在个别严重烧伤病例，血清TSH升高，可达45mU/L。在烧伤后第1周，T_4平均水平显著低于非烧伤对照组，尔后逐渐回升，但仍在正常值的低水平。TSH正常，T_4低水平提示甲状腺对TSH

的反应性降低，TSH试验发现，烧伤后第1周，注射TSH，T_4水平未见增高，说明甲状腺对TSH不起反应，此乃周围腺体受损综合征的表现。⑥抗利尿激素（ADH）：烧伤患者血浆ADH水平升高。据1980年摩根（Morgan）对13例烧伤患者的测定结果，伤后2天为$53.8\pm37ng/L$（正常值为$4.3\pm1.5ng/L$），7天为13.4 ± 8ng/L。⑦垂体β-内啡肽：1994年王代学等应用免疫组织化学过氧化物酶－抗过氧化物酶复合物（PAP）法和计算机图像分析技术，对大鼠30%深Ⅱ～Ⅲ度烫伤后垂体β-内啡肽阳性反应细胞的改变进行了半定量研究。实验结果表明：大鼠烫伤后垂体立即参与了应激反应。中间叶胞质内β-内啡肽阳性反应物颗粒减少，着色变浅，尤以烫伤后1小时最明显（$P<0.01$）。随后β-内啡肽阳性反应物逐渐增加，2小时后恢复至正常水平。前叶β-内啡肽阳性反应细胞的体积于烫伤后立即缩小，1小时后回升，3、4小时后又缩小。该研究从形态学角度说明了垂体β-内啡肽参与了大鼠烫伤后应激反应过程。⑧垂体前叶P物质（SP）：1996年胡大海等采用大鼠30%TBSAⅢ度烫伤模型，于伤后1、2、6、12、24、72小时7个不同时间点，应用免疫组化技术对垂体前叶SP肽能神经染色后观察其形态特征改变；利用图像分析测定比较SP肽能神经分布数量及覆盖面积的变化。结果：SP肽能神经纤维的形态于伤后镜下观察可见明显变化；伤后1小时表现为神经数目增加，伴有神经纤维的膨体密度、分支等明显增多；2小时后大幅度减少，24小时后趋于恢复。神经分布数量及覆盖面积的基本变化趋

势是伤后 1 小时升高，随后降低，伤后 12 小时降至最低点，然后呈现回升；相关分析显示神经数量于覆盖面积间的动态变化呈正相关。表明烫伤早期大鼠垂体前叶的 SP 肽能神经参与了全肾神经内分泌功能调节过程。

肾上腺病变　肾上腺是内分泌系统中参与应激反应最重要的器官，也是应激时最富于变化的内分泌器官。多年来，人们对其形态学改变和血中激素含量已进行了较多研究，积累了丰富的资料。严重烧伤后，肾上腺常出现多种形态变化，其发生常与烧伤应激反应及其继发的合并症有关。

肾上腺形态学变化　肉眼观察严重烧伤死亡病例肾上腺常显淤血、肿胀，重量增加，腺体可以是正常重量的两倍，1991 年邵向明等亦有报道双侧肾上腺重达 30～36 g，甚至有 1 例肾上腺血肿，单侧重达 62 g。切面皮质增厚、肥大，可由正常的灰黄色变为黄褐色乃至褐色。皮质和髓质充血，有时可伴发出血。充血与出血均以皮质网状带为常见，且病变较它处为重，这可能与网状带是皮质和髓质血管分支吻合处，血管丰富有关。光镜观察肾上腺皮质类脂质减少或缺失，正常静止时肾上腺皮质含有丰富的类脂质，在常规染色切片上，光镜下见皮质细胞胞质呈泡沫状且透亮，称明亮细胞（clear cell）。当皮质类脂质减少时，胞质由明亮变得致密红染，称致密细胞（compact cell）。烧伤应激时肾上腺皮质形态特征之一，就是明亮细胞减少和致密细胞增加，有人称之为明亮细胞向致密细胞转化。这种转化常从皮质束状带和网状带交界处开始，有的则认为始于网状带，然后呈离心式地向球状带扩展。

转化程度与应激程度呈正相关。明亮细胞向致密细胞转化是应激状态下皮质细胞类型的一种急性转换，是细胞活性增强的表现。在烧伤后最初 24 小时内，肾上腺皮、髓质交界处常见严重淤血。而后，肾上腺皮质可发生显微镜下出血。小灶性出血常有发生，见于许多烧伤死亡病例。大出血仅属偶见。1955 年赛维特（Sevitt）报道烧伤尸检 82 例中遇见 2 例；1985 年潘克（Panke）记述占其烧伤尸检的 2%；1967 年福利（Foley）等于 294 例烧伤尸检中检出肾上腺出血和坏死者共 6 例。该 6 例临床上均为严重烧伤并发感染或败血症，肾上腺的病理形态变化表现为从肾上腺梗死、肾上腺卒中、肾上腺大出血直至肾上腺血肿形成。除出血和坏死外，肾上腺血管，特别是中央静脉常见血栓形成。肾上腺广泛出血和坏死，常导致急性肾上腺功能不全，构成患者死亡的重要原因。1989 年第三军医大学病理学教研室 59 例严重烧伤尸检中，有肾上腺出血者 15 例，皮质多于髓质，呈灶性或广泛分布。广泛出血者有些合并有败血症，有些伴有弥散性血管内凝血。出血灶内原有肾上腺实质细胞呈现种种变性、坏死现象。在 5 例广泛出血的病例中，有 2 例临床上表现为急性肾上腺皮质功能不全。1979 年特普利茨（Teplitz）认为烧伤时肾上腺皮质功能衰竭的情况甚为罕见，但在第三军医大学病理学教研室的烧伤尸检材料中有双侧肾上腺广泛出血坏死者 5 例，其中 2 例表现有肾上腺皮质功能衰竭。由此可见，其并发率不很低，值得引起注意。值得临床重视的是，严重烧伤常常掩盖了肾上腺卒中的临床症状和体征。这

些临床表现包括腹痛、苍白、虚脱、发绀、低血压和肠梗阻。实验室检查是非特异的，诸如白细胞减少继之嗜酸性粒细胞增多；钠、氯的丢失和钾的潴留；低血糖和血液浓缩均继发于肾上腺损伤。在有些病例，休克、弥散性血管内凝血以及过量 ACTH 投入诸因素相互作用，亦可导致严重的肾上腺出血。1993 年墨菲（Murphy）等认为肾上腺出血的机制可能与过量的皮质醇分泌和血流动力学不稳定有关。严重烧伤应激时部分皮质细胞显示水变性乃至气球样变，气球样变进一步发展导致细胞破裂。有些严重烧伤病例可见皮质细胞透明变性和渐进性坏死，有些则表现为明确的灶性坏死。有时部分束状带细胞呈溶解现象，细胞质作细颗粒状或留下疏网状空隙，在其周围绕以再生的皮质细胞，由此形成中空的管状结构，称为假腺管变性或假腺泡变性。假腺管变性在 1979 年特普利茨（Teplitz）的烧伤病例中占 18%，1989 年第三军医大学病理学教研室 59 例烧伤尸检中有 7 例。关于这种改变发生的原因，目前尚无确切解释。1944 年里奇（Rich）描述这种改变，多见于各种严重感染，认为它与循环衰竭有关；1955 年赛维特（Sevitt）则发现大多数患者有肾上腺皮质功能亢进的脾嗜伊红细胞减少的证据，因而认为与皮质功能活跃有关。有些烧伤病例，部分皮质细胞胞质内出现较大的空泡，胞核被挤压至细胞边缘而呈新月形，酷似脂肪细胞，这种现象称为脂肪细胞化生。第三军医大学病理学教研室 59 例烧伤尸检中遇见 5 例。并在 1 例肾上腺髓质小静脉内见有纤维蛋白性血栓。此例两侧肾小球毛细血管祥

内也见一些透明血栓，故该例可能是全身性微血栓的一部分。1979年特普利茨（Teplitz）88例烧伤尸检中有双侧肾上腺皮质出血、坏死4例，该4例均见皮质球状带血窦内纤维蛋白性血栓形成。这些病例在临床上均并发了严重革兰阴性菌性脓毒症。因此，肾上腺球状带血栓被认为可能是弥散性血管内凝血的一部分。烧伤后肾上腺可出现微小化脓灶，继发于细菌性败血症。在烧伤患者，曾报道1例巨细胞病毒感染可有广泛播散的内脏病变，亦可累及肾上腺，导致皮质坏死灶形成。病灶周缘皮质可兼有核内和胞质内典型的巨细胞病毒包涵体。核内包涵体约15μm大小，可嗜酸或嗜碱；胞质内包涵体呈嗜碱性，大小2~4μm，较前者为少见。在烧伤后存活10天以上的患者，肾上腺皮质网状带及邻近髓质内常可见淋巴样浸润。当肾上腺淋巴样浸润显著时，在肝门管区和肾皮髓质连接处也可见同样的浸润。这种分布提示系对全身性异常（可能是感染）的一种非特异性免疫反应。1984年张春生、程天民在放射损伤、烧伤和放烧复合伤实验研究中发现，大鼠烧伤后肾上腺皮质电镜结合光镜观察表明：伤后24小时内，皮质明亮细胞转变为致密细胞。伤后48~144小时，致密细胞脂质再现。电镜下致密细胞的特征是：脂质体显著减少，线粒体肥大、增生；SER增生，高尔基复合体发达。出现嗜酸性团块细胞：其特点是细胞胞质部分或全部变成深嗜伊红的团块，其中隐见细小颗粒和小泡。电镜下细胞胞质中出现一种复合结构。该结构中央为脂质体，绕以密集排列的线粒体，滑面内质网（SER）多明显

增生，紧密包绕线粒体和整个复合结构，称为线粒体-SER-脂质体复合体。该结构提示皮质功能亢进。出现皮质细胞胞质散落和细胞入窦：伤后在皮质血窦中见有崩解为嗜酸性碎片的皮质细胞胞质，电镜下见为多少不等的线粒体、SER、脂质体；或为整个复合体，此种改变称胞质散落。另一种改变是皮质血窦中出现单个或成团的退变皮质细胞，谓之细胞入窦。胞质散落和细胞入窦时伴有皮质细胞乃至血窦结构完整性的破坏，含激素的细胞成分以至整个细胞入窦，自然会增加激素进入血流。因此该变化与正常释放激素的方式不同，是机体受损伤时在剧烈应激下释放激素的非常方式。

肾上腺组织化学反应 1956年赛明顿（Symington）等运用组织化学方法，发现致密细胞的组化反应有如下特点：细胞内维生素C、脂质含量减少；RNA含量增加；酸性磷酸酶（ACP）、碱性磷酸酶（AKP）、酯酶、羟化酶、琥珀酸脱氢酶（SDH）、葡萄糖-6-磷酸脱氢酶（G-6-PDH）以及辅酶I（CoI）、辅酶Ⅱ（CoⅡ）等酶反应增强、活性增高。张春生、程天民对大鼠烧伤后肾上腺皮质的组化动态观测表明：维生素C银染颗粒烧伤后逐渐减少，24小时为最低点，48小时回升，而后又趋减少，三带中以束状带外层减少最著，其次是束状带内层，再次是球状带。脂质（含胆固醇）伤后变化趋势与维生素C基本相同。RNA：RNA含量于伤后均高于对照组，且持续在较高水平。ACP和AKP酶反应强度于伤后持续地较对照组增强。维生素C是一种己糖衍生物，还原性极强，在肾上腺皮质各带细胞含

量丰富。当细胞合成激素时，维生素C参与羟化过程，维生素C被消耗，因此当细胞合成激素功能亢进时，细胞内维生素C含量减少，且两者呈平行关系。由于维生素C测定较容易，且可用硝酸银染为黑色颗粒，人们常以此作为间接反映皮质功能状态的指标。脂质（含胆固醇）是合成皮质激素的原料，随着皮质细胞由贮备状态的明亮细胞向致密细胞转化、随着皮质合成激素的功能增强，细胞内脂质（含胆固醇）含量减少。SDH和CoI、CoⅡ参与细胞氧化磷酸化，其反应增强和活性增高与细胞的功能活性增强相一致。用细胞分光光度法测定皮质细胞中核酸和蛋白质含量，发现致密细胞内RNA和蛋白质含量增多。RNA的增加，不但与各种酶蛋白的增多有关，而且与蛋白质的分泌增强也有关。最近研究发现，皮质细胞也分泌蛋白质。皮质细胞除有发达的SER外，也有较丰富的粗面内质网（RER），致密细胞内SER、RER和游离核蛋白体均有增多。

肾上腺功能变化 烧伤后存在多种激素水平的变化。①烧伤后糖皮质激素变化：大量临床和实验资料表明，烧伤应激时肾上腺皮质类固醇激素合成增强，分泌亢进，表现为血浆类固醇激素（尤其是糖皮质激素，如皮质醇、皮质素和皮质酮等）水平升高，尿中类固醇激素或其代谢产物排出增加。中国资料表明，烧伤后糖皮质激素（glucocorticoid，GC）的分泌明显增多，而且反应迅速，升高的程度和应激的强度有一定关系。在大面积烧伤的休克期，血浆GC可高达正常的3~4倍，经过抗休克治疗后血浆GC下降，但仍高于正常水平。以后整个病

程中血浆 GC 都维持在高水平，直到痊愈才恢复至正常。肾上腺糖皮质激素的分泌受下丘脑-垂体-肾上腺皮质轴的调控。在正常情况下，存在着反馈机制；但在严重应激状态下，这种反馈机制似乎不能起作用，导致血液循环中 GC 持续地增高。②烧伤后糖皮质激素受体变化：一般说来，GC 必须和靶细胞内的糖皮质激素受体（GCR）结合才能引起效应，因此应激时的 GC 效应不仅取决于血浆中 GC 的水平，还取决于靶细胞上 GCR 的数量和亲和力。20 世纪 70 年代以来 GCR 的放射配体结合测定法，常以 $[^3H]$ 地塞米松（Dex）或 $[^3H]$ 曲安奈德（TA）为配体的创建，使人们有可能检测各种靶细胞内 GCR 的结合容量（Ro，又称最大结合量，表示受体的数量）和平衡解离常数（Kd，表示受体和激素结合的亲和力，Kd 愈大，亲和力愈小）。1982 年，1983 年，1985 年，徐仁宝等以 $[^3H]$ 地塞米松（Dex）为配体，用放射配体结合测定法研究了大鼠烫伤后 GCR 的变化，发现烫伤后 1 小时，肝胞液和脑胞液的 GCR 的结合容量 Ro 已明显减少，12 小时更低，24 小时有所回升，但仍低于正常。平衡解离常数 Kd 则增大。肝的细胞核内 GCR 的结合量变化不大，说明肝胞液 GCR 减少不是由于核转位。重度烫伤组，肝、脑胞液 GCR 的减少更为明显。③肾上腺髓质的功能变化：严重烧伤后，机体出现超高代谢反应，表现为基础代谢率增高，氧耗量增加，分解代谢增强，产热增加。超高代谢反应与许多因素有关，但交感-肾上腺髓质系统活性增强为重要因素之一。1967 年古多尔（Goodall），1974 年威尔莫尔（Wilmore）等报

道，严重烧伤患者血浆儿茶酚胺水平常显著升高，尿中儿茶酚胺、肾上腺素和去甲肾上腺素排出量增加。血浆儿茶酚胺浓度上升所持续时间，均与烧伤的严重程度成正比。热损伤后实验动物的生化和超微结构资料表明，伤后 15 分钟肾上腺髓质显示分泌亢进，分泌产物的迅速动员至少持续 12 小时。烧伤后 1~3 天，可见儿茶酚胺代偿性地合成增加。后来，这些动物可发生肾上腺髓质功能耗竭。其他实验材料显示，约在烧伤后 28 天，肾上腺髓质才出现形态和功能的正常化。虽然在烧伤患者确切的超微结构改变尚不得而知，但很可能与上述实验动物所见相似。2001 年郑红等用放射免疫法分组测定 40 例不同面积的烧伤患者伤后 6、12、24、48 小时及 25 例正常人血浆肾上腺髓质素（adrenomedullin，ADM）和内皮素（endothelin，ET）浓度。发现 ADM 和 ET 水平在烧伤后立即升高，与烧伤面积呈正相关，ADM 在 2 小时达到高峰，之后虽然略有下降，但 48 小时仍高于正常水平。ET 在 6 小时达高峰，之后下降，但病情较重者 48 小时仍处于高水平。ET 与 ADM 6 小时内等比例增高，比值接近正常对照组，6 小时后各组比值明显下降。而 ADM 是 1993 年由日本学者北村（Kitamura，音译）等从人的嗜铬细胞瘤组织中分离出的一种新的血管活性多肽，由 52 个氨基酸组成，其序列与降钙素基因相关肽有部分同源性。参与机体的自稳态调节。

肾上腺改变的发生机制

2004 年丘（Cho，音译）等用 RT-PCR 和 Western blot 方法检测了 18% 体表烧伤小鼠肾上腺的 c-Jun 和 c-Fos 的表达并检测了

LPS 介导的信号转导途径（CD14 和 toll-like 受体 4）；发现烧伤后 c-Jun 和 c-Fos 迅速表达，并有 c-Jun 丝氨酸的磷酸化；而在敲除 CD14 和 toll-like 受体 4 的小鼠中表达更强。说明烧伤后肾上腺组织中 c-Jun 和 c-Fos 是激活的，且 LPS 介导的信号传导途径参与了烧伤后这些转录因子的调节。1999 年王波涛等采用 15% 深 Ⅱ 度大鼠烫伤模型，以免疫组化方法分别检测烫伤后不同时相点肾上腺皮质、髓质降钙素基因相关肽（CGRP）免疫反应阳性神经和细胞分布密度的改变。发现：①在肾上腺被膜、皮质、髓质均有含 CGRP 神经分布，其中髓质更为密集。在髓质可见含 CGRP 神经与 CGRP 免疫反应阳性细胞密切接触。②烫伤早期大鼠肾上腺皮质和髓质含 CGRP 神经的分布密度均下降，但髓质内 CGRP 免疫反应阳性细胞的分布密度上升。提出了 CGRP 可能是烫伤大鼠肾上腺功能改变的影响因素之一，为阐明烫伤后肾上腺内分泌功能改变的机制提供了资料。

甲状腺病变　对烧伤后甲状腺的活性，已从组织学上、生化和代谢方面进行过一些研究。形态、功能和代谢研究未能取得一致的结果。形态学表现提示的功能活跃未能为生化研究所证实。代谢方面亦有争议。现在许多学者认为，在烧伤患者超高代谢反应中，甲状腺即或有作用，所起的作用亦不大。

甲状腺形态学变化　光镜观察表明，烧伤后最初几天内死亡的病例，甲状腺常显示滤泡上皮细胞变高，胶质空泡形成（所谓吸收空泡）及其周缘部呈蚕食状外观，提示甲状腺激素的排出和分泌增加。据 1985 年潘克（Panke）观察，无论是烧伤后早期或晚期死亡的病例，对甲状腺的形态变化未能获得一致的结果。计算烧伤后最初几天内甲状腺活跃与不活跃组织的比例，结果表明最早甲状腺是非常活跃的，但在伤后第 2 天大部分恢复至正常。1987 年葛祥云等，1988 年陈一飞等报道，犬实验性烧伤甲状腺的光镜观察显示，甲状腺滤泡大小不等，腔内胶质厚薄不均，或比较稀薄，未见吸收空泡。滤泡上皮扁平状或低立方状。部分滤泡明显萎缩，有的滤泡腔闭锁。萎缩滤泡腔内胶质减少或缺如。部分滤泡上皮变性，胞质有凝聚，核轻度固缩。1991 年金小岚、陈意生报道，大鼠实验性烧伤甲状腺的动态观察表明，伤后 2、12、24 小时及 3 天，光镜下滤泡普遍扩张，腔内充满强嗜酸性的胶质。滤泡上皮细胞高度明显变低，呈扁平或立方状，顶端胞质稀少，PAS 阳性的颗粒明显减少，胶质小滴几乎消失。伤后 12 小时~3 天，除上述改变外，比较引人注目的是，许多滤泡上皮细胞胞质内有较多的空泡和裂隙出现，仿佛细胞间连接松散。伤后 5 天，甲状腺的组织形态逐渐恢复，滤泡腔缩小，滤泡上皮细胞高度亦恢复至正常水平。顶端胞质 PAS 阳性颗粒增加。伤后 10~15 天滤泡上皮顶端胞质有大量的 PAS 阳性胶质小滴形成，部分滤泡腔中胶质空竭，反映激素的释放过程加速。定量组织学测量结果表明，致伤后 2、12、24 小时甲状腺胶质含量明显增加，而上皮细胞的密度明显减少。这是甲状腺功能抑制的形态表现。1987 年葛祥云等报道，犬实验性烧伤甲状腺电镜下滤泡上皮细胞微绒毛萎缩或消失，线粒体明显

肿胀，有的发生空泡变性。1991 年金小岚、陈意生等报道，大鼠实验性烧伤甲状腺的动态观察，电镜所见如下，伤后 2~24 小时，甲状腺滤泡上皮粗面内质网（RER）高度扩张，并有脱颗粒。扩张的 RER 腔内充满电子密度较高的絮状物（可能为甲状腺球蛋白的前身物）。高尔基复合体扁平囊变小、变短，腔扩张，小泡明显减少，使高尔基复合体区域明显缩小。顶端小泡少见。腔面微绒毛稀少或消失，几乎不见伪足和胶质小滴形成，溶酶体少见，伤后 24 小时多泡体增多。此外尚见核周间隙扩张，胞质灶性溶解以及线粒体固缩等改变。伤后 3、6 天，可见较多的溶酶体、多泡体和自噬泡出现，胞核常染色质增多，核仁增大，胞质基质中有大量多聚核糖体。至伤后 6 天，高尔基复合体增生，顶端小泡，胶质小滴开始增多，线粒体较多。伤后 10~15 天，可见滤泡上皮有大量伪足形成，微绒毛丰富，顶端胞质有大量胶质小滴、溶酶体聚集及溶酶体与胶质小滴附着、融合。RER 显著扩张，高尔基复合体发达，常见数套，线粒体丰富，嵴多，常见分枝状线粒体，常成堆地聚集于顶端胞质。常见细胞连接指状交叉。血管内皮细胞窗孔增多，与滤泡上皮细胞基底部仅一层基板相隔。

甲状腺过氧化物酶变化　过氧化物酶阳性产物呈棕黄色颗粒状，弥漫分布于甲状腺滤泡上皮细胞的整个胞质，而细胞核和胶质均为阴性。1991 年金小岚、陈意生报道，烧伤后甲状腺过氧化物酶阳性产物的分布与非烧伤对照组比较无明显变化。但酶活性从伤后 2~24 小时呈现进行性的抑制。伤后 24 小时抑制最重，伤

后 3 天起酶活性逐渐恢复正常。

甲状腺功能变化　关于严重烧伤后甲状腺的功能变化，存在着不同的认识。1953 年科普（Cope）等借助放射性核素摄碘功能试验和血清蛋白结合碘的测定，同时测定基础代谢率，对 12 例严重烧伤患者的甲状腺功能进行检测，试图查明烧伤后超高代谢反应与甲状腺功能的关系，但结果甲状腺功能未见明显异常。因而认为，烧伤后基础代谢率增高是甲状腺以外的因素所致。此后，有的学者认为烧伤后甲状腺功能降低，有的则发现烧伤后甲状腺功能起初表现抑制，继而很快增高。1963 年特罗菲莫夫（Trofimov）对 193 例烧伤患者进行了甲状腺摄碘功能测定，并根据患者不同的烧伤面积和深度分组，结果表明，甲状腺功能的变化与烧伤的严重程度密切相关，即烧伤愈重，甲状腺功能抑制亦愈重，而较轻的烧伤病例则表现为甲状腺功能增强。1987 年田福泉等对 68 例成年人烧伤患者血清甲状腺（T_4）值进行了检测，并结合不同烧伤面积（TBSA）和病程（分为 TBSA < 30%、31%~50%、51%~70% 和 >70% 四组）进行分析，结果表明，烧伤患者血清 T_3、T_4 浓度自伤后早期降低，至伤后 30 天左右为最低。TBSA > 30% 组血清 T_3、T_4 值均有不同程度的降低，当 TBSA > 70% 时降至正常组的 1/2~1/3。本组 8 例烧伤败血症患者的 T_3、T_4 值均较非败血症组明显降低，相比有非常显著性差异。这可能为烧伤感染期，机体内环境紊乱，体内超高代谢，分解代谢增强，甲状腺功能低下，rT_3 增加，游离型 T_3、T_4 大量消耗有关，因而引起血清 T_3、T_4 浓度的显著改变。金小岚、陈意生对

大鼠实验性烧伤后血清 T_3、T_4 的测定结果表明，烧伤后 2 小时、12 小时 T_4 明显抑制，24 小时 T_4 水平虽低于非烧伤对照组，但统计学上差异无显著性统计学意义。伤后 3、6 天 T_4 已接近非烧伤对照组水平，伤后 10～15 天明显高于非烧伤对照组，也明显高于致伤组 6 天前各时相点。

（郭乔楠）

shāoshāng zhōngshū shénjīng xìtǒng bìnglǐ

烧伤中枢神经系统病理（pathological changes in central nervous system after burns）

热力体表烧伤后，中枢神经系统可出现可逆性和（或）不可逆性变化。早在 19 世纪 30～40 年代，俄国、英国和美国等国家的学者，就观察和研究了烧伤后死亡病例的神经系统病理变化、发生机制和病理临床联系，其部分结果被广大病理和临床学者所引用，并经反复验证，指导了部分临床实践。进入 20 世纪 30 年代，部分学者将烧伤患者出现神经精神症状和脑部有病变者，概括称之为烧伤脑病或热伤性脑病。但当时热力烧伤后神经系统变化的研究多以临床和人体尸检材料观察和分析为主，缺乏动态变化的观察。20 世纪 80 年代以后，烧伤后神经系统病理变化的研究进入了新阶段，对脑组织的各种细胞成分及血-脑屏障等，进行了亚微结构及组织化学观察。日本野崎斡弘（Nozaki Hiro）等人的工作和第三军医大学病理学教研室在 20 世纪 80 年代后期的工作，均取得一些可喜的结果。

中枢神经细胞基本结构病变

烧伤后神经系统的神经元、神经胶质、突触及神经毡均可发生病理改变，其病变程度与烧伤的程度相关。

神经元变性坏死 体表热力烧伤后，神经元的变化出现早，发展变化快，其显著程度与烧伤的严重程度相关。根据文献记载和第三军医大学病理教研室多年实际工作的经验，尤其是对实验性烧伤大鼠脑的研究结果表明，神经元的结构有以下几种变化：①神经元变性、萎缩或坏死。②神经元树突和轴突肿胀。③类噬神经元现象，即伤后早期常见少突胶质紧靠或挤压神经元现象，3 天以后，易见少突胶质与变性坏死的神经元毗邻的细胞膜，部分或大部分溶解或消失，二者胞体彼此融为一体，状似噬神经细胞现象。④脑组织坏死。

神经胶质变性坏死及增生 关于烧伤后脑内神经胶质变化的报道较少，为数不多的尸检病例报告中提到，在坏死灶周围有神经胶质增生，主要是星形胶质，少数为小胶质，可见胶质细胞结节，偶于大脑皮质病变区见到噬神经元现象。20 世纪 80 年代初，日本野崎斡弘（Nozaki Hiro）等在烧伤实验研究报告中，关于神经胶质的形态变化有较深入的记述，主要述及星形胶质和少突胶质，有比较明显的损伤性变化和增生修复性改变。第三军医大学病理学教研室（1991 年李元平；2000 年黎海涛）的观察结果表明星形胶质的变化比少突胶质的变化明显。而 1980 年野崎斡弘（Nozaki Hiro）等所见结果，以少突胶质的损害为重，其差异的原因虽不清楚，但根据星形胶质有紧附血管壁的特点，烧伤后有脑部血液循环障碍及血管通透性增高的事实，提示星形胶质改变应先于少突胶质，受到来自血液的有害物质的影响，其形态变化也就会出现得早而且明显。神经胶质的变化持续时间较久，烧伤 21 天后才有所减轻。

突触结构改变 烧伤后突触的变化文献报道较少。烧伤后突触结构也有一些有规律的变化。烧伤后早期，突触前后部均有肿胀、细胞器稀少，以突触后部最为明显，甚至后部几乎呈空泡状。突触间隙有不同程度增宽。突触前部中常不见线粒体，突触小泡显不同程度减少。有的突触前后膜呈溶解状态，偶见突触前后膜破裂、突触小泡移行入突触后部的现象。致伤 21 天后，突触的上述各种变化有不同程度减轻，各部结构渐趋正常。烧伤后突触小泡的减少和恢复正常的变化，与神经元的损害及恢复变化相关。

神经毡部的改变 烧伤后神经毡明显疏松，组织结构肿胀，见空泡或呈网状。电镜下见各种组织结构不同程度分离；间隙增宽，出现无组织结构、只有絮状物质区，其病变演变规律与其他脑部病变相似。发生机制系血管通透性增高，使神经毡各种组织结构及间隙中含液量增加。

脑血管病变 严重烧伤后早期死亡者脑组织中常见血管扩张充血的现象及其他一些与血管变化相关联的变化。1989 年第三军医大学病理学教研室曾对 61 例烧伤尸检材料进行过分析，几乎所有病例均有脑充血，一般为脑膜及脑实质内血管轻度扩张充血，部分病例为重度扩张充血。61 例中 7 例还查见血管周围环状出血（又称血管周围出血套），在大脑各部有广泛分布，丘脑、脑桥、延髓及小脑等处也有所见。严重烧伤后脑血管不仅是扩张充血，还有许多超微结构变化，如毛细血管内皮细胞肿大，胞质内饮泡增多及变大，有不同形状的小管状结构出现，有的小管状结构经过迂曲通道，能使血管腔与基底膜及其以外的水肿部位相通连，内皮细胞间失去紧密连接状态，彼此分离而出现裂隙，或成为小管样，亦可使管腔内外相通连，内皮细胞变性或灶性缺损等变化。蛛网膜下腔或脑组织内可见血管周围斑点状出血，有的则呈现为出血套。有些血管周围见胶质细胞增生，甚至有胶质细胞环绕血管增生而成为胶质细胞套。有的血管腔内有白细胞聚集或阻塞血管腔。有的血管腔内则见血小板凝集，凝集的血小板多为体积较大、颗粒多而密的状态，少数为体积小、颗粒少或溶解状，有的见空泡状结构。上述各种变化，除血管腔内白细胞聚集和血管周围胶质细胞套见于3天前，血小板凝集主要见于14天和21天的实验动物之外，其余各项病变均在伤后6小时开始，随着时间的延长逐渐明显，伤后3天最为明显，伤后7天各种改变有不同程度减轻，伤后14天及21天又明显起来，伤后30天，各种改变明显减轻，有的消失恢复正常。烧伤后早期实验动物脑内血管内有白细胞聚集现象，但并无白细胞在脑组织内浸润的现象。这表明在应激反应时，血脑屏障在阻止白细胞的浸润方面是有作用的，而所见毛细血管内皮细胞的许多变化，乃为毛细血管通透性增高的形态学基础。脑水肿及脑肿胀的发生与此密切相关。一般认为，烧伤后脑血管的变化的发生，早期可能与伤后血液循环障碍有关，后来可能与烧伤毒素吸收入血并作用于内皮细胞有关。

脑水肿及脑肿胀 烧伤后脑组织中含水量增多、体积增加，根据水分积聚的部位的不同，被称之为脑水肿或脑肿胀。如体液在细胞外间隙和血管周围腔隙积聚，称为脑水肿（也称细胞外水肿），而限于细胞内液增多，细胞体积增大者，则称为脑肿胀（细胞内水肿）。脑水肿的肉眼形态变化为：脑重量增加，脑回变宽，脑沟变窄。光镜下见脑血管及神经细胞周围出现空白且较宽的间隙，并见粉红色蛋白颗粒或成片状均质红染的蛋白性物质，脑组织明显疏松，白质中可见许多空泡等形态表现。电镜下可见神经细胞、神经胶质显不同程度肿胀，神经细胞的树突，神经毡各种结构肿胀尤其明显，膜内微细结构稀疏而且数目减少，线粒体、内质网等细胞器肿胀或空泡化，电子密度降低，贴附于血管壁的星形胶质足板明显肿胀或呈空泡状。电镜常见细胞膜之间出现宽窄不一的间隙，脑内各种细胞膜间连接很紧，尤其血管周围胶质膜为闭合小带形式的紧密连接，毗邻细胞膜融为一体，无间隙存在。只要这些细胞膜出现明显间隙，即可视为细胞外水肿的形态学依据。严重体表烧伤后，脑组织既有脑水肿（细胞外水肿），又有脑肿胀（细胞内水肿）的发生，伤后6小时之后即逐渐明显，其进展和变化规律与脑血管变化相一致，但病变并非弥漫性，常以某些血管的一侧或大部分最为明显。由于脑水肿和脑肿胀的逐渐加重，有可能导致颅压增高及形成脑疝。值得指出，光镜常于神经细胞和血管周围见明显的空白间隙，常视其为脑水肿的形态学的重要诊断依据之一。电镜下并不见相应间隙，附着于血管壁的星形胶质细胞足板，即使高度肿胀呈囊泡状，亦不脱离血管壁而致血管周

围出现明显空白间隙，更无环形空白区，对于这种形态学差异，尚无满意的解释。

特殊环境和燃料烧伤时脑内变化 在烧伤伴有特殊环境，如一氧化碳和氢化物中毒时，大脑内会出现一些特殊的病理学变化。

一氧化碳中毒性变化 在密闭环境内烧伤时，常出现一氧化碳中毒，伤后最初几天脑组织常有严重的形态学变化，患者常迅速死亡或迁延若干小时后死亡。樱桃红色是一氧化碳中毒的特征。一氧化碳中毒迅速致死者，皮肤和内脏樱桃红颜色最为明显，可持续至死后数天，就是浸泡在福尔马林液内也能保持数天。这是由于碳氧血红蛋白在尸体内可保存相当长时间不变化。一氧化碳中毒者，除有心肌广泛坏死、灶性坏死、左心室乳头肌心内膜下坏死和出血之外，脑内变化是很有意义的。一氧化碳中毒致死者依死亡情况不同，其中枢神经系统的病理变化亦不同，无论是迅速死亡还是迁延性死亡其共同的病变是脑内小血管扩张充血，血管周围间隙扩大，间隙中充有粉红色液体。脑组织是机体对低氧反应最敏感的器官，因此形态变化相当明显。尤其是迁延性一氧化碳中毒死亡者，其病理变化主要见于中枢神经系统。在伤后几小时，脑皮质部可见淤点，神经元出现缺氧性变化，其胞质嗜酸性增强，尼氏体减少或消失，细胞核固缩等改变。迁延12小时死亡者，主要表现为脑充血、水肿、细小出血点、神经细胞肿胀、尼氏体减少或消失，并可见灶性软化灶。坏死性病变大小不等。迁延48小时后死亡者，常于大脑半球、纹状体、豆状核，特别是苍白球可见对称性软化灶，大脑深

部出现小坏死灶或点状出血，并有脱髓鞘样变性，称为白质脑病。伤后 3 周可见损坏了的小脑浦肯野细胞部位，被增生的 Bergmann 胶质细胞代替。出血性坏死为特征性病变，常见于大脑白质、小脑和基底节。胼胝体内出现出血性坏死病变，高度提示一氧化碳中毒。一氧化碳中毒几天内，出现环绕小血管的出血，也是特征性病变。由于脑内各部对低氧血症的敏感性有差异，最敏感的部位也就是病变最明显的部位，甚至可以根据特殊病变好发部位，作为一氧化碳中毒诊断的有用的形态学依据。海马的 Sommer 段是对这种低氧血症非常敏感的部位，其他敏感区包括大脑皮质、纹状体、苍白球和丘脑，其中大脑皮层的第 3 层很敏感。这种低氧血症可能选择性引起该层的层状坏死。有的病例脑血管周围可有淋巴细胞浸润，这是属于非特异性变化，不要误诊为脑炎。如果血液内碳氧血红蛋白的浓度不足以导致患者迅速死亡，但足以产生长期知觉丧失或昏迷状态者，则中枢神经系统的病变十分明显。如果患者迁延数天后死亡者，其尸斑、血液、内脏及骨骼肌不再呈樱桃红色，常见两侧苍白球的对称性软化灶，大脑皮质、海马、黑质及小脑等部也可见软化灶。大脑半球，尤其额叶或枕叶可发生萎缩。由于供给苍白球的血管是一细长而吻合枝较少的动脉，所以易因缺血缺氧而发生坏死。在早期，病灶呈球形，直径 $10\sim15mm$，或因缺血而呈苍白色，或因充血、出血而呈淡红色，与周围正常组织境界欠清楚。镜检：神经细胞变性、坏死，小胶质细胞增生、肿胀、吞噬脂质小滴而呈泡沫状。到后期，坏死组织液

化，形成囊腔，境界清楚。如果中毒后病程更长者，则大脑半球，尤其额叶和枕叶可发生萎缩。

氰化物中毒性变化 如果烧伤环境中含有多氨基甲酸乙酯的物质，如窗帘、地毯等，就会有氢氰化物的释放，即可能出现氰化物中毒。氰离子能抑制组织中氧化酶活性，使组织利用血液中的氧发生障碍，产生与一氧化碳中毒很相似临床症状。氰化物可通过颈动脉体感觉神经末梢反射性刺激而发生深呼吸，加之氰化物对细胞色素氧化酶及其他氧化酶活性的抑制，使患者在中毒的早期产生剧烈的呼吸动作，进而吸入更多的有毒气体，并且迅速发生知觉消失和死亡。氰化物中毒者，中枢神经系统各部均发生退行性变，甚至胼胝体和黑质也不例外。氰化物中毒致死者，尸检开颅检查时，于颅腔及脑内可闻及苦杏仁气味，其浓度高于其他体腔的浓度。少数病例，中毒后生存时间较长，可达数小时甚至数天，这种病例的脑髓内小血管可能出现透明血栓。也可发生豆状核出血、坏死，神经元变性等改变。

（郭乔楠）

shāoshāng bìnglǐ shēnglǐ

烧伤病理生理（patho physiology of burns）

烧伤发生、发展和转归的规律及其机制，包括致伤因素直接造成局部变化以及由其引发的机体各种反应造成全身性变化的规律及其机制。

热力烧伤病理生理变化 主要取决于热源温度和受热时间。此外，烧伤的发生和发展还与患者机体条件相关。例如：某些衰弱的患者，由于组织对热力的传导不良，用 $40\sim50℃$ 的热水袋时，即可造成 III 度烧伤。又如：小儿

烧伤的全身反应，常比成年人相同面积（占体表%）和深度的烧伤后严重。病理改变，除了高温直接造成的局部组织细胞损害，为机体的各种反应所致。烧伤后机体反应可能释出：①应激性激素。由于疼痛刺激、血容量降低等，儿茶酚胺、皮质激素、抗利尿激素、血管加压素、醛固酮等释出增加。②炎症介质。由于伤处组织细胞受损或加以沾染细菌，缓激肽、补体碎片（C3a、C5a 等）、组胺、色胺等释出。③花生四烯酸。由几种磷脂酶等作用，变为前列腺素（PG）、血栓质（TX）和白三烯（LT）。④各种其他因子。如血小板活性因子（PAF）、白介素（IL）、肿瘤坏死因子（TNF）等。以上多种生物活性物质可引起烧伤的局部炎症和全身反应。

局部反应 局部病变热力作用于皮肤和黏膜后，不同层次的细胞因蛋白质变性和酶失活等发生变质、坏死，而后脱落或成痂。强热力则可使皮肤、甚至深部组织炭化。烧伤区及其邻近组织的毛细血管，可发生充血、渗出、血栓形成等变化。渗出是血管通透性增高的结果，渗出液为血浆成分（蛋白浓度稍低），可形成表皮真皮间的水疱和其他组织水肿。

全身反应 全身反应面积较小、较浅表的热烧伤，除疼痛刺激外，对全身影响不明显。面积较大、较深的热烧伤，则可引起下述的全身性变化：①循环系统：伤后 $24\sim48$ 小时，毛细血管通透性增高，血浆成分丢失到组织间（第三间隙）、水疱内或体表外（水疱破裂后），故血容量减少。严重烧伤后，除伤处渗出外，其他部位因受体液炎症介质的作用也可有血管通透性增高，故血容

量更加减少。除了渗出，烧伤区因失去皮肤功能而加速蒸发水分，加重脱水。机体在血容量减少时，通过神经-内分泌系统调节，降低肾的泌尿以保留体液，并产生口渴感。毛细血管的渗出经高峰期后可减少至停止，组织间渗出液可逐渐吸收。然而，如果血容量减少超过机体代偿能力，则可造成休克。②代谢系统：伤后机体能量消耗增加，分解代谢加速，出现氮负平衡。③血液系统：较重的烧伤可使红细胞减少，其原因可能是血管内凝血、红细胞沉积、红细胞形态改变后易破坏或被单核巨噬细胞系统吞噬，故可出现血红蛋白尿和贫血。④免疫系统：伤后低蛋白血症、氧自由基增多、某些因子（如 PGI_2、IL-6、TNF 等）释出，均可使免疫力降低；加上中性粒细胞的趋化、吞噬和杀灭作用也削弱，所以烧伤容易并发感染。⑤其他器官系统功能改变：包括烧伤炎性介质导致的肺部炎症、水肿增加，甚至急性肺损伤、急性呼吸窘迫综合征（ARDS）等，以及烧伤创面脓毒症引发的消化道及其黏膜损伤从而导致肠源性脓毒症，还有肾前性缺血、缺血-再灌注、感染等导致的急性肾功能不全等。

其他类型烧伤病理生理变化

除了热力烧伤引发的病理生理变化外，其他特殊致伤因素（如化学物质、电流、放射线）作用于机体造成的损伤规律及其机制又各有其特点，因此针对不同致病因素的治疗亦不尽相同。理解不同致病因素造成的损伤及其机制对处理该类伤病至关重要。

化学烧伤　腐蚀性化学制剂和遇水发热的化学制剂接触人体表面时均可造成化学烧伤。较常见的有：①酸烧伤：为强酸（硫酸、盐酸、硝酸）。其共同特点是使组织蛋白凝固而坏死，能使组织脱水；不形成水疱，皮革样成痂，一般不向深部侵蚀，但脱痂时间延缓。②碱烧伤：强碱如氢氧化钠、氢氧化钾等也可使组织脱水，但与组织蛋白结合成复合物后，能皂化脂肪组织，皂化时可产热，继续损伤组织，碱离子能向深处穿进。疼痛剧烈，创面可扩大、加深，愈合慢。③磷烧伤：是有特点的化学烧伤。磷与空气接触即自燃，在暗环境中可看到蓝绿色火焰。磷氧化后产生 P_2O_3 和 P_2O_5 有脱水夺氧作用。磷是细胞质毒物，吸收后能引起肝、肾、心、肺等损害。

电烧伤　伤情取决于几种因素：接触时间、电流强度、电流性质、电流的径路等。因电流＝电压/电阻，电压越高，电流强度越大。电流导入人体后，因不同组织的电阻不同（依大小顺序为骨、脂肪、皮肤、肌腱、肌肉、血管和神经），局部损害程度有所不同。如骨骼的电阻大，局部产生的热能也大，故在骨骼周围可出现套袖式坏死。体表的电阻又因皮肤的厚薄和干湿情况而异，如手掌、足掌因角质层厚，电阻也高；皮肤潮湿、出汗时，因电阻低，电流易通过，迅速沿电阻低的血管运行，全身性损害重；反之皮肤干燥者，局部因电阻高，损害也较重，但全身性损害相对减轻。"入口"处邻近的血管易受损害，血管进行性栓塞常引起相关组织的进行性坏死和继发性血管破裂出血。电流通过肢体时，可引发强烈挛缩，关节屈面常形成电流短路，所以在肘、腋、膝、股等处可出现跳跃式深度烧伤。此外，交流电对心脏损害较大，电流通过脑、心等重要器官，后果较重。

放射性烧伤　见于大剂量 X 射线、γ 射线、放射性尘埃和电子束外照射后，损伤程度取决于射线种类和照射剂量。放射性烧伤可分为四期，即初期、假愈期、反应期和恢复期。几种射线中以 γ 射线和硬 X 射线穿透能力最强。放射性皮肤损伤有一定的潜伏期，病程发展较缓慢，后果严重，常伴有全身毒性反应。由于放射产生电离辐射作用，造成细胞染色体凝聚、核蛋白体脱失、线粒体肿胀空泡化，微血管内皮细胞肿胀、变性，还会导致局部供血不足，缺血乏氧性损害均会严重妨碍创面修复。核武器爆炸产生的致伤因素多，往往造成复合伤，可分为放烧复合伤和烧冲复合伤。复合伤的特点为病情重，救治困难，休克发生率高，感染来势凶猛，病死率高。

（夏照帆）

shāoshāng yìngjī

烧伤应激 （stress after burns）

机体在受到热力、化学物质、电流、放射线等物理化学因素刺激造成烧伤时所出现的非特异性全身反应。烧伤作为一个强烈的外界刺激因素或应激源，除了直接作用于体表皮肤等器官外，可引起机体为维护机体内环境稳定而做出的一系列反应，包括神经-内分泌系统、代谢系统、免疫系统等多脏器系统的功能变化。

烧伤后应激反应　烧伤后应激反应主要表现在三个方面：神经内分泌反应涉及下丘脑-垂体-肾上腺轴，交感神经系统发生一系列神经内分泌反应，以及急性期反应。烧伤应激可由精神刺激、组织损伤、间隙液体重新分布、麻醉剂、器官功能不全、手术刺激及烧伤并发症等引发。自烧伤组织及压力感受器传入兴奋，刺激中枢神经系统，兴奋交感神经系统及下丘脑-垂体-肾上腺轴。此外，烧伤组织释放的细胞因子进入血循环，与特定组织受体作用，引发急性期反应。

烧伤应激引发代谢反应的特征是能量消耗增加，代谢率升高，蛋白质消耗，高血糖伴胰岛素抵抗，脂肪分解，血浆脂蛋白变化，水、电解质、微量元素及维生素的消耗及代谢紊乱，可持续数天、数周或更长。如并发感染，消耗更大。

严重烧伤往往导致失常的应激反应，此时免疫系统受到损害，出现免疫功能紊乱。免疫系统在伤后的变化涉及众多免疫细胞和免疫分子的参与，包括它们在伤后的异常表达或功能失常，再加上它们之间相互协同或制约影响等，从而引起局部甚至全身性炎症反应，其后果将造成组织损伤，并最终导致感染和多器官功能衰竭等烧伤严重并发症。

烧伤并发应激相关疾病　由烧伤作为一个强烈的外界刺激因素或应激源所引发的应激反应相关疾病。该类疾病与烧伤病情具有密切的相关性，烧伤可以起到疾病诱因甚至病因的作用。若烧伤创面持续存在，该类疾病也持续存在甚至加重；而消除烧伤创面后，该类疾病将逐步缓解。处理该类疾病除了按疾病常规处理外，还必须重视消除作为应激源的烧伤因素。

烧伤并发应激性溃疡　烧伤这一强烈应激反应对消化道的影响，典型地反映在应激性溃疡的发生上。应激性溃疡为应激原所引起的急性胃黏膜表面糜烂、点状出血和浅在性溃疡，一般无典型的临床症状。大面积烧伤后无论男女，也无论年龄大小，应激性溃疡均可发生，且烧伤面积越大发病率越高。1842 年柯林（Curling）报道了烧伤后并发急性十二指肠溃疡，此后烧伤后应激性溃疡又称 Curling 溃疡。目前已证实应激性溃疡不仅发生于胃和十二指肠，而且食管、小肠等处都可能发生。烧伤后应激性溃疡的发病率各家报道差别很大，分别为 0.93% ~ 83.5%。但烧伤大于 30% 体表面积（TBSA），在伤后 5 小时内应激性溃疡的发病率可高达 85% 以上。对应激性溃疡应树立"预防为主"的观念，严重大面积烧伤一经入院即开始预防应激性溃疡。如出现溃疡出血或穿孔，应早期诊断和及时治疗。

发病机制　目前尚不十分清楚。近年来，多数学者认为应激性溃疡是多种不同致病因素共同作用于胃肠黏膜而产生的综合征。其发生主要和严重烧伤患者胃肠黏膜血流量减少，黏液分泌减少，胃酸反向弥散，损伤因素和保护因素之间失去平衡，胃酸直接对胃肠黏膜造成损伤有关：①胃肠道黏膜微循环障碍：大面积烧伤后，机体首先表现出明显的应激反应。此时，交感-肾上腺髓质系统兴奋和下丘脑-垂体-肾上腺皮质系统功能亢进，引发儿茶酚胺类、促肾上腺皮质激素（ATCH）等分泌大量增加。胃肠道黏膜及黏膜下血管强烈收缩造成血流量减少，胃肠道黏膜缺血。这种缺血严重而持久，甚至在全身血流动力学指标已趋正常时依然存在，即隐性代偿性休克状态，这可能是应激性溃疡形成的最基本条件及始发因素。②胃肠道黏膜屏障防御机制破坏：胃肠黏膜的完整性由黏膜损伤因子与黏膜防御机制间的动态平衡决定。因此，凡能增加损伤因素或减弱黏膜防御能力的因素，都有可能破坏黏膜的完整性，其中胃酸及氧自由基在胃肠黏膜损伤中扮演重要角色。具体机制包括以下四种：a. 胃酸逆向扩散。胃酸是胃肠黏膜的重要损伤因子。烧伤后大量儿茶酚胺释放入血，导致肠黏膜血管持续性收缩，胃黏液分泌减少，而胃酸分泌增多。胃酸中的 H^+ 成分经逆向扩散由胃腔进入胃黏膜内，导致胃黏膜屏障受损，这是应激性溃疡形成的必要条件。严重烧伤使得胃肠黏膜的防御能力降低，屏障功能受损，致大量 H^+ 反向弥散黏膜内，pH 下降，并最终导致黏膜出血、坏死。b. 氧自由基损伤。严重烧伤后，通过缺血再灌注与补体及巨噬细胞激活途径，体内将产生大量氧自由基，由此引发的脂质过氧化反应将加重胃肠黏膜的损伤。严重烧伤后体内氧自由基生成量明显增加，脂质过氧化损伤显著增强，胃肠黏膜内超氧化物歧化酶含量降低，丙二醛生成量显著升高。因此，烧伤后机体抗氧化功能降低，氧自由基生成大量增加，最终造成胃肠黏膜屏障损害。c. 黏膜能量代谢障碍。严重烧伤早期胃黏膜能量代谢将发生严重障碍。严重烧伤如未及时复苏出现休克状态，胃黏膜处于缺血状态，细胞缺氧，酸性代谢产物增多，以致使胃黏膜上皮细胞线粒体功能遭到影响，导致胃黏膜缺血、糜烂、坏死。d. 过度炎症反应加重胃肠黏膜损伤。严重烧伤、休克和感染后不久，大量炎性细胞便开始在微循环中聚集。血清补体及中性粒细胞、单核巨噬细胞、淋巴细胞等免疫细胞处于活化状态，可释放出大量炎性介质引起全身过度炎症反应。③幽门螺杆菌感染：幽门螺杆菌感染是慢性胃炎和消化性溃疡的主要病因，幽门螺杆菌可产生多种酶类及代谢产物，可对人体胃黏膜上皮细胞造成破坏。幽门螺杆菌与宿主相互作用，诱发局部炎症，激发自身免疫反应，诱导胃黏膜上皮细胞增殖和凋亡，影响一些胃肠激素的合成、分泌和释放，破坏损伤因子和防御因子之间的平衡。但幽门螺杆菌与应激性溃疡的确切关系还不能建立。④创伤本身刺激及精神因素：烧伤给患者带来的不仅是身体上的痛苦，更带来精神上的刺激。在应激状态下机体神经-内分泌失调，通过自主神经系统及下丘脑-垂体-肾上腺轴作用于胃肠等靶器官，引起胃肠黏膜的改变，导致应激性溃疡发生。⑤引起其他并发症：由于烧伤病情变化复杂，往往存在着一种或多种并发症，这些并发症可诱发应激性溃疡及消化道出血。如烧伤后合并脓毒症患者，其应激性溃疡发病率大大提高。

临床表现与诊断　大面积烧伤后无论男女，也无论年龄大小，应激性溃疡均可发生，且烧伤面积越大发病率越高。严重烧伤后由于患者病情危重，常会掩盖消化系统的症状。患者往往烧伤休克期渡过不平稳或伴有创面脓毒症，发病前常缺少前驱症状或被烧伤病情变化所掩盖，许多患者以突发性呕血、黑便为第一临床症状。多发性溃疡多见，显著特点是出血呈现间隙特性。体检除少数患者上腹部有压痛外，其他可无阳性体征。目前早期诊断主要依据病史、临床症状及纤维内镜检查，此外，选择性动脉造影也具有一定诊断价值。

预防和治疗　对应激性溃疡应树立"预防为主"的观念，严

重大面积烧伤一经入院即开始预防应激性溃疡。常规监测胃液 pH 对应激性溃疡的诊断和预后的判断具有预警意义。

烧伤后并发的应激性溃疡治疗通常分为非手术治疗和手术治疗。应激性溃疡多以烧伤休克及全身重度感染为原发病，积极控制其发生及发展，则是治疗应激性溃疡的关键。加大休克复苏力度与监护手段，进行早期、快速、有效、充分的液体复苏，提高复苏效果，缩短胃肠道黏膜缺血、缺氧时间，可有效地降低应激性溃疡的发生率。早期手术治疗深度烧伤创面，避免脓毒症的发生也是减少炎症介质产生，降低应激性溃疡发生概率的重要因素。其他非手术治疗和手术治疗方法同消化性溃疡。

烧伤并发应激性糖尿病　烧伤后应激性糖尿病的发生率为 0.3%。由于应激时代谢消耗的需要，机体动员葡萄糖调节机制。胰高糖素、肾上腺素、生长激素、皮质醇等抗胰岛素激素分泌增多，而胰岛素分泌受抑制所致，造成血糖升高，出现应激性高血糖症。持续强烈的应激能造成应激性糖尿病。

病因及诱因　应激反应是烧伤后应激性糖尿病的根本原因。烧伤并发应激性糖尿病的主要诱因与烧伤的严重程度、休克期过不平稳、严重性感染都有着密切关系。此外，烧伤后大范围的手术治疗也是发病的重要诱因，患者的精神的紧张、焦虑、疼痛的刺激，与发病均存在明显的相关性。

发病机制　涉及以下四个方面的因素：①交感-肾上腺髓质系统反应增强：交感神经兴奋时体内肾上腺素水平升高，作用于肝

细胞使糖原分解和糖原异生增加。肾上腺髓质反应增强后，大量糖皮质激素释放，促进蛋白质分解，抑制组织对葡萄糖的利用，加速糖原的异生。②胰高血糖素分泌增加：高血糖素是分解激素，由胰岛 A 细胞合成并分泌。肾上腺素作用胰岛 A 细胞上肾上腺素能受体，刺激细胞分泌胰高血糖素。烧伤后肿瘤坏死因子（TNF）水平升高也能刺激胰高血糖素分泌。③生长激素分泌增加：烧伤损伤可以通过下丘脑的肽类神经激素促进脑垂体嗜酸细胞分泌更多的生长激素。生长激素具有脂肪动员和脂肪分解的作用，使血中脂肪酸和酮体升高，促进甘油、丙酮酸合成葡萄糖，并抑制组织对葡萄糖的利用，导致血糖升高。④胰岛素抵抗：胰岛素是胰岛 B 细胞分泌的能量储存激素。由于烧伤后，血糖和胰高血糖素水平升高刺激胰岛 B 细胞分泌胰岛素；同时血中儿茶酚胺增多，通过 α 受体抑制胰岛素的分泌。因此，烧伤后胰岛素分泌可以减少、正常或增多。一般烧伤后 24 小时内，由于交感-肾上腺髓质系统反应十分强烈，血浆胰岛素偏低，胰岛 B 细胞对高血糖的反应不敏感。烧伤 48 小时后，血浆胰岛素水平逐渐升高，并维持在高水平。烧伤后血浆胰岛素水平处于正常或略高于正常水平，但外周组织对胰岛素的反应性却降低，称为胰岛素抵抗。烧伤后胰岛素抵抗现象主要与胰岛素受体后信号传递通路异常有关。在胰岛素受体信号传递通路中关键的酶磷酸肌醇激酶 3 的活性明显降低，并且受体的酪氨酸激酶和酪氨酸磷酸化水平都下降，而胰岛素受体量却未见有改变。

临床表现　一般在伤后 2 周

内发病，病情轻重不一，多数患者随着创面基本覆盖以及正规的胰岛素治疗后，病情可以控制。临床主要表现为血糖升高、尿糖阳性，但无酮尿。大面积Ⅲ度烧伤，特别是伴有大片肌肉坏死者，并发应激性糖尿病后，创面和坏死肌肉可严重感染，发生湿性坏疽。高血糖和感染可以互为因果、互相加剧，结果使两者均不易控制。最终患者可因侵袭性感染而死亡。糖尿病本身的多饮、多食、多尿"三多"表现，在烧伤后应激性糖尿病患者身上常被掩盖。主要是烧伤本身能引起口渴多饮；分解代谢增加，内生水增加和失钠性肾炎、水肿回吸收等因素均可引起多尿。应激性糖尿病的诊断主要应根据空腹血糖测得的结果。目前对于烧伤并发应激性糖尿病的诊断标准尚存在较大差异。早期的高糖血症即是中晚期应激性糖尿病的基础。大部分高糖血症患者可在短期内得到控制，不应以应激性糖尿病冠名，而发展到中晚期的病例则具有糖尿病长期、顽固的特点。诊断应着眼于其持续的时间，血糖、尿糖增高超过1周以上通常可诊断为应激性糖尿病。

治疗　高血糖降低人体对感染的防御能力，必须把血糖浓度控制在正常或接近正常的水平。烧伤后应激性糖尿病的处理与一般外科糖尿病的处理相同，即在足够量的正规胰岛素控制下，继续给予高营养摄入。胰岛素的剂量受病情、饮食热能和成分以及感染等因素影响，一般开始治疗的前几天每次餐前试用正规胰岛素4～8U，总量不超过20U/d，以后根据餐前尿糖试验的结果调整胰岛素用量。尿糖阴性时胰岛素剂量不变或减少4U；尿糖每增加一个加号（+），胰岛素剂量相应增加4U。在切痂、植皮手术前，必须将血糖降至接近正常水平。一般认为血糖不宜超过10mmol/L，尿糖应控制在两个加号（++）以下。在静脉输入的葡萄糖液中，按3～5g葡萄糖加入1U胰岛素。

（夏照帆）

烧伤后血管通透性变化（blood vessel permeability after burns）

由烧伤引起的，允许某种物质通过血管壁性质的变化，主要是引起更多物质可以更快地通过血管壁，也就是血管通透性增高。正常血管通透性的维持有赖于血管内皮细胞屏障的完整性，内皮细胞与内皮细胞间、细胞与基底膜间的连接以及胞内骨架蛋白收缩这三种力量，经蛋白质相互作用，在功能和调节上互相关联。烧伤休克的主要临床特点是低血容量性休克，其主要原因之一是毛细血管扩张，血管通透性增高，毛细血管静水压增加，促进了血浆样液体的渗出，导致血容量锐减。

血管通透性增高的时相性变化　可分为两个时相：第一时相发生在烧伤后30分钟内，主要发生在微静脉，可被组胺受体阻断剂抑制，故认为此相的血管通透性增高与组胺有关。第二时相又称延迟性血管通透性反应，一般在30分钟以后发生，4小时达到高峰，不但发生在微静脉，而且发生在其他毛细血管段支部位，其严重程度和持续时间均大大超过第一时相性变化，而且不受组胺受体阻断剂的影响，故认为与其他化学介质有关。

血管通透性增高的发生机制　其实质是血管内皮的通透性增高。血管内皮是血管腔面的一层半选择性通透屏障，包括内皮细胞单层和基膜。内皮细胞通过黏附斑黏附于基膜上，同时内皮细胞之间通过紧密连接、缝隙连接、黏附连接及韧带连接等方式相互连接。生理条件下，内皮细胞F-肌动蛋白产生的使细胞收缩的中心张力与由内皮细胞间连接、内皮细胞-基膜间黏附所产生的舒张细胞的束缚力处于相对平衡，血管内皮的半选择性通透屏障功能得以维持。病理情况下，血管活性物质和炎症介质作用于内皮细胞，引起一系列的信号转导，通过两条途径增加磷酸化的肌球蛋白轻链：①钙离子升高，导致钙与钙调蛋白结合形成复合体，激活肌球蛋白轻链激酶，促进其磷酸化。②肌球蛋白相关磷酸酶受抑制，使磷酸化的肌球蛋白轻链去磷酸化不能有效进行。肌球蛋白轻链磷酸化增加介导肌动蛋白与肌球蛋白间相互作用，使F-肌动蛋白发生重排，中心张力增加，细胞骨架收缩，内皮细胞间连接解体，细胞间隙形成，最终导致内皮通透性升高。这一过程涉及的信号分子很多，如G蛋白、磷脂酶C、钙离子、蛋白激酶C、酪氨酸激酶等，其中更复杂的机制尚不完全清楚。此外，还有许多非内皮细胞因素可影响烧伤后血管通透性，如毛细血管周细胞、基底膜的各种基质成分功能的变化、血流动力学改变等，其机制目前尚不清楚。

引起血管通透性增高的体液因素　重度烧伤后，全身性的炎症反应启动，炎细胞活化、聚集，大量炎症介质和血管活性物质释放，从而导致毛细血管通透性增高，血管内液外渗至组织间隙。这些炎症介质包括：组胺、缓激肽、氧自由基、前列腺素、一氧化氮等。

组胺 组胺可以增高毛细血管和微静脉对液体和蛋白的通透性。烧伤后,组胺立即由肥大细胞大量释放到烧伤皮肤中,然而,这种过程呈一过性表现,这提示组胺可能只和伤后早期血管通透性升高有关。

缓激肽、P物质 缓激肽能显著增高血管尤其是小静脉的通透性。烧伤后组织中可能有缓激肽的产生,但在血浆及淋巴液中很难检出,这是因为烧伤后同时存在激肽酶活性的升高以及游离激肽的迅速失活。组胺的释放是激肽激活过程中的一个必要的步骤。烧伤后其他炎症介质的释放和全身炎症反应都能促进缓激肽释放入血,激活激肽释放酶-激肽系统。P物质是对肺功能具有多重神经免疫调节作用的一种速激肽。烧伤后肺部微血管通透性升高、肺水肿加重均与P物质密切相关,P物质在大面积烧伤时具有增高肺部血管通透性的作用。

氧自由基 氧自由基可以致毛细血管内皮细胞的破坏,导致内皮通透性增高。此外,还能使组织中的透明质酸、胶原和其他基质成分变性、分解,产生有渗透活性的颗粒,导致组织间隙负压形成。这两种作用均导致水肿的形成。烧伤后,组织细胞缺血-再灌注损伤导致黄嘌呤脱氢酶转化为黄嘌呤氧化酶的效能大大增加,所有受损的细胞遇氧时均会释放大量氧自由基。由于伤后血流量的减少和早期内源性抗氧化活动过度,正常的氧自由基代谢平衡被打破,氧自由基无法清除,故造成难以避免的氧自由基损伤。氧化剂诱导的脂质过氧化反应产物在受损组织、水肿液及血浆中的释放可以证实氧自由基

损伤的存在。

前列环素与血栓素 烧伤后水肿液和血浆中可出现大量的促进血管舒张的前列环素 I_2 和促进血管收缩的血栓素 A_2。前列环素 I_2 可以通过扩张血管,增加局部血流量,依靠炎症介质的作用使血管通透性增高。早期的血栓素 A_2 释放可能是导致烧伤组织局部缺血带的血流量持续减少的原因之一。局部血栓素 A_2 的增多还能使烧伤微循环中血小板的聚集和白细胞的附壁增加。

一氧化氮(NO)和内皮缩血管肽(ET-1) NO作为一种内源性的血管舒张因子,能够松弛血管平滑肌,扩大管腔,改善局部及系统血流量。NO对局部烧伤组织血管通透性没有明显的影响,但对大面积烧伤后系统性的,尤其是肺部毛细血管通透性的升高有明确的作用。ET-1是一种内源性的血管收缩因子,可以由受损或缺血的内皮细胞产生,进一步加重局部和全身循环的损害。

其他介质 烧伤后,血中血小板活化因子明显增加,可增高血管通透性;烧伤后血管通透性增高的延迟反应可能是通过花生四烯酸的瀑布反应所产生的白三烯所引起的,它的作用比组胺强1000倍;烧伤后血浆中,前列腺素 E_1 和前列腺素 G_2 损害内皮细胞,增加血管通透性。

(夏照帆)

shāoshānghòu wēixúnhuán biànhuà

烧伤后微循环变化(micro-circulation after burns)

由烧伤引起的微动脉和微静脉之间血液循环的改变。人体的血液由心脏泵出后,经逐渐分级的动脉至微动脉,再进入毛细血管,然后由微静脉及各级静脉回流到心脏。微循环则是该循环系统的最小功能

单位,是遍布全身的交易网络体系,是人体生命活动的源泉,承担着人体的能量传递、信息传输和物质交换的重要任务,维持着人体正常、稳定的内环境。因此,一旦微循环发生障碍,必然引起机体组织器官的"大罢工",甚至危及个体的生命。大量研究显示,烧伤后机体的微循环发生了明显变化,而这些微循环的改变决定着伤情的进展以及治疗的结局。因此,了解烧伤后微循环的变化具有重要意义。在医学上,微循环还包括淋巴液和组织液的微循环,但通常所说的微循环是指血液微循环。

局部微循环改变 烧伤后局部微循环的改变,大体是热损伤引起人体损伤部位的炎症反应(即红、肿、热、痛、功能障碍)。但是不同程度的烧伤,局部微循环改变常常是不同的。即使是同一程度的烧伤,其烧伤局部组织中心区域与周围区域的微循环变化特点也同样存在一定差异。

不同程度热损伤引起的微循环改变表现为:①Ⅰ度烧伤多以充血为特征表现,微动脉与微静脉均呈现出扩张状态,有时微静脉表现为节段性扩张改变,毛细血管明显充盈。②Ⅱ度烧伤可见微动脉早期呈现短暂的收缩改变,进而又转向扩张、充血状态,微静脉同样扩张明显,管腔内红细胞聚集,血流速度缓慢。由于红细胞的聚集,在微静脉内血液呈现节段性流动,血流淤滞较明显。与此同时,在微静脉内可见到白细胞黏附在血管壁上,血管内皮细胞肿胀,就好像隧道的路面崎岖不平一样,使得血流淤滞进一步加重。毛细血管同样呈现扩张、充血表现,管腔内血流淤滞,管壁通透性增加,部分红细胞外渗。

③Ⅲ度烧伤表现为严重的微血管血流淤滞，微动脉、微静脉及毛细血管内广泛血栓形成，阻塞了血管管腔。在热损伤造成的皮肤表层凝固性坏死的基础上（即皮肤被烧成了干痂），由于微循环阻塞，常累及皮肤组织深层，导致深层组织缺乏来自微循环的营养供应（主要以氧气为主），更进一步加重了Ⅲ度烧伤组织的坏死程度。通过对比Ⅱ度烧伤和Ⅲ度烧伤微循环改变，发现两者的主要区别在于微血管内血栓形成的程度及范围，前者主要以血流淤滞为主，仅在极少部分血管管腔内形成血栓，而后者在皮肤血管（包括小动脉、小静脉、微动脉及微静脉）内有广泛的血栓形成，24小时内即可阻塞整个血管，出现完全的血液供应中断，引起机体全层皮肤的坏死。

一般认为，在皮肤烧伤局部可形成由内至外的三个区带，即凝固带、淤滞带和充血带。①凝固带：位于热损伤中心部位，是由损伤所引起的皮肤组织凝固性坏死区，其特征为毛细血管内血流完全停滞不动，微动脉和微静脉内有广泛的血栓形成，边缘区域微动脉、毛细血管和微静脉血管扩张、充血明显，血流速度缓慢。②淤滞带：位于损伤中心区域和边缘区域之间的中间带，其特征为广泛的微血管扩张、充血，微静脉呈节段性痉挛、收缩，微静脉和毛细血管内有大量的红细胞聚集，血流成节段状，流速缓慢，部分毛细血管和微动脉管腔内有血栓形成。③充血带：位于损伤部位的周围带内，其特征为微循环血管明显扩张、充血。其中，淤滞带是一个处于十字路口并可以向好坏两个方向发展的关键阶段，它关系到皮肤烧伤的面积和深度，对于淤滞带发生发展的机制研究对于指导临床烧伤患者的救治具有重要的意义。如果烧伤当时凝固带比较表浅，而淤滞带逐渐加重，扩张到全层皮肤，且引起毛细血管血流完全停滞，则可以导致全层皮肤组织坏死；反之，若能改善淤滞带的微循环紊乱，阻止血栓形成，就可能把一部分原以为是全层皮肤破坏的Ⅲ度烧伤挽救成部分皮肤丧失的Ⅱ度烧伤。

全身微循环改变 烧伤后全身微动脉与小动脉有两个时相变化，先出现一个短暂的收缩期，而后即转为持续扩张期。收缩期长短和血管收缩程度与烧伤面积有关。烧伤后的远隔组织器官的微循环变化，表现为小面积烧伤时，对远隔组织器官微循环影响较小，而大面积烧伤时，早期因血管通透性增高导致血管内大量血浆样物质外渗，引起机体血管内的总血液含量下降。另外，烧伤引起机体产生一些特殊的物质，如血管活性物质（主要作用为调节血管的收缩和扩张功能）、炎性介质（参与人体炎症反应的一些物质）分泌增加，导致全身微循环障碍进一步加重，最终引起远隔组织器官缺血缺氧性损害。与微动脉及小动脉不同，烧伤后微静脉和毛细血管始终处于扩张状态。微循环血流缓慢，血液淤滞是烧伤休克期病理生理改变的主要特征之一。休克除了机体循环血容量不足、心脏功能不全和各种体液变化的直接作用外，还与全身微循环的功能紊乱有关。

一般情况下，烧伤后微血管变化可经过微血管痉挛、微血管扩张和微血管麻痹三个阶段。有学者认为在烧伤休克期，微循环血管始终处于痉挛状态，称为血管痉挛学说，又称α学说。休克过程中，由于机体循环系统内血液总量不足，刺激机体释放大量的儿茶酚胺，激活血管上的α受体（儿茶酚胺与血管α受体两者作用后，起到收缩血管，提高血压的作用）。此外，儿茶酚胺还能作用于血管上的另一受体，即β受体，后者使前面提到的微循环途径之一——动-静脉短路通路大量开放，使脏器微循环血液灌注明显降低。通过动物实验发现，对烧伤引起休克的小鼠补充足够的液体（如生理盐水），或通过药物阻断血管上的α受体和β受体，使其不能与儿茶酚胺结合，可以部分甚至完全逆转上述微循环改变，提高小鼠的存活率。

烧伤时，由于上述主要原因引起的微循环变化，使微循环的营养性血液灌流量大大减少，特别是见于以α受体占优势的靶器官，如皮肤、黏膜、肾、胃、脾、肠系膜上动脉供应区等。经动-静脉短路的血流量增多，造成组织、细胞缺血缺氧，先发生代谢性改变，继而发生器质性改变。此期，若抗休克措施（如补充血容量、解除血管痉挛等）未能及时给予或给予后仍未见效，则疾病将继续发展。此期的变化，除造成组织器官因微循环血流量减少导致缺血缺氧，严重损伤机体功能外，也还有适应性代偿的有利作用。例如脏器微循环血管收缩增加了循环系统的外周阻力，有利于大动脉平均动脉压的维持，缩小机体广大区域的微循环血管床的血液容量，以使生命重要器官的血液供应在一定时间得到保证。此外，像肝、脾等贮血器官微循环血管收缩时，使得贮血投入循环系统，起到增加循环血量的作用。目前认为，微循环对于组织、细胞的血液灌流量的变化比动脉压的变化更为重要。

微循环中血液变化 是烧伤休克期微循环变化最为严重的一个阶段，变化的重点是在微循环中淤滞的血液。休克时，微循环血液中出现白细胞变形能力下降，微静脉中白细胞附壁黏着，造成毛细血管嵌塞。同时，还存在红细胞和血小板聚集以及微血栓形成等。它们引起微循环阻力增加，这在烧伤休克的发病过程中起到重要作用，也成为休克微循环研究中的一个新方向。

血液成分分离 由于淤血，血液流速明显下降。有的血细胞在扩张的微循环血管中呈来回摆动状缓慢前进，有的则处于停滞状态，加之血管通透性增高，血管内液体大量渗出，导致血液悬浮稳定性下降，使得血液各成分发生分离现象：血浆多位于毛细血管分支前后，在几段毛细血管内只有血浆而无红细胞，红细胞多位于微循环毛细血管的直接通路区域，白细胞和血小板则多位于毛细血管的边缘支中。这种分布特点可能与正常血流中有形成分的分布状态有关，即轴流与边流现象。血液中的有形成分处于轴流，其中红细胞又是轴中之轴；白细胞及血小板较轻，处于轴流之边缘部位；边流则是血浆。当发生烧伤休克时，血流动力学发生上述改变，容易引起血流变缓慢，血管收缩，血细胞在狭窄的微静脉和小静脉内淤滞。这种血液成分分离的变化对接下来各种微循环中血液成分的变化具有促进作用。

血液黏滞度升高 血液黏滞度是决定血流阻力的因素之一。全血黏滞度为水黏滞度的4~5倍。已知血液黏滞度与血流流速成反比。当血压不变时，黏滞度增加则微循环血流速度下降。血液黏滞度增加主要与血液浓缩，红细胞黏聚等有关，具体机制包括：①血液浓缩：主要表现为血细胞比容（指一定容积全血中红细胞所占的百分比，其值升高常提示血液中红细胞增多）明显升高。这是由于微循环淤血及血管通透性增高导致血液成分外渗的结果。在其他类型休克中也有这种现象，不过烧伤休克血液浓缩现象更为显著。从微循环采血检查可以发现血细胞比容升高格外明显，这是由于大量血细胞滞留于微循环中之故。如果抽取大静脉血液检查，有时由于溶血或输液等因素的影响，血细胞比容可能正常或低于正常。②红细胞黏聚：血流动力学改变是导致红细胞黏聚的重要因素。在血液淤滞、流速减慢的条件下，大大增加了红细胞在扩张的微循环血管中的某些节段彼此黏附、聚集的机会。另外，此时微循环中血液常呈高凝状态，血液中的纤维蛋白细丝贴附于管壁，加之红细胞表面的负电荷下降，负负相斥作用减弱，更增加了红细胞黏附、聚集的可能性。当黏聚成团块状或叠连状之后，血液的黏滞度增加，更不易流动，形成恶性循环。在烧伤休克时，红细胞黏聚更加常见。不仅见于热损伤部位，在全身各处的微循环血管中，如在肺、肝、肠黏膜、肾、胰、肾上腺、心脏的微循环中都有发现。此种黏聚并非凝固，改善循环后在血流加快的条件下仍可解聚。

红细胞形状改变 当红细胞直接受到50℃以上高温作用时，会出现形态改变甚至破坏。在烧伤休克时，微循环中的红细胞由于血流动力学改变，处于缺氧、缺乏营养物质、酸中毒及代谢废物累积的环境中，容易发生形状改变而呈球形（正常红细胞形态为双凹圆盘状），此时则不易通过毛细血管。红细胞肿胀呈球形后，每个红细胞的体积平均增加了6%，外周阻力可增加90%。因此，构成外周阻力的不仅是阻力血管和阻力装置的作用，与血液黏滞度甚至血液有形成分形状的变化均有关系。肿胀呈球形的红细胞超过一定限度可使细胞膜破裂而发生溶血。此外，附壁的纤维蛋白丝漂浮的血液中，犹如在血管中设置了一道道路障，将"硬闯"的红细胞分割成大小不等的碎片从而出现溶血。烧伤患者血中有增加红细胞脆性的因子存在时，也会出现溶血。一般大面积烧伤休克患者溶血现象较重，持续时间较长，贫血很难纠正。正像红细胞黏聚可以解聚一样，红细胞的形态改变也是可逆的。当微循环改善，红细胞的营养与代谢逐步恢复，形状也可恢复正常。只有当那些改变超过一定限度并导致细胞膜破裂时，才出现难以挽回的局面。

血小板聚集 在烧伤患者临床救治过程中常发现，烧伤休克时静脉采血检查常提示血小板数目下降，这在其他类型休克中也比较多见。烧伤休克时，引起血小板降低的主要原因之一是微循环中血小板聚集，其可能的原因如下：①血流速度下降时，血小板、白细胞等较轻的有形成分靠边，互相靠紧。②休克组织缺氧时释放一些促黏附物质（如腺苷类、溶血产物、组胺、5-羟色胺，以及儿茶酚胺类和内毒素等）使血小板黏附、聚集。通常当血小板聚集时间不长时，由于循环状态的改善仍可使其解聚。因此，在较短时间内可以恢复正常。如果黏附时间较久，因缺氧而使代谢发生障碍，血小板将分解、破裂，释放出的血小板因子等均会对血液凝固产生促进作用，加重微循环的高凝状态。

血液凝固及微血栓形成 血液凝固是指血液由流动状的液态变为不能流动的凝胶状态的过程。而微血栓是在微循环的血管中由血小板、白细胞或纤维蛋白互相黏集而成的一种均质无结构的微小血栓。血流动力学及血液成分的改变是引起微血栓形成的关键因素，同时微血栓形成又是血液凝固的起始事件。不同于红细胞或血小板黏聚，微血栓形成的基本变化是纤维蛋白原变成纤维蛋白，既可形成纤维蛋白微栓，又可黏附血细胞、血小板形成血栓。

（夏照帆）

shāoshānghòu quēxuè zàiguànzhù

烧伤后缺血再灌注（ischemia-reperfusion injury after burns） 烧伤病程中，先出现血液灌注减少，造成细胞发生缺血性损伤，然后出现缺血组织恢复灌注，反而使得细胞损伤进一步加重，甚至发生不可逆性损伤的现象。这是随着休克治疗的进步以及动脉血管旁路移植术、溶栓疗法、经皮腔内冠脉血管成形术、心脏外科体外循环、心肺脑复苏、断肢再植和器官移植等方法的建立和推广应用，使许多组织器官缺血后重新得到血液再灌注而发现的现象。多数情况下，缺血后再灌注可使组织器官功能得到恢复，损伤的结构得到修复，患者病情好转康复；但有时缺血后再灌注，不仅不能使组织、器官功能恢复，反而加重组织、器官的功能障碍和结构损伤。

缺血再灌注损伤 除损伤的一般反应外，无论烧伤的深浅或面积的大小，伤后迅速发生的变化均为体液渗出。导致体液渗出的主要病理生理变化，为烧伤区及其周围或深层组织内皮细胞损伤以至毛细血管扩张和通透性增高。在毛细血管通透性改变的同时，烧伤区及其周围组织，或虽因热力损伤并未致死，或因水肿压迫、血栓形成等而缺血、缺氧。严重者，尚可有大量血管活性物质、凝血活酶等释出，进一步使毛细血管扩张与通透性增加，血流缓慢、淤滞，渗出更加增多，导致血管内凝血，加重缺血、缺氧，并形成恶性循环。

在较小面积的浅度烧伤，体液的渗出主要表现为局部组织水肿，即使有时渗出体液较多，但经过人体的代偿，对有效循环血量的影响可不明显。但烧伤面积大（一般指Ⅱ度、Ⅲ度烧伤创面面积成年人在15%、小儿在5%以上者），尤其是抢救不及时或不当、人体不足以代偿迅速发生的体液丧失时，则循环血量明显下降，导致血流动力学方面的改变，进而发生休克。烧伤休克为低血容量性休克，由于目前还缺乏防治毛细血管通透性增高的有效措施，在大面积烧伤后及早进行补液治疗，迅速恢复循环血量，改善组织血液灌流和缺血、缺氧，是当前防治烧伤休克的主要措施。

中国的交通网络和通信设施仍处于发展阶段，在许多地区，交通和通讯仍然很落后，加上一些基层医疗单位条件较差、烧伤救治知识普及不够等原因，一些大面积深度烧伤患者难以得到及时、有效的复苏治疗，入院时已发生明显休克，如此时才开始给予液体复苏治疗，称为烧伤休克延迟复苏。

烧伤休克延迟复苏时各脏器并非处于典型的断流与再灌注状态，但可引起再灌注损伤。延迟复苏再灌注状态下氧自由基大量生成，导致膜脂质过氧化加剧，造成红细胞膜进一步损伤。表明烧伤休克延迟复苏的重要脏器在休克缺血性损伤的基础上又附加上了再灌注损伤。组织和器官缺血缺氧越严重、持续时间越长，液体复苏造成的再灌注损伤就越严重。

缺血再灌注损伤机制 缺血再灌注损伤是一个非常复杂的病理过程，与多种因素相关，且有多种途径参与，相关机制如下。

休克为再灌注损伤奠定细胞分子生物学基础 严重烧伤休克后微血管内皮细胞氧自由基产生增加，而组织对氧自由基清除能力却降低。加以细胞内钙超载，溶酶体蛋白酶和内皮素等细胞因子的释放，以及白细胞与内皮细胞的黏附性增强等因素，均参与了烧伤休克造成重要脏器损伤。休克使各重要脏器细胞在遭受缺血性损伤的同时，产生和具备造成再灌注损伤的细胞分子生物学基础。

氧自由基进一步增加 组织灌注不良时，细胞呈现能量代谢障碍，ATP 生成减少。AMP 再利用障碍造成累积，并降解为次黄嘌呤逸出细胞膜进入细胞间隙。当延迟复苏致使组织恢复供血供氧时，组织中广泛存在的黄嘌呤氧化酶（XO）以 O_2 替代 NAD^+ 为受电子体，与细胞间累积的次黄嘌呤反应，生成大量活性氧。氧自由基的另一来源是扣留于脏器组织的中性粒细胞，与内皮细胞黏附并被激活，通过呼吸爆破产生活性氧（由 NADPH 氧化酶催化产生）。氧自由基主要造成细胞膜及细胞器（如线粒体）膜脂质过氧化损伤，线粒体的损伤进一步加重能量代谢障碍，形成恶性循环。

机体抗氧化能力减弱 正常体内氧自由基的生成和清除处于动态平衡状态。过氧化物歧化酶、过氧化氢酶、谷胱甘肽等体内固有的氧自由基清除剂在抗氧化损伤中起重要作用。烧伤后机体对氧自由基的清除能力降低，主要表现为上述酶活力降低，进一步加重体内氧自由基的生产和清除之间的紊乱，加重组织损伤，丙二醛等细胞膜脂质过氧化物增加。

细胞内钙超载 细胞能量代谢障碍引起 Na^+-K^+-ATP 酶活性降低，细胞内 Na^+ 浓度增加，进而刺激 Na^+-Ca^{2+} 交换增加；氧自由基对细胞膜结构的损伤使通透性增高，血浆 Ca^{2+} 沿钙离子的跨膜梯度流向细胞内并积聚，胞质内增高的 Ca^{2+} 浓度又刺激内质网释放 Ca^{2+}，造成细胞内钙超载。烧伤后 L 型钙通道、内质网 Ryanodine 受体系统的功能紊乱也促成细胞内钙超载。Ca^{2+} 作为细胞内第二信使参与信号转导。钙超载导致细胞损伤和功能障碍。

磷脂酶 A_2（PLA_2）激活 氧自由基增多与细胞内钙超载协同作用，激活 PLA_2。活化的 PLA_2 作用于细胞膜磷脂，通过花生四烯酸级联反应，生成前列腺素、白三烯、血栓素等炎症递质；线粒体膜的过氧化损伤可导致氧化磷酸化失偶联；PLA_2 还通过诱导血小板激活因子在细胞表面的表达，促进中性粒细胞黏附内皮细胞、浸润靶器官。

蛋白酶激活释放 缺血缺氧导致细胞溶酶体膜损伤，再灌注则促进溶酶体蛋白酶的释放和扩散。再灌注损伤后，细胞溶酶体及非溶酶体酶被激活释放；中性粒细胞在组织中扣押，激活后脱颗粒，释放其中的消化酶，由此造成组织中蛋白酶活性增高。

中性粒细胞聚集、NO 含量减少 NO 具有保护和损伤细胞的双重作用，取决 NO 的浓度和激活不同的信号转导通路。烧伤延迟复苏使脏器中 PMN 标志酶 MPO 活性明显增高，NO 产生显著降低，组织含水量明显增高。NO 减少促进 PMN 黏附于内皮细胞，浸润组织并释放活性氧、蛋白酶、细胞因子。延迟复苏时黏附分子的表达增高也是 PMN 聚集的主要因素。

细胞膜结构损伤，细胞内离子代谢紊乱 这些改变为再灌注条件下细胞水肿和细胞内钙离子超负荷创造了条件。在延迟复苏开始后，随着组织灌注状态的改善，启动一系列与氧代谢和离子代谢有关的病理过程，造成细胞进一步损伤。单纯扩容对烧伤休克延迟复苏不利。

组织损伤的多途径和组织器官特异性 烧伤休克延迟复苏通过多种途径和组织器官对损伤因素特异性，造成重要脏器和组织损伤，不同的组织和器官中的主要损伤因素可能不同；而同一脏器或组织可能有多种因素参与再灌注损伤，其中某一因素可以处优势地位。用药物（氧自由基清除剂、蛋白酶抑制剂和钙离子通道阻断剂）阻断不同的损伤途径的观察证实损伤因素的多重性和组织器官特异性。提示防治烧伤休克延迟复苏造成的再灌注损伤，必须采取综合性措施。与延迟复苏同步给予氧自由基清除剂，可有效减轻肺组织的细胞水肿；给予溶酶体蛋白酶抑制剂，可有效防治心脏和肾的细胞能量代谢紊乱；防治小肠黏膜能量代谢紊乱和减轻小肠黏膜水肿方面，氧自由基清除剂和溶酶体蛋白酶抑制剂均显示良好效果。

（夏照帆）

shāoshānghòu yǎngzìyóujī biànhuà

烧伤后氧自由基变化（oxygen free radicals after burns）

由烧伤引起氧元素衍生自由基种类和含量的改变，主要是氧自由基增加。自由基是指单独存在的、具有不配对价电子的离子、原子、分子基团。它们的共同特征是最外层电子轨道上具有不配对电子，因此化学性质十分活泼。其生成包括如下几种方式：接受一个电子，或丢失一个电子，或共价键的均裂。在细胞内通过酶促反应和非酶促反应可产生自由基。氧自由基是由氧元素衍生的自由基，包括超氧阴离子（$O_2^-\cdot$）、氢过氧化基（$HO_2\cdot$）、羟自由基（$OH\cdot$）等，具有较强的氧化性质。与氧自由基一样，过氧化氢（H_2O_2）也具有活泼的氧化性质，尽管其本身不是氧自由基，也常与氧自由基并列在一起参与机体内氧化机制的研究。为了便于研究，将含有氧元素，且化学性质较氧（基态氧）活泼的氧的某些代谢产物和一些反应的含氧产物统称为活性氧。包括 $O_2^-\cdot$、$HO_2\cdot$、H_2O_2、$OH\cdot$ 以及单线态氧（$^1O_2$）等，其中氧自由基占主导地位，约占自由基总量的 95%。氧自由基在体内存在的时间非常短暂，但其化学性质极为活泼，具有强烈引发脂质过氧化的作用。

氧自由基变化机制 烧伤后体内氧自由基的产生与清除失去平衡，有关这种紊乱状态加剧的表现以烧伤休克延迟复苏更为突出。烧伤休克延迟复苏时各脏器并非处于典型的断流与再灌注状态，但可引起缺血再灌注损伤。在完全性缺血、缺氧时，组织损伤程度较轻，而在缺血后再灌注时，由于氧自由基的急剧增多而使组织损伤更加严重。烧伤后体内氧自由基产生增多的机制为：①在缺血后再灌注状态下，细胞内的氧自由基主要来自黄嘌呤氧化酶，它是由前体黄嘌呤脱氢酶转变而来的。该脱氢酶广泛存在于各种组织细胞中，它是以 NAD^+ 为电子接受体，所以不产生自由基。当组织细胞缺血时，ATP 生成量减少，导致细胞内能量不足，不能维持正常的离子浓度。于是，Ca^{2+} 重新分布使得细胞内 Ca^{2+} 浓度增大，激活了一种蛋白酶而将脱氢酶不可逆地转化成氧化酶。②缺血使得细胞内 ATP 减少，AMP 增多，AMP 又可逐步分解成次黄嘌呤，而次黄嘌呤是氧化酶的适宜作用底物。当再灌流时，氧分子重新进入组织，与组织中积累的次黄嘌呤和氧化酶发生反应，生成大量的活性氧自由基。③氧自由基的另一来源是扣留于脏器组织的中性粒细胞，与内皮细胞黏附并被激活，通过呼吸爆破产生活性氧（由 NADPH 氧化酶催化产生）。④在缺血组织中具有清除自由基的抗氧化酶类合成能力发生障碍，从而加剧了自由基对缺血后再灌流组织的损伤。主要包括过氧化物歧化酶、过氧化氢酶、谷胱甘肽等体内固有的氧自由基清除剂。

氧自由基对生命大分子的损害　氧自由基具有高度的活泼性和极强的氧化反应能力，能通过氧化作用攻击体内的生命大分子，如核酸、蛋白质、糖类和脂质等，使这些物质发生过氧化变性、交联和断裂，从而引起细胞结构和功能的破坏，导致机体的组织破

坏。烧伤后以 $OH\cdot$、$O_2^-\cdot$ 和 H_2O_2 为代表的氧自由基对机体造成的损伤最明显。

$OH\cdot$ 是最活泼的自由基，也是毒性最大的自由基。它可和活细胞中的任何分子发生反应而造成损伤，而且反应速度极快，被破坏的分子遍及糖类、氨基酸、磷脂、核苷和有机酸等。

$O_2^-\cdot$ 的毒性是机体发生氧中毒的主要原因，由它引起的损伤表现为使核酸链断裂、多糖解聚及不饱和脂肪酸过氧化作用等，进而造成膜损伤、线粒体氧化磷酸化作用的改变及其他一系列的变化。

所有能产生 $O_2^-\cdot$ 的生物系统都能通过歧化反应生成 H_2O_2，能使少数酶的 -SH（巯基）氧化失活。因为 H_2O_2 能迅速穿过细胞膜，而 $O_2^-\cdot$ 不能，在细胞内的 H_2O_2 能与 Fe^{2+} 或 Cu^{2+} 离子反应生成 $OH\cdot$，另外紫外线也能使 H_2O_2 均裂生成 $OH\cdot$，这是 H_2O_2 毒性的真正原因。

氧自由基对核酸的损害　氧自由基作用于核酸类物质会引起一系列的化学变化。如氨基或羟基的脱除、碱基与核糖连接链的断裂、核糖的氧化和磷酸质键的断裂等。反应还会形成新的自由基，发生连锁反应，导致核酸碱基破坏，产生遗传突变，严重受损的不能修复，导致细胞死亡。

氧自由基对蛋白质的损害　氧自由基可直接作用于蛋白质，也可通过脂类过氧化产物间接作用于蛋白质而产生破坏作用。如过氧自由基（$ROO\cdot$）可使蛋白质分子发生交联，生成变性的高聚物，其他自由基则可使蛋白质的多肽链断裂，并使个别氨基酸发生化学变化。更严重的是，氧自由基可改变酶蛋白的化学结构，

导致酶生物活性的丧失。

氧自由基对糖类的损害　氧自由基通过氧化性降解使多糖断裂。氧自由基使核糖、脱氧核糖形成脱氢自由基，导致 DNA 主链断裂或碱基破坏，还可使细胞膜寡糖链中糖分子羟基氧化，生成不饱和的羰基或聚合成双聚物，从而破坏细胞膜上的多糖结构，影响细胞免疫功能的发挥。

氧自由基对脂质的损害　脂质中的多不饱和脂肪酸由于含有多个双键而化学性质活泼，最易受自由基的破坏，发生过氧化反应。磷脂是构成生物膜的重要部分，因富含多不饱和脂肪酸故极易受自由基破坏。膜中磷脂发生过氧化作用，会引起膜中蛋白质及酶的交联或失活，导致膜通透性变化，严重影响膜的各种生理功能。亚细胞器膜磷脂所含的不饱和脂肪酸比质膜的还多，所以对过氧化反应更为敏感。如细胞内线粒体膜被氧化受损，则会使能量生成系统受到影响。溶酶体膜若受到破坏，则会释放出其中的水解酶系，会使细胞内多种物质水解，严重时甚至会造成细胞自溶，组织坏死。由此可见，若氧自由基对生物膜的破坏很严重，就会引起细胞功能的极大紊乱。

（夏照帆）

shāoshānghòu shuǐ-nà dàixiè shīhéng

烧伤后水钠代谢失衡（disorders of water and sodium metabolism after burns）

烧伤后创面渗出、蒸发体液中丢失大量水、钠，又给予大量补液，如处理不当，可发生脱水、水过多、低钠血症、高钠血症。

脱水　伤后丢失体液中水与钠比例不同，可形成高渗性脱水、低渗性脱水、等渗性脱水。

高渗性脱水　机体水分丢失

多于盐分，体液呈高渗状态。

病因 水排出增多而补充不足：①头面、咽喉、食管烧伤而吞咽困难，合并颅脑伤神志不清而摄水不足。②高热、气管切开、大面积创面暴露和蒸发、热吹风、悬浮床使水分大量丢失。③鼻饲、肠内营养液浓度过高以致溶质性利尿，使水分大量经肾排出。④烧伤后胰岛素抵抗，以致创伤性糖尿病（见烧伤糖代谢），大量水分自尿液丢失。

诊断 主要表现口渴、正常皮肤干燥、尿少、尿比重高。缺少量超过体重10%左右时，可伴有脑细胞功能障碍，出现高热、烦躁、幻觉、惊厥，甚至昏迷。血清钠高于150mmol/L，平均红细胞体积缩小而血红细胞比容无明显改变，血尿素氮亦多有增高。

治疗 去除病因，缺水者主要补水，不能口服者可输注5%葡萄糖液，补液量可依临床病征改善和使血清钠维持在正常范围进行调整。对兼有失钠者，则待补充水分后再酌情补钠。

低渗性脱水 又称缺盐性缺水，系因细胞外液中钠离子或盐分丢失多于水分，细胞外液量呈低渗状态。

病因 体液丢失而钠盐补充不足。烧伤患者可见于：①大面积烧伤后创面渗出大量体液，液量补充不足，且补充盐量又少于水量。②应用排钠利尿剂后，补充钠盐少于水分。③使用肾毒性抗生素不当，以致失盐性肾炎。④等渗性脱水时补水过多。

诊断 主要表现为倦怠、头晕、直立性晕倒、皮肤干瘪、缺乏弹性、静脉萎陷、血压偏低、脉压变窄、尿少、尿钠少，严重者可出现休克、无尿等。血钠130mmol/L以下，血渗透压偏低，血液浓缩，血尿素氮升高。

治疗 针对病因处理：①如发生休克则应首先纠正休克，输注平衡盐液、等渗盐水外，可补充适量血浆等胶体液。②可根据血清钠估算补充钠量：补钠量 mmol = ［血清钠正常值（142mmol/L）－血清钠实测值 mmol/L］×体重（kg）×60%。缺钠严重者，也可给予3%~5%高渗盐水（约占需补充NaCl的1/3）。

等渗性脱水 又称急性脱水，是大量的体液在短时间内丢失而造成。

病因 大量细胞外液急性丢失而尚未补液时，体液基本上是等渗。主要见于大面积烧伤后早期未及时补液，或补充等渗盐液不足。

诊断 先为血容量不足表现，如心率加快，血压下降，脉压变窄，尿少。体液量进一步减少，则出现休克。血清钠在正常范围。

治疗 补充平衡盐液［2/3等渗盐液＋1/3等渗碱液（1.25% NaHCO$_3$或 M/6乳酸钠）］，使血压>90mmHg，脉压>20mmHg，尿量1ml/（kg·h）左右。烧伤早期等渗性脱水时还伴有血浆蛋白质丢失，在补充平衡盐液时还必须补充胶体（见烧伤休克）。

水过多 又称水中毒，系摄入或输入水分过多。

病因 由 ADH 通过下丘脑、垂体、肾调节，通常不致发生水中毒。烧伤后大量体液丧失，患者烦渴，口服或输入大量不含电解质液体（温开水、5%葡萄糖液），机体为保存体液容量而使水分排出减少，细胞外液低渗，促使水分进入细胞内，引发脑、肺水肿，尤以小儿烧伤易并发脑水肿。

诊断 有伤后摄水过多病史。有嗜睡、躁动、呕吐、抽搐、球结膜水肿。出现肺水肿时，则呼吸增快、困难、发绀、干湿啰音。开始尿量可不减少，严重时尿少，比重低。血清钠130mmol/L以下，血渗透压降低。

治疗 ①停止摄水，给予血浆、平衡液、等渗盐水或3%~5%高渗盐水。②静脉滴注脱水药（渗透性利尿药）如20%甘露醇、25%山梨醇，利尿排出钾应予补充。③发生抽搐则注射巴比妥类或安定类药物。肾功能不全不适用利尿者，可采用透析疗法，呼吸功能不全者可予以机械通气。

水和钠过多 烧伤后多见于间隙腔综合征（compartment syndrome）。

病因 严重烧伤给予有创监护抗休克时，由于血管通透性增高，为使体液容量达到监护指标要求，边输边漏至血管外，致补液过多。

诊断 过多液体进入腹腔、胸腔等第三间隙，腹腔、胸腔压力增加，影响呼吸、循环，以致腹胀、呼吸急促、心率增快、PaO$_2$下降、PaCO$_2$增加，由于腹压增加而尿量减少。血清钠、血渗透压可变化不大。应注意勿误判为液量不足、感染加重。

治疗 早期可限制补液、利尿，必要时即予腹、胸腔穿刺引流减压。

低钠血症 血清钠低于130mmol/L。可分为体液容量正常、减少、增多所致低钠血症。

病因 ①体液容量正常的低钠血症：a. 由创面、肾、消化液失钠，体液减少，刺激 ADH 分泌，使水潴留而血容量不减。创面局部使用低渗抗菌剂，如 0.5% AgNO$_3$湿敷，或以低渗盐水、清水浸浴而引起低钠血症者。b. 假性低钠血症：血清钠浓度正常，由于高血糖、高血脂、尿素氮等占位而扩张血浆容量以致血钠值下降。②体液容量增多的低钠血症：a. 稀释性低钠血症：总体液量过多，总钠量不变或稍有增加。烧伤后常由肾功能不全引起少尿、无尿，也可由创伤、手术等应激所致 ADH 分泌增加而发生水潴留。b. 水、钠潴留而水潴留多于钠潴留，烧伤可见于肝、肾功能障碍。③体液容量减少的低钠血症：见低渗性脱水。

治疗　失钠性低钠血症，主要是补钠。稀释性及水、钠潴留所致低钠血症，应注意肾、肝、心功能不全处理。体液容量减少引起低钠血症，见低渗性脱水。

高钠血症　血清钠高于 150mmol/L。也可分为体液容量减少、正常、增多所致高钠血症。

病因　①体液容量减少的高钠血症：多因失水过多而补水不足，见高渗性脱水。②体液容量正常的高钠血症：烧伤后延迟复苏，体液量虽已基本纠正，而缺氧、再灌注损害严重，细胞内大分子蛋白质分解为多个小分子有机代谢产物，使细胞内渗透压增高，则细胞外液也相应维持高渗状态，使钠离子保留而发生高钠血症。此外，其他危重情况，如严重败血症（有称脓毒症）等常伴有高钠血症，其机制尚不清楚，除脱水外，也可能由于细胞内物质分解形成高渗，以致血钠增高。③体液容量增多的高钠血症：多因抗休克阶段补钠过多所致。

治疗　体液容量减少者处理见高渗性脱水。体液量正常者则应分析其原因，如系败血症引起，则给予针对性措施。体液过多者则可溶质利尿，如肾功能不全可辅以透析疗法。

（汪仕良）

shāoshānghòu jiǎdàixiè shīhéng
烧伤后钾代谢失衡（disorders of potassium metabolism after burns）　98% 的钾存于细胞内，细胞外液仅占全身钾量的 2%，成年人约 70mmol/L，烧伤后钾代谢失衡可以出现低钾血症以及高钾血症。

低钾血症　血清钾低于 3.5mmol/L。全身缺钾与低钾血症常同时发生，但有时缺钾不一定表现血清钾降低，如烧伤应激，代谢率增高，组织分解失钾，组织钾入血致血钾不低；反之，低钾血症也不一定表示缺钾，如给予葡萄糖、胰岛素可使血清钾向细胞内转移。

病因　①摄入不足：由于伤后休克、感染、手术，常伴有禁食、食欲减退、消化功能紊乱、消化道黏膜水肿、糜烂或溃疡，以致含钾饮食摄入不足。在大面积烧伤病程中，如仅以静脉营养支持，成年人每天常需补充适量 KCl，由于需钾量大，易发生补钾不足而致低钾血症。此外，烧伤患者进入合成代谢期，合成糖原、蛋白质均需大量钾，如摄入不够，也易发生低钾血症。②丢失增多：a. 从创面丧失。烧伤创面渗出液中含大量钾，伤后早期及痂皮溶解时渗出液增多，丢失钾也多；局部创面用药如以 0.5% $AgNO_3$ 湿敷，也使通过创面失钾增加。b. 从尿液丢失。人体若不摄入钾，每天仍排尿钾 $20 \sim 40$mmol，只有当全身缺钾 $200 \sim 400$mmol 时，尿钾排量才降至 10mmol 以下。烧伤后代谢亢进，组织分解加剧，大量钾从细胞内释出从尿排出，有时每天可达 100mmol 或更多；烧伤休克、感染、频繁切痂植术等引发应激反应，醛固酮分泌增加，肾上腺皮质功能亢进

持续时间长；有的病例常使用皮质素、利尿剂，促使尿液丢钾；创面涂敷磺胺米隆（甲磺灭脓）的面积过大，从创面吸收而抑制碳酸酐酶，可引起多尿而尿钾丢失增加。c. 从胃肠道丢失。胃肠喂养不当致呕吐、腹泻；抗生素使用不当致抗生素肠炎。③细胞内转移：如输注碱性药物、葡萄糖等过多、过快，钾离子从细胞外转入细胞内。

诊断　有缺钾病史。血清钾低于 3.5mmol/L。神经肌肉兴奋性降低，表现软弱无力、腹胀、呼吸减弱、腱反射减退或消失。心肌兴奋性升高，传导性下降，自律性、收缩性升高，心率加快，易致心律不齐。心电图 QRS 波变宽、ST 段下降、QT 期间延长、T 波低平、双相倒置、出现 U 波。易并发代谢性碱中毒。

治疗　关键在于预防，尽可能去除或消减上述各种原因，及早封闭创面和恢复口服正常饮食是防治低钾血症的根本措施。大面积烧伤创面未基本愈合前，应摸索个体补钾规律，一般烧伤面积 50% 以上的成年人烧伤病程中，在补充成年人正常需量（每天补 KCl 3g）基础上，通常需再增补 KCl $5 \sim 10$g/L 或更多，应定期检测血、尿钾及肾功能，及时调整补钾量。补钾注意点：①少尿、无尿时禁止补钾。当尿液达到 1ml/（kg·h）左右且血钾浓度偏低时，才补钾，以防高钾血症。②输钾后一般需要 15 小时左右，细胞内、外钾才能达到平衡，应采取边补充、边监测方法，不可操之过急。③一般情况下，补充 1g KCl 应均匀静脉滴注 40 分钟以上，以免引发高钾血症。④氯化钾对口腔、胃肠道刺激大，口服补钾时以枸橼酸钾、醋酸钾等为

宜。⑤应注意有无低钾性碱中毒。⑥低钾血症补钾未能奏效时，应考虑有无钙、镁等缺乏。

高钾血症 血清钾高于 5.5mmol/L。血清钾升高并不一定代表机体总钾量增多。大面积深度烧伤早期，由于溶血及组织破坏可使血清钾升高；静脉输钾过快而引起高钾血症已少见，但大剂量青霉素［每 100 万单位青霉素 G 钾中含钾量 65mg（1.67mmol）］或库存血（库存 2~3 周，血清钾可增加 5~10 倍）输注过快，有时也可引起血清钾过高。然而在烧伤病程中，如无肾功能障碍，高钾血症并不多见。处理也同一般患者的高钾血症。

（汪仕良）

shāoshānghòu suānjiǎnshīhéng

烧伤后酸碱失衡（disturbance of acid-base balance after burns）

烧伤病程中，体液的酸碱成分在机体代谢过程中超越生理调节功能，体液的酸碱度超出正常范围，显示偏离正常平衡的状态和关系。临床上可以呈现单一型或混合型酸碱失衡，构成体液范畴酸碱失衡的并发症。临床诊断常依赖实验室检查，但亦应重视临床症状和体征，主动掌握病情发展动态。重在诊断中要有预见性，防治中要有主动性。争取治疗有效和良好的预后。

病因 烧伤和烧冲复合伤等损伤及其有关并发症与合并症都会引起局部性的病理生理变化，严重大面积深度烧伤还会进一步引发更多的全身性病理生理变化，特别是早期休克。严重局部和全身性病理生理变化都会不同程度地影响组织细胞代谢，导致有关系统器官的功能障碍，从而或同时引发酸碱失衡，其本身也构成疾病或创伤性全身并发症。危重

疾病和创伤引起的变化，都难以避免体液发生酸碱失衡。

发病机制 严重烧伤造成的直接损害及其引起的神经内分泌和组织细胞的病理生理改变，受损组织的分解代谢和损害物质的降解产物，以及所引发损伤因子的作用，都会影响到体液容量、溶质度（渗透压）、电解质的变化。其中特别是氢离子和碱储备的变化。有关变化是伤病在物质代谢生物化学反应中呈现的变化和失衡。

这些变化会影响到体液成分的失衡和体液本身的稳定，影响机体内环境的稳定（homeostasis），进一步影响机体的免疫功能，导致系统器官的相关并发症，甚至还会更进一步威胁到患者的生命安全。如严重代谢性酸中毒会减轻血管张力和抑制心肌收缩力，引发循环系统功能衰竭。

临床表现 生命的存在有赖于良好的外部和内部环境。外部环境发生变化，如致病因素和致伤因素的作用，会引发伤病的病理生理变化，会干预体内的功能代谢，进而促使机体内环境发生变化。严重烧伤也不例外，除去严重烧伤本身引发的病理生理变化之外，有关并发症同样可以引发类似的病变或加重烧伤引发的变化。

机体内环境包括体液的容量、成分、溶质度（渗透压）、酸碱度、酶、代谢物质及其产物、维生素、激素、温度等，其中前四项在体液内环境稳定中占重要地位。酸碱度在关键情况下更有举足轻重的作用，它的严重变化甚至可直接威胁到生命安全。为此，临床上应该重视维护体液的酸碱平衡，以确保生命安全和治疗有效，这一点至关重要。

机体内在条件发生变化，呈现紊乱，本身就可以构成疾病。而原发的伤病和继发的并发症，也都会引发机体内部条件的变化。一句话，伤病会引发体液的酸碱失衡，而酸碱失衡本身就是疾病，构成临床并发症。临床上，酸碱这两方面互相影响和转化，构成危重患者复杂的临床情况。严重烧伤素有全身性伤病之称，特别是严重大面积烧伤，很大面积的创面，复苏补液和体液治疗十分复杂，高代谢的全身变化也非常复杂，加以严重吸入性损伤呼吸功能的影响，全身病理生理和药物毒副作用的影响，体液酸碱的平衡调节和代偿功能造成脏器功能障碍，均会直接和间接地影响到机体内环境稳定，关系到酸碱平衡。尤其是肾和肺功能不全，直接影响到体液酸碱的调节功能。

诊断和治疗 体液的酸碱平衡失衡，自有其临床表现，然而却通常被烧伤本身和并发症的临床表现冲淡或掩盖，加以存在不同程度的代偿功能，及时发现确有困难。为此，重在熟悉疾病本身的病理生理变化和发展规律，深入细致了解临床病情发展和变化趋势，即要有预见。在连续监护和临床检验的配合下，做到及时发现，及时诊断，及时处理。有关临床细节和具体要求则在以下四种单一型酸碱失衡的条目中展示。至于混合型酸碱失衡，情况更为复杂，诊断和治疗的难度较大。而四种单纯型酸碱失衡则为其基础，临床上需要全面掌握患者病情，特别是要有严密的血气分析追踪。例如针对同向的酸碱失衡，首先着手处理偏离较大的一方。如酸碱双方呈现对抗性失调，把握和处理好偏离较大的

一方，即决定血酸碱度偏离的主要一方，则至关重要。

（葛绳德）

dàixièxìng suānzhòngdú

代谢性酸中毒（metabolic acidosis）

由烧伤直接或间接引起的体液 HCO_3^- 丢失和（或）H^+ 增多，从而导致以血浆 HCO_3^- 减少为特征的酸碱失衡。是烧伤病程中最为常见的一种酸碱失衡，尤其容易发生在大面积烧伤早期休克和感染性休克时，也可发生于局部或全身使用具有碳酸酐酶抑制作用的药物导致 HCO_3^- 丢失过多。其早期无明显特异性临床症状，诊断主要依靠临床病情分析和判断以及实验室检测，尤其是动脉血气分析。治疗时首先应针对病因治疗，碱性药物治疗原则上针对重度代谢性酸中毒，且使用时需严密监测血气，逐步调整，不求立即纠正。预后取决于烧伤病情、基础情况、伴随疾病、酸中毒程度以及临床处理是否及时、正确等多方面因素。

病因 摄入或代谢产生的 H^+ 过多，如进食和输入酸性药物过多，使体液变成酸性；缺乏氧代谢，如休克产生的乳酸过多，糖代谢异常产生的酮体过多；H^+ 排出过少，如肾衰竭；药物作用，如早期复苏不适当地输入过多的生理盐水，会引发高氯性酸中毒；又如使用碳酸酐酶抑制剂、醛固酮拮抗剂。碱性消化液丢失过多，如腹泻、严重呕吐等。

发病机制 热力、化学药物、电流、放射线等致伤因素，使局部组织受损引发病理生理变化，致使神经-内分泌系统发生变化，包括：产生肾素、血管紧张素；产生血管活性物质中的儿茶酚胺、肾上腺素、组胺、5-羟色胺、P 物质；使血浆酶系统产生激肽、缓激肽；产生生物活性脂质中的前列腺素、血栓素、磷脂酶 A_2、白三烯，一氧化氮；形成促炎因子中的肿瘤坏死因子、白介素，氧自由基和脂质过氧化物等。这些因素都在不同程度上影响和促使毛细血管通透性增强，导致大量体液渗出和丢失，从而会引发早期有效血容量不足，微循环功能障碍，导致低容量性休克。严重休克所引发和产生的氧自由基、内皮素等的作用，还会促使休克发展成为再灌注损伤，进一步加重休克，使烧伤早期休克的病理生理趋向恶化和不可逆。严重烧伤早期休克中的器官处于供血不足，组织处于灌注不良、细胞处于乏氧代谢，产生乳酸，致使过多的乳酸堆积。休克的微循环功能障碍，处理乳酸的功能受到影响和阻碍，促使发生乳酸性酸中毒。在早期休克的复苏补液治疗中，经常会应用乳酸钠溶液，以便为体液复苏提供有治疗作用的含钠溶液，也为治疗烧伤早期休克引发的酸中毒和调整体液中过多的氢离子浓度，提供一定的碱储备来源。烧伤早期休克导致的脏器缺血缺氧，必然会在不同程度上损害肝功能，影响乳酸在肝代谢的功能，从而促成和加重乳酸的堆积。

早期休克导致的脏器功能不全，也会引发心功能不全，致使心泵功能和作用减弱，进一步加重休克；同时还易引发肾功能障碍，导致肾衰竭。肾功能受到损害，影响肾在碳酸酐酶作用下的排酸保碱功能，其间肾小管失去分泌氨和氢离子泵的作用，自然促成体液氢离子增多，引发酸中毒。若在烧伤病程中，在针对少尿在治疗上使用乙酰唑胺，或为防治深度创面感染而应用磺胺米隆。这两种药物都是具有能够抑制肾小管的排酸保碱功能的碳酸酐酶抑制剂，因而也都会促成代谢性酸中毒的发生。

在烧伤病程中，由于消化系统功能紊乱或某些并发症，引发严重呕吐和腹泻，使肠道中体液的碱性物质丢失过多，造成胆汁、胰液、肠液等碱性体液丢失过多，都会引发代谢性酸中毒。这些由于体液酸碱度的变化而导致机体在代谢过程中产生的酸中毒，即因机体物质代谢引发的酸中毒，属于代谢性酸中毒。

值得注意的是，发生代谢性酸中毒后，机体会启动代偿功能，自我调整和平衡机制，以使代谢性酸中毒不致过于严重，或促使代谢性酸中毒的情况逐步趋向缓和。临床上容易缓和表现及掩盖症状，对此必须给予足够的认识，以便及时做出诊断和治疗。

临床救治大面积烧伤，若在复苏补液中，不适当地过度输入生理盐水，将会导致高氯性酸中毒。对此，应该给予足够重视，宣传和普及有关烧伤早期处理的知识和方法，尽量做到正确处理，防患未然。

诊断与鉴别诊断 代谢性酸中毒临床上并无明显症状，最早呈现的是呼吸功能代偿性变化。然而，H^+ 不易透过血脑屏障，血 pH 降低还不能很快影响到脑脊液的 pH 降低，要待脑脊液 pH 降低刺激延髓呼吸中枢，才能使呼吸功能呈现代偿性通气增大的改变。有关原因表明，临床上呈现呼吸代偿已经不是代谢性酸中毒的早期。待临床上呈现规律性深沉的库斯莫尔（Kussmaul）呼吸时，酸中毒已经发展到相当严重的程度。问题是临床上往往还把呼吸代偿看成为呼吸系统的症状。为此，临床上必须强调要充分认识和重视任何可能引发代谢性酸中毒的原因，提高警惕，多进行原因分析。以免无视临床表现，不能及时诊断，延误治疗。

重度代谢性酸中毒还会表现有软弱无力、恶心、呕吐、精神恍惚、躁动不安，甚至还会呈现昏迷等症状。有关表现多与酸中毒严重时血管张力减低和心肌收缩力减弱有关，导致循环系统功能衰竭的关系比较密切。临床值得重视，避免因果关系发挥作用，加重影响，导致严重后果。

实验室检测：抽取动脉血进行血气分析，以便及时把握血 pH 的偏离方向和变化幅度，以及有关酸碱的检测指标。血生化的检测，掌握重要脏器功能和血清电解质的变化。明确动脉血气分析中的血 pH 降低，认定其降低的幅度，以便确定实施原因治疗或采用碱性药物治疗。及时把握血气分析中的剩余碱和碳酸氢盐的动向，即可明确酸中毒属于代谢性失衡。通过掌握血清 Na^+ 和 K^+ 的变化，结合碳酸氢盐的变化，有益于推算出阴离子间隙。阴离子间隙是重要的检测推算指标，其变化对临床诊断代谢性酸中毒和明确酸中毒的类型，具有重要意义。血清 K^+ 的检测还有助于明确高钾血症的动向和变化幅度。因为一般代谢性酸中毒都会伴有高钾血症的趋向。

治疗 主要是掌握原则。把握得比较准确，可以收到积极的临床治疗效果；但如果把握偏了，就会引发新的失衡，特别是更为严重的失衡。就代谢性酸中毒来说，一方面机体通过代偿功能来减轻失衡带来的不良影响；另一方面机体会通过保留和增加碱储备的功能进行自我调整。如果不考虑这一因素，而针对氢离子过多采取等量的碱性药物治疗，其结果必然会造成碱储备过多，从而引向发生代谢性碱中毒。而后者的临床影响与后果将会更加严重。

为此，临床上把握严重烧伤代谢性酸中毒的治疗原则是，对轻度和中度的代谢性酸中毒应该只采取原因治疗。其本意是通过原因治疗，可以控制和制止继续维持和加重代谢性酸中毒，即通过机体的自我调节功能去增加体液中的碱储备，从而解决 H^+ 过多的问题，这需要时间。

重度代谢性酸中毒时，体液过于酸性不利于机体代谢环境。体液中的某些生化反应需要有酶的作用，体液过于酸性将会影响酶发挥正常作用。再者，当血 pH 低到 7.1 以下，心肌的收缩力减弱，从而可以影响心泵的功能。心泵功能的减弱，自然会促成循环系统的功能衰竭，临床会加重原有的休克或引发心源性休克，其结果都会加重细胞代谢的异常，从而加重代谢性酸中毒。所以，重度代谢性酸中毒时，除了对因治疗以外，还需要其他针对性的治疗。

临床上对严重烧伤代谢性酸中毒采用碱性药物治疗。在理论上，应该以血 pH7.1 为标准；实际上，临床病情仍在发展，获得血 pH7.1 的报告时，特别是在决定药物治疗开始用药时，当时的血 pH 很可能已经远远低于报告单上的结果，临床上已经造成循环系统功能障碍的严重不良后果。为此，临床在考虑碱性药物治疗时，应该比理论标准放宽尺度，以血 pH7.2 作为开始使用碱性药物治疗的标准和指征。中国医院血气分析仪的配置情况，在还不能满足随时检测血气分析的情况下，更应该引起注意。碱性药物的使用方法，既往曾用公式计算，但已被学术界否定。临床处方可以按照每千克体重给碳酸氢钠 1.5~2mmol，可以使血清碳酸氢盐提高 2~4 mmol/L。目的是维持血 pH7.2~7.3。效果取决于代谢性酸中毒的程度，即程度越严重，所需要用的剂量越偏大。实际应用时，应该及时送血气分析检测，以便掌握疗效，以便于随时追加和调整碱性药物剂量，把握治疗动向。

值得强调的是，碱性药物治疗的要求是维持血 pH 在 7.1 以上，目的是避免和防止由于血 pH 过低造成的心肌收缩力降低所引发的循环系统功能衰竭，而不是纠正血 pH 使之恢复正常。及时调整一定的血酸碱度，对保证发挥某些药物，如升压药物的药理作用至关重要。血 pH 过低，使用升压药物将难以奏效。如果按照血 pH 降低的实际情况，根据体液及储备的不足机械纠正，必然会引发医源性代谢性碱中毒，其后果将会更为严重。再次强调，轻度和中度的代谢性酸中毒只能给予原因治疗，只有重度的代谢性酸中毒才需要用碱性药物进行调节，而不是用以纠正。须知纠正必然会导致过头，而矫枉过正就只能促使走向另一极端。

预后 代谢性酸中毒的预后取决于很多方面，它与机体全身情况关系密切：①如果属于急性疾病或创伤，单纯性代谢性酸中毒只要抢救比较及时，临床诊断无误，救治原则正确，处理方法得当，治疗有效的可能性很大，有希望治愈。②如果病情复杂重笃，诊断不够及时，处理方法欠妥，治疗的难度较大，很难治愈，预后在很大程度上取决于原发疾病或创伤的救治效果。③危重疾病或创伤，不论是原发疾病或创伤的救治不够及时或难以奏效，不论是因为休克或感染等并发症，脏器功能都会呈现不同程度的损害。尤其是肺和肾功能的损害，会影响到机体对酸碱失衡的代偿和调节，治疗难度很大。而且往往已经发展到混合型的酸碱失衡，治疗难度会非常大。救治十分困难，最终还是取决于原发疾病或创伤的救治效果。如果原先就存在某些脏器慢性功能损害，或有致命性的疾病和创伤，特别是老年人和小儿，问题就更为复杂。因为婴幼儿免疫功能不够健全，肾功能发育不全，肺功能很容易发生问题，救治难度会相应增大。老年人群机体处于衰老阶段，常有脏器功能不全，免疫功能衰退，难以负担严重疾病和创伤带来的病理生理负担，治疗效果难以达到预期。不论是原发疾病或创伤以及代谢性酸中毒或进一步形成的混合型酸碱失衡，救治难度很大，预后可想而知。至于危重患者的终末期代谢性酸中毒是生命终止时，细胞代谢的必然结果，也是促成生命终结的体液环境和条件。

（葛绳德）

dàixièxìng jiǎnzhòngdú

代谢性碱中毒（metabolic alkalosis）

由烧伤直接或间接引起的体液 HCO_3^- 增多和（或）H^+ 减少，从而导致以血浆 HCO_3^- 增多为特征的酸碱失衡。是四种单纯型酸碱失衡中对中枢神经影响最大的一种。烧伤过程中发生代谢性碱中毒多为医源性因素引起，少数为其他合并症或并发症引起。对代谢性碱中毒的诊断，主要依靠临床提高警觉，特别是动脉血气分析。医源性代谢性碱中毒的处理重在预防，即在掌握代谢性酸中毒的药物治疗中严格把握碱性药物的使用原则和方法。对已经发生的代谢性碱中毒的治疗主要依靠排查并停止一切可以导致其发生的治疗措施，严重患者需要抢救时，可考虑使用稀释盐酸，但必须注意用法、用量以及相关监测。

病因 烧伤临床治疗性使用碱性药物过多，属于医源性的酸碱失衡。如为了纠正代谢性酸中毒或碱化尿液，静脉使用碱性药物过多；烧伤引起消化功能异常，治疗胃酸过多，口服碱性药物和 H_2 受体阻断剂。烧伤临床发生代谢性碱中毒的原因，多属于医源性的病因。

发病机制 ①在烧伤外科临床上最为常见的是严重或大面积烧伤早期休克等引发的代谢性酸中毒，由于忽视机体内在的针对代谢性酸中毒而产生和保留碱储备的功能，一味针对 H^+ 过多，按照不适当的公式，积极采用碱性药物予以纠正，其结果必然会造成体液中的碱储备过多，引发代谢性碱中毒。②临床上因严重的高压电烧伤和比较广泛的四度烧伤以及严重的热挤压伤，还有肢体深度烧伤环形焦痂收缩引发的筋膜间隙综合征，以及输血或有关原因引起的溶血，均会引起的肌红蛋白或血红蛋白增多。待血中肌红蛋白或血红蛋白过多超过肾阈，临床就会呈现肌红蛋白尿或血红蛋白尿，治疗上需要使用碱性药物来碱化尿液以便避免或防治发生肌红蛋白或血红蛋白在肾小管中析出和沉积，进而堵塞肾小管和破坏肾单位，造成急性肾衰竭的严重后果。③机体中发生钾的代谢异常，如使用较大剂量的袢利尿剂、盐皮质激素、葡萄糖，都会促使体内钾的丢失，造成低钾血症。体内钾的缺乏会促进 H^+ 的丢失，以致引发代谢性碱中毒。烧伤外科临床有关酸碱失衡的问题，多与或基本与临床治疗有关，属于医源性代谢性碱中毒。临床上应该予以重视，以求对临床相关问题的判断和处理做到及时、正确、有效，避免发生不利于机体的变化和后果。

诊断与鉴别诊断 严重烧伤引发或并发代谢性碱中毒的早期，临床上一般并没有明显的症状和体征。为此，在烧伤外科的临床工作中，必须非常熟悉与烧伤病理生理、代谢功能、病程发展、相关并发症等的关系。特别要了解有关伤情和病情变化规律，以及并发症的临床特点，治疗措施和防治方法的不利因素和影响，以便在对临床情况进行判断和决策时，做到心中有数，有所预见。特别忌讳过多治疗和盲目治疗：如对烧伤早期休克，特别是并发代谢性酸中毒的诊断和治疗，深度烧伤肌肉广泛坏死或溶血的影响与后果，钾丢失的情况，低钾血症的程度，以及病程中有关使用袢利尿剂、盐皮质激素、葡萄糖治疗的指征和用药情况。

烧伤并发代谢性碱中毒，待发展到一定程度时，才会显示一定的临床表现，如引发神经肌肉应激性的增强，呈现口周感觉麻木和四肢肌肉抽搐。待发展到比较严重的程度，还会促使脑动脉收缩，使脑组织缺血乏氧，表现中枢神经系统方面的异常，如意识障碍、神情模糊、谵妄、木僵、昏迷，甚至会导致死亡。

代谢性碱中毒还能够促使氧解离曲线呈现左移，影响血循环中的红细胞在微循环中不能释放氧，导致组织缺氧，细胞因之会承受乏氧代谢。对代谢性碱中毒引起的这种中枢性的缺氧，必须给予充分的认识和足够重视。若主要病因是属于过多使用祥利尿剂，在一定程度上存在体液容量不足，影响到有效循环血容量的不足。循环系统的功能不全，临床上有可能会发生虚脱和直立性低血压。

实验室检测：主要依靠采取动脉血，送检动脉血气分析。检测结果会呈现血 pH 升高和碳酸氢盐增高，以及碱储备过多。同时还会显示 $PaCO_2$ 有所增高。血清生化检测会显示血清 K^+ 的降低。

治疗　停止一切可以导致医源性代谢性碱中毒的病因性治疗措施，如停止通过静脉输用碱性药物，停用口服碱性药物和 H_2 受体阻断剂，停用祥利尿剂。同时应该重视补充容量，并重视补给钾盐。

使用碳酸酐酶抑制剂，在防治烧伤创面感染方面可以采用具有碳酸酐酶抑制剂作用的外用防治感染的药物磺胺米隆；如果心肺功能尚可和体液容量还能够承受，则可以考虑采用乙酰唑胺 $250 \sim 500mg$，每 $4 \sim 6$ 小时给药 1 次。同时还需要注意加大补钾的力度，以防钾的进一步丢失。

严重的代谢性碱中毒的患者在进行急救时，可以考虑采用滴注盐酸的办法。盐酸必须经过稀释，通过中心静脉给药，而不得使用周围静脉，以防止强酸对周围静脉内膜的损害。采用盐酸的剂量可以用碱储备过剩的幅度来计算，并以在 $2 \sim 4$ 小时内能够使增高的碳酸氢盐减少一半的盐酸用量来补给。需要注意的是根据体重计算时，应该按照原有实际体重的一半纳入计算，以策治疗安全。

危重患者，若肾功能有损害，呈现肾功能不全，失去调节碱储备的功能时，则应该采取透析治疗，临床上宜采用血液透析疗法。当前，烧伤外科对危重烧伤普及肾滤过疗法中，已经显示出该疗法的重要作用。

使用血管紧张素转换酶抑制剂或给予螺旋内酯，以阻断醛固酮的效应。

临床实施有关治疗中，必须注意和重视实验室检测，以便及时发现问题，及时做出正确诊断，积极实施有效治疗。并且应该定时或不定时，对有关检测指标进行反复追踪检测，以便把握治疗效果，调整用药力度，确保治疗有效。

预后　由于严重大面积烧伤的早期会发生以低容量为主的休克，很容易并发代谢性酸中毒。又由于临床医学对体液酸碱失衡长期习惯于采用纠正的观点和疗法。忽视机体内部存在调整和改变酸中毒状态的功能。临床上发生代谢性酸中毒，针对 H^+ 过多而按照公式机械补充碱性药物，以致外源性的和内源性的碱储备和在一起会超越临床实际需要，客观上引向和促使发生医源性代谢性碱中毒。如果患者正在处于休克状态，或刚接受复苏休克的治疗。中枢神经系统依然存在不同程度的缺血乏氧，如果再发生医源性的代谢性碱中毒，其所引发的脑动脉收缩会更进一步促使脑组织的缺血乏氧。其严重后果不可低估。

尤其是如果患者同时还由于紧张、恐惧、疼痛等原因而呼喊，常会因此伴有过度换气，促使 CO_2 呼出，造成丢失过多，引发呼吸性碱中毒。与上述医源性代谢性碱中毒一起，客观上形成混合

型碱中毒。这无疑会使碱中毒的不良影响和后果大为加重，致使脑组织的缺血乏氧更为严重。预后十分严重。学术界早就发出警示，但目前临床上依然重视不够。为此，尤其告诫烧伤外科临床医护人员，在针对代谢性酸中毒的处理中，只应针对紊乱进行必要的调整，而不能进行所谓的纠正。其目的在于避免发生医源性代谢性碱中毒。

临床上一旦存在有代谢性碱中毒的情况，必须及时检查有无呼吸性碱中毒的存在。以便采取有效措施，避免发生不良后果。另外，临床上确实需要使用碱性药物时，在使用碱性药物之前，最好判断有无呼吸性碱中毒的情况，以便于提高警惕，及早采取措施，防患未然。警惕发生致死性混合型碱中毒。

（葛绳德）

hūxīxìng suānzhòngdú

呼吸性酸中毒（respiratory acidosis）　由烧伤直接或间接引起的 CO_2 呼出障碍或吸入过多，导致以血浆碳酸浓度增加、动脉二氧化碳分压增高为特征的酸碱失衡。多为烧伤合并的呼吸系统并发症所致，部分和镇静药物使用以及原有基础疾病相关，常伴有缺氧问题。临床诊断应重视呼吸系统的症状和体征以及适时的胸部 X 线平片，并依靠动脉血气分析。治疗关键在于有效治疗呼吸系统并发症与合并症，正确使用机械通气。预后取决于烧伤病情、基础疾病以及临床处理等多方面。单纯的呼吸性酸中毒一般均可在呼吸系统疾病得到有效治疗中相应得到缓解。对原有严重呼吸系统疾病者，临床应予以特别重视。

病因　能够引起通气不足的呼吸功能障碍，如气道阻塞，肺

部阻塞性疾病，胸廓异常和功能障碍，有关呼吸的神经肌肉疾病或功能障碍，呼吸中枢功能抑制或使用抑制呼吸功能的药物作用。

发病机制 凡属各种原因造成的呼吸功能障碍均可以影响或阻碍体内 CO_2 的呼出，造成 CO_2 在体液中的潴留，临床上形成高碳酸血症，导致呼吸性酸中毒。

严重头面部烧伤容易发生气道阻塞：如发生或伴有吸入性损伤者，早期特别是在接受大量静脉输液后，容易发生或并发声门上水肿，既往临床上曾被称为呼吸道烧伤引起的喉头水肿；又如，大面积严重烧伤，特别是头颈躯干上部呈现明显或严重水肿者，在翻身床上变换体位俯卧时，会引发体位性声门上水肿。吸入性损伤性的或体位性的声门上水肿，不仅会阻碍体内 CO_2 的呼出，更重要的是造成严重缺氧，导致窒息。还有各种原因引起的误吸，如严重烧伤后引起的胃肠功能障碍或并发消化管并发症引起的呕吐，或饱食和肠麻痹引起的反逆状呕吐，或进食坚果不慎或异物均可误入气道，形成气道堵塞，也均会影响或造成通气障碍，妨碍呼吸功能，影响体内 CO_2 的呼出，同时引起缺氧，甚至发生窒息。体内 CO_2 的潴留，会引发高碳酸血症，导致呼吸性酸中毒。

呼吸系统并发症，特别是阻塞性呼吸系统疾病，如吸入性损伤引起的化学性致伤药物性支气管哮喘、严重肺水肿或肺充血、严重肺炎，特别是严重间质性肺炎，以及之前存在的慢性阻塞性肺部疾患等，均会因为气道和小气道或终末小气道的阻塞，影响通气功能，导致体内 CO_2 的潴留。当然，肺实质的病变也会影响通气，影响体内 CO_2 的潴留，引发呼吸性酸中毒。

躯干，特别是胸部严重烧伤或复合伤，会伴有不同程度的胸廓异常，如肋骨骨折；还有严重高压电胸廓烧伤会造成胸壁缺损或脊柱损伤伴发的脊髓或脊神经损伤，以及伴发的气胸或血气胸等，均会影响和干扰胸廓运动，影响或干扰通气功能，造成体内 CO_2 的呼出，导致呼吸性酸中毒。

严重烧伤在治疗中使用对呼吸中枢有抑制作用的镇静剂，特别是吗啡类的药物，或麻醉剂，可以引发药物性中枢神经抑制，特别是对呼吸中枢的抑制。会造成通气不足，导致体内 CO_2 的潴留，引发呼吸性酸中毒。另外，高压电烧伤会损伤呼吸中枢和脊髓。患者烧伤前可能患有脊髓前灰白质炎、椎动脉栓塞或血栓形成、吉兰-巴雷综合征等脊髓疾病，重症肌无力，钾代谢紊乱引起的肌肉麻痹等，均会影响和干扰呼吸功能，造成通气不足，致使体内 CO_2 的潴留，也会导致呼吸性酸中毒。

体内 CO_2 的潴留可以显示 $PaCO_2$ 的增高，导致脑部血管扩张，脑血流量增加，脑脊液增多，脑脊液压力增高。

在严重烧伤的临床病程中，发生急性呼吸衰竭时，会很快引发严重的呼吸性酸中毒。而在 6~12 小时之后，肾可以发挥代偿功能，即通过肾增强机体的排酸保碱功能，使呼吸性酸中毒的发展和过程能够有所缓解。然而，有关代偿功能进展比较缓慢，一般需要数天才能够完成。

诊断与鉴别诊断 临床会呈现有关病因造成的症状性、躯体性或中枢性的呼吸抑制，表现通气不足。由于体内存在 CO_2 的潴留，临床上会不同程度地表现嗜

睡、不安、精神错乱、颤抖、肌震挛等症状和体征。由于脑脊液的压力增高，颅压的增高，还会呈现视神经盘水肿和假性脑瘤的症状和体征。待动脉血 $PaCO_2$ 增高达 80mmHg（10.7kPa），临床上会呈现木僵和昏迷。

病情严重者，可以引发肾的代偿功能，有关表现可以由于代偿机能的作用而有所缓解。然而，有关代偿功能发挥作用的过程比较慢。一旦肾的代偿机能发挥作用，临床上若同时采用呼吸机来帮助和调整呼吸功能，使呼吸功能能够迅速得到改善，则代偿机能引发的碱储备的增多不可能同步得到减少，一般需要 2~3 天的时间。因此会引发短期的代谢性碱中毒，临床值得注意和重视。

值得重视的是，通气不足，必然会存在缺氧的问题，临床上会呈现一定程度的缺氧病情，特别是肺部疾病和功能异常带来的表现。烧伤前存在慢性肺部疾病的患者更容易有缺氧的临床表现。

实验室检测：重点是动脉血气分析显示 pH 降低，$PaCO_2$ 增高，HCO_3^- 会有所增高。慢性肺部疾患者可以有 PaO_2 的降低。

治疗 关键问题是针对病因迅速有效地解决通气障碍，使得通气得以改善。如采取有效措施及时清理气道，保持呼吸道通畅。必要时，采取气管插管或实行气管切开手术。存在肺部感染问题时，应该及时采用有效抗生素治疗和相关防治呼吸系统感染的措施。然而，并发或伴有慢性肺部疾患或伴有脊髓损伤或疾患，有关治疗措施很难使有关病变能够及时和迅速得到改善。

针对临床上存在通气不足的问题，非常需要及时采取给氧治疗。如果不能及时消除有关病因，

单凭给氧治疗也不易取得进展。尤其是存在慢性肺部疾病的患者，给氧治疗很难短期奏效。一味提高给氧浓度，会造成 PaO_2 过高。临床上应该注意和重视动脉血气分析的检测，以保证安全。

在给实施氧治疗的同时，还要注意患者脉搏变化，给氧十分钟若能够使每分钟脉搏下降10次，则说明患者的呼吸运动在靠低氧推动。如若给予吸入高浓度氧，特别是吸入纯氧，则有可能会迅速改变低氧局面，停止呼吸运动的低氧推动，就必然会引起呼吸抑制。临床上务必给予高度重视。

若呼吸抑制病因是由吗啡中毒引起，则可以静脉给予纳洛酮 $0.4\sim2.0mg$。

预后 急性气道阻塞引起的缺氧，如果及时采取有效措施，一般都能获得比较好的效果。问题是原先患有慢性呼吸系统感染等疾病者，临床上很难迅速获得积极疗效。因此，紧急情况要依靠应急决策，措施可靠有效。遇有并发慢性呼吸疾病的严重烧伤，特别是老年烧伤患者，救治成功的风险就比较大。因此临床上，注意点滴情况，决策正确，方法对头，认真处理，才有可能做到及时有效控制住顽症。预后决定于伤情和病情，伤势决定于判断正确，治疗措施有效，病情迅速逆转。预后是由病情决定的，积极争取与否，结果是绝对不会一样的。

(葛绳德)

hūxīxìng jiǎnzhòngdú

呼吸性碱中毒（respiratory alkalosis） 由烧伤直接或间接引起的肺过度通气使 CO_2 呼出过多，从而导致以血浆碳酸浓度减少、动脉二氧化碳分压降低为特征的酸碱失衡。病程具有一定的自限性。临床多有明显过度通气，动脉血气分析有助诊断。临床处理主要针对病因，控制过度通气，设置重复呼吸。单纯型呼吸性碱中毒临床影响较小。需警惕避免和消除合并代谢性碱中毒的可能，防止发生混合型碱中毒的危险。

病因 为各种原因形成的通气过度，引起体内 CO_2 呼出过多所致。引起通气过度的原因有：由于各种原因所致缺氧引起的大口喘气所形成的通气过度；有关因素致使精神紧张引起的呼吸加快加深促使发生通气过度；反射性刺激促使加大通气；代谢性酸中毒不适当地应用碱性药物治疗使之突然恢复，而代偿功能却无法同步恢复所呈现的通气加大；某些药物和毒素刺激中枢神经引起中枢神经系统功能紊乱所诱发的通气过度；妊娠后期的孕妇代谢功能增强和随着胎儿不断发育增大，子宫逐渐增大充实腹腔，促使膈肌升高，缩小胸腔容积，限制肺部活动，影响呼吸功能。

发病机制 各种原因引起的通气过度或过度换气，致使体内的 CO_2 经肺呼出过多，导致动脉血气分析 $PaCO_2$ 降低和 pH 增高。体内具有掌握 CO_2 生成和呼出的功能，体液中的 CO_2 以碳酸的形式存在，并参与决定体液中碳酸的浓度，以及体液中碳酸与碳酸氢盐在维护酸碱平衡中的比例。体内 CO_2 丢失过多，必然会造成碳酸浓度的降低，也必然会影响到体液中碳酸与碳酸氢盐的比例，引发酸碱失衡，影响血 pH 形成呼吸性碱中毒。

诊断与鉴别诊断 临床经常呈现病因性的表现，对相关病因引起的通气改变应该有所了解，以便于警惕相关病情变化，临床上及时送检动脉血气分析，以便于及时明确诊断。待呈现呼吸性碱中毒临床表现时，如眩晕、轻度头痛、神经过敏、焦虑、感觉异常、口周麻木、手足刺痛，说明病情已经比较明显。待呈现抽搐和意识障碍，表明病情已经发展到比较严重的程度。即脑血管呈现明显收缩，脑血流量明显减少，引起脑组织缺氧，同时还会有血游离钙的降低。

临床上呈现过度换气，及通气过度，造成 CO_2 经肺呼出过多。待 CO_2 丢失到一定程度，就会自行产生抑制过度通气的作用和效果，从而使得 CO_2 排出过多的情况得以有所控制。因而可以认为呼吸性碱中毒是一种自限性的呼吸功能失衡，即有关体液的酸碱失衡会在发展的过程当中引发自行控制的作用，使过度通气得以停止。

实验室诊断：动脉血气分析结果非常重要。检测结果为 pH 升高，$PaCO_2$ 降低，HCO_3^- 代偿性降低。血生化检查提示血清氯会有所增高，以便于电解质的平衡。

治疗 首先是给予病因性治疗，针对各种原因引起的缺氧，可以给予吸氧。同时对于缺氧的原因，给予针对性治疗；并针对各种神经性刺激，可以给予适当的镇静剂，使之安静，减少对氧的需要。其次应该对通气过度给予针对性的简易治疗，即建立重复性呼吸的简易装置。通常可以采用剪去一侧底角的纸袋，罩住口鼻，呼吸时必然会产生重复呼吸的效果，以减少 CO_2 的排出。也可以使用呼吸机进行控制，通过加大呼吸死腔，使得人工呼吸产生重复呼吸的效果。但对呼吸机的应用要根据治疗效果进行及时调节，以免失控过度治疗走向反面。

预后 呼吸性碱中毒的发展过程由于存在自限性的特点，临床上一般不致发展到十分严重的地步，就会自行停止。这一特点会使临床放松警惕，对其发生发展不予过问或无暇顾及。尽管处理简单，采取纸袋进行重复呼吸便可获得治疗效果。而且使用纸袋进行重复呼吸的做法并不困难，但实际上却很少采用。

临床上值得特别注意的是，由于过度通气通常很容易被忽略，一旦遇到同时或相继发生代谢性碱中毒时，则呼吸性碱中毒和代谢性碱中毒两者将自然而然地会重叠在一起，形成混合型碱中毒。其严重性在于混合的两方都是碱中毒，即动脉血 pH 会产生同向性的变化和偏离，关键是加重碱中毒的不良后果。即混合型碱中毒会加重脑血管收缩，使脑组织的血流比单纯性碱中毒更加减少，从而引发或加重脑组织缺血和缺氧的程度，其后果自然可想而知，应该说非常严重。为此，临床必须注意或重视有关碱中毒方面的问题，即不得使呼吸性碱中毒和代谢性碱中毒同时存在和相互重叠。须知两者的同时存在或重叠，必然会加重其不良影响，其后果将会是致死性的。对此临床上应该给予非常重要的关注和警示，不得有任何忽视。

（葛绳德）

hùnhéxíng suānjiǎnshīhéng
混合型酸碱失衡（mixed disturbance of acid-base balance）

由烧伤直接或间接引起的存在两种或两种以上同时或相继发生的酸碱失衡。混合型酸碱失衡是临床重危伤病复杂的临床病情和并发症。严重烧伤病情非常复杂，诱发酸碱失衡的因素也比较多。

加之诸多治疗因素的影响，单纯型酸碱失衡有可能会先后发生，甚至同时出现，相互重叠，常构成混合型酸碱失衡。其中比较简单的是两种失衡的混合，其病情变化和诊断治疗都比较单纯型失衡要复杂。更为复杂的是混合两种以上失衡，其临床病情变化和诊断治疗更为复杂，后果也更为严重。按照排列组合的规律常见的混合型酸碱失衡，两种失衡混合有五种可能，三种失衡混合有两种可能。

（葛绳德）

èrchóng suānjiǎnshīhéng
二重酸碱失衡（double acid-base disturbances）

由烧伤直接或间接引起的同时存在的两种酸碱失衡。发病机制除了建立在单纯型酸碱失衡之上外，还有机体本身的代偿机制参与。共有五种情况。临床诊断、治疗以及预后均与烧伤病情、病程、合并症等多方面因素相关，其影响与后果均较单纯型严重。临床诊疗的难度也比较大。

病因 两种酸碱失衡引起混合型酸碱失衡的可能性只有五种，即代谢性酸中毒+呼吸性酸中毒、代谢性酸中毒+呼吸性碱中毒、代谢性碱中毒+呼吸性酸中毒、代谢性碱中毒+呼吸性碱中毒、代谢性酸中毒+代谢性碱中毒。

两种酸碱失衡的病因相继或同时出现。其中既有烧伤病情引起的，也有并发症引起的，还可能有临床治疗引起的。问题是临床上对有关原因往往不是十分敏感，而是当临床发生相关病情时，从推理分析上得出的结果。当然，经验丰富的临床医生可以根据烧伤本身和相关并发症以及临床治疗等因素，有预见性地分析判断。所以有关病因可以事先有所预见，

也可以在发生后判断证实。然而，临床能够及时找到病因并非容易，很多情况处于被动无知状态。为此，重视加强理论修养，强调临床实践和经验积累，结合临床病情分析思考，争取不失时机找出病因，对临床诊疗会起到莫大的作用。

发病机制 两种酸碱失衡的混合型酸碱失衡，其发病机制是单纯型酸碱失衡的混合和重叠，且比单纯型酸碱失衡要复杂得多。

诊断与鉴别诊断 由于临床背景复杂，病因及其后果的临床表现往往交织在一起，比单纯型酸碱失衡要复杂得多。临床诊断和鉴别诊断的难度自然较大。即便临床得以诊断，但其确切的严重程度的判断和治疗的入手方向却难以断定。为此，临床上必须借助血气分析的结果，特别是观察有血气分析结果所指定的西加德－安德森（Siggaard-Andersen）图解，以便于引导临床治疗。

治疗 治疗措施和方法应该说与单纯型酸碱失衡的治疗一致。然而，有关措施和方法必须规范，即要遵照一定原则进行实施。有关原则即在混合因素作用之下，临床表现的酸碱失衡是以哪一项为主。从为主的方面实施治疗，就能够使治疗的针对性更强。从非主要的方面入手，虽然解决一些问题，但却会使主要问题更加突出，临床问题会更加严重。为此，必须强调措施和方法要服从原则，入手方向正确，犹如切入点或突破口选得正确，结果必然会符合临床需要，解决临床实际问题。

预后 由于两种酸碱失衡形成的混合型酸碱失衡的病因和发病机制较单纯型酸碱失衡复杂，临床背景和实际病情也比较复杂，临床救治的效果受到一定影响。

其结果必然会影响到救治的效果，甚至会影响到预后。

（葛绳德）

sānchóng suānjiǎnshīhéng

三重酸碱失衡（triple acid-base disturbances）

由烧伤直接或间接引起的同时存在的三种酸碱失衡。起因多为烧伤本身和有关并发症，多发生在病情较重之时，临床诊断和治疗难度极高，预后欠佳。

病因 按照排列组合的规律，三种酸碱失衡的混合可相继或同时出现。起因多为烧伤本身和有关并发症，也可起因于临床诊疗。与前述两种酸碱失衡所形成的混合型酸碱失衡又多了一种酸碱失衡，原因性问题会更趋向于复杂多变，临床背景自然也会更加复杂。更加需要有扎实的基础理论功底和丰富的临床经验，需要辩证的临床观点和理论联系实际的临床思维方法。

诊断与鉴别诊断 有关较多病因引发的和交织在一起病理生理变化错综复杂，临床上只依靠理论和实践的积淀已然不够，需仪器设备检查辅助诊断。如血气分析和西加德-安德森（Siguard-Anderson）图，可借以引导和掌握临床诊疗。由于临床背景更为复杂，病因及其后果的临床表现交织在一起的程度就更为严重，远远超越单纯型酸碱失衡的程度。临床诊断和鉴别诊断自然更加复杂和困难。毫无疑问，临床判断病情及其发展会更多地依赖血气分析和西加德-安德森（Siguard-Anderson）图，借以引导和掌握临床治疗。

治疗 措施和方法与治疗单纯型酸碱失衡一致。有关情况分析和判断与上述两种酸碱失衡的治疗一样，只不过是临床情况更加严重和复杂，诊断与鉴别诊断的难度与随之加大。治疗重在把握原则。临床上需要更加严密地追踪临床表现和血气分析的变化，以便于更为严密地依据临床病情发展调整治疗方案，从而使治疗更能解决实际问题，也更为有效。

预后 由于三种酸碱失衡形成的混合型酸碱失衡的病因和发病机制要比两种酸碱失衡形成的混合型酸碱失衡更加复杂，临床救治效果难度较大，势必将会影响预后。

（葛绳德）

shāoshāng jíjiù

烧伤急救（first aid of burns）

烧伤治疗的早期阶段，包括现场急救、后送与转运、入院后的早期治疗等多方面。应针对不同烧伤原因，采取相应的急救措施。急救是否及时有效，方法是否得当对患者的后续治疗乃至预后都有十分重要的影响。处理得当，可减轻损伤的程度，降低后期并发症的发病率及病死率等，因此应予高度重视。目前由于烧伤急救知识普及不足，部分医护人员重视不够以及烧伤现场客观条件限制导致专业技术人员无法及时到达等因素的存在，中国烧伤急救技术水平仍有待进一步提高和完善。进一步加强烧伤急救知识的全民普及、烧伤急救专业技术人才的培训、烧伤急救装备和设施的建设以及技术流程的改进和完善等，对提高烧伤急救水平，进而提高烧伤的救治成功率具有重要意义。

（柴家科）

shāoshāng xiànchǎng jíjiù

烧伤现场急救（onsite first aid of burns）

在烧伤的发生现场对患者施予的紧急救治。原则是迅速终止热源致伤，使患者脱离现场，并给予及时、恰当的治疗，避免加重损伤。同其他任何形式的外伤一样，现场急救是烧伤救治最早的环节，所采取的措施是否及时、是否恰当将直接影响患者的后续治疗乃至治疗结局，是整个治疗环节至关重要的一环，往往也是易被忽视的环节。现场急救的正确实施，其执行者不应仅仅是专科医护人员，也不应完全是最先到达现场的急救医生，而应是包括患者本人及同在现场者。任何专业的救治，在时间性上均无超越自救、互救的可能。对于烧伤、烫伤这一在工作、生活中易遭到意外的损伤，应普及全民性的预防和急救常识教育，提高自救、互救意识和能力。这一工作的有效实施，是对"防重于治"的大卫生策略的体现。

热力烧伤的现场急救 热力烧伤主要指火焰、蒸汽、热液和炽热的金属块等引起的烧伤、烫伤。火焰烧伤后应立即灭火，脱去燃烧的衣服，可就地打滚压灭火苗或就近跳入水塘、水池，或由他人帮助以灭火器等迅速灭火。注意切不可用手扑打，以免手烧伤和助火蔓延；禁止在慌乱中奔跑呼喊，以免风助火势进一步加重烧伤，尤其是头面部和呼吸道的损伤。应边灭火边迅速离开密闭和通风不良的现场，避免发生窒息或吸入性损伤。热液烫伤则应立即脱去被热液浸透的衣物。

在热力烧伤后应尽早冷疗。烧伤发生后，即使脱离了热源，在一段时间内热力仍可继续渗透，使创面加深，这一过程多维持6~12小时。将烧伤部位置于相对低温环境中，对创面进行淋洗、浸泡或冷敷，凉水与组织发生热量交换可迅速降低受伤部位的温度，阻止热力的持续作用从而减轻损伤程度。通常水温为 10～20℃，能迅速降低烧伤部位温度。开始冷疗的时间愈早愈好，伤后立即冷疗可明显减轻损伤的程度，伤后 6 小时之内施行冷疗均有不同程度的疗效。冷疗时间并无明确时限，多以脱离冷疗也不感觉创面明显疼痛为度，常需半小时左右，有时也需 1～4 小时。用流水冲洗，或用凉水浸泡，都同样可以起到很好的冷却作用；用湿毛巾冷敷也可暂时起到冷疗的效果；冰块也可起到冷疗的作用，最好用干净毛巾等布类包裹后再敷于创面上，以免冻伤，加重损害。冷疗适于面积较小的创面，特别是肢体与头面部创面冷疗简便易行。冷疗以小面积 Ⅱ 度烧伤为主，大面积（超过 20% 体表面积）一般不进行冷疗，特别是在环境温度较低的时候。大面积烧伤采用冷疗将引起体温骤降，从而引起生理紊乱并加重休克。也不是所有的部位都适合冷疗，如心前区冷疗易引起反射性心率减慢，心律不齐；腹部冷疗易引发腹痛、腹泻等，应予以注意。

电烧伤的现场急救　电弧烧伤发生于瞬间，属热力烧伤。若电弧引燃衣物，其处置同火焰烧伤。对于电接触烧伤，由于患者可能被"粘住"，自行脱离电源常有困难，施救者如有可能应首先切断电源。如不能切断电源，则应在首先保护自身的情况下施救，如以木棍、塑料、橡胶等绝缘物将触电者拨开或拉开。另外，要注意保护患者，防止救治过程中的其他损伤。若发现患者呼吸心跳停止，应立即在现场行口对口人工呼吸和体外心脏按压，待心跳和呼吸恢复后，可在继续进行心肺复苏的同时，迅速将患者转往附近医院继续救治。对于发生

的合并伤也要及时处理，如骨折固定等。电烧伤创面不要乱涂药物，用清洁敷料简单包扎即可。

化学烧伤的现场急救　化学烧伤多发生于生产过程中，日常生活中也屡见不鲜。和平时期，化学烧伤以强酸、强碱烧伤最为常见，其次为腐蚀性化学物如氢氟酸烧伤，磷烧伤常见于某些特殊环境。当皮肤沾染了化学物质后，需立即清除，但禁用碱来中和酸、酸来中和碱，以免酸碱中和过程中产热进一步加重损伤。对于各类化学烧伤，最佳急救处理方法是用大量洁净水流动冲洗，一般持续时间需要半小时；或将颜面部等特殊烧伤部位浸入容器当中浸洗。现场急救可总结为脱、冲、泡、包、送五个环节。脱：即是脱去被沾染的衣物；冲：指伤后立刻用大量清水冲洗烧伤部位，特别对于眼化学烧伤更应分秒必争；泡：就是迅速将受伤肢体浸泡于水中；包：即指用洁净的被单、布料等将创面包扎或覆盖；送：是指经上述处理后迅速送往邻近烧伤专科医院就诊。

化学烧伤最常见的误区是寻找中和剂，如酸烧伤寻找碱来中和，碱烧伤则寻找酸来中和，而殊不知因为寻找中和剂错过了早期的冲洗致使损害加重，而中和过程中产生的热量进一步加重其损伤。因此，千万不可因寻找中和剂而延误甚至失去用清水冲洗治疗化学烧伤这一最便捷、最有效的方法。

黄磷烧伤　是化学烧伤的特殊类型。黄磷（白磷）为白色蜡状有大蒜气味的固体，久放变黄，极毒，一般保存在水中，在空气中可发生蓝绿色磷光，易自燃，燃点仅 34℃，低于人体体温。黄磷烧伤是一种严重的特殊性质的

化学性烧伤，除热力直接损伤皮肤黏膜外，还可以通过创面及呼吸道黏膜吸收，造成全身中毒及内脏损害。发生磷烧伤后除迅速扑灭火焰、大量清水冲洗外，可用 1%～2% 的硫酸铜冲洗创面，使磷与硫酸铜生成不能继续燃烧的黑色磷化铜，便于清除磷颗粒，再用 2%～5% 碳酸氢钠溶液湿敷包扎，忌用油性纱布包扎，以免加速磷溶解吸收，造成全身性磷中毒。

眼化学烧伤　较之皮肤的化学烧伤少见，但危害极大，现场急救至关重要，急救是否及时和有效与预后有极大的关系。急救的要点在整体上与皮肤的化学烧伤类似：分秒必争，彻底冲洗。切忌在发生眼化学性烧伤后，不做任何处理，径直前往医院就医，延误了最佳救治时机，使化学物质长时间停留在眼部，持续产生化学性损害，加重眼部的损伤程度。冲洗时要翻转上下眼皮，使眼皮内球结膜充分暴露，边冲洗边令患者眼球向各方向转动。如石灰粒误入眼中，不应马上冲洗，因为石灰遇水会产生大量的热量，进一步把眼睛烧伤。正确的方法是翻开眼皮，用镊子将石灰粒取出，再用大量清水冲洗。也可将患者头部泡入盆中，反复睁眼、闭眼，将异物洗净。

移除致伤源后的进一步处理

应首先检查患者是否存在威胁生命的致命损伤，如存在窒息、中毒、开放性气胸或活动性大出血，应就地抢救后再送往专科医院。应初步估计烧伤面积和深度，注意有无复合伤、吸入性损伤等，对伤情轻重做出初步判断。

复合伤　较严重的复合伤应给予紧急处理。烧伤可能合并其他外伤，如高处坠落合并的骨折，

爆炸造成的烧冲复合伤等。这些伤害较单纯烧伤更加严重、复杂，可能随时危及患者的生命。因此，应结合受伤史尽可能全面、快速检查以确定有无严重复合伤，特别是致命的复合伤，并迅速急救：①首先需检查并维持呼吸道通畅，对气道堵塞患者需迅速清除口咽部异物、血块，必要时行环甲膜穿刺或气管切开术。②检查有无张力性气胸，张力性气胸若未及时发现、处理，可在短时间内引起呼吸、循环衰竭，紧急情况下可用粗针于第2或第3肋间穿刺排气减压。③检查有无明显出血，大的血管损伤可在短时间内导致休克，及时、快速止血是救治的关键环节之一，可就地采用直接压迫、加压包扎、止血带捆扎、纱布填塞、血管钳钳夹、结扎等方法紧急止血。④四肢骨折应妥善固定伤肢，以减轻疼痛，防止骨折移位造成骨断端刺伤血管和神经；疑有脊柱骨折者一般需要3人以上来搬动，应在搬动时采用滚动或平抬法，保持脊柱的轴线不扭转、不屈不伸，平抬平放，错误的搬动将引起不可挽回的脊髓损伤甚至瘫痪。⑤胸腹部损伤应依靠症状、体征初步判断损伤的性质为开放式、闭合式，是否有脏器损伤，特别应判断有无出血，对有腹内组织、器官脱出者则先用生理盐水纱布覆盖，再以无菌换药碗罩盖。⑥检查胸部有无创口，开放性气胸创口与外界相通，应立即封闭创口，阻断空气经由创口进入胸腔。⑦开放性颅脑损伤一般诊断无困难，而闭合性颅脑损伤往往由于严重烧伤的存在而被掩盖或忽视，对疑有颅脑损伤者，应密切注意其意识状态、瞳孔、血压、脉搏、呼吸、眼球活动和肢体运动反应

的变化。

轻伤员　以创面处理为主。为防止创面再次污染，使用干净的毛巾、被单覆盖或包扎创面即可。可使用聚维酮碘（碘伏）等消毒剂，但应避免涂抹甲紫（龙胆紫、紫药水）、汞溴红（红汞、红药水）等易在创面着色且难以清洗的消毒剂，以免影响医生对创面深度的判断；牙膏、酱油等即无消毒也无保护创面的作用，反而增加清创的工作量及患者痛苦，不宜涂抹；京万红等中成药可适量外用；獾油等民间偏方的疗效不确切，不建议使用。

重伤员　烧伤面积较大或头面部严重烧伤等存在休克可能的患者应尽早补液。补液是烧伤早期抗休克治疗的主要措施，其目的是恢复和维持有效循环血容量，保证组织氧供，纠正凝血障碍。如条件允许，应以静脉补液为主。补液的成分理论上应为晶体、胶体、水分交替输入，但在急救阶段多难以实现，常以平衡盐溶液为主。不具备静脉补液条件时，可选择口服补充液体。口服等渗或高渗电解质葡萄糖溶液，能达到与静脉补液近似的扩容和改善血流动力学效果。如当时不能获得补液治疗专用的液体，也可适当口服一些其他含盐的饮料，少量多次，一般每次饮用不超过50ml为宜。但不可大量饮用白开水、矿泉水等无盐的液体，以防过多的水分加重组织水肿、肺水肿、脑水肿、水中毒等。对于已出现恶心、呕吐等消化道症状和消化道外伤的患者不宜采用口服补液。

发生于封闭环境的烧伤，或现场有大量浓烟，或头面部严重烧伤及有声嘶等表现的患者，应怀疑有吸入性损伤。急救中采用

半卧位，保持呼吸道通畅，吸氧，防止窒息。有窒息倾向者应施以紧急气管插管或切开。

在充分掌握病情的基础上，如患者有明显疼痛、躁动等表现，可适当给予镇静、镇痛治疗。对小儿或合并颅脑外伤或已陷入休克等精神、神志障碍的患者，不宜使用吗啡、哌替啶等镇痛镇静药，以免引起呼吸抑制或影响病情观察。

烧伤现场急救中患者的病情变化、所采取的各项治疗措施等都应记录在案以便后续治疗参考。

（柴家科）

shāoshāng zhuǎnyùn

烧伤转运（transport of burn patients）

将患者由事故发生的现场或事发地的救治现场，向医疗条件好的医疗单位转移，进行后续治疗。这是烧伤早期治疗的重要环节。

转运的时机　把握好转运的时机是实现安全转运的先决条件。烧伤面积小于30%的患者休克发生率低，可根据当地治疗条件随时后送。大面积烧伤患者，以往多认为在休克期内不宜转运，但从实际情况看，若当地确无救治条件，在抗休克治疗的同时向具备条件的地区转运，非但必须并且可行。其要点是：①转运前必先抗休克治疗，补足血容量、纠正休克状态，使转运虽然在所谓休克期内进行，而患者却并非在休克状态中，即在休克期转运，并非在休克中转运。②保证在转运过程中抗休克治疗的连续性不中断。

转运的组织工作　转运可由转出单位、接收单位或第三方转运团队等单独或共同完成。转出单位和接收单位一般事先都有安排，而第三方转运往往是当地院

前急救系统,而战时则可能是专门负责的转运机构。转运前应向接收单位详细报告相关情况,以便接收单位做好相应的准备。最好由转出单位或参与现场救治的富有经验的医师参与转运,转运人员应具备独立处置伤情的经验。转出单位应在出发前提供转运途中的维持治疗方案,提供完整的医疗文书,包括转出前的伤情判断、诊治效果、诊断学资料和检查的复印件等。必须指定转运期间的负责人,具体负责转运中的各项工作。转运前,转运负责人与转运各成员沟通情况,再次与接收单位协调,通过各种通信工具保持联络,若联络失效,应在转运负责人的指挥下按预案处理,以确保转运患者的生命安全。

转运前的医疗准备 除常规抗休克治疗外,应为转运做一些特殊准备:每位患者胸前需佩戴标牌,标明编号、姓名、年龄、性别、血型、主要诊断等;为避免转运途中频繁更换液体,应在出发前输入充足的液体;为预防感染,可根据伤情酌情给予抗生素;为防止转运途中污染创面,应对肢体创面包扎、躯干创面以无菌敷料覆盖;肢体或躯干的Ⅲ度环状焦痂需切开减张;有合并伤者,应予事先处理,如肢体长骨骨折应予固定;确保静脉补液通道通畅,并妥善固定;估算转运全程所用时间,以及途中继续治疗的程度,据此备齐基础治疗和急救所需的药品、器材等;重患者留置尿管,观察记录尿量,了解补液抗休克情况。危重烧伤患者大多合并吸入性损伤,而由吸入性损伤导致的窒息是转运途中最大的威胁。不论汽车、火车、还是飞机,其内部空间都较狭小,一旦发生窒息再采取气管切开或气管插管将远较在医院困难。因此,应将适当放开气管切开指征作为保证转运安全的关键环节之一。为确保呼吸道通畅,有下列情况者,应行气管切开术,如重度吸入性损伤或中度吸入性损伤,头面颈部严重烧伤,有呼吸道梗阻或怀疑转运途中可能发生呼吸道梗阻者,以及胸部有环形Ⅲ度焦痂者。

交通工具的选择 常为救护车、火车、飞机。一般来说,救护车多用于中短程转运,其优点是可以实现"门对门"的转运,中间环节最少,且较高级的救护车装备有较完善的急救设施,途中一旦出现紧急情况采取急救措施可稍显从容,而普通飞机、火车只能为患者简单提供一个空间,没有任何专业设施,甚至专业设施的使用也不太方便。火车和飞机用于中远程转运,火车较平稳且空间稍大,但速度比之飞机相差太多,不利用缩短转运时间、降低途中风险,远程转运首选铁路者已较少见。飞机是远程转运的首选工具,对于危重创伤患者,采用飞机快速将患者运至中心医院,较采用其他运输工具转运可明显降低患者死亡率。不论是火车、飞机都面临中间环节的问题,将患者运往机场、火车站,再将患者从机场、车站运往目的医院,多次搬运、多次衔接,都需要事先统筹安排。

最便捷的转运工具是医疗救护直升机,可从烧伤现场直接转运至邻近烧伤救治中心,如有条件应为中程转运首选工具。

空中转运期间的注意事项 ①确保患者头部血供:飞行途中尽量横置患者,避免飞机起降影响患者头部血供引起缺氧,如不能横置,应在飞机起降时使患者头部保持低平位。②确保氧供:在高空飞行时由于机舱内气压、氧分压下降,应特别注意观察患者的呼吸、经皮血氧饱和度变化,所有合并吸入性损伤的患者均应常规吸氧。③注意途中输液安全:避免频繁更换液体、尽量采用塑料瓶或袋装液体、输液瓶应牢固固定,特别是起飞、降落和遇到气流飞机颠簸时,避免输液瓶坠落伤人;高空飞行时,输液瓶、输液管道内压力下降,应注意观察,防止管道内出现的小气泡输入体内,以免引起气栓。④设置小型监护病房:应使重伤患者集中在舱门处,以便飞机降落后危重患者能够最先撤出并转入救护车。随机医生、护士以及监护设备、呼吸机、吸痰器、急救药品等设施、设备均应设置在此区域内,相当于一个小型专科重症监护室(ICU),专门负责危重患者病情的观察和处理,保障转运途中持续的生命体征监测和心肺等脏器功能支持、血容量补充及药物的给予。⑤确保患者呼吸道通畅:对有气管切开的患者,应及时湿化气道、及时清除气道内分泌物,注意患者是否憋气、呛咳等,确保气管套管在位通畅。⑥密切观察并记录患者生命体征的变化。以上转运途中采取的措施和注意事项,都是为了患者转运途中的安全。

转运后的交接 患者到达接收单位,转运团队向接收单位提供完整的报告,包括患者的原始病史及转出单位的治疗情况、转运途中的病情变化和治疗措施等,将转出单位的所有资料提交给接收单位的负责医师,保证监测和治疗的连续性,直到接收单位完全接收。

(柴家科)

shāoshāng jiēduàn shūyè

烧伤阶段输液 （stage infusion of burns）

烧伤患者在转运途中不具备输液条件时，将所需的液体在各中间站分别快速输注一定量后继续后送的抗休克治疗措施。又称烧伤分阶段输液。因中国在改革开放后经历的快速发展，无论道路、交通、急救设备与车辆装备等方面都取得了长足进步，转运途中难以输液的窘象已很罕见，偶见于一些偏僻地区或野外；但在战时，阶段输液仍有可能是转运、后送的重要形式。

对于一般抗休克治疗而言，补液复苏的连贯性是极其关键的，液体时有时无、时断时续必将影响血流动力学和血容量的稳定以及组织的氧供，为临床所忌。但当战时或不具备连续补液条件时，应力求使分阶段输液达到最佳的复苏效果。

轻伤员 一般而言，对于成年人30%烧伤面积以下者，发生休克的机会较小，经过口服补液（口服补液盐或淡糖盐水）可以达到补液抗休克的目的，转运途中可间断、少量、多次口服补液，多不需要静脉输液，分阶段输液的问题并不突出。

重伤员 对于烧伤面积超过30%或不足30%但存在休克可能者（如儿童，或存在复合伤、头面部严重烧伤或烧伤深度较深者），尽早开始静脉补液是防治烧伤休克的主要方法。根据具体环境，可进行分阶段输液。

输液的量 通常成年人烧伤面积30%~50%者，应在2小时内一次输入1500~2000ml的液体，液量的计算应包括输液当时及转运途中不输液时间段内的液体需要量；烧伤面积50%~70%者，输入液量应在2000~2500ml；面积超过70%者，液量应在3000ml左右。输液后再继续后送，直至专科接收医院。

输液的质 烧伤早期休克防治的关键在于使有效循环血量尽快得以恢复与维持，而不完全是液体质的问题。若全血、血浆来源困难，可以平衡盐溶液为主，或葡萄糖盐水为主。如条件允许可使用冻干血浆或血浆代用品。如患者胃肠道功能尚可，欠缺的水分应尽量经口服给予。对大面积深度烧伤应给予稀释的碳酸氢钠溶液，以减轻乏氧代谢所致的代谢性酸中毒，同时碱化尿液，防止血红蛋白、肌红蛋白在肾小管沉积造成肾功能损害。休克严重、病情不稳定者不宜转运，务必在转运前补足血容量、稳定循环，以免途中补液中断加重休克；此类患者循环的不稳定多由血容量不足导致，补足血容量是基础治疗，在血容量补足后若循环仍不稳定，可考虑给予血管活性药物以辅助维持血压，但血容量不足时以升压药维系血压并立即转运或后送是禁忌的。

阶段输液的时间间隔 在转运途中不能连续输液的时间间隔越短越好。阶段输液间隔的时间尚难界定，一般认为分阶段输液后的防治休克效果能够维持2~3小时，伤情轻者可酌情延长，而面积大、深度深者应尽量缩短间隔时间。

分段输液是一种不得已而为之的治疗手段，无论平时以及现代战时均少采用。

（柴家科）

chéngpī shāoshāng

成批烧伤 （massive burn casualties）

一般指同一原因、同一时间、同一地点的多人烧伤，多指3人以上。成批烧伤的救治不仅仅是医疗问题，还涉及行政、交通、后勤等多方面，需要多方合作才能完成。在医疗方面，短时间内成批患者同时涌入对常规医疗活动将造成巨大冲击，即便是专科烧伤救治中心的医疗设施、设备、保障能力、技术力量也与患者数量多、病情重之间存在着矛盾。解决好这些矛盾，取得良好的救治效果：①首先要有一个良好的指挥组织，由行政领导和专业技术骨干组成，共同负责抢救工作。②其次要有一支训练有素的专业技术队伍，负责医疗护理工作。③治疗所需的药品器材必须供应充足，保证治疗的需要。④后勤保障供应及时到位。⑤做好患者家属的思想工作。

成批烧伤的特点 与散发病例相比，成批烧伤往往有三个显著特点：①受伤人数众多，现场严重损毁、秩序混乱，患者难以自救互救。②事发地常较偏远，交通条件欠佳，首批抵达现场的医务人员往往不具备烧伤专科临床工作经验，首诊多以初级急救为主，同时又缺乏有效的液体复苏及创面处理条件，难以立即开展规范的补液抗休克治疗，休克发生率高，延迟复苏较普遍，导致多器官功能损害、创面感染等并发症的发生率高，增加了后期救治难度和病死率。③成批烧伤救治需要大量的人、财、物力资源，单独一家医院往往难以独立完成，常需宏观调控。

成批烧伤的组织工作 良好的组织指挥是保障抢救成功的基础。无论在平时或战时，由于成批烧伤涉及面广，使患者的救治工作成为一个系统工程，绝非专业技术工作者所能独立完成的任务，必须依靠当地政府、卫生行政部门乃至党中央、国务院、有关部委来组织、协调救治中所遇到的诸多问题。

总指挥部全面负责医疗、后勤等工作，组成人员包括地方或军队主管部门行政首长、院长、烧伤科主任；医疗组长由烧伤科主任担任，全面负责成批烧伤患者的医疗护理工作；由科室行政副主任或主任医师、副主任医师牵头组成多个医疗小组，具体负责该组患者的救治并按时向医疗救护组组长汇报各组患者的救治情况；后勤组负责各类药品器材的准备、供应，负责患者及医护人员的生活后勤保障。

医疗专家组前伸救治现场　烧伤专科技术力量快速抵达现场的急救是保证救治效果的关键。救治现场可能是事发地，亦可能是脱离事发地的临时救治现场。成批烧伤的事故发生地多不具备成批烧伤救治条件，为了更好地组织人力、物力，在烧伤救治中心接到成批患者救治信息时，应尽可能地组织烧伤专科医务人员快速抵达现场进行急救。前伸的专科医疗力量应尽可能详细地获取有关信息，包括烧伤时间、地点、原因、受伤人数、伤情、烧伤是否发生在密闭空间、有无复合伤等，并做详细记录；根据患者的伤情，主要依据烧伤面积和深度、是否合并吸入性损伤及其他严重复合伤将患者分类，可将患者分为随时面临生命危险的特重患者、有生命危险的重患者、普通患者三类；充分利用烧伤现场可以利用的医疗资源，尽快展开现场急救，重点放在休克复苏、防止窒息、处理危及生命的复合伤以及患者转运前的准备上。前伸的医疗队员应与接收医院保持密切联系，在摸清成批患者的情况后应及时汇报，重点报告伤情

及所需的抢救人员和物资。接收医院和科室根据所得到的情况做好接诊（时间、地点、车辆、路线、人员、担架等）、医疗护理人员及分组、病房、床位、医疗物资、患者生活必需品、医疗后勤等多方面的准备工作。争取在患者到达之前完成入院手续、病区分配、床位分配工作；医疗救护指挥组应根据患者的伤情将其分类，并指定相应的医疗护理小组，并应使各小组在患者到达前尽可能多地了解该组患者的伤情特点。

成批烧伤的转运　应由到达现场的专科人员根据伤情与患者人数，结合当地所能提供的医疗服务、转运工具、途中保障能力等提出具体实施意见，确定转运时机，并在当地政府及相关部门的配合下实施转运。指挥机关需保证转运途中交通畅通。转运前，应将相关情况提前报告接收单位，以便做好各种准备工作。转运前的准备、转运工具的选择与转运过程中的注意事项见烧伤转运。

成批烧伤患者的分流　快速、合理的分流是保障成批烧伤救治成功的重要环节。应根据患者多少、伤情轻重、当地医院及烧伤专科的救治能力决定患者是否需要分流、分流的时机及分流的方向。分流的目的是避免患者过于集中，导致接收医院的人力、物力不足，影响救治效果，并使患者尽早得到专科治疗。在医疗条件不具备时应尽早分流；对有专科救治条件者，也应对医院和科室的承受能力有客观的认识和评价，以减少或避免因收容能力、经验、技术等不足而给患者带来的不良后果。

患者是否需要分流、分流多少患者、分流到哪里、何时分流、采取何种交通工具分流都应向上

级卫生行政主管部门汇报并提出建议，再由主管部门做出部署和决定，向有关医院下达接收分流患者的任务，并将患者数量、伤情、预计到达时间通报接收单位后，方可实施分流。

由于分流所涉及的部门较多，为及时、准确地掌握患者分流方向及病情变化等，避免混乱，指挥部门应尽早建立患者信息资料库，以利分流各相关单位及患者单位、家属、主管部门等查找、追踪。

成批烧伤患者的分类　患者入院后的安置方式，当以轻重分开为宜。患者伤情的分类工作宜分两步进行。在患者入院时进行初步分类，分类的主要依据是救治的急迫性，如有休克、呼吸道梗阻或合并有大出血、内脏破裂等需要紧急处理的患者应立即抢救，其他患者直接收入病房。在经过抗休克治疗及早期处理后患者的再次分类，应以烧伤面积、深度为主要分类依据，结合复合伤、并发症等情况。成年人烧伤面积<30%、无严重复合伤、并发症的患者归为轻度伤；烧伤面积>30%，或烧伤面积虽不足30%但有严重复合伤、并发症者归为重度伤。患者安置妥当后应立即安排三级检诊，检诊首先在各治疗小组内进行，再由科室主任统一检诊。在检诊过程中，可对先前的伤情判断做出修正，特别是对危重患者的伤情做出修正，以最后调整并确定在重病区或 ICU 内加强治疗的患者，避免误诊、漏诊。

值得重视的是，由于大量的人力、物力都投入对危重患者的救治当中，危重患者的救治往往及时、有力，不易于出现明显的纰漏；而小面积烧伤所得到的关

注相对较少，而问题往往会在这些薄弱环节中出现。医护人员务必时刻观察、警惕，避免顾此失彼的无谓失误。

成批患者的治疗，若分解至每一个患者而论，与散发患者的治疗并无明显不同。成批患者的救治特点，仍在"成批"上。成批患者的致伤因素多数相同，根据这一实际情况，成批患者的抢救治疗应在科主任统一指挥下，制定大体一致的治疗方案。在执行大体一致的治疗方案的同时，需根据患者个人实际情况调整具体措施。即便是相同的烧伤面积与深度，不同的个体之间，病情的严重程度和对治疗的反应也存在很大的差异。治疗的个体化是对治疗计划的丰富和调整，一致性则是指在整体上尽量规范统一，从而避免忙乱，减轻工作负担。

(柴家科)

shāoshāng huànzhě rùyuànhòu zǎoqī chǔlǐ

烧伤患者入院后早期处理

（the early treatments of burn patients after admission） 烧伤患者入院后的早期诊断与治疗。入院早期对伤情的判断是否正确，处置是否恰当对后续治疗甚至预后都有重要影响，应予重视。

轻伤员 小面积烧伤对全身情况影响较小。入院后应了解受伤史及前期处理经过，计算烧伤面积，判断烧伤深度，检查有无吸入性损伤、复合伤、中毒等。对单纯的小面积烧伤，以局部创面处理为主：对四肢的二度创面宜采用包扎治疗；对头面颈部、躯干、会阴等难以包扎的部位的二度创面可采用暴露或半暴露治疗，外用磺胺嘧啶银、聚维酮碘（碘伏）或其他消毒剂；三度创面应暴露保痂治疗，或急诊手术或择期手术切除烧伤的焦痂，植自体皮封闭创面。视伤情可给予静脉适量补液或口服补液盐补液，口服或静脉给予抗生素防治感染。

重伤员 烧伤面积较大，对机体影响比较大的（成年人烧伤面积≥20%体表面积，儿童≥10%体表面积或头面部烧伤），入院后应计算烧伤面积、深度，观察血压、心率、呼吸等生命体征的变化，并施以相应的辅助检查。应询问患者或现场亲历者有关受伤经过、受伤时间，特别是烧伤发生地点于封闭空间还是开放空间，现场是否有大量烟雾及患者是否有烟雾吸入史，全面了解受伤过程，排除复合伤的可能性；需了解患者体重，受伤前身体状态，既往病史；了解前期治疗情况，如创面的处理方法，输液量及液体种类，是否注射破伤风抗毒素等；是否合并吸入性损伤可从患者语音、鼻毛是否烧焦、口咽是否有碳粒或水疱、头面部烧伤严重程度、是否存在呼吸困难及肺部听诊异常等加以判别。

补液抗休克 是烧伤重伤员最重要的治疗措施之一，因此，入院后应迅速建立静脉通道，通过静脉给予补液。补液可按公式先行估算，按照晶体液、胶体液、水分的顺序交替输入，对大面积深度烧伤、有血红蛋白尿者可间断稀释输入5%碳酸氢钠溶液，纠正代谢性酸中毒并防止血红蛋白、肌红蛋白在肾小管沉积引起的肾功能损伤；间断输入5%甘露醇溶液，既有利尿保护肾功能，又有清除氧自由基的作用。其他常用的氧自由基清除剂如维生素C、维生素E等，可通过静脉或口服途径给予。应留置导尿管，记录每小时尿量，通过尿量反映休克的严重程度，据此可调整补液速度及成分。通常，成年人尿量应维持在80ml/h左右，儿童尿量1~1.5ml/（h·kg）。其他用于指导抗休克治疗的临床指标，包括患者的神志安静、无烦躁不安；无恶心呕吐；无明显口渴；肢端温暖，无厥冷；成年人心率低于120次/分，儿童低于140次/分，心音有力；血压维持在生理水平；辅助检查血红蛋白低于150g/L，红细胞比容小于0.50，无明显血液浓缩。总之，补液抗休克需达到补足血容量，使组织获得充足的氧供，减轻自由基损伤和纠正隐匿性休克三个目的。

预防破伤风、预防感染 深度烧伤时为预防破伤风的发生应使用破伤风抗毒素。烧伤面积大、深度范围广者，要考虑使用广谱抗生素，兼顾革兰阳性和革兰阴性菌，此后根据药敏试验选择敏感抗生素。

脏器保护 内脏并发症是烧伤重伤员的主要死亡原因之一。大面积深度烧伤早期即应注意保护胃肠、心、肝、肺、肾等，预防为主，防治结合。脏器保护首先应着眼于整体治疗，如尽快补液复苏以纠正缺氧和再灌注损害、纠正酸碱失衡、维持内环境稳定、预防和控制感染、尽早去除坏死组织、封闭创面等。在患者入院后的早期处理阶段应特别强调补液抗休克的质量。目前，直接死于烧伤休克的患者已很少，但若休克期渡过不平稳，患者即使可勉强渡过休克期，后期也易于发生各种脏器并发症，增加治疗的困难。除补足血容量、恢复胃肠道血供、纠正隐匿性休克外，若没有明显腹胀、恶心、呕吐等消化道症状，则应尽早肠内营养，可少量进流食如米汤、酸奶等；若存在以上消化道症状，应着重加强抗休克治疗，纠正隐匿性休克，在消化道症状消失后尽早开始进食。早期喂养的主要目的不在于提供多少营养，而在于通过喂养促进胃肠道血流恢复，从而保护胃肠黏膜，防治溃疡及肠源性感染。除早期喂养外，可静脉给予 H_2 受体阻断剂如西咪替丁、雷尼替丁等，或质子泵抑制剂，如奥美拉唑，减少胃酸分泌；还可口服硫糖铝凝胶、氢氧化铝凝胶以保护胃肠黏膜；早期间断给予山莨菪碱（654-2），也有改善胃肠黏膜血供的作用。烧伤早期的心功能异常是休克的原因之一，与心肌不同程度的缺血缺氧性损害及心肌收缩力减弱有关，应在积极有效的液体复苏的前提下，辅予维护心功能的药物，如毛花苷 C、1,6-二磷酸果糖、参脉注射液等；若因心脏负荷过重引起的心功能不全则宜利尿减轻心脏负荷。烧伤后早期可发生肝功能异常，与休克、感染等关系密切，除尽早纠正休克外，应注意避免使用具有肝毒性的药物使肝损伤加重，可以使用极化液、大剂量维生素 C、葡醛内酯、还原型谷胱甘肽、促肝细胞生长因子等药物促进肝功能恢复。

吸入性损伤的早期治疗 对合并有吸入性损伤者应予以半坐位，以利头面部水肿消退，防止喉头水肿堵塞气道；常规吸氧、湿化气道；及时清理口、鼻、气道分泌物；如出现呼吸困难，果断行气管切开，确保呼吸道通畅。如有下列情况之一者应行气管切开：中重度吸入性损伤者；呼吸困难者；头面颈部严重烧伤，有上呼吸道梗阻可能者；持续性低氧血症且吸氧不能明显缓解，需要呼吸机辅助呼吸者。

创面处理 在全身情况稳定的情况下进行。重伤员早期治疗的重点在于抗休克及处理并发症，而不应首先着眼于创面处理。清创时重新核对烧伤面积和深度。早期清创不要求"彻底"，休克期不要大洗大刷创面，以免加重应激、内环境紊乱。清创时需去除创面上黏附的异物、衣服燃烧后的碎片及成片脱落或皱缩的腐皮等，对于嵌入创面较深不易取出的异物则不要求彻底清除；对于浅度创面的完整水疱皮应予保留以保护创面，而 III 度创面的腐皮则应去除以促使焦痂干燥。清创后的 II 度创面，特别是四肢创面可采用包扎疗法；头面颈、躯干、臀部、会阴等难以包扎的创面可采用暴露或半暴露疗法；III 度创面以暴露、择期手术治疗为宜。对于环形深度烧伤，由于焦痂没有弹性，限制了焦痂下深层组织水肿向外扩展并导致压力逐渐升高，影响了痂下局部及焦痂远端的血液循环，可导致一组或几组肌群缺血坏死乃至整个肢体的坏死，并引起急性肾衰竭。因此，对于环形深度烧伤应及早行焦痂切开减张术。躯干和颈部环形焦痂影响胸廓运动及通气功能，也应切开减张以增大胸廓活动幅度，改善通气。切开减张应在局部麻醉下进行，减张切口需避开主要血管和神经，其范围需超过深度烧伤创面达正常皮肤边缘或浅度创面边缘，达深筋膜层，彻底释放深部张力；电击伤由于深部肌肉坏死，水肿深在，需切开肌膜减压。切开后以无菌纱条填塞减张切口并缝合固定，防止出血，但注意不要缝合过紧，以免影响减张效果。

辅助检查 在进行各项治疗的同时，应尽早进行各项辅助检查，如血常规、血型、电解质、肝肾功能、心肌酶谱、血气分析、胸片、心电图等，应行创面分泌物、痰、血细菌培养等，以全面了解伤情变化及对治疗的反应等。

烧伤复合伤 应特别注意对烧伤复合伤的发现与处理。两种致伤因素同时或相继作用于同一机体导致的损伤称为复合伤。烧伤复合伤的临床特点主要包括：①致伤因素多：火药、可燃气体或高压电弧造成的冲击伤、触电后的高处坠落、交通事故均是造成烧伤复合伤的重要因素。②伤情重，死亡率高。③容易发生漏诊或误诊。医务人员的注意力往往被烧伤创面所左右，或缺乏烧伤复合伤的知识和经验，而忽略了那些隐蔽的严重创伤；或由于严重烧伤的存在，尤其是患者处于休克状态，掩盖或混淆了其他创伤的存在。④处理矛盾多。⑤感染重：感染在单纯烧伤就较突出，复合伤时感染发生更早、更多、更重，在极重度复合伤时，常可见到休克、感染接踵而至，甚至休克期发生脓毒症。

诊断 烧伤，特别是大面积烧伤患者，由于严重烧伤的存在，往往掩盖或混淆了合并伤的临床表现和体征，以致漏诊或延误复合伤的诊断。仔细问诊和全面体检是避免漏诊的关键。如高处坠落或交通事故易造成骨关节损伤、肝脾破裂等脏器损伤、颅脑损伤等；爆炸造成的冲击伤可造成肺、听器等空腔器官的损伤等。入院后，首先要检查呼吸道是否通畅、是否合并有出血、休克等危及生命的并发症，不可遗漏重要伤情。应依据"CRASH-PLAN"顺序检查，其意义是：心脏（cardiac，C），呼吸（respiration，R），腹部（abdomen，A），脊髓（spine，S），头部（head，

H），骨盆（pelvis，P）、四肢（limb，L）、动脉（arteries，A）、神经（nerves，N）。在紧急情况下可在几分钟内对呼吸、循环、腹部、颅脑、脊髓、运动等各系统进行必要检查，然后根据各部位伤情，按轻重缓急安排抢救顺序。

处理　烧伤复合伤的处理比单纯烧伤和创伤都困难。因为复合伤病情重而复杂，同时两种损伤的处理方式也不尽相同，有时甚至还存在矛盾，特别是在烧伤早期矛盾更加突出。处理时应以抢救生命为主，优先处理心搏骤停、窒息、大出血、开放性血气胸、内脏破裂、严重颅脑损伤、重要血管损伤等危及患者生命的复合伤，同时兼顾液体复苏等治疗。如烧伤严重而复合伤对生命或肢体存活影响不大，则应先处理烧伤，复合伤留待以后处理。复合伤的处理原则可归纳为：①总原则是救命第一，救伤第二。②重要血管和内脏损伤，如开放性颅脑伤、颅内出血、开放性气胸、严重挤压伤和各种原因引起的大出血、窒息、急性中毒等，严重威胁患者生命时，在烧伤复苏的同时，优先予以紧急处理。③不危及生命和肢体存活的复合伤，一般应待休克平稳后再进行处理。④烧伤的治疗影响其他合并伤的治疗时，或合并伤处理影响烧伤处理时，应遵循首先处理主要矛盾，兼顾其他的治疗原则。⑤烧伤合并其他创伤，尤其是合并开放伤时，患者感染机会增加，应及早应用抗生素。

手术顺序主要根据受伤器官的严重性和重要性来决定，一般是按紧急、急性和择期的顺序来实施。如果同时都属紧急或急性时，则首先是紧急气管切开手术、颅脑伤手术；先行闭合伤（无菌手术），再行污染手术（包括开放伤和空腔脏器破裂）。如果手术互不干扰，如颅脑手术和下肢手术，则可考虑同时进行。即使是择期手术如闭合性骨折，如能争取在一次麻醉过程中完成几个不同部位的手术，也有利于患者术后的恢复，其前提是生理紊乱基本得到纠正，手术不会加重伤情对机体造成的危害。

烧冲复合伤　由热力、冲击波同时或相继作用于机体而造成的损伤，是烧伤复合伤的特殊类型。烧冲复合伤的致伤机制十分复杂，与热力和冲击波的直接作用及其所致的继发性损害有关。冲击波可致人员冲击伤，冲击波超压和负压主要引起含气脏器如肺、胃肠道和听器损伤，动压可使人员产生位移或抛掷，引起肝、脾等实质脏器破裂出血、肢体骨折和颅脑脊柱等损伤。

伤情特点　特点是伤情重和多器官损伤。爆炸所致的烧冲复合效应不是各单一致伤因素效应的总和，而是由于热力和冲击波各致伤因素的相互协同、互相加重的综合效应。由于烧冲复合伤的这种复合效应，其结果将使伤情更重，并发症更多，伤情发展迅速，治疗困难。肺是冲击伤最主要的靶器官，主要表现为肺组织出血、肺泡隔增厚、肺泡腔缩小、血管周围间隙增宽、支气管周围小血管形成血栓、肺间质水肿和大量炎性细胞浸润。烧冲复合伤常引起机体凝血、抗凝及纤维蛋白溶解系统平衡失调，导致凝血机制异常，若治疗不及时，常进展为弥散性血管内凝血（DIC），甚至死亡。

治疗特点　针对烧冲复合伤伤情重、多器官损伤的特点，治疗应强调保护和改善器官功能，早期防治 DIC，减轻炎症反应：除给予保护心、肝功能，预防应激性溃疡，改善胃肠道功能，维持机体内环境的稳定等措施外，针对凝血功能异常，可早期使用低分子量肝素抗凝治疗，应用乌司他丁稳定溶酶体膜，抑制溶酶体酶释放，清除自由基，减少炎性介质的释放；针对肺损伤，可采用保护性机械通气策略，保护肺功能，纠正低氧血症。尽量使用压力控制或辅助通气，在保证基本潮气量的情况下，使吸气压力控制在 $30 \sim 35 cmH_2O$，以减少发生呼吸机诱导的肺损伤；采用允许性高碳酸血症，以小潮气量（$6 \sim 8 ml/kg$），防止肺泡的过度膨胀而致呼吸机诱导的肺损伤；加用低水平 PEEP（$< 15 cmH_2O$），维持一定的功能残气量和肺泡的开放状态，避免肺泡反复关闭和开放产生的剪切力所致的呼吸机诱导的肺损伤。

（柴家科）

shāoshāng xiūkè
烧伤休克（burn shock）
由于烧伤局部和远隔部位毛细血管通透性增高，大量血浆样体液从血管内渗漏至创面和组织间隙，发生以有效循环血量锐减为特征的复杂病理过程与临床综合征，并导致重要器官功能代谢紊乱和组织结构的损害。烧伤后血管内皮细胞的结构和功能发生异常改变，是造成血管通透性增高和微循环障碍的核心发病基础。

病理生理　特点是低血容量性休克。烧伤后由于热力的直接损伤及众多血管活性物质的释出，造成机体毛细血管通透性增高，大量血管内液外渗，导致有效循环血容量不足；微循环变化：烧伤后血管通透性增高的主要部位是微静脉，其次是毛细血管，而微静脉内皮细胞的变化以及细胞间连接的改变在其中起重要作用。休克除了循环血容量不足，心功能不全和各种体液变化的直接作用外，还与全身微循环功能紊乱有关；心泵功能障碍：导致心脏泵血功能障碍的最根本原因是心肌收缩力降低和舒张性能改变。烧伤后左心室收缩功能指标左心室收缩压（LVSP）、左心室内压最大上升和下降速率（±dp/dt max）均显著降低，而左心室舒张末压（LVEDP）上升，表明心肌收缩功能和舒张功能均减退。烧伤后大量体液丢失引起循环血量不足，使冠脉灌流减少和心肌供血不足，因能量缺乏和酸中毒使心肌细胞能量代谢酶的活性受到抑制，烧伤后还产生心肌抑制因子、肠因子等，都可影响心肌的舒缩功能。

临床表现和诊断 主要根据伤情、临床表现和相关的实验室检查结果，包括神志改变、有无口渴、血压变化、心率增快、尿量减少、末梢循环变化、电解质和酸碱失衡、血流动力学紊乱、血液流变学紊乱、组织氧合情况等进行诊断。

治疗 由于缺乏防治毛细血管通透性增高的有效措施，补液治疗是防治烧伤休克的主要措施，成年人Ⅱ度和Ⅲ度烧伤面积超过20%，小儿超过10%的患者，都可能发生休克，需要给予液体复苏治疗。补液方法主要包括静脉补液和口服两种。静脉补液是防治烧伤休克的重要手段，但并非所有患者都需要静脉补液，特别是在成批收容时或在战时，应按照实际情况选择补液方法，合理使用各种液体和输液工具。在烧伤休克期及液体复苏时不仅要观察患者的尿量、心率、血压等一般性指标，还要经常性监测组织氧合状况和相关的机体代谢指标。辅助治疗主要包括镇静镇痛、心血管系统功能的扶持、抗生素的应用、应用碱性药物纠正酸中毒、氧自由基清除剂的应用、保护和改善重要脏器功能、激素补充外源性ATP，改善细胞代谢等其他药物治疗。

常见并发症 随着复苏手段和监测技术的不断提高和完善，烧伤患者直接死于休克的明显减少，但内脏并发症的发生率依然较高，是烧伤的主要死亡原因，也是现代烧伤治疗急需解决的课题之一。烧伤早期（休克期）常见的并发症主要有脑水肿、肺水肿、心功能不全、肾功能衰竭和消化道出血，这些并发症的存在除与伤情严重程度有一定关系外，多数是因早期复苏补液治疗不及时或不充分，休克不能及时纠正，导致重要脏器发生缺血缺氧性损害；因创面处理不当或肠道细菌移位造成的全身性感染和内毒素血症，也是招致并发症的常见原因；补液过多或短时间内补液过快，使液体负荷超出机体的代偿能力，特别是患者已存在心功能不全时，以及小儿、老年烧伤患者，更容易发生脑水肿、肺水肿和心力衰竭，应该加以防治。

（黄跃生）

shāoshāng xiūkè zhěnduàn
烧伤休克诊断 (diagnosis of burn shock)

烧伤后是否发生休克，以及休克存在的严重程度和持续时间，主要受烧伤面积、有无合并伤、年龄和健康状况的影响，也取决于能否及时准确地把握伤情，尽早采取快速充分的补液治疗。一般成年人烧伤面积超过30%，小儿烧伤面积超过10%时均可能发生休克，临床此类患者应给予抗休克处理。但在婴幼儿头面部烧伤，由于局部血运丰富和组织较疏松，伤后体液渗漏较其他部位多，即使烧伤面积不足10%也有可能发生休克。烧伤休克诊断主要根据伤情、临床表现和相关实验室检查结果进行。

神志改变 早期常表现为烦躁不安，其原因除与创面疼痛刺激有关外，主要系中枢神经系统缺氧所致。患者如果伤后不能得到及时有效地补液治疗，中枢神经系统缺血缺氧性损害将进一步加重，可由烦躁不安转为反应迟钝，神志恍惚，甚至呈昏迷状态。

口渴明显 为烧伤休克早期常见的临床表现之一。许多大面积烧伤患者虽给予及时抗休克补液治疗，仍不同程度地存在口渴症状，即使循环基本稳定后症状也不能完全消除，一般需在体液回收阶段才可逐渐缓解。因此，不能单凭口渴症状来判断休克是否纠正，更不能让患者无节制的大量饮水，以免造成水中毒。

血压变化 低血压是诊断烧伤休克的一个重要指标，但不是早期指标，烧伤早期交感-肾上腺髓质系统强烈兴奋，早期血压可维持在正常范围或略有升高，以舒张压增高较明显，脉压变小。如果机体长时间处于缺氧状态，乳酸等酸性代谢产物大量堆积，造成微动脉和毛细血管前括约肌对缩血管活性物质的反应性降低，血液淤滞在扩张的毛细血管体内，此刻血压可明显降低。

心率增快 可以作为诊断烧伤休克的早期指标之一。大面积烧伤患者早期心率常超过120次/分，小儿常超过150次/分，通过大量快速地补液治疗，多数患者心率可减慢至100次/分左右。若长时间维持在 150 次/分以上，提示心肌已存在器质性损害，同时也表明复苏治疗效果欠佳。心率过快可造成心肌耗氧量增加，心室的舒张期缩短，导致心肌收缩力减弱和心输出量减少。

尿量减少 严重烧伤后肾血流量急剧减少，肾小球滤过率降低，反射性引起抗利尿激素和醛固酮分泌增多，患者早期即可表现为少尿或无尿。单位时间尿量的变化能客观地反映休克存在的严重程度，也是判断复苏效果较为敏感的指标之一。大面积烧伤患者由于四肢肿胀而无法准确测量血压时，也可通过每小时尿量间接反映血压的高低，一般收缩压维持在 90mmHg 以上，且肾功能正常时，每小时平均尿量可在 30ml 以上。

消化道症状 烧伤休克时胃肠道缺血不仅发生早，且持续时间长，容易造成黏膜缺血性损害和蠕动功能障碍。大面积烧伤患者早期常伴恶心、呕吐症状，呕吐物一般为胃内容物，胃黏膜发生糜烂出血时，呕吐物可呈咖啡色或血性，出血量较多或发生十二指肠以下部位的黏膜溃烂时，还可解柏油样或鲜红色血便。频繁呕吐者多表示休克较为严重，呕吐量较多时应警惕有急性胃扩张或麻痹性肠梗阻的可能，要及时放置胃管作负压引流。

末梢循环变化 大面积烧伤患者的肢体皮肤常遭毁损，加之体液渗出引起软组织水肿，常难以准确观察末梢循环的真实变化。休克早期可见正常皮肤色泽苍白，皮温降低，表浅静脉萎陷，严重时皮肤、黏膜发绀，甚至出现花斑，甲床及皮肤毛细血管充盈时间延长。小儿烧伤后末梢循环变化出现较早，也最明显。

电解质和酸碱失衡 患者早期常存在脱水、低蛋白血症和低钠血症，同时因低灌流导致的组织乏氧代谢增加，还伴有代谢性酸中毒和高钾血症。此外，合并重度吸入性损伤或肺爆震伤者，可存在呼吸性酸碱失衡和低氧血症。因此，在休克期内，每天至少检测一次动脉血气、血乳酸、血生化、血晶体、胶体渗透压，以便及时调整复苏的治疗方案。

血流动力学紊乱 大面积烧伤患者伤后很快出现明显的血流动力学紊乱，表现为心排出量（CO），心脏指数（CI），左心室做功指数（LVWI）显著降低，肺血管阻力（PVR）和外周血管阻力（SVR）明显增高。血流动力学指标是早期诊断休克及判断其严重程度的敏感指标，对严重烧伤或并发心、肺功能不全者，有条件应放置漂浮导管监测血流动力学变化，以指导补液复苏。

血液流变学紊乱 烧伤早期即可表现为红细胞及血小板聚集指数增加，血浆、全血黏度和纤维蛋白原含量异常增高，血液处于高凝状态，易引起微血栓形成和发生继发性纤溶。当机体遭受休克、缺血-再灌注以及全身炎症反应等打击时，内皮细胞生成与释放促凝血因子增多，抗凝血因子减少，失去原有的抗凝血优势，造成血液流变学紊乱。

组织氧合变化 烧伤休克的本质是低灌注引起的组织细胞缺氧和代谢障碍。机体供氧量（DO_2）和氧耗量（VO_2）是判断休克严重程度的重要指标，DO_2代表向组织输氧量，与心脏功能关系密切，VO_2可客观反映组织灌注情况以及利用氧的能力。严重烧伤后由于血容量不足，心功能障碍和组织灌注不良等原因，存在

VO_2伴随DO_2的提高而增加，称之为DO_2-VO_2依赖现象，应尽快提高心排出量，否则将导致机体严重缺氧。

（黄跃生）

shāoshāng xiūkè bǔyè zhìliáo
烧伤休克补液治疗 (fluid replacement therapy for burn shock)

补液治疗是治疗烧伤休克最主要的措施。成年人Ⅱ度和Ⅲ度烧伤面积超过 20%，小儿超过 10%，都可能发生休克，需要给予液体复苏治疗。补液的途径，主要包括静脉补液和口服补液两种。应根据实际情况选择补液途径，合理使用各种液体和输液工具。

口服补液治疗 成年人Ⅱ度烧伤面积在 30% 以下，小儿Ⅱ度烧伤面积在 10%（非头面部烧伤）以下，一般可给予正常饮食及根据需要饮水。如患者饮食较差，则宜口服补充一些含盐饮料，如盐茶、盐豆浆、烧伤饮料等。在平时成批收容或战时条件不允许时，可适当扩大口服补液的范围，成年人烧伤面积在 40% 以下者，均可采用口服补液或以口服补液为主，辅以静脉补液。口服补液具有方法简便、不良反应少的特点，但应用时需注意以下几点：①应服含盐饮料，不能单纯服白开水或糖水，以防因血液稀释，发生低渗性脑水肿。②口服补液采取少量多次方法，成年人每次量不宜超过 200ml，小儿不超过 50ml，过多过急可引起呕吐、腹胀，甚至急性胃扩张，患者出现频繁呕吐或并发胃潴留时，应停止口服补液，改用静脉补液治疗。③有胃潴留或呕吐者，不宜采用口服补液。④须严密观察血容量不足的症状和治疗效果，口服补液不能达到目的，或有不宜采用口服补液的情况时，应及时

改为静脉补液。常用的口服补液配方：含盐饮料：每100ml开水中加氯化钠0.4g；烧伤饮料：氯化钠0.3g，碳酸氢钠0.15g，糖1g，加水至100ml；烧伤饮料片：每片含氯化钠0.3g，碳酸氢钠0.15g，苯巴比妥0.005g，用温开水100ml吞服。

静脉补液治疗　烧伤休克复苏的补液治疗，输液量大，持续时间长，首先应建立良好的静脉通道，如果周围静脉充盈不良穿刺困难，应进行静脉切开，切忌因反复建立补液通道而延误抢救时机。烧伤后体液丢失的成分主要是电解质和血浆，丢失量与烧伤面积、深度以及体重有密切关系，而且有一定的规律性，依此特点，临床上常采用公式来指导复苏补液治疗。这些公式一般都以烧伤后体液丢失的规律性为依据，并将烧伤面积和体重做为公式的核心因素来考虑，但每个公式的产生又有其特定条件和地域性、不同的经验背景和理论依据，再加上烧伤患者的个体差异。因此，在选择和执行公式时要灵活掌握，在治疗过程中应严密观察临床指标，根据患者对治疗的反应，及时做出调整。几种在中国外烧伤界影响较大、又有代表性的计算烧伤抗休克补液量的公式有：第三军医大学公式、伊文思公式、布鲁克公式、派克兰公式、南京公式，还有高渗钠溶液疗法等。小儿体表面积与体重的比值相对较大，组织含水量也相对较大，因此，烧伤儿童的补液量也应相对较大。

特殊情况下的补液治疗
①战时成批烧伤的补液治疗：战时成批烧伤休克的防治是提高烧伤救治水平的关键。首先应主动前伸现场救援，为烧伤休克复苏补液赢得最佳时机。立即建立静脉通道补液或给予口服补液，然后迅速将患者转送至上一级医疗机构治疗，避免造成休克延迟复苏。其次要进行分类救治，优先处理危重患者。及时、快速、充分的补液复苏是危重烧伤患者平稳度过休克期的关键。第三，根据临床指标，掌握补液原则。烧伤休克期补液公式很多，实际应用中要强调个体化，根据临床指标随时调整补液量和补液速度。在战时成批烧伤时，单位时间排尿量简便、无创，可作为观察烧伤休克期病情和调整复苏补液的重要依据和指标。尿量、红细胞压积和碱缺失等临床指标，可以比较准确地反映烧伤休克期补液复苏效果。②合并吸入性损伤的补液治疗：体表烧伤合并吸入性损伤时，血容量减少引起的组织器官灌流不足和吸入性损伤引起的通气和换气障碍，均可造成或加重烧伤早期缺血缺氧损害。因此，休克更严重，治疗的难度也更大。重度吸入性损伤患者常伴大面积体表烧伤，往往需要补充大量胶体和电解质液以抗休克，与吸入性损伤肺水肿在治疗上形成矛盾。但严重烧伤后若不及时合理的补液，尽快恢复组织的血液灌流，将引起包括肺在内的各脏器的缺氧损害，加重加速吸入性损伤后肺水肿的发生与发展。事实体表烧伤伴吸入性损伤的体液丧失量高于同等面积单纯体表烧伤，因此烧伤伴吸入性损伤的早期补液量，不但不应限制，而且应该按烧伤面积计算量有所增加，以能保证组织良好的血液灌注；在休克指标监测方面，较之单纯体表烧伤，更应严密监测其心肺功能，除观察尿量、血压、心率、意识状态、

行血气分析，了解气体交换和酸碱代谢情况等外，必要时应测量中心静脉压和肺动脉楔压（PAWP）指导输液。若PAWP位于正常值的高限1.3～1.6kPa（10～12mmHg），则应限制补液，并给予强心药物。早期应用胶体或电解质液均无大的差别，以尽快纠正休克为宜，但应维持血浆白蛋白在3g/dl以上。③颠簸条件下烧伤休克的治疗：颠簸刺激可影响心脏自主神经平衡协调，导致心血管系统功能紊乱。颠簸时迷走神经兴奋，释放乙酰胆碱增多，对心脏本身具有负性变时、变力、变传导作用，引起明显的心率减慢，心室肌和心房肌收缩能力减弱，心房肌不应期缩短，房室传导速度减慢，加之烧伤后机体处于休克状态，全身血流动力学紊乱，均能导致心功能的严重下降，从而加重心肌损害。抗休克治疗时，还必须加强心功能的扶持，并应用调整心脏自主神经平衡的药物。

严重烧伤休克复苏困难的原因　除休克本身处理不当外，常见的原因主要有：①早期全身性感染。早期全身性感染常是导致复苏困难的重要原因，应及早应用有效抗生素。②并发症。多数系因休克处理不当所致，反过来又加重休克，影响复苏。如脑水肿、肺水肿、急性肾功能不全等。预防的重点在于及早处理好休克，并注意内脏并发症的防治。③复合伤。常见的是复合创伤或冲击伤。除伤情本身严重外，由于对伤情认识不足，处理失当，如输液量不足或输液量偏多，闭合伤或内出血未被及时发现和处理，也可造成复苏困难。④复合中毒。如CO中毒、磷中毒、化学毒剂中毒等。⑤吸入性损伤。吸入性

损伤肺水肿或气道梗阻致严重缺氧；害怕加重肺水肿致输液量偏少等。⑥伤后长时间转送。后送前准备不充分，途中未予补液，待到达收容单位时，已发生严重休克，致复苏困难；伤后早期虽立即补液后送，但补液量不足或循环尚不够稳定，加之长途颠簸对循环的干扰，特别是有晕动症者，可加重休克。

补液治疗的注意事项　①不应片面依赖补液公式：烧伤补液公式是经过多年临床验证总结形成的补液方案，对指导烧伤休克的补液治疗起到了重要作用。然而，任何补液公式都存在局限性，不可盲目机械地执行，由于受年龄、烧伤深度、合并伤、救治时间早晚以及患者身体素质的影响，个体对补液治疗的反应差异很大，医护人员应遵循"有公式可循，不唯公式而行"的基本原则，根据治疗过程中临床指标的变化，随时调整补液量、补液速度和补入成分。②补液时机越早越好：烧伤后未能及时补液或补液不足，是当前存在较为突出的治疗失误之一，除受交通不便和医疗条件的客观因素影响外，更多的是现场和基层急救人员对早期补液的重要性认识不足，不予补液或少补液就急于后送，导致此类患者在转入专科治疗时已发生严重休克，虽经救治能勉强渡过休克期，但遗留严重的脏器缺血缺氧性损害，为日后发生全身性感染和多脏器功能不全留下隐患。因此，要特别重视烧伤早期的补液治疗，力争在伤后半小时内建立补液通道，以预防休克的发生或减轻其存在的严重程度。③避免补液过多：盲目大量补液是当前烧伤复苏补液治疗中存在的另一突出问题，一些医务人员为使患者较快地复苏，过分强调正常生理指标，不考虑机体的代偿能力如何，短时间内输入大量液体，其结果不仅使输液量明显增加，造成心脏前负荷过重，引发心力衰竭，还可因脏器组织水肿影响氧的代谢，加重机体缺氧状况，此外，过多的液体潴留于体内致使回收期延长，全身炎症反应明显加重。在补液治疗中，应根据临床指标，如尿量、血压、神志等变化，调整补液计划，对于小儿、老年烧伤患者以及伤前有心肺疾患者，更应注意控制补液速度和补液量。④不能单纯依靠补液复苏：补液是防治烧伤休克的主要手段，但并非唯一措施，尤其是存有并发症时，单纯补液更难奏效，往往需要配合某些相关药物治疗。对一些补液治疗反应不佳的病例，应探索原因，采取有针对性的治疗措施。

（黄跃生）

第三军医大学公式（fluid replacement formula from the Third Military Medical University）

1962 年根据 147 例成年人大面积烧伤患者早期补液情况总结而成的，用于预算烧伤休克补液量的公式，即：第 1 个 24 小时补液量（ml）= 1%烧伤面积（Ⅱ度、Ⅲ度）× 1.5（胶体0.5,电解质1）×体重（千克）+2000。公式要求伤后第 1 个 24 小时内，成年人每 1% Ⅱ度、Ⅲ度烧伤面积，每千克体重补充血浆等胶体溶液 0.5ml，氯化钠等电解质溶液 1ml，基础水分（5%葡萄糖溶液）2000ml，伤后 8 小时内补入估计量的一半，后 16 小时补入另一半；伤后第 2 个 24 小时电解质和胶体液减半，基础水分不变。

（黄跃生）

伊文思公式（Evans formula）

1952 年由美国伊文思（Evans）根据动物实验结果提出的烧伤休克补液量计算公式。目前临床所采用的含有电解质与胶体溶液的补液公式均是在该公式的基础上改良的。公式计算方法为：伤后第 1 个 24 小时成年人每 1% Ⅱ度、Ⅲ度烧伤面积（烧伤面积超过50%者按 50%烧伤面积计算），每千克体重，补充胶体和电解质溶液各 1ml，另外补给基础水分2000ml，计算量的一半于伤后 8 小时内输入，另一半于后 16 小时输入；伤后第 2 个 24 小时胶体和电解质溶液补给量为第 1 个 24 小时实际输入量的一半，另补基础水分 2000ml。该公式存在的明显不足是烧伤面积超过 50%者，补液量仍按 50%烧伤面积计算，因此，烧伤面积大于 50%的烧伤患者用该公式计算补液量则显得明显不够。

（黄跃生）

布鲁克公式（Brook formula）

1953 年由美军布鲁克（Brook）医学中心外科研究所在伊文思公式基础上改良而成。伤后第 1 个 24 小时成年人每 1% Ⅱ度、Ⅲ度烧伤面积补给等渗乳酸钠林格溶液 1.5ml，血浆等胶体溶液 0.5ml，水分 2000 ml。与伊文思公式明显不同点是，烧伤面积超过 50%者，按实际烧伤面积计算输液量，并用乳酸钠林格溶液代替生理盐水，较符合生理需要。

（黄跃生）

派克兰公式（Parkland formula）

1968 年由美国巴特（Barter）在派克兰（Parkland）医学中心提出。该公式主张在伤后第 1 个

24 小时只补给电解质溶液，不补给血浆等胶体和水分，待伤后第 2 个 24 小时血管通透性有所改善后再补充血浆和水分，其理由是伤后第 1 天毛细血管通透性增高，体液丢失造成细胞外液缺钠和缺水，必须大量补充钠离子才能恢复细胞外液的渗透压，而此时补给胶体，不仅不能维持血管内的胶体渗透压，反而因血浆蛋白渗漏到组织间隙，造成组织水肿液回吸收时间延长。具体补液方法：伤后第 1 天每 1% Ⅱ 度、Ⅲ 度烧伤面积，每千克体重补给等渗乳酸钠林格溶液 4ml，伤后 8 小时输入总量的一半，后 16 小时输入另外 1/2；伤后第 2 天不再补给电解质溶液，每 1% Ⅱ 度、Ⅲ 度烧伤面积，每千克体重补给血浆 0.3 ~ 0.5ml，并适量补充等渗糖水。此公式比较适用于血浆供应困难的地区和成批烧伤早期现场救治。但根据中国临床应用情况，第 1 个 24 小时完全不输血浆，复苏效果不如早期输血浆者。

（黄跃生）

gāoshènnà róngyè liáofǎ

高渗钠溶液疗法（hypertonic sodium therapy）

利用溶液的高渗作用，输入后造成细胞外液渗透压增高，促使细胞内水分向细胞外转移，起到扩张细胞外液的作用，从而达到扩充血容量目的的治疗方法。1974 年由美国莫纳夫（Monafo）提出。该疗法具有补液量少，液体负荷轻，扩容迅速的特点，较适用于心肺功能负担较重的患者以及高原缺氧环境下烧伤补液治疗。由于高渗钠溶液属非生理性溶液，大量或长时间使用可对机体产生一些负面影响，如高渗性脱水，血压降低，溶血反应和凝血功能障碍等，大面积烧伤患者慎用。常用的高渗钠溶液

包括 3% 氯化钠溶液，250mmol/L 的复方乳酸钠溶液和高渗钠加右旋糖酐 70 溶液。伤后 48 小时每 1% Ⅱ 度、Ⅲ 度烧伤面积，每千克体重补给 3ml，总体液量的 2/3 在第 1 个 24 小时输入，另 1/3 在第 2 个 24 小时输入。使用高渗钠溶液时，必须严密监测血清钠和渗透压的变化，若血清钠浓度超过 160mmol/L，渗透压超过 330mOsm/（kg·H$_2$O）时，应降低输入钠浓度或改变输液计划。

（黄跃生）

Nánjīng gōngshì

南京公式（Nanjing formula）

该公式仅依据烧伤面积计算补液量，较适用于中、青年烧伤患者，由于计算方便，也适合战时急救及成批烧伤的救治。补液公式为：伤后第 1 个 24 小时输液量（ml）= 烧伤面积（Ⅱ 度、Ⅲ 度）×1000±1000（体重轻者减 1000ml，重者加 1000ml），其中水分 2000ml，其余 1/3 为胶体，2/3 为电解质溶液，其他要求同第三军医大学公式。

（黄跃生）

shāoshāng xiūkè fǔzhù zhìliáo

烧伤休克辅助治疗（assistance therapy for burn shock）

补液治疗虽然是治疗烧伤休克的最主要措施，但由于烧伤休克的复杂性，有时靠单纯补液还不足以有效纠正休克，必须采取其他综合性辅助治疗措施，才能有效地纠正休克。烧伤休克辅助治疗的措施主要有以下几种。

镇静镇痛 烧伤后剧烈疼痛可加重应激反应，适当的镇静镇痛能使患者得到良好的休息，减少能量消耗。常用的镇静镇痛药物有：①哌替啶：作用与吗啡类似，但抑制呼吸作用较吗啡弱。临床上常与异丙嗪合用，除可加

强镇痛效果外，还可减弱哌替啶降压的不良反应。②盐酸吗啡：镇痛作用强，但抑制呼吸明显，影响呼吸交换量。烧伤伴吸入性损伤，合并颅脑伤或脑水肿，以及婴儿和孕妇都不宜使用。③曲马多：无呼吸抑制作用，药物作用持久，起效快。不良反应有恶心、呕吐等消化道症状。④双氢埃托啡：呼吸抑制作用较吗啡轻，但镇痛作用较吗啡明显。⑤冬眠药物：冬眠疗法能抑制神经兴奋，减轻机体反应。但不良反应较多，不宜常规应用。目前使用较多的是冬眠合剂 Ⅰ 号和 Ⅳ 号。使用过程中应定时观察血压、脉搏、呼吸和尿量变化；搬动或翻身时，忌抬高头部；须先补足血容量再用药，以防发生血压骤降。血压下降明显时，可减慢药物输入速度，同时加快补液，若难以恢复，可滴注多巴胺或间羟胺。

心血管系统功能的扶持

①强心措施：在血容量恢复，而氧输送仍不足的情况下，应考虑通过药物纠正心肌功能，这样有利于提高心输出量，增加氧输送，改善重要脏器和组织的无氧代谢状态。在具体选用正性肌力药物时应分别考虑到药物对心肌和对血管平滑肌的作用。增加心肌收缩力是治疗心力衰竭的关键。洋地黄类药物具有正性肌力作用，常用毛花苷 C。同时存在休克者，可在葡萄糖溶液加入多巴胺静脉滴入。因心脏负荷过重引起的心功能不全，中心静脉压和（或）肺动脉楔压增高时，在应用强心药的同时，可静脉注射呋塞米，以减轻心脏负荷。若同时伴有周围血管收缩，特别是肺水肿明显时，还可应用 α 受体阻断剂，如苄胺唑啉、酚妥拉明，使周围血管扩张，减轻心脏负荷。去甲肾

上腺素、肾上腺素和多巴胺既有正性心肌力作用，又有血管收缩作用，而小剂量多巴胺和多巴酚丁胺均为内脏和肾血管多巴胺能受体兴奋剂，可使这些脏器血流量增加。②合理应用血管活性药物：在有效补充血容量的同时，合理应用血管活性药物可更好地改善微循环。血管活性药物包括缩血管药物和扩血管药物，当血压明显降低，短期内又难以扩容使血压恢复时可考虑使用缩血管药物；而在充分扩容后，仍有皮肤苍白、湿冷、尿少、意识障碍等所谓冷休克表现时，可选择使用血管扩张药物。多巴胺是目前最常用而且是较理想的血管活性药物，抗休克中宜使用小剂量多巴胺以发挥强心和扩张心脏血管的作用，对肾也有保护作用。山莨菪碱（654-2）是胆碱受体阻断剂，可改善胃肠道黏膜的微循环，同时还是良好的细胞膜稳定剂。由于胃肠道对缺血很敏感，烧伤休克血容量减低时，胃肠道缺血发生最早，恢复最晚，可长达72小时，甚至在血流动力学指标已恢复正常时仍缺血，称为隐匿性休克。在烧伤补液同时，给予山莨菪碱20mg，6小时1次，可改善胃肠道微循环，使门脉血流量增大，胃pH升至正常水平，起到保护肠道屏障功能，预防内毒素和细菌移位的作用。③调整心脏后负荷：在低容量性休克早期，增加心脏后负荷可以作为血容量恢复之前的一种权宜之策，例如使用α_1受体激动剂（去甲肾上腺素或大剂量多巴胺），这类血管收缩剂可使血压回升，维持心肌和脑组织的血灌流，但较长时间使用这类药物可因内脏长时期缺血而造成肠道损伤。血管扩张剂对左心功能和氧输送不足的患者有

较大治疗价值，在液体复苏条件下使用血管扩张剂一般不会引起血压明显降低。

抗生素的应用　严重烧伤早期即可能发生全身性感染，而感染又可加重休克，两者常互为因果。因此，感染不仅是烧伤休克的并发症，而且在某些难治性休克的发病中，起着重要作用。所以防治感染是治疗休克的重要措施，纠正休克也是预防早期感染的基本要求。对已有休克，特别是补液治疗效果不佳时，更要注意预防和控制感染。应采用有效广谱抗生素，同时动态进行细菌学调查，随时调整抗生素种类。

碱性药物的应用　休克期组织灌注不足而造成细胞乏氧代谢和少尿均可引起体内酸性代谢产物堆积而导致酸中毒。纠正酸中毒的根本是改善组织灌注，一般不应用碱性药物，但若酸中毒严重，也可适量地给予碱性药物，可减轻微循环的紊乱和细胞的损伤，并通过减少H^+与Ca^{2+}的竞争而增强血管活性药物的疗效，加强心肌收缩力。另外，大面积深度烧伤常伴有血红蛋白尿和肌红蛋白尿，为了碱化尿液，使其不易在肾小管内沉积和堵塞肾小管，从而保护肾功能，也需要给予碱性药物。碱性药物多为5%碳酸氢钠溶液，若无严重代谢性酸中毒，通常稀释成浓度为1.25%再输注。若伴有高钠血症时，可用7.28%三羟甲基氨基甲烷（THAM）。应用碱性药物须保证呼吸功能完整，否则会导致CO_2潴留和酸中毒。根据"宁酸勿碱"的原则，对于pH>7.30的酸血症不必用碱性药物纠正。

氧自由基清除剂的应用　烧伤休克期发生的缺血-再灌注损伤，使体内大量氧自由基堆积，

它们与细胞膜的脂体发生脂质过氧化，改变生物膜的结构和功能。为防止或减轻由此而引起的脏器和组织细胞的损伤，可以使用自由基清除剂和抗氧化剂，包括过氧化物歧化酶、过氧化氢酶、甘露醇、维生素C、维生素E等。常用的抗氧化剂可按下述方法使用：维生素C 2~10g/d，β-胡萝卜素 300mg/d 以上，谷氨酸 20~30mg/d。

保护和改善重要脏器功能　严重烧伤早期由于血容量不足和全身性感染，常导致心、肺、肾等多个脏器功能损害，烧伤早期（休克期）常见的并发症主要有脑水肿、肺水肿、心功能不全、肾衰竭和消化道出血，在纠正全身情况的同时，应针对性采取一些措施保护改善重要脏器功能。

其他药物　激素可提高患者对有害打击的耐受力，减轻患者中毒症状，改善血流动力学和氧代谢指标，延缓内毒素血症的发生，一般使用冲击给药的方法，不宜长期用药。补充外源性ATP，改善细胞代谢。内啡肽拮抗剂纳洛酮，可增加心肌收缩力、改善微血管口径和血流，从而提高血压和扩大脉压。早期广谱抗生素和有效镇静剂的应用，可防止感染、疼痛加剧休克的损伤；早期喂食可保护胃黏膜，防止细菌和内毒素移位。

（黄跃生）

shāoshāng xiūkè yánchí fùsū

烧伤休克延迟复苏（delayed resuscitation of burn shock）　烧伤后由于交通不便、医疗条件和（或）医疗水平所限等原因，没能及时有效地进行复苏补液治疗，入院时已出现严重休克者，需要进行复苏治疗。平时，尤其是山区、医疗条件和医疗水平较低的

地区，临床上延迟复苏的较多。战时，因患者成批发生，加之现场救治、后送和所需物质保障等条件受限，往往很难得到及时有效地复苏补液治疗，这类患者延迟复苏更多。因此，烧伤休克延迟复苏是指烧伤休克已发生，并持续了一段时间后才开始的液体复苏治疗。由于烧伤后休克发生的快慢与烧伤的严重程度有关，临床上对延迟性复苏的判断不仅应根据伤后开始液体复苏治疗的时间，而且应考虑烧伤的严重程度，烧伤越严重，休克发生得越快，延迟性复苏距烧伤后的时间就越短。随着开始复苏治疗时间的延迟，休克发生率及复苏失败（死于休克）率增加、纠正休克所需的时间亦延长、全身感染率增加、脏器并发症的发病率增高，死亡率也随之增加，是烧伤患者死亡的重要原因。

补液治疗　对烧伤休克延迟复苏的患者，按常规的复苏方案进行补液治疗效果往往不佳。对烧伤后延误了治疗、已发生休克的患者，应于 1~2 小时内快速补足按公式计算应该补充的液体量，尽快纠正休克，使心排出量和血压迅速回升，对防治缺血缺氧引起的早期损害和脏器并发症，是有效的。但快速补液，应在严密观察下进行，有条件者需连续监测 CVP、PAWP 和心输出量。

延迟复苏补液公式和方法：①第 1 个 24 小时预计补液量（ml）= TBSA（%）×体重（kg）×2.6，水分 = 2000ml，胶体与电解质之比为 1:1。在血流动力学严密监护下，复苏的前 2 小时将第 1 个 24 小时液体总量的 1/2 快速补入；②第 2 个 24 小时预计补液量（ml）= TBSA（%）×体重（kg）×1，水分 = 2000ml，胶体与电解质之比为

1:1。在按照公式补液的同时，应加强对心、肺、肾等重要器官功能的支持治疗。采用这一补液公式对烧伤延迟复苏患者进行补液，烧伤患者的血流动力学和流变学指标可获得迅速改善，心肌酶谱、肝酶谱和血肌酐、尿素氮显著降低，且均未发生因补液引起的心、肺、脑等脏器损害并发症，而且感染发生率也显著降低，治愈率明显提高。

延迟快速复苏原则　延迟快速复苏治疗由于补液量相对较多、较快，在具体实施时应该遵循以下三个原则。①尽快恢复心输出量（CO）：延迟复苏病例均为伤后 4~8 小时入院，快速补液前脉搏细速、四肢冰冷苍白、少尿，CO 大幅降低，SVR 明显高于正常，血液黏滞度大幅升高，氧供减少，血乳酸大幅升高，碱缺失明显，说明机体处于严重缺氧状态。CO 能否迅速恢复，很大程度上反映了抗休克措施是否得力。要使 CO 迅速恢复正常，需要在短时间内输入较大量的液体。快速补液 1~2 小时后，CO 可接近正常，外周血管阻力大幅下降，血液高黏滞状态降低，氧供显著改善，碱缺失、血乳酸含量大幅下降，代谢性酸中毒开始得到纠正。由于氧代谢指标、碱缺失、血乳酸含量都是反映血容量、组织灌流、微循环障碍的间接指标，唯有 CO、肺动脉压、肺动脉楔压和中心静脉压等血流动力学指标受血容量、心功能变化影响最为直接。因此，选择 CO 作为延迟复苏快速补液抗休克的监测指标，是较为合理的。②以确保心肺安全为前提：盲目进行快速补液，可能造成肺动脉高压、肺水肿和心功能衰竭的严重后果。因此，需要在血流动力学监护下方能安

全有效地进行快速补液。对已经发生休克的患者，1~2 小时内大量输入液体（约占第 1 个 24 小时公式计算量的 38.83%），可使肺血管阻力大幅升高，但 PAWP、PAP 并未超过正常值高限。这一方面表明，烧伤后血容量下降已十分明显，休克复苏迫在眉睫；另一方面表明，在血容量明显减少时如此快速补液，并不一定引起肺动脉高压。而在烧伤 24 小时以后，体液渗出高峰已过，即使缓慢均匀补液，肺循环压力也并不太低。因此在严密血流动力学监护下，复苏初期加快补液是安全可行的。③不能单纯依赖尿量指导补液：烧伤后，肾是腹腔脏器中受血液灌流改变影响较大的器官，休克期内尿量均匀维持在 1~1.5 ml/（h·kg）是观察烧伤休克期病情和调整复苏补液的重要依据和指标。但依赖尿量指导休克延迟快速复苏存在明显不足。因为：a. 尿量受快速补液影响较大，在快速补液的初期，尿量可高达 300ml/h，若以 1~1.5 ml/（h·kg）为补液指标，就会根据尿量减缓输液速度，很难通过补液在 1~2 小时将 CO 恢复至正常。b. 血流动力学恢复正常后，入量逐渐减少，尿量也呈下降趋势，但不同患者之间相差很大。c. 临床上为减轻组织水肿，常间断使用小剂量利尿剂，也使尿量波动较大。因此，指导休克延迟快速复苏应以监护心输出量及 PAP、PAWP、CVP 等血流动力学指标为主，辅以血中乳酸、碱缺失和尿量监测。

烧伤休克延迟复苏与早期复苏相比，不但有量的区别，而且存在质的区别。早期液体复苏治疗对红细胞能量代谢障碍有明显改善作用，且复苏时间开始越早，

效果越明显。延迟复苏治疗却加重烧伤休克期红细胞膜脂和膜蛋白的损伤。延迟复苏使红细胞膜蛋白发生交联，疏基裸露，膜蛋白侧向运动受限。烧伤休克延迟复苏对红细胞膜造成进一步损伤，主要是由于再灌注状态下氧自由基大量生成，导致膜脂质过氧化加剧所致。

烧伤休克延迟复苏给组织和器官所带来的最严重的问题是，在原有缺血性损伤的基础上又增加了再灌注损伤。也就是说，当烧伤休克所造成的组织和器官的缺血缺氧达到一定程度时，液体复苏治疗可加重其损伤；而组织和器官缺血缺氧越严重、持续时间越长，在液体复苏治疗开始后，所造成的再灌注损伤就越严重。严重烧伤后，早期液体复苏治疗对各重要脏器有较好的保护作用，而在延迟复苏条件下，毛细血管通透性进一步升高，重要脏器细胞能量代谢紊乱进一步加重，血浆各种同工酶的水平（包括主要存在于心肌细胞内的 LDH1 和 CPK-MB、主要存在于肺上皮细胞内的 LDH3 和主要存在于肝细胞内的 LDH5）均进一步增高，有些指标如细胞能量代谢、血清超氧化物歧化酶活力、组织中细胞膜脂质过氧化产物 MDA 含量，以及肺血管通透性、血浆磷酸肌酸激酶同工酶活力等，甚至比不复苏组更加恶化，说明延迟复苏的脏器在缺血性损伤的基础上又加上了再灌注损伤。

烧伤休克延迟复苏所造成的重要脏器和组织损伤是通过多种途径的，损伤因素具有组织器官特异性，即在不同的组织和器官中，主要的损伤因素可能不同；而在同一脏器或组织中，可能有多种因素参与再灌注损伤，其中

某一因素处优势地位。用药物（氧自由基清除剂、蛋白酶抑制剂和钙通道阻滞剂）阻断不同的损伤途径后所进行的观察也证实损伤因素的多重性和组织器官特异性，提示防治烧伤休克延迟复苏造成的再灌注损伤必须采取综合性措施，例如，与延迟复苏同步给予氧自由基清除剂可有效减轻肺组织的细胞水肿；给予溶酶体蛋白酶抑制剂可有效防治心脏和肾的细胞能量代谢紊乱，氧自由基清除剂和溶酶体蛋白酶抑制剂在防治小肠黏膜能量代谢紊乱和减轻小肠黏膜水肿方面均显示有良好效果。

（黄跃生）

shāoshāng xiūkè fùsū yètǐ

烧伤休克复苏液体（resuscitative fluid of burn shock）

输入的液体种类对烧伤休克复苏效果有重要影响，因此，选择正确的复苏液体是休克复苏治疗中需要考虑的重要因素之一。常用的休克复苏液体主要有以下几种。

胶体溶液 包括全血、血浆、人体白蛋白和血浆代用品。通过补充胶体颗粒用以增加血浆胶体渗透压，维持有效循环血容量。①血浆：烧伤水肿液和水疱液的主要成分是血浆，补充血浆是较理想胶体，但血浆不便长时间保存，且有传染疾病之忧，故在中小面积烧伤或新鲜血浆来源困难时，可应用各种血浆代用品作为胶体补充。②全血：严重烧伤后不仅血浆成分大量丢失，也常因丢失和破坏造成红细胞减少，但是烧伤后体液渗出导致血液浓缩，休克期补充全血，并非必需，只有在血浆来源困难时，在补充一定量的电解质溶液使血液浓缩降低后，可适当补充全血。③人体白蛋白：胶体渗透压主要靠白蛋

白维持，烧伤渗出液中白蛋白含量相当于血浆白蛋白浓度的90%，补充白蛋白对提高胶体渗透压有明显作用。由于白蛋白的扩容作用强而迅速，小儿和老年烧伤患者不宜在短时间内输入过多过快，否则容易发生前负荷超载，导致心力衰竭，用时稀释成6%浓度较为安全。④右旋糖酐：是常用的血浆代用品之一，在中小面积烧伤可完全代替血浆。中分子右旋糖酐的分子量与白蛋白相近，可较血浆迅速提高血压、增加尿量，但维持时间较短，大量使用可影响单核吞噬细胞的功能，引起血小板减少，发生出血倾向，并干扰血型鉴定。低分子右旋糖酐分子量较小，胶体颗粒数多，不仅维持胶体渗透压的效果较好，还兼有降低血液黏滞度、改善微循环的作用，但作用时间也较短。⑤6%羟乙基淀粉（706 代血浆）：其分子量大于中分子右旋糖酐，与人体白蛋白近似，因而发挥作用的时间较长。但长期大量使用后可损害机体免疫功能。⑥4%琥珀酰明胶（血安定）：分子量22 500，其胶体渗透压与人体白蛋白相似，生物半衰期约4小时。是目前较为理想的血浆代用品，输入后扩容作用迅速，产生明显的渗透性利尿作用，并可降低血液黏滞度，改善组织缺氧状况，安全性能好，大剂量使用后不影响凝血功能，对器官无毒性损害，但可影响血浆蛋白浓度。用于烧伤休克延迟复苏时，在降低血液黏滞度、改善微循环方面优于血浆。

电解质溶液 用以补充细胞外液，输入后短时间内有明显的扩充血浆容量的作用。常用的电解质溶液有：①生理盐水。为等渗氯化钠溶液，主要维持血浆晶

体渗透压。其钠、氯离子浓度各为 154mmol/L，均高于血浆中钠和氯离子的浓度，大量输入后使血浆中氯离子含量过多，致使血浆碳酸氢根（HCO_3^-）比例降低，引起高氯性代谢性酸中毒，目前多用平衡盐溶液代替生理盐水，若无平衡盐溶液时，可按 2 份生理盐水：1 份 1.25% 碳酸氢钠溶液输入，以预防发生高氯性酸中毒。②平衡盐溶液（乳酸钠林格液）。含钠离子 130mmol/L，氯离子 109mmol/L，乳酸根离子 28mmol/L，钾离子 5mmol/L，其电解质成分和晶体渗透压与血浆近似，大量输入后不会引起高氯性酸中毒。③碳酸氢钠溶液。烧伤休克时大量酸性代谢产物潴积，常并存有代谢性酸中毒，早期适当补充碳酸氢钠，可纠正酸中毒。特别是大面积深度烧伤、高压电烧伤和较严重的热压伤，红细胞大量破坏以及肌组织分解产生的血红蛋白和肌红蛋白，易沉积于肾小管内造成肾功能损害，为碱化尿液需要补给适量的碱性药物。目前临床上使用的 5% 碳酸氢钠溶液为 4 倍于等渗的高张溶液，可用 5% 碳酸氢钠 125ml 加入 375ml 生理盐水中稀释 4 倍后输入。④高氧晶体溶液。用于代替电解质溶液，该溶液显著特点是携带有高浓度溶解氧和具有高氧分压，输入后在扩充血容量的同时，将溶解氧直接提供给组织细胞利用，使组织细胞由乏氧代谢迅速转化为有氧代谢，并可降低血液黏度，增加血液的携氧能力，起到改善重要脏器缺氧状态的作用。

水分 常用 5% 或 10% 的葡萄糖溶液作为基础水分补充，通常情况下成年人每天基础水分补充量为 2000ml，气温或体温过高、气管切开、腹泻等情况时，需要增加水分补充量，烧伤患者使用悬浮床治疗时，创面水分蒸发量明显增多，应额外补充水分 1000～1500ml。

（黄跃生）

shāoshāng xiūkè jiāncè zhǐbiāo

烧伤休克监测指标（monitoring indexes of burn shock）

休克治疗过程中必须时刻关注的重要环节，有效地进行监测对提高休克的防治效果、减少并发症都至关重要。休克复苏的实质不仅要恢复正常的生命体征，更重要的是恢复组织血液灌流，维持正常的细胞氧合和机体代谢。因此，不仅要观察患者的尿量、心率、血压等一般性指标，还要经常性监测组织氧合状况和相关的机体代谢指标，以全面反映休克复苏效果。

尿量 不仅能较准确地反映肾和其他脏器组织的血流灌注情况，也是评价休克复苏简便、灵敏的指标之一。肾血流量约占全身循环血量的 24%，尿量的变化直接反映了肾的血流灌注情况。大面积烧伤患者，均应常规放置导尿管，并注意经常检查尿管的位置是否正确，一般情况下应记录每小时的尿量，特殊情况下每 30 分钟测量 1 次，最低维持在 1ml/(h·kg)，但对老年人、合并心血管疾患或脑外伤者，应适当降低标准，以防发生脑、肺水肿和心力衰竭。某些化学烧伤（磷、苯等）及电烧伤患者，应适当增加每小时尿量，以利于排出有毒物质，减少肾损害。

神志 患者安静、神志清楚，表示脑循环灌流好，否则提示缺氧，应加强复苏补液治疗。除血容量不足引起神志改变外，吸入性损伤、一氧化碳中毒、脑水肿、颅脑外伤、碱中毒等也可出现神志方面的变化，应注意鉴别。

口渴 体液丢失量超过 2% 即可出现口渴，口渴的严重程度可间接反映体液丢失量。轻度和中度烧伤患者经口服或静脉补液后口渴多可在数小时后缓解，但大面积烧伤患者可延续至水肿回吸收期，因此不宜以口渴作为调整补液速度的指标，应参照其他监测指标综合分析。

末梢循环 患者皮肤黏膜色泽转为正常，肢体转暖，静脉、毛细血管充盈，动脉搏动有力，表明对休克治疗反应良好，反之则预示休克仍未纠正。

血压和心率 是诊断休克的重要依据。一般要求收缩压在 100mmHg 以上，脉压大于 20mmHg，心率 100～120 次/分，如波动较大，表示循环尚未稳定。

呼吸 呼吸不平稳可影响气体交换量，导致缺氧或 CO_2 蓄积，加重休克或使复苏困难，应力求维持呼吸平稳。呼吸不平稳并非休克所特有的体征，疼痛、吸入性损伤、中毒、面颈部高度肿胀、胸部深度烧伤焦痂等均可造成呼吸变化。

水电解质平衡与血液浓缩 烧伤早期血清钠离子降低，血钠增高则提示血容量不足，应加快输液；血钠过低，应考虑水分输入过多，需警惕水中毒，要增加钠的输入。动态检测血浆晶体和胶体渗透化，有助于选择液体的种类，特别是输入高渗盐溶液时要注意渗透压过高引起的组织细胞严重脱水。尽可能使血细胞比容、血红蛋白和红细胞接近正常，但大面积烧伤早期血液浓缩较为严重，如果一般情况平稳，轻度血液浓缩可不必急于纠正。

血气分析 是监测烧伤休克的重要指标，可判断机体缺氧与 CO_2

潴留情况。维持 PaO_2 在 10.64kPa 以上，$PaCO_2$ 在 3.99~4.66kPa，使酸碱基本保持平衡或略偏酸状态，切忌补碱过量而影响氧的交换。

血流动力学参数 是监测休克较为准确的指标。一般可测定中心静脉压，了解心脏排出能力与回心血量。中心静脉压低于正常下限（0.49~1.18kPa），多表示回心血量低于心排出能力，应加快补液。若血压低，而中心静脉压反而增高超过正常值，表示回心量超过心排出能力，应减慢输液，以防止心功能衰竭和肺水肿。但中心静脉压只反映右心压力，不能反映肺循环及左心压力，有时中心静脉压不高也可并发肺水肿。在复杂重症患者，应置漂浮导管，监测肺动脉压（PAP）、肺动脉楔压（PAWP）、心输出量（CO），依公式计算心脏指数（CI）、左心室做功指数（LIWI）、右心室做功指数（RVWI）、周围血管阻力（SVR）和肺血管阻力（PRV），这样可较精确地指导休克的治疗。

碱缺失和血乳酸检测 碱缺失反映了组织低灌注时乳酸乙酰酸盐、磷酸和 β-羟丁酸盐的水平，在代偿性休克时较其他生理指标（心率、平均动脉压、心输出量、混合静脉血等）能更敏感地反映容量的真实丢失。在容量不足、缺血缺氧时出现大量的碱丢失和血乳酸增高，往往与严重患者的死亡率和器官衰竭相关联。休克迟迟未能纠正的患者，由于组织缺氧造成持续性高乳酸，提示预后险恶。

胃黏膜内 pH（pHi） 胃肠道黏膜的缺血缺氧在休克过程中发生早、恢复晚。休克复苏后，虽然体循环血流动力学指标恢复到伤前水平，但胃肠道组织缺血、酸中毒的状况并未得到彻底纠正，胃黏膜内 pH 仍处于低水平。临床上常应用 pHi 张力计检测胃黏膜 pH，计算公式为 $pHi = 6.1 + lg$ $(HCO_3^- a/0.03 × PCO_2 ss)$。其中 $HCO_3^- a$ 为动脉血碳酸氢根浓度，$PCO_2 ss$ 为校正的 pHi 张力计半透膜囊内生理盐水 PCO_2。pHi 降低提示胃黏膜酸中毒，可能存在黏膜灌注不良和组织缺血缺氧。

组织氧合情况 检查氧供和氧摄取情况能从整体上反映组织灌流及细胞活力。了解组织细胞氧合情况。可监测混合静脉血氧浓度、氧饱和度、氧分压。静脉氧分压与平均组织氧分压的增高呈直线关系，肺动脉中采集的混合静脉血，其氧合量是动脉血输往全身各组织经摄取消耗后剩余的氧量，所以混合静脉血氧分压的变化也反映了全身平均组织氧分压的改变。混合静脉血氧分压降低表示组织缺氧，由于休克时存在动静脉短路，其值正常甚至偏高并不表示组织不缺氧。氧供指数（$DO_2 I$）为心脏指数（CI）与动脉血氧浓度（CaO_2）之积（$DO_2 I = CI × CaO_2$），参考值为 520~720ml/（min·m^2），可综合反映心泵功能和肺呼吸功能。氧耗指数（$VO_2 I$）为心脏指数与动静脉血氧浓度差之积 [$VO_2 I = CI × C(a-v)O_2$]，参考值为 100~180ml/（min·m^2），$VO_2 I$ 代表组织氧合作用的总和，即组织代谢的整体状态。通过增加氧供可估计摄取量是否满足氧的消耗，如果依赖 $DO_2 I$，说明氧供给不足，机体代谢不良。

（黄跃生）

shāoshāng xiūkè bìngfāzhèng

烧伤休克并发症（complications of burn shock） 因休克缺血缺氧引起的常见早期并发症主要有脑水肿、肺水肿、心功能不全、肾衰竭和消化道出血，其发生除与伤情严重程度有关外，多因早期复苏治疗不及时或不充分，休克不能及时纠正，导致重要脏器发生缺血缺氧性损害；或因早期创面处理不当或肠道细菌移位造成的早期全身性感染和内毒素血症，也是导致休克期并发症的常见原因；或由于补液过多或短时间内补液过快，使液体负荷超出机体的代偿能力，特别是已存在心功能不全者，以及小儿、老年烧伤患者，很容易发生脑水肿、肺水肿和心力衰竭。

急性脑水肿 烧伤并发脑水肿较为常见，特别是延迟复苏和头面部深度烧伤患者发生率较高，小儿及复合颅脑外伤者更为多见。由于受烧伤这一特殊伤情的影响，加之脑水肿本身没有特征性表现，给早期诊断带来一些困难，如肢体严重烧伤无法行感觉和运动障碍及深浅反射检查，眼睑高度水肿或焦痂形成而无法检查瞳孔和眼底视神经盘变化，烧伤休克及缺氧所致的恶心、呕吐，容易造成人们的错觉而放松对脑水肿的警惕性，这些因素均可影响对脑水肿的早期诊断，应予高度重视。

病因 ①氧供不足：烧伤后持续休克状态，重度吸入性损伤导致的氧摄取和（或）弥散障碍，造成脑组织严重缺氧，不仅使脑细胞能量迅速消耗和代谢失调，细胞膜电位发生改变，Na^+ 和 Cl^- 及水分在细胞内潴留，也使乳酸等有害物质大量堆积，酸中毒致 H^+ 进入细胞内，K^+ 逸出细胞外，Na^+ 与水分进入细胞内，造成脑细胞水肿。呼吸性酸中毒由于 CO_2 的蓄积，使血脑屏障通透性增高，一些大分子物质透过毛细血管壁进入脑细胞外间隙，使脑细胞间隙扩大，含水量增加。②低钠血症和水中毒：大面积烧伤患者早期由于毛细血管通透性增高，大量 Na^+ 从血管内漏出至组织间隙和创面，大多存在低钠血症。低灌注造成的细胞能量代谢障碍，使细胞膜上依赖 ATP 供能的 Na^+-K^+ 泵功能受损，细胞外 Na^+ 浓度降低，此时大量输入或饮用不含盐的水分，将造成稀释性低血钠与水中毒，导致脑水肿形成，此种情况最多见于小儿烧伤。③颅脑外伤：烧伤合并颅脑损伤时，外伤所致血脑屏障破坏和血管通透性增高，使体液渗漏到白质中的胶质细胞内和细胞间隙，引起脑容积增大。体液潴留使毛细血管与组织之间的距离增大，细胞因摄取氧不足而引起细胞膜"钠泵"失灵，Na^+ 和水分进入细胞内引起细胞水肿。烧伤合并颅脑外伤时脑水肿的发生率很高，病情发展较迅速，应特别引起重视。④其他：如烧伤合并急性少尿型肾衰竭时，体内分解代谢相对增加和内生水增多，若不限制水分的摄取，易发生水潴留而引起稀释性低钠血症，造成全身软组织水肿和脑细胞水肿。一氧化碳、苯、汽油等中毒也可诱发脑水肿，主要与红细胞携氧能力有关，发生机制与缺氧性损害类似。

诊断 主要依据临床表现和辅助检查，详细询问病史不仅有助于早期诊断，而且能预见性地采取预防措施。早期阶段多表现为神志淡漠、反应迟钝或呈嗜睡状，有的也可表现为躁动不安，常伴有头痛、恶心、呕吐，此期的症状容易与低血容量性休克表现相混淆，应注意鉴别。病情进一步发展可出现循环和呼吸系统的变化，突出表现是脉率变慢，血压升高，脉压变大，呼吸节律变慢，幅度加深，伴有剧烈头痛和反复呕吐，病情严重时神志昏迷，出现眼球固定和瞳孔散大等脑疝先兆症状，若不立即采取救治措施，患者很快转入深昏迷，血压下降，心率快而弱，各种反射消失，呼吸浅快甚至停止。辅助检查可有低 Na^+、低 Cl^-、低蛋白血症，水中毒者血浆渗透压降低，血细胞比容降低和尿比重低；眼底检查可见球结膜水肿，视神经盘水肿，小血管充血或出血，眼压增高；血气分析有低氧血症，代谢性或呼吸性酸中毒存在；头颅 X 线平片可见颅缝增宽，脑回压迹加深，蛛网膜颗粒压迹增大和加深，CT 或 MRI 有助于明确诊断；腰椎穿刺常有脑脊髓液压力增高，颅内压增高客观体征明显者，此项检查不宜于以免促使脑疝形成。

治疗 除针对病因处理外，脑水肿主要是对症治疗，关键在于及早发现和有效预防：①一般处理：适当抬高头部以减少静脉回流，出现脑疝症状时，不宜搬动患者，以免引起呼吸、心跳骤停。及时清除气道异物和分泌物，防止因呕吐而误吸。面颈部深度烧伤肿胀明显以及重度吸入性损伤者，应尽早做气管切开或插管，以增加通气量，缓解颈静脉回流障碍和降低颅压。②脱水疗法：主要有渗透疗法和利尿疗法。渗透疗法是通过输入高渗溶液来提高血浆渗透压，使脑组织内的水分吸收入血液中，产生脱水作用，使脑容积缩小，颅压降低。当血脑屏障尚正常时，高渗溶液中的溶质不易从毛细血管透入脑组织，高张性溶液的应用才有效。高渗溶液还能抑制脑脊液的形成，改善脑顺应性，这也是渗透性治疗的关键。首选药物属 20% 甘露醇，该溶液的渗透压为 1098mOsm/L，是血浆渗透压的 3.8 倍，每千克体重在 10 分钟内给 1g 甘露醇，血浆渗透压可增加 20～30mmol/L，能迅速将细胞内水分移至细胞外，平均颅压可降低 50% 左右；50% 葡萄糖液虽然脱水作用较弱，但可供给脑细胞能量，改善脑细胞代谢；25% 人血清白蛋白可提高血浆胶体渗透压，有较明显的脱水作用，适用于脑水肿伴低蛋白血症的患者。利尿疗法常以呋塞米作为首选，呋塞米虽然不能直接降低颅压，但由于其强有力的利尿作用，使脱水效应增强，还能阻止 Na^+ 进入正常与损伤的脑组织和脑脊液内，降低脑脊液的生成速度，减轻脑细胞水肿。③激素治疗：主要作用是抑制氧自由基导致的脂质过氧化反应，稳定细胞膜的离子通道，减轻水和电解质通过细胞的漏移；还可影响神经细胞的兴奋性，促进中枢功能的恢复，也具有抗 5-羟色胺对毛细血管的作用，用药时机愈早效果愈好。大量使用激素可能造成胃肠道出血，糖和氮代谢障碍，免疫系统抑制及创口延迟愈合等负面影响。

急性肺水肿 肺血管内的液体快速向血管外转移，并在肺间质或肺泡腔内有过量液体蓄积的病理状态，是烧伤后常见并发症之一。任何原因引起的肺毛细血管内流体静水压增高，胶体渗透压降低，肺毛细血管壁通透性增高和淋巴廓清减少，均可使肺血管内液体的滤出速度超过吸收速度而发生肺水肿。

病因 ①复苏不当：烧伤休克并发肺水肿最主要原因是未及时进行有效的补液，严重休克状态持续时间过长，肺血管内皮细胞缺血、缺氧性损害，使毛细血管通透性增高，大量液体渗至肺间质；休克时肺血管张力、血液凝固等改变，引起微循环障碍，导致肺组织血流灌注不足，形成恶性循环，导致休克肺。此外，在肺血管通透性已增高的情况下，短期内过多或过快地补液，也可使大量液体外渗，并因为血容量骤然增加，超过心脏负荷，可并发左心功能障碍，诱发肺水肿。特别在已并发少尿型肾功能衰竭时，补液不当，更易诱发肺水肿。②吸入性损伤：严重吸入性损伤，特别是吸入大量烟雾者，伤后数小时内即可发生急性肺水肿，一方面是由于热空气或热蒸气直接损伤肺泡毛细血管皮细胞，造成毛细血管通透性增高，血管内液体渗漏到肺间质或肺泡腔内，另一方面因缺氧、一氧化碳中毒、细菌代谢产物、烟雾中化学物质的毒性作用，损伤肺血管内皮细胞和基底膜，增加血管通透性，还可使肺泡Ⅱ型细胞合成和分泌肺表面活性物质减少，造成肺泡萎陷和肺泡内压降低，血管内水分和蛋白外漏，肺组织含水量增加，发生通透性肺水肿。③心功能不全：烧伤早期常有心肌缺血缺氧损害，加之伤后释出多种心肌抑制因子，使心泵功能障碍，心输出量和心脏指数降低，对水负荷的调节和承受能力差，液体输入过多可加重右心负担，致左心室充盈压升高，肺循环淤血，肺毛细血管流体静压增高，血管内液体外渗至肺间质及肺泡腔中，特别是老年人或原有心脏病的患者，更容易发生肺水肿。④氧中毒：长时间吸入高浓度氧可致肺损伤。氧中毒时肺泡氧浓度和动脉血氧分压骤增，通过激活补体系统，使中性粒细胞聚积于肺内并活化，生成大量氧自由基，造

成肺泡毛细血管膜的损害，发生渗透性肺水肿。

临床表现　肺水肿早期（充血期）可表现为胸闷、心慌、烦躁不安、血压升高和劳力性呼吸困难等。间质性肺水肿多表现为咳嗽、呼吸急促、心率增快、夜间阵发性呼吸困难，可有轻度发绀；肺泡性水肿可出现严重呼吸困难、明显发绀、剧烈咳嗽和咳大量白色或血性泡沫样痰，严重者可发生呼吸循环衰竭和代谢功能紊乱。间质性肺水肿肺部听诊可无异常或有哮鸣音，肺泡性肺水肿阶段可闻及全肺的湿啰音。血气分析有低氧血症、高碳酸血症和（或）代谢性酸中毒。

诊断　根据病史、症状、体征和胸部X线检查，一般能明确诊断，但缺乏灵敏的早期诊断方法。①胸部X线检查：可了解肺水肿的程度及分布区域，但灵敏度不高，常显示不对称阴影，通常右侧较重，典型的蝶形阴影较少见。胸部CT检查和MRI检查可用于测定肺含水量，有助于明确诊断。②肺扫描：临床应用较少。用^{99m}Tc-人血球蛋白微囊等进行灌注肺扫描，由于肺血管通透性增高，使标记蛋白从血管内丢失而在肺间质中聚集，故在胸壁外测定γ射线强度，可间接反应血管通透性变化程度，较适用于渗透性肺水肿的诊断。③热传导稀释法：经股静脉或颈静脉放置Swam-Ganz导管至肺动脉，注射靛青绿指示剂，经肺循环到达主动脉，抽取动脉血标本检测，以心排出量乘以染料和热传导时间的平均差，可计算出血管外肺含水量，准确性较高，但属创伤性方法，仅限于重危监护病房使用。

治疗　包括病因治疗和对症处理两个方面，最主要应针对病

因或诱因及时给予相应的治疗措施，最重要的是及时纠正烧伤休克，减少肺组织细胞的缺血、缺氧性损伤，防肺水肿的发生。肺水肿的治疗原则为：降低肺毛细血管通透性，降低肺毛细血管静水压，提高血浆胶体渗透压，增加肺泡内压，降低肺泡表面张力。①患者体位：取头高脚低位或半卧位，以减少回心血量和肺循环血量，降低肺毛细血管压。②氧疗：是治疗的重要环节。吸氧浓度一般为30%～50%，严重肺水肿需高浓度氧疗，可采取面罩加压给氧，但时间不可过长，以防氧中毒。肺水肿患者支气管内有多量液体，受气流冲击可形成大量泡沫而影响气体交换，应在湿化器内加入75%乙醇除泡沫，也可喷雾吸入1%硅酮或二甲基硅油，其抗泡沫效果更好。③强心、利尿：伴心功能障碍时，可选用毒毛花苷K或毛花苷C，也可用非强心苷类正性肌力药物，如多巴胺或多巴酚丁胺。肺水肿明显者，可用利尿剂，常用呋塞米或依他尼酸钠静脉注射。对心源性休克和血容量不足者不宜使用。④血管扩张剂：目的在于解除肺部及外周小血管痉挛，降低周围循环阻力和肺毛细血管压，减轻肺水肿和肺淤血。可用酚苄明、硝普钠。使用血管扩张剂前应注意补足血容量。⑤肾上腺皮质激素：肾上腺皮质激素的主要作用为降低毛细血管通透性，减轻支气管痉挛，减少液体渗出，促进水肿吸收，提高组织抗缺氧耐受力。常用地塞米松、氢化可的松。⑥胆碱能受体阻断剂：能对抗儿茶酚胺引起的血管收缩和乙酰胆碱分泌亢进造成的血管扩张，并可解除支气管平滑肌痉挛，减少呼吸道分泌物生成。莨菪类药物

治疗肺水肿有较好的疗效，除上述作用外，还能稳定生物膜，抑制氧自由基、溶酶体酶等生物活性物质的释放，降低微血管通透性，兴奋呼吸和循环中枢等作用。常用东莨菪碱或山莨菪碱，提倡早期用药。⑦机械辅助通气：重度肺水肿时，须尽早建立人工气道，给予机械通气辅助治疗。

急性肾衰竭 大面积烧伤延迟复苏者和严重高压电烧伤、挤压伤、黄磷烧伤的患者，主要因血容量不足引起缺血缺氧损害和肾以外因素或毒性物质损害所致。

病因 ①缺血缺氧：烧伤后低血容量性休克是引起急性肾衰竭的重要原因。烧伤早期肾组织血流灌注不足，外层皮质血流量明显减少。肾缺血后，肾血管阻力增加，肾小球毛细血管压下降，刺激肾的旁球装置，产生肾素和血管紧张素Ⅱ，使血管强烈收缩，肾缺血缺氧，肾小球滤过率降低，出现少尿甚至无尿。严重烧伤后，体内激活一系列神经、体液和细胞反应，都可能与烧伤后肾衰竭的发病有关。②溶血和血红蛋白：严重烧伤后热力对红细胞的损伤，可发生溶血，大量血红蛋白释放入血，与血浆中庚珠蛋白结合，形成分子量较大的复合体，不能为肾小球滤过，形成管型阻塞肾小管腔，造成管内压升高，使肾小球有效滤过压降低，引起肾小球滤过率降低。③毒性物质损害：汞、黄磷、酚、苯胺等肾毒性质，都可引起近曲肾小管变性、坏死、基膜断裂，导致代谢产物排出障碍。

临床表现 ①少尿型：主要表现为少尿（成年人24小时尿量少于400ml或每小时尿量少于17ml）或无尿（24小时尿量少于100ml），尿比重低而固定，氮质血症、高钾血症、高镁血症、低钙血症、水潴留、酸中毒等。②非少尿型：主要表现为氮质血症、尿比重偏低，有较多的管型，血钾正常，可出现高钠血症和高氯血症，尿量正常或偏多。

防治措施 ①补液与利尿：烧伤后及早补液，尽快补足有效循环血容量，改善肾血液灌注。有血红蛋白尿者适当增加补液量，碱化尿液，同时使用利尿剂，以防止或减轻肾实质损害。②创面处理：黄磷、酚、苯胺等毒性物质烧伤者，应及早行切、削痂植皮手术。③控制液体入量。肾衰竭确诊后，要限制入量，每天液体需要量应包括500ml基础量、24小时尿量、体表不显性水分丢失量和额外丢失量。④控制高钾血症：停止钾盐的补充，给予足够的热量，以防机体蛋白质过度分解。给予钾拮抗剂，如葡萄糖酸钙、碳酸氢钠以及胰岛素等。辅助使用蛋白合成剂苯丙酸诺龙等，以促进蛋白的合成，降低血钾。⑤抗生素的应用：防治感染是治疗烧伤后肾功能不全的重要措施，使用抗生素时应选用肾毒性小的抗生素，根据肾功能损害程度按减量法或延长法来应用。⑥透析疗法：血钾6mmol/L以上，血尿素氮超过35.7mmol/L（100mg/dl），血钠低于130mmol/L，酸中毒或水中毒者，可应用透析疗法。血液透析能直接清除血液内代谢产物，比腹膜透析效果好，但严重心功能不全和出血难以控制的患者不宜使用。

（黄跃生）

shāoshāng chuāngmiàn xiūfù

烧伤创面修复（burn wound repair） 创面愈合是一个复杂而有序的生物学过程，主要包括炎症反应、细胞增殖、结缔组织形成、创面收缩和创面重塑几个阶段。愈合过程的各个阶段间不是独立的，而是相互交叉、相互重叠，并涉及多种炎细胞、修复细胞、炎症介质、生长因子和细胞外基质等成分的共同参与。正常情况下，创面愈合过程在机体的调控下呈现高度的有序性、完整性和网络性。

炎症反应是创面愈合的始动环节。机体受损后，血小板立即相互聚集，并释放促凝因子、趋化因子和生长因子，中性粒细胞、巨噬细胞和淋巴细胞等炎细胞按一定的时相规律趋化至创面局部，并在创面愈合过程中各司其职。①中性粒细胞虽然在炎性介质的释放和坏死组织的清除中起重要作用，但有实验发现，造成中性粒细胞减少的动物，其创面愈合仍能正常进行，提示中性粒细胞本身并不直接参与修复创面。有研究发现，中性粒细胞产生的前炎细胞因子，可充当激活成纤维细胞和表皮角质形成细胞的最早信号。因此，中性粒细胞在创面愈合中的地位尚需要进一步认识。②巨噬细胞在创面愈合中的重要作用已被普遍认识，称为创面愈合的调控细胞。没有巨噬细胞的参与，创面就不能愈合。它本身在执行清除坏死组织、细菌和异物等免疫细胞功能的同时，还能分泌多种生长因子，如血小板源性生长因子（PDGF）、表皮生长因子（EGF）、转化生长因子β（TGF-β）、白介素1（IL-1）、转化生长因子α（TGF-α）、肝素结合性EGF样生长因子（HB-EGF）、巨噬细胞源性生长因子（MDGF）、粒细胞巨噬细胞集落刺激因子（GM-CSF）等，趋化修复细胞，刺激成纤维细胞的有丝分裂和新生血管的形成，在创面愈合中承担重要角色。此外，巨噬细胞对胶原尚有双向调节作用，既可刺激胶原纤维增生，又可促使胶原降解，提示巨噬细胞对创面愈合的增殖阶段具有双向调控作用，以避免增生"失控"。同时，也提示巨噬细胞促进创面愈合的生物学行为，不仅发生在创面愈合过程的炎症阶段和增殖阶段，还参与创面的重塑阶段。在后期创面及已愈合的创面中发现巨噬细胞存在的实验证据，也佐证了巨噬细胞调控创面愈合的作用可能贯穿于整个创面愈合过程。③淋巴细胞是创面炎症反应阶段出现较晚的炎细胞，目前尚未见淋巴细胞直接参与创面愈合的实验证据，但淋巴细胞产生的细胞因子为创面愈合所必需。经小剂量^{60}Co照射造成免疫抑制的动物模型在烫伤后创面愈合延长，胶原产生减少，说明淋巴细胞可以通过产生对成纤维细胞功能有促进或抑制作用的细胞因子而影响创面愈合。

角质形成细胞、成纤维细胞和血管内皮细胞等修复细胞的增殖是创面修复的重要环节。该增殖阶段的特点是通过一系列修复细胞生物行为的表达，促进新生血管形成、成纤维细胞增生并产生基质、伤口边缘收缩、角质形成细胞迁移以覆盖创面。血管化过程要求血管内皮细胞增生和迁移。内皮细胞在胶原酶和其他酶的作用下，从未受损的血管部位分离，然后向损伤部位迁移并增生，内皮细胞逐渐形成管状结构和毛细血管芽，并相互连接形成血管网，细胞外基质成分沉积至网状结构中形成新的血管基底膜。炎细胞分泌的具有趋化作用的生长因子和具有降解作用的胶原酶，与内皮细胞迁移的启动有关，尤其是酸性成纤维细胞生长因子（aFGF）、碱性成纤维细胞生长因子（bFGF）、TGF-β、EGF、GM-CS等生长因子在调节血管形成的全过程中起着非常重要的作用。基质形成始于细胞增生阶段。基质形成阶段从巨噬细胞向受伤部位趋化、迁移时就开始了，因此，和炎症阶段是部分重叠的。在炎症阶段向增生阶段转变的过程中，创伤部位中炎细胞的数量逐渐减少，而成纤维细胞的数量则逐渐增加。此阶段中，成纤维细胞不断刺激 PDGF、TGF-β 及其他生长因子的表达，从而调控细胞外基质成分的合成和沉积，包括纤维黏连蛋白、层黏蛋白、糖胺多糖和胶原。基质的形成不仅是单纯组织结构的填充，基质成分更具有调控修复细胞生物学活性的作用。上皮化对创面覆盖及愈合十分重要。上皮化过程涉及角质形成细胞的迁移、增殖和分化。从创缘或创面残存的毛囊及汗腺来源的角质形成细胞，在受到损伤刺激后的数小时内即开始迁移。迁移的角质形成细胞增生并覆盖创面，并最终与基膜相连接上。上皮和基膜支持结构的重新建立，对于创面愈合过程中非渗透性屏障的形成是必需的。角质形成细胞的迁移有两种方式：以完整的多细胞层一起迁移，或以一种复杂的蛙跳方式迁移（外包方式）；这两种方式都保护了表皮细胞特有的细胞间紧密连接结构。多细胞层的迁移将持续到创面完全覆盖区域的基膜结构产生后。角质形成细胞分泌细胞膜成分，如黏连蛋白、胶原和层黏蛋白。生长因子也能影响上皮化过程，如 EGF 和 TGF-β 能够提高上皮化率；由巨噬细胞分泌的角质细胞生长因子（KGF，也称为 FGF-7）能促进角质形成细胞的增生；bFGF 和 PDGF 也能够促进新生结缔组织的形成，并直接促进上皮化过程。创缘和创面残存上皮细胞是这些生长因子的重要来源。在组织修复的后期，尚需要经历组织的重建阶段，即将在修复过程中形成的过多胶原和基质成分通过胶原酶和其他蛋白分解酶分解清除。此后，炎细胞逐渐离开愈合部位，最终常形成一个被重塑的愈合组织。

炎症介质、细胞外基质和生长因子是调控中性粒细胞、单核巨噬细胞、淋巴细胞、角质形成细胞、成纤维细胞、血管内皮细胞表达趋化、活化、增殖、分化和迁移等生物学活性的重要物质。创面愈合的特点是在损伤即刻发生一系列复杂的生物学级联事件，最初产生的因子或介质将启动下一步骤的发生和（或）调节与其同时发生的步骤。创面愈合的各个阶段都受生长因子的调节，而这些生长因子是由参与组织修复过程的各种细胞所产生和分泌的。一种细胞可产生多种因子；同一种因子又可被多种细胞产生；一种因子可作用于一种或多种细胞，而产生不同的细胞效应。某一种细胞的生物学效应又往往是多种因子或介质综合作用的结果。由此，这些因子或基质与炎细胞和修复细胞一起构成了创面愈合过程的网络性、细胞增殖和抑制或基质合成与降解的统一性，并形成介质、基质、因子和细胞间的多相作用形式。如特异性趋化物质，尤其是生长因子 TGF-β 和 PDGF，能刺激巨噬细胞的浸润。巨噬细胞还是多种启动或介导炎症反应的生长因子的主要来源；血小板来源的生长因子和由单核细胞产生的其他趋化物质能够刺激邻近损伤部位的成纤维细胞向损伤部位迁移并增生，这个过程由多种各具促进或抑制作用的生长因子互相协调来完成；迁移和增生的成纤维细胞，可以传导炎症阶段向增生阶段转化的信号；成纤维细胞还不断产生重建阶段必需的生长因子，这些生长因子不仅促进胶原合成，而且提高胶原酶活性，因此控制着重建阶段复杂的合成和降解过程。

生长因子可通过内分泌方式作用于远距离的细胞，以旁分泌方式作用于邻近细胞，以自分泌的方式作用于自身。通过特异性传导途径，不同生长因子可以引起不同的细胞内反应及功能表达。这些传导过程有其共同特点，可概括为：生长因子与细胞膜上的特异性高亲和力受体相结合，激活并引起信号的传导。在细胞内，大部分生长因子受体都与酪氨酸激酶结合，引起一系列蛋白磷酸化反应（如细胞内钙释放增加），然后核内蛋白发生磷酸化，这对核内基因的表达是必需的，最终导致蛋白合成增加、细胞活性改变以及细胞增生等。

在上述的创面修复过程中，许多是我们还没有清晰地认识到的。如骨髓来源的间充质干细胞、真皮组织的间充质干细胞、脂肪干细胞、毛囊干细胞及表皮干细胞都在创面修复和再生中起很大的作用。它们的具体作用细节及其分化、转分化、去分化等还在深入地研究中。

不同烧伤深度的创面修复各有其特点：浅Ⅱ度烧伤创面是表皮层修复，不涉及结缔组织形成和伤口的重塑，修复的基本过程主要依靠角质形成细胞增殖、分化和迁移；深Ⅱ度烧伤创面的组织缺损除表皮外还有相当深度的真皮缺损，修复的基本过程除依靠残留皮肤附件的角质形成细胞增殖、分化和迁移外，尚有血管内皮细胞和成纤维细胞增殖，结缔组织形成以及创面重塑；Ⅲ度烧伤创面为全层皮肤缺损，修复的基本过程为血管内皮细胞和成纤维细胞增殖，结缔组织形成，最后为创面重塑，由于缺乏残留的皮肤附件，表皮层的修复除小范围的全层皮肤缺损可凭借创缘表皮细胞增殖、分化并在肉芽组织上迁移而完成修复外，范围较大的全层皮肤缺损且超过创缘表皮扩展能力的往往不能自愈，常需通过植皮等方法才能覆盖创面。深Ⅱ度以上的创面修复实际上还有干细胞的参与。深Ⅱ度及Ⅲ度、Ⅳ度烧伤创面由于存在明显的坏死组织，因此，在创面愈合早期的炎症反应阶段，炎症细胞除了通过多种介质或细胞因子的释放以启动和调控成纤维细胞、血管内皮细胞等修复细胞参与创面修复外，炎细胞还分泌多种酶与创面定植的细菌分泌的酶一起溶解坏死组织，使坏死组织分离，并结合炎症细胞的吞噬作用清除坏死细胞碎片，使创面坏死组织得以清除，形成有利于创面修复的健康基底组织。这一"祛腐生新"的愈合环节是烧伤创面愈合过程有别于皮肤擦伤和皮肤切割伤的特点。

（韩春茂）

shāoshāng chuāngmiàn yùhé guòchéng

烧伤创面愈合过程（process of burn wound healing）

不同于一般单纯组织断裂切割伤和组织缺损的创伤，烧伤创面愈合是一种伴有坏死组织存在的组织缺损性损伤，其愈合过程有独特的规律性。皮肤烧伤后通常出现三个区域，接触热力的中心区可发生坏死，其周围为淤滞区，外层则为充血区。皮肤微循环变化则相应为微血管坏死、血栓形成、血液淤滞、血管通透性增高、血浆渗出、局部肿胀。烧伤创面经历变性坏死、炎症反应、细胞增殖、基质形成和组织重塑等变化过程。

炎症反应 是创面修复的初始阶段。热力损伤内皮细胞后暴露基底膜的胶原纤维成分激活凝血因子Ⅻ，启动内源性凝血途径；损伤组织直接释放大量的凝血致活酶（凝血因子Ⅲ、组织因子）启动外源性凝血途径，继而激活血液的纤溶、激肽系统。创面的变性蛋白可直接激活血液的补体系统。这四大系统的部分活化产物为炎性介质。损伤组织的细胞还可以生成或释放血管活性胺、脂质炎性介质、促炎细胞因子和趋化性细胞因子等炎症介质，如组胺、血小板活化因子等。在这些介质作用下，伤后很快就会出现毛细血管痉挛收缩，继而毛细血管扩张，通透性增加，体液和细胞渗出。体液中可含有电解质、白蛋白、球蛋白、纤维蛋白。受体部位的血小板被内皮下的胶原所激活，立即发生凝集，释放大量介质。中性粒细胞为首批进入受伤部位的炎细胞，活化补体片段，如C3a、C5a可吸引白细胞，清除细胞碎片、细菌；稍后单核细胞浸润至受伤部位，并分化为巨噬细胞，大部分巨噬细胞由血循环单核细胞转化而来，有些则是在局部增殖的组织巨噬细胞，巨噬细胞清除细胞和细菌碎片，分泌大量生长因子，吸引和活化局部内皮细胞、成纤维细胞、上皮细胞，以启动创面修复。可见，巨噬细胞可能在创面由炎症反应向组织增生的转换中起关键作用。

淋巴细胞进入创面更晚，其在创面修复中的作用主要是由它释放的淋巴因子介导的，许多淋巴因子在体外具有调节成纤维细胞迁移、增殖和合成胶原的作用，因而淋巴细胞可能参与了创面胶原的重塑。

组织增生 创面修复主要有增生和塑形两个阶段。组织细胞增殖起始于炎症反应阶段，表皮角质形成细胞、成纤维细胞和血管内皮细胞是烧伤创面愈合过程中的主要修复细胞，分别完成创面的上皮化、细胞外基质形成和新血管形成。

伤后数分钟，创缘角质形成细胞的形态即可发生变化，创缘表皮增厚，基底细胞增大，可与真皮脱离并移行至创面缺损处，创周附件上皮细胞也可脱离基底向创面迁移。细胞外基质黏附糖蛋白，如纤维连接蛋白、玻连蛋白等提供促使上皮移行轨道。上皮细胞移行到坏死组织下方，便将坏死组织逐渐分离。一旦缺损创面被上皮细胞覆盖，上皮细胞即停止迁移。细胞分泌形成基底膜、半桥粒，将表皮角质形成细胞固定在新基底膜上，并连接于真皮层，细胞继续增殖形成复层。

伤后成纤维细胞活化、增殖、迁移，创面成纤维细胞是创周细胞在复制过程中改变其分化表型再迁移至此，成纤维细胞以新沉积基质的纤维蛋白和纤维连接蛋白作为支架移行至创面。巨噬细胞产物可刺激创周细胞分化，转化生长因子β（TGF-β）、血小板源性生长因子（PDGF）、肿瘤坏死因子（TNF）、成纤维细胞生长因子（FGF）、白介素1（IL-1）等可刺激成纤维细胞增殖，C5a、胶原肽、纤维连接蛋白肽、表皮生长因子（EGF）、FGF、PDGF、

TGF-β可促进成纤维细胞迁移，成纤维细胞迁移至创面后分泌胶原、纤维连接蛋白、TGF-β。

创面残留血管内皮细胞在血小板和活化巨噬细胞分泌的血管生成因子刺激下，细胞迁移、增殖，逐渐生成毛细血管芽，从形成新生血管。在创面修复的前3天，碱性成纤维细胞生长因子（bFGF）主要诱导了血管生成，血管内皮生长因子（VEGF）在随后的4~7天中对创面血管生成起关键作用。此外，适当的细胞外基质和相应的内皮细胞受体也为血管生成所必需。

基质形成和创面重塑 创伤愈合与肿瘤生成的细胞分子学进程很相似，两者基质形成也很相似，主要区别在于创伤愈合有自控性，而肿瘤却无。细胞外基质是围绕细胞由蛋白、多糖交联的复杂结构，主要有胶原蛋白、蛋白聚糖以及黏连糖蛋白。深度烧伤创面（尤其是深Ⅱ度烧伤）愈合通常有瘢痕形成。在此过程中，成纤维细胞则缓慢移行进入稠密而有阻力的创面细胞外基质中，所分泌的胶原纤维沉积呈紧缩而紊乱的排列。

细胞外基质形成：①胶原蛋白：胶原是主要的细胞外基质，约占机体蛋白质总量的25%，系3条α（或β、γ）肽链拧成三股螺旋结构的基质蛋白。组成胶原蛋白的氨基酸中，甘氨酸约占1/3，脯氨酸约占1/4，尚有胶原特有的羟脯氨酸和羟赖氨酸，这与胶原分子交联有关。目前胶原至少已发现15型，主要胶原蛋白有（Ⅰ~Ⅵ）6型，与皮肤烧伤修复有关的主要为Ⅰ、Ⅲ型胶原，正常皮肤约80%为Ⅰ型，20%为Ⅲ型，创伤修复过程中Ⅲ型胶原比例升高。没有足量脯氨酸羟化，

则α肽链不能合成稳定的三股螺旋结构的胶原蛋白。赖氨酸氧化酶将赖氨酸缩合成赖氨酸-赖氨酸键，这是胶原蛋白分子交联的基础，没有这些键，则胶原蛋白结构难以稳定。测定创面脯氨酸量及Ⅰ型和Ⅲ型胶原比值可了解创面愈合状况。浅度（浅Ⅱ度）创面羟脯氨酸量伤后不久即增加，伤后2周羟脯氨酸量趋于正常，而Ⅲ型胶原量降低。深度（深Ⅱ度、Ⅲ度去痂植皮）创面伤后羟脯氨酸及Ⅲ型胶原量升高稍迟，创面覆盖后相当长时间内其含量仍高。胶原蛋白在创面积聚取决于局部酶所致胶原合成和降解比率，伤后早期胶原蛋白降解少，创面覆盖趋成熟，其降解量增加。②蛋白聚糖：蛋白聚糖及糖蛋白均由蛋白质及糖组成，但两者比例、结构、代谢、功能有很大差别。糖蛋白是在多肽链上连接了一些寡糖，蛋白质较多，糖占比重变化大，更多表现为蛋白质性质。蛋白聚糖中含1条或数条多糖链，多糖链与多肽链以共价键相连接，其中多糖占50%~95%，因而具有多糖性质。所以，蛋白聚糖是由一种或多种糖胺聚糖共价连接于核心蛋白组成。重要的糖胺聚糖有6种，即透明质酸、硫酸软骨素、硫酸皮肤素、硫酸乙酰肝素、肝素以及硫酸角质。蛋白聚糖中糖胺聚糖是多阴离子化合物，可结合阳离子Na^+、K^+等，吸收水分子，蛋白聚糖可吸引保留水而形成凝胶，容许小分子化合物扩散而阻止细菌通过。透明质酸可与细胞表面的透明质酸受体结合，影响细胞黏附、迁移、增殖和分化。蛋白聚糖可影响创面胶原纤维形成和排列，调控胶原蛋白降解速度。③黏连糖蛋白：细胞外基质黏连糖蛋白包

含纤维连接蛋白、生腱蛋白、层黏蛋白、纤维蛋白原、血小板反应素以及玻连蛋白等。这些黏连糖蛋白作用是通过细胞膜表面受体——整合蛋白来完成的。整合蛋白为一膜糖蛋白家族，由 α 和 β 两个亚单位组成，它连接细胞间骨架、细胞周围基质及邻近细胞。各种细胞对黏连糖蛋白的相对黏合亲和力，即整合蛋白与其配体亲和力，决定细胞移动方向。a. 纤维连接蛋白广泛存在于细胞外基质、基底膜及各种体液中，成纤维细胞、上皮细胞、巨噬细胞等均可合成分泌，尤以成纤维细胞分泌量多，血浆纤维连接蛋白主要来自肝细胞。纤维连接蛋白对细胞移行、胶原沉积、再上皮化及创面收缩均有作用。它与许多涉及创面愈合分子如胶原、肌动蛋白、纤维蛋白、透明质酸、肝素、纤维连接蛋白自身及成纤维细胞表面受体均有结合作用。肉芽组织成纤维细胞及肌成纤维细胞表面均有一层纤维连接蛋白基质，这可造成创面收缩。b. 生腱蛋白抑制纤维蛋白的细胞黏附作用，使细胞离开基质而移行。生腱蛋白出现常伴随上皮细胞、间质细胞移行的开始。c. 层黏蛋白是基底膜的主要成分，由上皮角质形成细胞分泌，促进上皮细胞黏附，抑制上皮细胞移行，增强上皮细胞与基底膜结合稳定性，使上皮化过程终止，上皮细胞恢复功能。

创面收缩　人类的创面收缩程度较动物明显小。创面收缩涉及细胞、细胞外基质和细胞因子之间复杂而和谐的相互作用。创面愈合的第 2 周，部分成纤维细胞转变成以细胞内含有大量肌动蛋白丝微纤维束为表型特征的肌成纤维细胞，同时出现了创面结缔组织紧缩和创面收缩。创面收缩很可能需要 TGF-β$_1$（或 TGF-β$_2$）和 PDGF 的刺激，成纤维细胞经整合蛋白受体附着在胶原基质表面，以及单一胶原束之间的交联。

创面重塑　创面尤其是深度烧伤创面上皮化或植皮覆盖，这只是完成了创面的封闭，而创面愈合过程并未结束，还需经历创面组织重塑阶段。其表现为封闭创面色泽、感觉、功能的变化，新生上皮趋向成熟，新生毛细血管网减少而形成以真皮小动脉和小静脉为主的血供模式，胶原酶等降解过多胶原纤维而胶原排列由紊乱转向有序，瘢痕经历增生而消退萎缩，这一创面重塑过程经历数月至数年。

（韩春茂）

shēndù shāoshāng chuāngmiàn zhuǎnguī

深度烧伤创面转归（outcomes of deep burn wounds）　21 天以上愈合的创面称为深度烧伤创面，21 天以内愈合的创面称为浅度烧伤创面。浅度创面在良好的覆盖和保护下，能自行愈合，且瘢痕的产生较轻。深度创面临床上更强调手术治疗。

深Ⅱ度烧伤创面转归　深Ⅱ度烧伤创面愈合有赖于真皮深层复苏及其存留的毛囊、皮脂腺、汗腺的上皮再生。因此，除与全身因素和烧伤深浅有关外，也与局部处理方法有关。采取不同局部处理方法，有三种可能转归。①积极去痂（削痂、切痂）植皮。病程短，瘢痕少，功能恢复较好。②依靠真皮深层附件残存上皮再生。如无感染，一般 3～4 周愈合。深Ⅱ度烧伤创面较浅者，可痂下愈合，较深者则多自然脱痂后愈合。愈合后上皮多较脆弱，经活动、牵拉、摩擦后，往往会出现水疱，甚至破裂；抗感染能力较差，易起小脓疱，形成糜烂面；瘢痕增生也较多，有时可形成挛缩畸形，严重影响局部功能。③残存真皮干枯、感染、坏死而被毁损，深Ⅱ度烧伤创面变为Ⅲ度烧伤创面，一般需植皮方可愈合。

此外，水疱皮处理对深Ⅱ度烧伤创面的转归也有影响。较浅的深Ⅱ度烧伤创面，如无感染、毒物等因素，通常应保留水疱皮，以免淤滞的真皮脱水、干枯、坏死而使创面加深。较深的深Ⅱ度烧伤创面还应去除水疱皮，积极去痂植皮，以免形成豆腐渣样坏死而增加创面处理难度。

Ⅲ度创面转归　由于真皮及皮肤附件均被破坏，除面积很小者可能由周围上皮生长而愈合外，一般均需植皮，由于处理方法不同，有四种转归。①早期切痂大张整块或网状自体皮或 Meek 植皮覆盖。瘢痕少，功能恢复较好，病程短。但只适用于自体皮来源较为充裕，Ⅲ度面积较小者。②早期切痂大张异体皮混植小量自体皮。用于大面积烧伤，自体皮源较少时。瘢痕较前一类多，但较自然脱痂少，且病程也较短。③自然脱痂在肉芽上植皮，病程长，瘢痕多，功能差。④自然脱痂不予植皮，听任创缘皮肤向创面中心生长，则愈合时间长，瘢痕多，功能差。

大张异体皮混植小量自体皮的方法，既有以往常用的大张异体皮开洞嵌植小片自体皮，也有目前大张异体皮微粒自体皮移植法，即将自体皮片用剪刀或碎皮机剪成 1mm^2 以下微粒皮，再制备一个很多小孔的漏盘及一个稍大的托盘，将绸布铺在漏盘上，微粒皮撒在绸布上，加入等渗盐水使皮粒漂浮，待水由漏盘小孔流出，则皮粒真皮面沉附于绸布上，再覆盖绸布于大张异体真皮面，则微粒皮表面均匀黏附于大张异体真皮面，再将其敷贴在创面上。还有大张异体皮自体皮浆移植法，即将自体皮剪制成皮浆，难以辨别表皮或真皮面，再均匀涂敷自体皮浆于大张异体皮真皮面，将大张异体皮移植于创面。

如无异体皮，可用大张异种皮，如猪皮，但猪皮排斥反应发生较早，混植的自体皮量应多些，如用开洞嵌植小片自体皮法，则开洞的间距应小些。

大面积Ⅲ度烧伤自体皮源有限，若能研制双层永久性覆盖敷料，则必将大大简化且加速Ⅲ度烧伤创面处理。

（韩春茂）

jiāpí
痂皮（crust） 伤口表面的血液、渗出液及坏死组织干涸形成痂。一定程度的热力作用可使皮肤组织发生凝固性坏死，创面上形成明显的坏死组织。深Ⅱ度烧伤创面的坏死表皮与坏死的真皮成分共同形成痂皮。在伤后48～72小时后往往在痂皮会形成网状栓塞血管网。

在无感染的情况下，创面可表现为痂下愈合。再生的表皮在痂下从伤口边缘或残存的表皮角质形成细胞、皮肤附属器官的上皮化生或干细胞分化长入，覆盖在创面处原有的真皮结缔组织表面，或覆盖在充填真皮缺损的新生结缔组织上，待再上皮化完成，痂即脱落。痂皮通常较干燥，不利于细菌生长，对伤口有一定保护作用。但如痂下渗液较多或有细菌感染，结痂可因妨碍局部引流而有碍愈合。

对较浅的深Ⅱ度烧伤创面，可保留水疱皮，避免真皮干枯而争取自愈，或去水疱皮后用近似人皮的生物敷料或新型敷料覆盖，促使真皮复苏而愈合。较深的或功能部位的深Ⅱ度烧伤创面，以削痂植皮为首选。削痂植皮对降低创面脓毒症的发病率、缩短创面愈合时间、减少瘢痕、改善功能均起一定的作用。

（韩春茂）

jiāojiā
焦痂（eschar） Ⅲ度烧伤创面为全层皮肤坏死，形成焦痂，初期创面呈灰白色，因含有水分质地尚软，如行暴露疗法，组织中水分蒸发而逐渐变硬变薄，色呈焦黄带黑。往往在伤后24小时就能在焦痂下看到粗大的树枝状栓塞血管网。

创面坏死组织缺乏正常皮肤的各种功能。它不具有抵御细菌入侵的屏障功能，反而成为细菌生长的良好介质，增加创面感染的机会，加重局部的炎症反应。由于创面坏死组织的高渗透性，使皮肤丧失了防止水分、电解质、血浆成分丢失的功能。蛋白质大量丢失，将破坏氮平衡、影响创面愈合；补体成分和免疫球蛋白的丢失将加重烧伤引起的免疫抑制。由于创面坏死组织的存在加速了凝血因子和相关因子（如血小板、纤维蛋白原）的消耗，因此，常可破坏机体凝血功能。焦痂不具备正常皮肤的温度调节功能，可导致热量丢失。

感染的焦痂可释放出对人体有毒的物质，应及早去除焦痂，减少毒素吸收，有利于全身抗力扶持。不论烧伤面积大小，若由于焦痂压迫危及患者生命或肢体存活时，应优先处理。如颈部、躯干的焦痂可压迫气管或限制呼吸运动，引起呼吸困难，肢体环状缩窄焦痂，可引起血液循环障碍而肢体缺血坏死。这些情况下，要尽早施行焦痂切开减张术。

Ⅲ度烧伤焦痂中（或边缘）的少数深Ⅱ度烧伤痂皮可与焦痂一并切除，以免保留的深Ⅱ度自溶而影响移植皮片的成活；深Ⅱ度中少数Ⅲ度烧伤，仍可进行削痂。有时判断困难，可先行削痂，如发现系Ⅲ度则可削至健康组织平面或改为切痂。

（韩春茂）

tuōjiā
脱痂（eschar separation） 待焦痂（痂皮）下已溶解，坏死组织与创基的肉芽面已趋分离，仅有少量纤维带附着时，将纤维束切断，逐步清除焦痂（痂皮）的方法。又称蚕食脱痂或焦痂（痂皮）自溶分离法或焦痂（痂皮）自溶脱痂法。此外，还有化学脱痂。化学脱痂要求脱痂面积不大于5%，要特别注意可能产生的发热反应和感染。

由于须待焦痂（痂皮）自行分离，一般在伤后3周左右开始进行蚕食脱痂。在未分离前，尽可能保持焦痂（痂皮）完整、干燥，避免受压潮湿，以防感染。

焦痂分离时间受烧伤深度、年龄、部位、感染情况、全身状况以及创面用药等影响。烧伤越深，分离越迟；血液循环丰富的部位如颜面，活动的部位如关节，以及受压或感染的部位分离要早些；年轻、全身情况好，肉芽生长活跃者分离亦快些；创面使用抗感染药物如磺胺米隆，则焦痂分离要迟些。

自溶脱痂法其方法是：当焦痂与其深部组织分离后，从焦痂的边缘开始，在其深面剪断纤维带，逐步剪除焦痂后植皮，剪痂时应力求做到不出血，尽量减轻对创基的损伤，以减少细菌、毒素入血的机会。对粘连较紧的焦痂，不必强行去除，避免增加损伤。若能做到剪痂不出血，则一般不痛，无须麻醉；必要时可用强化麻醉。脱痂时，应注意如下事项：①对去痂后裸露的肉芽面应尽量全部覆盖，做到边脱痂边植皮。一般若焦痂开始自溶，即予脱痂者，在脱痂后新露出较干净的肉芽创面上立即植皮成活率高，不必常规作植皮前的湿敷，肉芽表面有脓液，可先淋洗、快速湿敷将其去除干净，只要无坏死组织黏附，肉芽面没有被侵蚀的现象，就可立即植皮。有时创面可能还存留有少量坏死组织，可避开不贴皮，而尽量将坏死组织之间的肉芽创面全覆盖。若肉芽面感染较重，脓液较多，或有侵蚀现象，植皮确有困难时，可做短期湿敷，待感染控制后植皮。也可先用异体皮作为生物敷料，3~5 天更换一次准备创面，待创面干净后，再换植或嵌入自体皮。应避免较长时间裸露肉芽面，特别是大面积者。②对整个准备蚕食脱痂的创面要全面规划。焦痂（痂皮）既为感染、毒素的来源，但在其自溶前，也保护痂下创面。因此，要注意处理"保痂"与"脱痂"，保痂是为了有计划的脱痂。应尽量避免大面积焦痂（痂皮）同时广泛自溶、脱痂。对估计焦痂自溶较迟的部位应使其干燥、少受压，保护焦痂完整，尽可能使脱痂推迟；对焦痂自溶可能较早的部位，如受压多，潮湿的部位应考虑较早分批脱痂。③为了尽可能地做到有计划地脱痂及减少焦痂长期存留对人体的威胁，临床上曾采用中草药（如水火烫伤膏、化腐生肌散等）、油

脂类软膏、酶制剂（如胶原酶、爱疗素）、湿敷或浸浴等方法，加速焦痂的潮软、溶解、分离与脱落。可将中草药、油脂类软膏、酶制剂包敷于焦痂或痂皮上，视药物对痂的作用情况，1~5 天更换敷料 1 次，待焦痂开始自溶时，适当增加更换敷料次数。但是包扎后，局部温暖潮湿环境将促进细菌繁殖，加重局部感染，应予注意。因此在使用这些方法时，必须掌握时机，一般在伤后 2~3 周，须待焦痂或痂皮开始自溶时，才开始应用。过早使用，仅能使焦痂软化，而不能使其早日分离。应尽量缩短从焦痂软化、分离到植皮的时间。包敷的面积亦不能太大，通常控制在 10% 左右。④无论早期切（削）痂与蚕食脱痂均有其优点与局限性。切（削）痂的方法比较主动、积极，可以做到有计划地去痂；而脱痂的方法就比较被动，未开始自溶时难以脱痂，而自溶时则又不易控制其范围，致短期内大片分离，大面积创面裸露。切（削）痂植皮可以提早消灭创面，缩短疗程，减少感染的来源，同时又可选择感染威胁最大部位的焦痂（痂皮）及时清除；脱痂则较缓慢，自溶时又有利于细菌生长繁殖，且有大量体液丧失、细菌毒素入血及引起全身感染的风险。切痂后及时植皮，功能恢复较好，脱痂后植皮的瘢痕多，功能恢复差。但是切痂手术本身也有危险性，对患者抵抗力影响大，如果手术失败或大片异体皮不能存活，则可招致严重后果。切痂手术输血量大，要求一定技术条件，一般条件不具备的情况下，不宜采用。脱痂后植皮手术较安全，手术对患者全身影响较小，且方法简便，对麻醉和技术条件均要求不高。

脱痂方法使封闭创面时间延缓，这就孕育着全身感染的危险。实际上大面积深度创面，由于受到种种限制，不能全部采用切（削）痂的方法来处理，还必须用蚕食脱痂或剥痂的方法予以补充。所以只要掌握好指征，这两类方法应该是互相结合、互相补充的。

（韩春茂）

ròuyá chuāngmiàn

肉芽创面（granulation wound）

由新生薄壁的毛细血管以及增生的成纤维细胞构成，伴有炎细胞浸润，肉眼表现为鲜红色，颗粒状，柔软湿润，形似鲜嫩的肉芽故而得名，为幼稚阶段的纤维结缔组织。

肉芽组织由成纤维细胞、毛细血管及一定数量的炎细胞等有形成分组成。其形态特点如下：肉眼观察肉芽组织的表面呈细颗粒状，鲜红色，柔软湿润，触之易出血而无痛觉，形似嫩肉。镜下观察的基本结构为：①大量新生的毛细血管，平行排列，均与表面相垂直，并在近表面处互相吻合形成弓状突起。②新增生的成纤维细胞散在分布于毛细血管网之间，很少有胶原纤维形成。③多少不等的炎细胞浸润于肉芽组织之中。肉芽组织内常含一定量的水肿液。

肉芽组织在组织损伤修复过程中有以下作用：①抗感染保护创面。②填补创口及其他组织缺损。③机化或包裹坏死、血栓、炎性渗出物及其他异物。机化是指由新生的肉芽组织吸收并取代各种失活组织或其他异物的过程。最后肉芽组织成熟，转变为纤维瘢痕组织。包裹是一种不完全的机化，即在失活组织或异物不能完全被机化时，在其周围增生的肉芽组织成熟为纤维结缔组织形

成包膜，将其与正常组织隔离开。

肉芽组织在组织损伤后2~3天即可开始出现，填补创口或机化异物。随着时间的推移，肉芽组织按其生长的先后顺序，逐渐成熟。其主要形态标志为：水分逐渐吸收，炎细胞减少并逐渐消失，毛细血管闭塞、数目减少，最终肉芽组织成熟为纤维结缔组织并转变为瘢痕组织。

（韩春茂）

shāoshāng chuāngmiàn chǔlǐ
烧伤创面处理（management of burn wounds）
针对烧伤创面局部的治疗措施。目的是保护和清洁创面，减轻损伤与疼痛，预防或减轻创面的污染及感染，促进创面愈合，避免或减少创面愈合后瘢痕形成，最大限度地恢复功能与外观。烧伤创面处理方式须根据创面深度、面积、部位、致伤原因、是否有合并症，以及年龄、性别、全身情况等来选择。创面处理是烧伤治疗的根本问题，贯穿烧伤治疗的全过程。而烧伤创面的变化又往往是左右烧伤病情的重要因素。因此，正确处理烧伤创面是治愈烧伤的关键环节，任何时期都不容忽视。

创面处理时机　对全身情况稳定的中、小面积烧伤患者，应在烧伤后尽早行创面处理，以防止创面污染，避免进一步损伤。烧伤后皮肤毛细血管通透性增高，液体渗出到体外及组织间隙。较大面积烧伤时，可因大量液体丢失导致有效循环血容量下降。创面处理本身对患者可造成强烈刺激，诱发或加重休克。对大面积烧伤、伴吸入性损伤、合并骨折等患者，尤其是延迟复苏的患者，如果在病情未稳定情况下急于彻底清创，不但达不到防止创面感染的初衷，反而可因加重休克、

扰乱机体内环境等，对患者免疫功能造成打击，诱发全身及局部感染，加重病情。因此对大面积烧伤，或伴休克及合并症者，应先行补液抗休克等全身治疗，创面可做简单消毒包扎处理，待全身情况稳定后，再做进一步创面处理。

创面处理原则　创面处理前，应对创面和全身病情进行充分评估，根据烧伤创面的部位、深度、面积大小等特点，以及全身情况选择适当的处理方法。Ⅰ度烧伤创面不需特殊治疗即可很快自行愈合，处理上以保持创面清洁，减轻疼痛为主。浅Ⅱ度烧伤创面多在10~14天自行愈合，治疗以防止感染，减轻疼痛，促进愈合为原则。偏浅的深Ⅱ度烧伤创面多在2~3周愈合，较少遗留增生性瘢痕，治疗原则基本同浅Ⅱ度烧伤，一般采用非手术治疗，通过创面处理、局部用药，配合必要的全身治疗，避免创面感染及加深，促进创面尽快自行愈合，防止愈合后瘢痕形成。偏深的深Ⅱ度烧伤创面残余上皮组织少，难以自行愈合，或虽可自愈但易遗留影响功能及外观的瘢痕，多需手术植皮治疗。Ⅲ度烧伤创面系全层皮肤损伤，无残存的上皮组织，除面积很小者外都必须植皮，因此应及时去除创面坏死组织，通过皮肤移植手术修复创面。Ⅳ度烧伤创面不仅伤及皮肤全层，还深达骨骼肌腱等深部组织，多须采用组织瓣移植才能修复。

创面处理方法　创面处理方法可以分为非手术治疗、手术治疗及非手术与手术综合治疗。①非手术治疗：多用于浅度创面。常用的非手术治疗方法有包扎疗法、暴露疗法、半暴露疗法、湿敷疗法、冷疗和浸浴疗法等。创

面的非手术治疗中常需采用各类敷料、创面覆盖材料及各种局部创面用药。②手术治疗：主要用于深Ⅱ度、Ⅲ度及Ⅳ度烧伤创面，即通常所称的深度创面。手术治疗有多种方式，应根据创面的具体情况选用；自体皮源充足时可行整张或小片状自体皮移植。烧伤面积大、自体皮源少时，采用网状皮片移植、大张异体开窗嵌入自体小皮片移植、微粒皮移植等。Ⅳ度烧伤往往需采用皮瓣、肌皮瓣等各类带血运组织瓣覆盖。③综合治疗：烧伤创面往往同时有浅度及深度创面，可分别行非手术及手术治疗，或早期行非手术治疗，待浅度创面愈合，深度创面形成肉芽后再行植皮手术治疗。

创面处理中的局部用药　烧伤创面处理时，可根据创面特点选择适当药物局部应用，达到减轻疼痛、保护创面、防治感染及促进愈合等目的。烧伤创面用药大致可分为以下几类：①抗感染药：较常用的烧伤创面抗感染药有磺胺嘧啶银、磺胺米隆、硝酸银、聚维酮碘等，此外一些中草药制剂也具有一定抗感染作用。②收敛结痂药：通过收敛等作用使创面形成干痂，起到一定的屏障作用。在浅度烧伤使用得当时，创面无需换药，干痂脱落后创面即愈合。深度创面形成的干痂可为稳定病情赢得时间，待时机成熟后再行手术植皮。具有收敛结痂作用的有磺胺嘧啶银及地榆、虎杖等中草药。③脱痂药：能溶解坏死组织，使创面形成适宜植皮的肉芽创面。常用的脱痂药有中药水火烫伤膏、酶制剂等。④促进创面愈合药：如表皮细胞生长因子（EGF）、成纤维细胞生长因子（FGF）等。⑤综合作用

或复方药物：采用几种药物组成复方制剂，可兼有以上不同功能。中草药外用制剂多数为复方制剂。

创面覆盖物的应用　创面覆盖物指用外用于创面的各类材料，在创面处理中有重要意义。普通的创面包扎敷料仅对创面起到保护及引流等作用，以后逐步发展出具备一定功能的敷料，除屏障保护作用外，还具有保持适宜局部环境、减轻疼痛、促进伤口愈合等作用，如藻酸盐类敷料、水凝胶敷料、甲基纤维素、泡沫类敷料等。这些创面覆盖物在功能上不仅兼有透气、引流、维持适宜创面愈合的环境等多种作用，其代替皮肤屏障功能的作用也不断增强，有些被称为人工皮肤或皮肤替代物。现代新型创面覆盖物发展到多种类型，包括生物敷料、合成材料和组织工程创面覆盖物等。生物敷料包括羊膜、去细胞真皮基质、胶原类敷料、各类同种异体或异种皮等。合成材料采用天然或人工合成材料，模拟人体表皮及真皮结构组成复合人工皮肤。组织工程化创面覆盖物则是在某些上述材料基础上，结合培养自体或异体培养皮肤细胞，形成能较长时间甚至永久性覆盖创面的复合材料，又称组织工程化人工皮肤或复合皮肤。

上述各类创面覆盖物各有其不同特点及应用指征。浅Ⅱ度烧伤创面，尤其是小面积、无明显污染及感染者，一般用普通敷料包扎即可自行愈合。对于面积稍大，特别是表皮已剥脱的浅Ⅱ度烧伤创面及不适合手术的深Ⅱ度烧伤创面，采用一些人工合成材料及生物材料覆盖创面，可起到良好的保护创面、避免创面加深、促进愈合等效果。如果应用得当，这些材料可与创面紧贴，此后不

再需要更换，创面愈合后即自行脱落。大面积深度烧伤往往需要通过手术去除创面坏死组织，然后采用异种皮肤、异体皮肤、人工合成材料等暂时性覆盖创面，或与少量自体皮肤混合移植。上述创面覆盖物在烧伤创面处理中的具体应用方法见异体皮肤、异种皮肤、脱细胞真皮基质、辐照猪皮等。

（谢卫国）

zǎoqī qīngchuāng

早期清创（early debridement）

患者到达医疗单位后的首次创面治疗。目的是清除残留于创面的致伤因子、污染物及异物，预防和减轻创面的污染及感染，根据伤情轻重、创面深浅给予恰当的处理。

清创时机　早期清创通常应争取在伤后 6 小时内进行，对尚未发生休克，全身情况较好的中小面积的烧伤患者，应立即进行清创；伴有吸入性损伤或其他合并伤（如骨折、脑外伤等），应首先给予相应处理，待病情稳定后再进行清创；对于大面积烧伤后 1 小时内入院，尚无明显休克表现的患者，可在液体复苏的同时进行清创；对伴有休克或有极可能发生休克的患者，必须先尽快给予液体复苏，待有效循环得到补充，病情稳定后再进行清创；若急于清创有可能诱发或加重休克。如经液体复苏休克仍不能纠正，病情不稳定者，不适宜进行长时间的正规清创，创面可经简单处理后，予以抗菌药物包扎或行暴露疗法，防止创面的再污染。

方法与步骤　①清创应尽量在清创间或手术室进行，对大面积烧伤患者应尽可能减少搬运，室温宜保持在 28～30℃。②清创医务人员应外科洗手，穿消毒隔

离衣，戴无菌帽子、口罩、消毒手套，严格无菌技术及无菌操作，操作需动作轻柔而迅速，以减少患者痛苦和缩短清创时间。③清创应在良好的镇静、镇痛下进行，大面积烧伤患者一般使用哌替啶（小儿、老年人、颅脑损伤患者及吸入性损伤患者忌用）和异丙嗪或曲马多，中小面积烧伤患者可肛门塞入双氯芬酸钠栓剂，通常情况不用麻醉，若患者难以配合，必要时在麻醉师的配合下应用小剂量氯胺酮麻醉。④剃除烧伤创面及邻近区域的毛发，剪除指（趾）甲，用肥皂液和清水清洗创面周围正常皮肤。⑤清除创面上的污染物质，污染严重者，用肥皂水或适量的过氧化氢液清洗，再用生理盐水清洗；若创面有油污或沥青，可用松节油擦洗，动作应尽量轻柔，小面积沥青的创面也可用汽油去污，但必须强调仅适用于小面积沥青烧伤，若大面积使用，汽油经皮肤吸收易造成铅中毒。清除污染物后，以生理盐水、过氧化氢液、0.05%氯己定或 0.3%聚维酮碘（碘伏）清洗及消毒创面，无菌纱布轻轻擦拭干净，以凡士林油纱布、适当的外用药物及无菌敷料包扎，或以适当的创面覆盖物包扎（见异体皮肤、异种皮肤、脱细胞真皮基质、辐照猪皮等）。⑥创面表皮及水疱的处理，浅Ⅱ度烧伤创面分离而未脱落的表皮应尽量保留，可视为一种生物敷料，以保护创面、减轻疼痛，防止真皮失水而继发性坏死；偏深的深Ⅱ度及Ⅲ度烧伤创面应除去残存表皮，可促使创面干燥，以免痂皮下潮湿，感染或积脓。完整的水疱应尽量予以保留，小水疱无需处理，可自行吸收。大水疱应在创面消毒后行低位引流，引流水疱液后，

水疱皮覆盖于创面上。若表皮污染严重或水疱液感染则应及时除去。化学烧伤有中毒可能者必须去除疱皮以防沾染的化学物继续吸收进入体内。

注意事项　①早期清创需根据患者是否伴有休克、合并伤、中毒，以及烧伤面积、深度等综合判断选择恰当的时机进行清创处理。小儿烧伤患者，更应根据伤情和全身情况斟酌清创时机、方法以及创面用药。②早期创面深度诊断不明确前，最好避免使用有色药物（如甲紫等）涂抹，以免影响评估创面。③清创前后最好分别进行创面细菌培养，以便为今后合理使用抗生素提供依据。④清创后应重新核实烧伤面积及深度，并根据烧伤面积，深度，部位选择合适的创面外用药和创面处理方法进一步处理创面。

（谢卫国）

jiǎndān qīngchuāng

简单清创（simple debridement）烧伤早期在不对患者造成较大干扰前提下的清创方法。主要目的是清洁及消毒创面，清除残留异物及污染物。

清创时机　对于中小面积烧伤患者，应尽早进行创面处理，一般应争取在伤后 6 小时内进行，以减少创面感染机会。对于伴有休克或有合并伤（如骨折、脑外伤等）的患者，应先积极抗休克或处理合并伤，初步稳定病情后，先行简单清创，待补足液体，休克纠正，全身情况稳定后再行进一步创面处理。大面积烧伤，不论有无休克发生，均应先积极进行预防性补液抗休克治疗，然后再按上述原则分步行创面处理。

方法与步骤　①简单清创一般无需麻醉，必要时可给予适当的镇静镇痛药物。②用剪刀剪去烧焦的头发、衣物及剥脱的腐皮。③以无菌等渗盐水冲洗创面，用纱布轻轻擦拭，去除浮于创面的污垢、泥沙、异物等，冲洗干净后，创面用无菌纱布或棉垫轻轻吸干水分。④以 0.5%～1% 聚维酮碘（碘伏）或其他适当消毒溶液消毒创面及周边皮肤。⑤Ⅱ度烧伤创面的水疱皮一般不予移除。小水疱可不予处理，大水疱作低位剪开引流。如水疱已污染、碎裂、皱褶，因易招致感染，可予以去除。Ⅲ度烧伤创面腐皮原则上应清除，但为避免过度刺激患者加重休克，早期简单清创时也可只清除已剥脱及明显污染的腐皮，对贴附于创面不易清除的表皮可待患者病情稳定后或手术时再彻底清除。⑥清创后根据创面情况采用暴露或包扎疗法，或者单用油纱覆盖创面。

注意事项　①清创前应做好各种准备工作，包括患者的思想工作，尽量缩短清创时间。②清创宜在 28～30℃ 室温下进行，避免过多搬动，清创中动作应迅速轻柔，防止因低温及过度刺激诱发或加重烧伤休克。③创面的砂屑、煤渣等不易清除时，简单清创时不必勉强清除，以免过度刺激，可待病情稳定后再次清创。但面部皮内异物，应在清创时尽量除去，以免将来遗留难以消除的痕迹。④清创时应坚持无菌操作原则。简单清创多在病房或清创室进行，特别是成批患者收治时，一般无需在手术室进行，过程中应注意防止交叉感染。清创时床垫与消毒床单之间必须隔一层消毒的防水布，如油布、橡皮布、塑料布等。否则清创时难免会将床单及不易彻底灭菌的床垫浸湿，成为交叉感染的来源。

（谢卫国）

qiǎndù shāoshāng chǔlǐ

浅度烧伤处理（management of superficial burns）　从治疗方法角度，临床上将不需手术治疗的浅Ⅱ度及偏浅的深Ⅱ度烧伤创面统称为浅度烧伤。这类创面由于有相当数量上皮组织未受损伤，如果处理得当，依靠残存的上皮组织扩展，创面多能自行愈合且不遗留严重瘢痕及功能障碍。浅度创面处理一般采用非手术治疗方法而不考虑手术植皮。

治疗原则　减轻疼痛，防治感染，保护残存的上皮组织，为创面愈合提供一个适宜的环境，促进创面尽快愈合。

治疗方法　不同创面和同一创面的不同时期，其处理方法有所不同，需根据创面的实际情况决定。浅度创面应尽量采用包扎治疗，用灭菌吸水敷料包扎创面，目的是减少外界对创面的刺激，阻隔外界细菌对创面的侵袭，充分吸收创面渗出液，施加适当的压力包扎，还可减轻创面渗出与水肿。创面及周边皮肤给以消毒清创，大的水疱应开孔引出疱液，然后用凡士林纱布、聚维酮碘（碘伏）纱布，或加适当药物敷于创面，再以厚层无菌纱布包扎。外敷料的厚度应根据创面渗出液的多少而定，一般为 3～5cm 厚。烧伤后早期因渗出液多，敷料厚度要加大，而后期因渗出少，可减少厚度。无感染的创面可直接以消毒凡士林油纱布等包扎，或加用促进创面愈合的药物，如表皮细胞生长因子、成纤维细胞生长因子等。污染创面可用磺胺嘧啶银霜等药物。采用包扎疗法时，一般 1～2 天换药 1 次。浅度创面也可采用天然或人工生物材料覆盖后以无菌敷料包扎。天然材料包括经处理的异体或异种皮肤、羊膜、植物纤维膜等，人工材料包括各种合成高分子生物材料、胶原膜、壳聚糖材料、海藻酸盐材料等。如果应用得当，这类材料可有效保护创面，防止感染，并促进创面的愈合。采用生物材料覆盖创面，如果与创面贴合良好，在换药时可只更换外层敷料，到后期甚至改为暴露，创面愈合后覆盖物即可自行脱落，大大简化创面处理程序。对于不便包扎部位的浅度创面，可采用暴露或半暴露治疗（见暴露疗法和半暴露疗法）。

预后及注意事项　①浅Ⅱ度烧伤创面愈后可有色素沉着，一般不形成瘢痕。愈合后应尽量避免日晒，可外用去色素药物预防和减轻色素沉着；偏浅的深Ⅱ度创面虽可自行愈合，但仍可能遗留一定程度的瘢痕。为减少瘢痕形成的概率，创面愈合后应尽早开始预防瘢痕的治疗，包括压力疗法、硅酮产品及防治瘢痕的药物等。②浅度烧伤创面如处理不当，有可能加深为典型的深Ⅱ度甚至Ⅲ度烧伤创面，即临床所称深度创面。此外，浅度与深度创面也无绝对界限，判断需要一定临床经验。如创面因感染等原因加深，或位于重要的功能部位，为防止愈合后瘢痕增生而影响容貌及功能，必要时也可考虑按深度烧伤的治疗原则行手术治疗。

（谢卫国）

shēndù shāoshāng chǔlǐ

深度烧伤处理（management of deep burns）　深度烧伤是难以自行愈合的烧伤，包括偏深的深Ⅱ度、Ⅲ度及Ⅳ度烧伤。深度烧伤的处理方法与可自行愈合的浅度烧伤有很大不同，一般不适合非手术治疗方法，多需要手术植皮才能获得较好的治疗效果。

偏深的深Ⅱ度烧伤一般仅残存少量皮肤附件，易因创面受压、局部微循环改变及感染等因素演变为Ⅲ度烧伤创面，经适当处理虽可能通过残存皮肤附件的上皮增生而愈合，但愈合后的上皮菲薄，其下缺乏真皮组织支撑，不耐摩擦，易于起水疱及破溃，愈合后瘢痕增生严重，影响功能和外貌。因此偏深的深Ⅱ度烧伤一般应行早期削痂或切痂自体皮片移植术治疗，尤其是手等功能部位的深度烧伤更应如此。Ⅲ度烧伤系全层皮肤的烧伤，由于皮肤及其附件全部毁损，创面上已无上皮再生的来源，创面修复有赖于上皮从周围健康皮肤长入，而当创面较大时则无法通过创周上皮的爬行而愈合，必须手术植皮。Ⅳ度烧伤不仅全层皮肤烧伤，同时伴有深部组织如肌肉、骨骼、血管、神经或内脏器官的烧伤，一般需要皮瓣移植修复创面。

深度创面的危害性　烧伤创面坏死组织是细菌生长繁殖的良好培养基，创面感染是烧伤后全身侵袭性感染的主要来源。除细菌大量繁殖产生的毒素外，皮肤烧伤后可产生以脂蛋白复合物为主的烧伤毒素，后者可诱导淋巴细胞、单核巨噬细胞产生并释放多种炎症介质，深度烧伤面积较大时，可导致全身炎症反应综合征（SIRS），还可诱发高代谢反应，引起骨髓抑制，抑制体液免疫和细胞免疫功能，甚至多器官功能不全。早期手术去除创面坏死组织并以有效方式修复创面，是深度烧伤治疗的有效途径。

创面坏死组织的去除方法　包括切痂、削痂、磨痂、剥痂及药物脱痂等。①切痂是从深筋膜平面将创面坏死皮肤连同皮下脂肪完整切除。②削痂是用取皮刀将创面坏死组织削除，既去除创面坏死组织，又最大限度保留深层尚有活力的组织。③磨痂是用专用磨痂设备，或消毒后的普通砂纸，将烧伤创面的坏死组织由浅及深逐层磨除。④剥痂是指非手术治疗的创面干痂经过一段时间后逐步自行分离时主动剥离焦痂。⑤药物脱痂是采用药物促进焦痂脱落，常用的有中草药制剂如愈创膏、化腐生肌膏等。在焦痂临近分离时，用这些药物可以促进脱痂和肉芽形成。中药脱痂的缺点是缺乏抗感染作用，有时可引起局部感染加重及体温升高等，因此一般只用于小面积创面，对大面积烧伤只能作为辅助手段，用于某些不宜手术部位的计划性蚀食脱痂。蛋白酶通过分解作用可以清除创面坏死组织。国内外先后用于临床的有脱痂酶、菠萝蛋白酶及胶原酶。与中药脱痂相比，酶类脱痂药作用较缓和，一般不引起发热等全身反应。

深度创面的修复方法　深度创面坏死组织去除后多须用皮肤移植的方法修复创面。常用的皮肤移植方式有不同厚度和大小的自体皮片移植、网状自体皮肤移植术、大张异体皮开窗自体小皮片嵌植术、微粒皮肤移植术、组织工程化皮肤替代物移植等。大面积深度烧伤因自体皮源有限，往往需采用自体与异体或异种皮肤混合移植，即上述大张异体皮开窗自体小皮片嵌植术及微粒皮肤移植术。Ⅳ度烧伤创面一般应采用带血供的皮瓣、肌皮瓣或其他种类的组织瓣来修复。有血供的组织瓣可保护Ⅳ度烧伤创面受损或暴露的骨骼及神经等组织，最大限度恢复功能和外观。

深度创面的注意事项　①大面积深度烧伤创面，早期应尽可能采用暴露疗法保持创面干燥，如需采用包扎疗法，时间不应过长，一般不超过 3~5 天，以免创面坏死焦痂溶解感染，妨碍手术治疗。②切痂或削痂手术本身虽不复杂，但对严重大面积烧伤患者来说仍是较大的刺激，必须从整体出发，全面衡量，根据患者的承受能力、手术条件准备、术者的经验及能力等，采取一次性大面积切（削）痂或分批分次切（削）痂。尤其是对休克内手术，以及休克刚过即进行大面积切痂或削痂时，应十分慎重。③有些部位，如头面、会阴、腋窝等，一般不宜切（削）痂。有时因种种原因，如患者拒绝早期手术、患者全身情况不允许或客观情况限制等，未能早期手术。此外，大面积烧伤患者往往因烧伤面积过大，不能在伤后短期内将深度烧伤创面的焦痂完全手术植皮。在上述情况下，还必须将早期切削痂与剥痂、药物脱痂等方法结合应用。④对于全身威胁较少的小面积深度烧伤，治疗重点在于功能的恢复，因此一般选择从功能部位开始，如手、关节部位等，应尽可能移植较厚的大张自体皮，以最大限度恢复运动功能。⑤颈、胸部的深度烧伤焦痂可压迫气管或限制呼吸运动，引起呼吸困难；肢体环状缩窄焦痂。可引起血液循环障碍而致肢体坏死，在切削痂植皮术前，应尽早施行焦痂切开减张术。

深度创面的预后　较深的深Ⅱ度烧伤由于采取不同的局部处理方法有三种转归可能：①积极去痂（削痂、切痂）植皮。病程短，瘢痕增殖少，功能恢复较好。②依靠真皮深层附件残存上皮再生。如无感染，一般 3~4 周愈合。愈合后上皮多较脆弱，经活

动、牵拉和摩擦后往往出现水疱；抗感染能力差，易起小脓疱形成糜烂，甚至慢性溃疡；瘢痕增生较多，在关节部位多形成挛缩畸形，严重影响局部功能。③残存的真皮组织干枯、感染、坏死而被毁损，转变为Ⅲ度烧伤创面，一般需要植皮才能愈合。

Ⅲ度烧伤创面的预后　①早期切痂大张整块或网状自体皮移植：病程短，瘢痕少，功能恢复较好。适用于烧伤面积小，自体皮来源充裕者。②早期切痂大张异体皮混植少量自体皮：适用于大面积烧伤，自体皮源较少时。瘢痕较前一类多，但较自然脱痂轻，而且病程也较短。③自然脱痂在肉芽上植皮，病程较长，瘢痕多、功能差。④自然脱痂不予植皮，而听任表皮从创缘向创面中心生长，则愈合时间可以拖得很长，瘢痕很多，功能差。

Ⅳ度烧伤创面的预后　①肌腱、骨骼、神经等重要组织损伤轻，采用皮瓣修复创面，病程短，功能恢复好。②肌腱、骨骼、神经等重要组织损伤重，采用皮瓣修复创面，需后期行功能重建。③未采用血供丰富的组织瓣覆盖创面，或发生较严重的感染，造成肌腱、神经、骨骼等重要深部结破坏，多会发生严重功能障碍、截肢及遗留残疾等后果。

（谢卫国）

qiēkāi jiǎnzhāng

切开减张（incision for tension relief）　切开烧伤焦痂或其周边因水肿致张力升高的皮肤和皮下软组织，以解除对深层组织压迫，释放组织张力，减轻或消除因张力所致继发损伤和症状的手术方法。烧伤早期，大量渗出液积聚在组织间隙，使组织间压力增加；皮肤烧伤后失去弹性，尤

其四肢、颈部及躯干部位环形烧伤，形成缩窄性焦痂，限制了局部水肿向外扩展，从而对深层组织产生压迫。烧伤肢体局部皮下组织张力增大，可导致远端血供受阻、局部烧伤创面加深；颈部环状焦痂可压迫气管使呼吸困难甚至窒息，或压迫颈部血管使颅压增高；躯干部环状焦痂则限制呼吸运动，引起呼吸困难或肺部排痰不畅。烧伤后因大量渗出致高度肿胀、限制呼吸、压迫深部组织，而暂时不适合手术切痂时，可以行焦痂或局部皮肤、筋膜等组织切开，以缓解张力，改善压迫症状。

适应证　深度烧伤患者合并有如下情况者，可以考虑行切开减张术：烧伤肢体高度肿胀、肢体远端皮肤发绀或苍白，皮温降低，动脉搏动微弱或消失者；远侧皮肤或浅度烧伤创面发生知觉丧失或麻木，或出现与烧伤程度不相适应的渐进性肢体疼痛者；有颈、胸部烧伤焦痂发生其他原因难以解释的烦躁不安等缺氧表现以及呼吸幅度减弱者；胸腹部环形焦痂或焦痂超过腋中线，伴有呼吸动作和力量减弱者。

方法　根据焦痂深度、质地及分布，肢体或组织压迫症状及部位特点，选择合适减张范围和切开路径，并视局部皮肤组织具体张力决定切开深度。以手术刀或电刀沿设计切口线切开，切口的深度以完全缓解局部张力为度，一般应切开至深筋膜层，必要时可向切口两侧适当分离，彻底松解组织张力所致压迫症状，减张完毕后仔细止血，用聚维酮碘（碘伏）纱布、异种皮或生物敷料填塞或覆盖以保护减张切口。切开减张部位一般位于肢体或躯干两侧，或选择烧伤张力最大部位，

或于焦痂中央处切开，并贯穿焦痂全长，以便能充分缓解皮下张力。如果创面周边未烧伤皮肤也因水肿而呈现高张力，可将减张切口延伸至该处正常皮肤。焦痂切开时应减少或避免浅表主要血管、肌腱、神经和骨关节等的损伤外露。

常见切口位置 ①颈部：在气管切开同时，在颈部两侧胸锁乳突肌后缘做纵形切口。②胸腹部：两侧沿腋前线做纵形切口，必要时还可做锁骨中线、前正中线的附加切口，若胸廓不能充分扩张或保证良好的吸气，则需沿肋缘下或脐上加做横形切口与纵形切口相连。③四肢：通常在一侧从上至下纵形切开，必要时可与对侧再切开，应避免损伤主要的皮神经。腕及手部严重肿胀者，应松解腕管，手指切口在尺桡两侧；小腿在小腿前、胫骨外侧做纵形长切口，但勿暴露胫骨；足部切口在足的两侧，并与踇趾、小趾外侧切口相连。

注意事项 ①一旦明确有深部组织压迫症状或有压迫倾向者，应尽早及时行切开减张，可与首次简单清创同时进行。②若切开减张后压迫症状无明显改善或肢体血液循环障碍仍明显，需分析原因：减张切口不够长，未做对侧切口，深筋膜未切开，肿胀加剧所致压迫症状复现，此时应进一步减张，扩大范围和深度；是否存在体腔积液和呼吸道肿胀所致呼吸道阻塞症状，此时应加强消肿、利尿，适时行气管切开或插管，以缓解通气阻塞。对完全减张后肢体仍有血循障碍或主干血管已有明显损伤者，应及时作相应对症处理。③电击伤创口组织损伤重，其肌肉等深部组织的损伤范围往往超过皮肤，当受伤

肢体创面近端未烧伤皮肤高度肿胀时，其下肌肉等组织多损伤，为减轻肿胀压迫所致继发性和进行性损伤，减张范围和深度都要足够，明显肿胀的正常皮肤也应切开。④密切观察减张切口处渗血及渗出，并应充分估计液体复苏后减张口潜在出血可能。⑤切开减张可能加重全身病情，如疼痛刺激、出血过多、损伤深层组织或外露坏死、远侧肢体坏死所致毒素吸收等，应予以注意。⑥焦痂切开虽可纠正血运和呼吸障碍，减轻继续损害，但因切口暴露易致感染，在条件许可的情况下，应及早手术、处理减张切口周围焦痂，减少感染机会。

（谢卫国）

lěngliáo

冷疗（cold water therapy） 通过降低局部温度，达到减轻热力继续损害及止痛的治疗方法。烧伤部位在脱离致热源后，局部的热能并不会立即消散，可继续对局部组织造成损害。冷疗可以阻止热力对组织的继续损害，避免烧伤深度加深。烧伤后皮肤毛细血管急剧扩张，通透性增高，大量血浆样物质渗出到血管外，造成组织水肿、皮肤起水疱及大量渗液。冷疗可使因受热扩张的毛细血管收缩，从而减少创面血浆样物质的渗出，减轻组织水肿程度，避免组织损伤的进一步发展。冷疗可减少对组织微血管有损害作用的活性物质释放。冷疗使皮肤温度速降至疼痛阈值温度43℃以下，从而产生明显的止痛效果。对疼痛剧烈的表浅烧伤，冷疗的止痛效果甚至优于注射哌替啶或吗啡等镇静剂。冷疗在降低局部血流量时也降低氧耗量，如烧伤创面冷却至20℃，血流减少约30%，耗氧量则降低约75%，有

利于减轻组织损伤。

适应证 主要适用于各种原因引起的热力烧伤及热液烫伤，一般应用于中小面积烧伤，大面积烧伤冷疗可使中心体温下降，不利于抗休克治疗。但大面积烧伤对冷疗并非完全禁忌，应控制冷疗的范围和时间。各种原因所致化学烧伤也可采用冷疗，其意义不仅在于局部降温，更重要的是流水可以迅速稀释和冲走致伤的化学物质。

应用时机与方法 刚受伤时局部皮肤温度仍高，对组织的损伤还在发展，因此烧伤后的冷疗越早越好。患者应先立即自行冷疗，然后再去医院就诊。如果急于去医院，反而会错过冷疗的黄金时间。伤后3小时的延迟性冷疗仍可明显抑制组织水肿，因此伤后数小时内都可进行冷疗。常用的冷疗方法是以流水对烧伤创面进行持续冲淋，尤其适用于方便冲洗的手脚等部位。水的导热性能好，流动的水很容易与组织发生热量交换，使组织温度迅速下降，因此首选流水冲洗。冷疗所用水源可以是任何清洁水源，如自来水或井水、河水等。也可用盛水容器向创面缓慢而持续地冲淋，或将受伤的部位浸泡在冷水中。用浸湿的毛巾敷创面效果不及流水冲淋，可在去医院就诊的途中采用。

冷疗的温度及持续时间 接近0℃的冷水止痛作用最明显。一般采用5~20℃的冷水，不仅易于大量获得，且疗效十分明显。热天可在水中加冰块适当降低水温以提高疗效。寒冷季节如患者自觉太冷时，可采用间断冷疗法，即冷疗一段时间后暂停数分钟再继续冷疗。冷疗后可使创面迅速止痛，一旦中断冷疗，疼痛又会

出现，因此冷疗应持续进行。持续时间应以冷源去除后创面基本不痛为准，一般应在半小时以上，甚至可达数小时。

(谢卫国)

bāozā liáofǎ

包扎疗法 (occlusive treatment)

用灭菌敷料或其他适当材料包扎创面的治疗方法。包扎可使创面与外界隔离，达到保护创面、减轻疼痛、促进愈合的目的；包扎敷料可吸收创面渗液，形成较好的引流效果；包扎可使创面保持湿润，防止创面组织干燥脱水，有利于保持细胞活力及促进创面愈合。包扎疗法还有利于结合使用具有保护创面、防止感染、促进愈合的药物及生物或人工材料。因此包扎疗法是烧伤创面处理中常用的方法之一。

治疗方法 创面先给予常规消毒清创，以浸有 0.3%碘络醚的单层凡士林油纱布贴于创面，外加多层脱脂纱布或脱脂棉垫，均匀加压包扎。根据创面情况，内层油纱布也可涂上适当药物，常用的如 1%磺胺嘧啶银霜、细胞生长因子溶液或凝胶等。烧伤早期创面渗液多，包扎敷料厚度应达 3~5cm，以免敷料湿透而致外界细菌侵入导致感染。数天后创面渗出逐渐减少，敷料厚度也可随之减少。包扎范围一般宜超出创缘 5cm。各层敷料要铺平，包扎时均匀加压。首次更换敷料时间，根据创面深浅及污染轻重等具体情况而定。浅Ⅱ度烧伤且无明显污染者，如无明显感染迹象，可包扎 5~7 天后再首次检视。深Ⅱ度烧伤及创面有污染时则 3 天左右就应检视创面。此后一般隔天更换敷料 1 次。如创面渗液多致敷料浸湿，可每天更换 1 次甚至一天多次。如创面被大小便污染，

也应随时更换敷料。浅Ⅱ度和深Ⅱ度偏浅烧伤，经适当清创后，可采用各种人工或生物敷料（如经特殊处理的猪皮、羊膜、去细胞异种或异体真皮基质等）贴敷创面，外加多层无菌敷料包扎。这类创面覆盖物应用得当时，可起到保护创面，促进愈合的作用。如创面未感染，创面覆盖物可与创面紧密贴附，这种情况下可延长敷料的更换时间，甚至改为暴露或半暴露疗法，直至创面愈合后覆盖物脱落。

适应证 一般用于四肢和躯干的浅Ⅱ度和深Ⅱ度偏浅烧伤、门诊患者和转运途中的患者、寒冷季节无条件使用暴露疗法者、不能合作的小儿患者和躁动患者、肉芽创面及手术取皮供区等。

禁忌证及副作用 一般不用于头、面、颈、会阴、臀等不易包扎部位。大面积深度烧伤创面长时间包扎易导致创面过早大范围溶痂，引起创面感染及感染扩散，毒素大量吸收可致全身炎症反应综合征，因此大面积深度烧伤一般不采用包扎疗法。某些特殊菌如铜绿假单胞菌在潮湿及坏死组织多的创面繁殖极快，此时宜避免包扎治疗。天气炎热时全身大面积包扎可导致身体散热不良，应该避免。

注意事项 ①肢体的包扎应从远端开始，逐步向近心端均匀加压，应避免直接在肢体近端加压包扎以免肢体远端肿胀。肢体包扎时应注意将指（趾）端外露以便观察血液循环。②关节部位的包扎应注意固定于功能位。尤其是手烧伤采用包扎疗法时应特别注意包扎时保持于功能位，手指间用敷料隔开，掌心放置多量纱布团，五指尽量张开，拇指外展、对掌、掌呈微屈位。③肢体

包扎后应抬高以促进静脉和淋巴回流，减少组织肿胀。④肢体长时间采用包扎疗法时，可进行适度的主、被动功能活动锻炼，以防止长时间制动导致肢体僵化。⑤包扎治疗期间若有体温突然增高，创面疼痛加剧，白细胞增多，创面渗液增加并有恶臭等，是创面感染迹象，应及时打开敷料检视创面，必要时采取相应的处理。

(谢卫国)

bàolù liáofǎ

暴露疗法 (exposure treatment)

将烧伤创面直接暴露在空气中，不用敷料覆盖或包扎的治疗方法。暴露疗法局部可用或不用外用药物，使创面渗液及坏死组织干燥成痂，为局部造就一个不利于细菌生长、繁殖的条件，以暂时保护创面、防止感染。烧伤早期创面因渗出多而潮湿，细菌易于生长繁殖。暴露的目的是使创面渗液蒸发，创面坏死组织变干，形成干燥痂壳。虽然空气及环境中的细菌可接触创面，但干燥的创面焦痂或痂皮不利于细菌生长繁殖，且可形成暂时的屏障，对机体起到一定的保护作用。暴露疗法便于观察创面，节省敷料，减少创面处理工作量。

治疗方法 对创面及周围正常皮肤清洗消毒处理后，将创面充分暴露，不用敷料包扎，也不以被服覆盖。根据创面情况，可适当外涂成膜剂、成痂中药制剂、磺胺嘧啶银糊剂等。浅度创面也可使用促进创面愈合的细胞生长因子类药物。Ⅲ度烧伤创面可涂 2%碘酒或磺胺嘧啶银糊剂，后者有较强的抗感染及有明显的脱水作用，可促进创面干燥成痂，防止创面坏死组织过早溶解感染。暴露创面因水分迅速蒸发，创面往往形成干痂，可临时起到一定

的屏障作用。浅度创面行暴露治疗后，创面有可能获得痂下愈合。而深度创面可利用干痂的保护争取时间，然后择期行植皮手术治疗。一些中草药如虎杖、四季青、鱼岭素、酸枣树皮等，也有使创面收敛、干燥及促进结痂的作用，可在暴露治疗时酌情使用。地榆、石榴皮、五倍子等鞣质属水解型，对肝毒性大，应避免大面积使用。

暴露创面应注意患者体位，避免创面受压。会阴、腋窝等处应完全敞开，关节部位应尽量制动。烧伤小儿可卧于专用"大"字形固定床板，束缚四肢。如创面有渗出物，应随时用消毒棉球或纱布吸干，保持创面干燥。为促进创面干燥成痂，可用红外线烧伤治疗仪照射创面。暴露疗法应避免创面受压，必要时用翻身床定时翻身，特大面积烧伤患者可睡专用悬浮床，利用其床体吹出的温热气体保持后躯干创面干燥。

适应证 ①头面、颈、躯干、会阴、臀部烧伤，这些部位不适合或不便包扎，包扎后敷料也容易松动或被分泌物、排泄物污染。②深度烧伤及大面积烧伤，在手术之前为防止感染可先行暴露疗法。③污染严重或已有感染溶痂趋势的深度烧伤创面，暂时不便手术，又恐包扎后加速溶痂及加重感染。④战争时或收治成批烧伤患者，人员、敷料等不充足时。

注意事项 ①保持环境温暖干燥，室温要求 28~32℃，相对湿度 40% 左右。可通过电暖气、热空调等升高室温。也可利用多排烤灯、远红外线加热器等设备，既可烘烤创面，加速创面干燥，又可有一定促进局部循环的作用。南方湿热时间较长，可利用除湿机促进室内空气干燥。②保持房间清洁，注意房间消毒，防蝇、防蚊，减少人员流动。大面积烧伤最好进 ICU 洁净病房。③保护创面痂壳干燥、完整，勿使裂开以增加病菌的入侵，对躁动不合作的患者应加以固定，必要时给以镇静治疗。对痂壳应经常仔细检查，如痂皮变软，发白或隆起，提示痂下感染，应及时去痂引流，再酌情改用湿敷或半暴露疗法。创周正常皮肤应经常清洁，天热时应注意预防痱子、毛囊炎、疖肿等。④定时翻身，避免患处受压。创面长时间受压可加速创面痂壳溶解感染，因此只要患者全身情况许可，应定时翻身，必要时睡翻身床，每 4 小时翻身 1 次。

副作用及缺点 ①由于暴露创面环境干燥，创面在成痂的过程中，有可能造成部分间生态组织脱水而干枯坏死，使创面加深，尤其在深Ⅱ度烧伤创面。②暴露治疗还会增加体液的丢失，应注意增加补液量。在悬浮床上暴露治疗者，应适当增加补液，防止高渗性脱水的发生。③创面干燥时有可能出现不适或疼痛。④不适合于需转运的患者。

(谢卫国)

bànbàolù liáofǎ

半暴露疗法（semi-exposure treatment） 创面清创后用单层纱布或其他敷料贴附于创面，让其暴露自然干燥环境而不外加敷料包扎的治疗方法。因介于包扎疗法和暴露疗法之间，故名半暴露疗法。半暴露疗法使创面半暴露，为创面局部造成一个相对凉爽、干燥和不利于细菌生长繁殖的环境，有一定预防和控制创面感染的作用，常用于浅度创面、供皮区创面等可自行愈合的创面。采用半暴露疗法后，创面的渗出液很快蒸发，使单层敷料与创面紧密粘连，形成一层薄薄的干痂，起到保护创面的作用。往往不再需要换药，其下创面自行愈合后，单层敷料自行分离脱落。半暴露疗法方便观察，不需大量敷料，减少医疗护理的工作量，避免反复换药对创面的反复刺激和损伤，既可减轻患者换药次数及痛苦，又能节省大量敷料和换药的开支。

治疗方法 创面清洗消毒后，将浸湿生理盐水或氯己定等抗菌药液的单层纱布或凡士林油纱布剪成与创面大小形状一致，贴敷于创面，轻轻按压使纱布与创面紧贴而不留空隙。用于半暴露疗法的单层纱布也可用少量磺胺嘧啶银冷霜搓揉后使用，磺胺嘧啶银冷霜有一定黏性，使纱布与创面紧贴而不易脱落。注意纱布应与创面等大，超出创缘的过大纱布因无法与创面周围正常皮肤粘连，活动时易摆动而使纱布与创面分离。半暴露疗法创面的覆盖物亦可用其他薄膜类制品，如某些人工膜或生物膜等，这些制品多具有对创面的保护作用，可减少因暴露干燥而使创面加深，对促进创面愈合有一定的积极作用。不管用于半暴露疗法的创面覆盖什么材料，只要在创面贴附紧密并形成干痂状，若其下创面无感染迹象，可不再更换敷料，待创面愈合后干痂自行分离脱落。如果创面出现感染，纱布下会积留脓性分泌物，但因半暴露创面表面多呈干燥的薄痂，不易及时发现下面的感染。如行半暴露疗法后创面分泌物较多而不能干燥，应揭去创面纱布，清洁创面后更换敷料。若更换后创面分泌物仍较多，最好改用包扎疗法以利于分泌物引流。如创面已呈现出肉芽组织，一般不宜继续采用半暴露疗法，应包扎换药，尽快行植皮术。浅Ⅱ度烧伤创面、供皮区创面等早期一般行包扎，1周左右去除外敷料检视，若内层纱布与创面紧贴，可不予去除而改行半暴露，由于直接暴露于空气，创面上的单层敷料一般可很快变干，至创面上皮化后内层敷料即自行脱落。

适应证 ①浅Ⅱ度创面，或偏浅的深Ⅱ度创面。②供皮区创面。③植皮后创面大部分已愈合的少许残余间隙创面。④颜面、颈、肩、臀部、会阴等不宜包扎部位的创面。⑤行暴露疗法的创面，若渗液较多可考虑改为半暴露疗法。

副作用及注意事项 半暴露疗法纱布变干后，不利于创面引流和观察。如变干的纱布下有分泌积液未及时发现，常可形成感染且不易发现而造成创面残留上皮组织破坏，导致创面加深。因此半暴露疗法应注意观察创面，防止干燥的纱布下分泌物积存感染。如果患者感觉创面不适，或局部有红肿等感染迹象，应随时更换纱布或改为包扎疗法。在环境空气很干燥时，半暴露疗法有可能使浅度烧伤因干燥脱水而使创面加深。此外，烧伤早期大面积采用半暴露疗法可致创面水分丢失增加，制定补液计划时应注意。实行半暴露疗法时应保持室内环境清洁，室温保持在 30℃ 左右。

（谢卫国）

shīfū liáofǎ

湿敷疗法（wet dressing） 将浸湿生理盐水或药液的纱布敷于创面，并保持敷料湿润的治疗方法。湿敷疗法属于包扎疗法的一种，多用于深度烧伤创面溶痂期或肉芽形成期。湿敷有助于引流创面分泌物，促进创面坏死组织溶解及清除，有利于肉芽组织生长。湿敷可避免创面干燥，防止由此引起微血栓形成及继发性组织坏死，并有利于减轻创面疼痛。

治疗方法 基本同包扎疗法。以多层无菌纱布浸湿生理盐水或 0.05%氯己定、5%磺胺米隆等消毒溶液敷于创面，外加适当厚度的无菌敷料（棉垫），绷带包扎固定。湿敷疗法更换敷料的间隔可根据创面情况而定，一般每天或隔天更换敷料 1 次，必要时也可每天更换 2~3 次，直至形成健康肉芽创面，然后手术植皮。为减少更换敷料时的疼痛和出血，紧贴创面可贴敷一层防粘连油性网眼纱布，以减少更换敷料时对创面的刺激。

适应证 ①用于肉芽创面植皮前的创面准备，促进形成适宜植皮的健康肉芽创面。如肉芽条件较好时，经剥痂及清创后，可采用"快速湿敷"后立即植皮。②用于坏死组织较多且黏附紧密的创面，可使用湿敷疗法加速坏死组织脱落，并清洁创面。③烧伤晚期残余创面，例如烧伤晚期合并湿疹，可用地塞米松+庆大霉素局部湿敷，促进湿疹创面愈合。

注意事项 ①冬季采用湿敷疗法时，宜先对湿敷液适当加温，以免患者受凉。②如果创面面积大，坏死组织多，尤其是当患者营养状况差、机体抵抗力低下时，湿敷可加速创面毒素吸收，导致高热、寒战等中毒症状，甚至可诱发全身性感染，因此采用湿敷疗法应注意患者的全身状况、创面条件，并掌握适度的应用面积及时间。③湿敷创面潮湿的环境有利于铜绿假单胞菌生长。如创面出现铜绿假单胞菌感染，宜改用暴露或半暴露疗法。④用作促使创面坏死组织脱落时，要掌握应用时机。焦痂尚未开始分离松动前，不宜采用。因此时湿敷难以达到预期目的，若湿敷时间长，导致焦痂变湿软化，又不能从创面分离，则可促使创面细菌生长繁殖。

（谢卫国）

jìnyù liáofǎ

浸浴疗法（immersion therapy） 将患者全身或局部烧伤创面直接浸泡于浸浴液中的治疗方法。又称水疗（hydrotherapy）。浸浴疗法能很好地清洁创面，有效地清除创面的脓性分泌物和感染菌，同时还能有效地软化、分离痂皮和焦痂，使创面得到充分引流。浸浴可以减轻换药时的疼痛，避免撕拉伤口粘连敷料对创面的再损伤。浸浴时创面脱落坏死组织、分泌物、细菌均进入浴水，浸浴后患者感觉舒适，创面局部感染易于得到控制，创面愈合加快，使Ⅲ度烧伤创面肉芽新鲜健康，提高植皮存活率。由于这些特点，浸浴疗法尤其适合于大面积烧伤后期残余创面的处理。

适应证 ①烧伤创面污染严重、附着较多坏死组织、皮屑及局部感染分泌物多时，在病情稳定及能够耐受情况下，可在换药前先行全身或局部浸浴疗法。②大面积烧伤后期全身残余创面，浸浴疗法可有效去除创面分泌物、积存皮屑及坏死组织，促进上皮组织爬行扩展封闭创面。③肉芽创面植皮术前，浸浴疗法可作为术前的创面准备，经单次或多次浸浴疗法，待创面清洁、肉芽新鲜后再行植皮手术，能够提高植皮成功率。④烧伤后期康复治疗，浸浴能够起到理疗及软化瘢痕作用，既便于清洁皮肤，保护刚刚愈合的菲薄创面，又可借助水的浮力作用，帮助患者关节的主动活动及被动运动康复训练。

浸浴方法　在浸浴疗法前，尤其是首次全身浸浴疗法前，应根据患者的体温、心率、血压、呼吸频率及血糖水平判断患者是否能耐受全身浸浴。要注意患者当时的体质，如患者休克或合并肺炎时，则要慎重。首次浸浴应在有抢救经验的医务人员指导下进行。

有条件的烧伤治疗中心一般采用专业浸浴缸浸浴。专用浴缸可方便地更换热水，配有适当的冲淋及冲浪设施，有利于清除创面污物。配套的升降及转运设施不仅方便患者浸浴，还可避免人工搬运造成患者脆弱的已愈合创面在搬运过程中破溃。浸浴器具要事先彻底清洁并消毒，一般用0.5% 84消毒液浸泡30分钟。浸浴间环境温度控制在30~32℃，浴水的温度一般在38~39℃为宜。室温及水温过低易致患者受凉感冒，过高可造成皮肤毛细血管扩张、促进吸收浴水中的组织分解产物和毒素，引起发热等中毒症状。浴水中可加入约0.9%的氯化钠以保持适当渗透压，对于残余创面面积较小，或创面已形成肉芽屏障的患者，也可直接用加温自来水进行浸浴。

浸浴前先去除外层敷料，内层敷料可待浸入水中一段时间后再轻轻揭去，这样可减轻对创面的损伤和疼痛。进入浴缸待患者适应后，在水中用温和的沐浴露轻轻擦洗全身皮肤及已愈合创面。开启浴缸的冲水按摩功能，利用浴缸的搅拌或喷水产生的涡流，对创面起到按摩和清洁作用，既节省人力物力，患者又感觉舒适。浸浴时创面脱落坏死组织、分泌物、细菌均进入浴水，首次的浴水多十分浑浊，应尽快更换清洁水，清洗一段时间后如水浑浊应即换水，如此反复直至水净洁为

止，一般每次浸浴至少换水3次左右。浸浴中要保持室温，尤其是寒冷季节务须防止患者受凉。换水过程要快，既要避免因长时间换水患者受凉，还应注意换水过程中缺少了水的浮力，患者刚刚愈合的创面极易受压破溃。因此浸浴前一定要做好热水的准备。如果热水管的出水速度有限，可多备几个水桶，在换水前准备几桶调好水温的热水，放掉脏水后迅速倒入几大桶热水，可大大缩短换水的时间。出浴后迅速用干纱布吸干水分，保暖，浴后创面可采用包扎疗法或半暴露疗法。已愈创面涂擦润肤油、硅酮霜等保湿。在浸浴过程中和结束之后要注意观察患者的全身情况，出现脉搏、呼吸增快，面色苍白，虚脱，应立即终止浸泡，并予以补液。

浸浴时间的长短应根据患者适应情况而定，一般第1次浸泡以半小时为宜，以后每次浸浴时间可适当延长。一般隔天1次或3天1次，直至创面肉芽新鲜后行手术植皮或残余创面完全愈合。

副作用及禁忌证　①全身虚脱：多见于大面积烧伤首次浸浴的患者。患者体质虚弱、恐惧心理、水温不适、水流过急以及操作人员的动作不够轻柔都是造成患者浸浴虚脱的原因。所以，在浸浴前要严格把握好适应证和操作方法，做好患者的思想工作，有条件尽量邀请患者家属参加，增强患者的依从性。②大面积烧伤早期，尤其是休克期和水肿回吸收期患者慎用浸浴疗法。浸浴后，因血管扩张及毒素吸收，患者反应较大，常常会加重休克并出现高热、脓毒血症的发生率相对较高。③合并高热、昏迷、吸入性损伤、肺炎、脓毒血症、休

克，以及其他全身情况不稳定的患者，不可进行浸浴疗法。④女性患者月经期不能浸浴疗法。

（谢卫国）

xiāojiāshù

削痂术（tangential excision of eschar）　采用辊轴取皮刀或电动取皮刀将烧伤创面坏死组织削除，尽量保留创面有活力的真皮或脂肪组织的手术。削痂术主要目的是为下一步创面的封闭提供良好的创基。与切痂术相比，削痂术后的创面在修复后外观更加饱满，具有弹性，功能恢复好。

适应证　主要用于深Ⅱ度、浅Ⅲ度和混合度（深Ⅱ度与浅Ⅲ度创面混合）烧伤创面。对于小面积烧伤，全身情况良好者，伤后24小时内可以进行削痂。重度、特重度烧伤患者多在休克期以后病情稳定时进行削痂。休克期（伤后48小时之内）进行削痂及切痂，也可获得满意的治疗效果，但需要在完善的医疗条件及高超的医疗技术支持下才能进行。

手术方法　削痂前要备足量血，肢体使用止血带时，削痂手术的备血量应略多于同等面积的切痂手术的备血量，即可以使用止血带部位如四肢每削除1%体表面积创面需输血100ml左右；不能使用止血带的部位如躯干的削痂，每削除1%体表面积，需输血150ml左右。

手术器械一般采用辊轴取皮刀或者电动取皮刀。削痂尽量一次完成，一般认为一次削痂面积在15%~30%，中国也有一次削痂面积达55%的报道。这主要是根据患者病情、技术条件和医疗设备而定。削痂顺序一般是先四肢后躯干，削痂后残余未削创面，尽可能保持干燥。会阴、头面颈部、腋窝等凹凸不平的部位不宜

削痂手术。皮肤较厚的部位如背、臀、四肢伸侧等处均宜施行削痂术，不采用切痂术。

削痂深度通常靠肉眼判断，当判断不准或技术操作不熟练时，就有可能削的过深或过浅，故判断削痂深度至关重要。四肢创面通常使用止血带以防止出血过多，躯干、臀部等部位由于无法上止血带，通常采用皮下注射生理盐水或肾上腺素盐水的方法以减少出血。止血带下深Ⅱ度烧伤创面削痂后，基底呈瓷白色，湿润而有光泽，组织致密，无栓塞的网状血管。松开止血带后，创面弥漫性出血，表示削痂深度合适。Ⅲ度烧伤创面削痂后脂肪组织明亮而有光泽，血管网无栓塞。若削痂后基底晦暗，有小血管栓塞，放止血带后出血点不均匀，说明仍有坏死组织残留，Ⅲ度烧伤创面脂肪是否坏死靠肉眼往往不能判断，此时可采用染色法判断深度，尽量将坏死脂肪清除。不用止血带削痂后可见：创面呈细小密集的点状出血，组织色泽红润，表示削痂深度合适。若削痂后组织色泽晦暗，出血点散在，仍可见栓塞的静脉网，此时还应再次削痂。染色法判断要在削痂术前24小时用亚甲蓝包扎创面，使坏死组织染成蓝色（健康组织不着色），削痂时只需将已着色的坏死组织削除即可，此种方法简单易行，在很多单位使用。

削痂后，创面止血要彻底。对于少量渗血，可予以温热的生理盐水热纱布及高浓度的（0.2%~0.5%）肾上腺素盐水纱布（老年人血管硬化、心脏病等疾病患者严禁使用）压迫止血。对于活跃出血点出血，压迫难以止住，可予以结扎或电凝止血。

手术步骤以肢体削痂为例。患肢上止血带，术者将辊轴取皮刀刻度调到合适位置，与创面呈一定角度自痂皮边缘开始削痂，助手同时反向绷紧创面及其周边皮肤。削痂后松止血带，彻底止血后，创面用过氧化氢液、生理盐水、庆大盐水冲洗，再用抗生素纱布湿敷数分钟，之后再行创面的覆盖保护。

削痂后的创面需要有良好的覆盖物，否则创面会加深，还会遭受感染的威胁。混合度和Ⅲ度烧伤创面削痂后可采用自体皮（刀厚皮或中厚皮）移植，如大面积深度烧伤可采用大张异体皮+自体微粒皮覆盖；深Ⅱ度烧伤创面削痂后可采用油纱或纳米银敷料覆盖。

常见并发症 见切痂术。

（柴家科）

qiējiāshù

切痂术（escharectomy） 切除烧伤创面坏死焦痂到达正常组织平面，清除病灶，控制感染，减轻全身炎症反应，为创面的封闭提供良好创基的手术。通常在切痂术后的创面采用自体、异体（种）皮移植以封闭创面。20世纪50年代，随着对大面积烧伤患者液体复苏的重视，使大部分烧伤患者能够顺利渡过休克期，但后期的创面感染及创面的修复仍难以应付，感染及多脏器功能衰竭往往夺去了大部分大面积烧伤患者的生命。越来越多的医务工作者逐渐将烧伤创面处理作为烧伤外科的研究和实践重点。及时去除创面坏死组织，封闭烧伤创面，作为挽救大面积深度烧伤患者生命的重要措施之一，成为烧伤医学界的共识。1966年，上海瑞金医院史济湘教授运用切痂后异体皮嵌植自体皮混合移植的方法，成功救治一例烧伤总面积

98%，Ⅲ度烧伤面积90%的患者。此后中国积水潭医院烧伤科发明微粒皮技术，用来覆盖切痂术后创面，成功救治数例大面积烧伤患者，切痂术从此得到广泛推广。

适应证 切痂术主要适用于：Ⅲ度烧伤；引发全身感染的深度烧伤病灶；侵蚀性的或可引起中毒的化学烧伤（如氢氟酸、磷等）。切痂时间根据患者病情严重程度而定：对于中小面积Ⅲ度烧伤创面切痂越早越好。对于大面积深度烧伤患者，多在休克期以后病情稳定时进行切痂。休克期（伤后48小时内）切痂，也可获得满意的治疗效果，它可以打破了"渗出-补液-再渗出-再补液"的恶性循环，有效阻断烧伤毒素的大量吸收，降低感染的发生率，但需要在完善的医疗条件及高超的医疗技术支持下才能进行。对于治疗不及时，已发生痂下感染引起创面脓毒症患者，应在接诊后一边稳定患者全身情况，一边准备手术及早切痂。对于侵蚀性的或可引起中毒的化学烧伤如磷、氢氟酸等需急诊手术，防止创面进一步加深。

手术方法 大面积切痂，必需备足血量。一般认为，能够上止血带的如四肢切痂，按照1%体表面积，备血50~100ml，不便于上止血带术中易出血的躯干、臀部等，每1%切痂面积备血100~150ml。大面积切痂时，应准备至少两个输液通道。麻醉和输液分开，麻醉时注意监控血氧饱和度及生命体征。麻醉通常采用全身麻醉。需要切除的焦痂，在切除前均应妥善保护，采用暴露疗法，可使用2%碘酒或者磺胺嘧啶银粉剂涂抹，保持创面干燥。面积较大患者，尤其尽可能暴露疗法。一般不采用包扎疗法。

手术器械一般采用普通手术刀，也可采用电刀和二氧化碳激光切痂。切痂尽量一次完成，对于Ⅲ烧伤面积大于60%患者或切痂部位多、位置特殊如胸部背均为Ⅲ度烧伤患者则分次切痂。关于切痂顺序首先应考虑切除感染灶，根据感染灶大小、部位及深度进行切痂，如果感染灶较深，需要扩大切除范围，以免引起感染灶播散。其次是四肢进行切痂，有条件的可四肢、前胸同时进行切痂，背部、臀部、头面部稍后考虑。背部、臀部皮肤较厚，常有自愈的可能。

根据烧伤的深度、部位和解剖特点的不同，切痂层面也不相同，可分为深筋膜上、浅筋膜上和脂肪面切痂。深筋膜上切痂是最常选择的切痂平面，适用于烧伤深度达皮下组织而未伤到深筋膜者。脂肪组织与深筋膜之间有一层疏松结缔组织，沿此层切痂容易分离，但要注意交通支，必要时结扎止血，因深筋膜基底血运丰富，创面平整，植皮存活率较高。判断深筋膜是否有活力可以通过观察深筋膜表面小血管内血流情况决定切痂平面。如血管充盈迅速，说明未栓塞，如果血液不流动，或者不能流利滑动，表明血管已栓塞，局部深筋膜可能已坏死。此时，应该切开深筋膜进一步向下探查。浅筋膜上切痂是从真皮层下浅筋膜上切除坏死组织，此方法可保留更多软组织，功能及外观恢复好，适用于面颈部、双手及关节功能部位的Ⅲ度偏浅或深Ⅱ度烧伤创面。但该解剖层次网状小血管丰富，出血较多，分离困难，费时费力，一般在大面积切痂病情稳定后进行。目前基本被削痂取代。脂肪层面切痂：仅去除部分脂肪。当

保留面部，臀部，肩部，乳房、手掌、足跖等部位的部分脂肪组织，与深筋膜切痂相比对其外观及功能都会有较大的改观，并且切痂难度、植皮成活率与深筋膜切痂相比无显著差异。但要注意切痂时止血要彻底，创基要平整。

手术步骤以大面积烧伤肢体切痂为例。患肢抬高5分钟后上止血带。在肢体远端与近端作环形切开，上肢在上臂止血带远心端和腕部环形切开，下肢在大腿根部止血带远心端和踝部环形切开。然后，沿肢体两侧中线切开。接着用刀将坏死焦痂切除，深度按上述原则选择，尽量保留重要血管、神经。在靠近跟腱处尽量多保留软组织，防止跟腱外露，不易封闭。女性注意避免误伤乳腺。焦痂切除平面尽量修剪平整，松止血带止血，或不松止血带，过氧化氢溶液（双氧水）、生理盐水、庆大盐水等清洗创面，选择合适的覆盖物（自体皮或异体皮）覆盖创面，敷料加压包扎。

术后患者尽量卧翻身床，以免因搬动等造成皮片移位，影响皮片存活，同时，翻身床便于更换敷料、体位引流，减少或防止某些并发症的发生。

常见并发症　出血是切痂术后最常见并发症，因此，在手术过程中要注意止血，术前血红蛋白低时给予及时补充。术后敷料有渗血时，注意是否有活动性出血，如有应及时打开敷料止血。必要时使用止血药。感染是导致植皮失败的另一个原因，因此，围术期要注意敏感抗生素的使用。术中注意无菌操作，消毒液冲洗创面。坏死组织未清除干净也是常见并发症，因此，术中注意观察，将坏死组织清除干净。皮片移动是植皮失败原因之一。手术

时要注意移植皮片与创面紧贴，并有一定的张力。敷料加压要适当。

（柴家科）

bāojiāshù

剥痂术（denudation of eschar）

在焦痂或痂皮开始自溶，有松动迹象时，用刀剪等器械将其清除的手术。剥痂术可以缩短焦痂或痂皮自然分离时间。但剥痂的时机晚于切痂或削痂。

适应证　主要应用于伤后早期由于延误或情况不允许切、削痂患者，以及不宜早期切痂、削痂的部位如面部。面部创面由于其结构复杂，对其早期切痂植皮，后期的外观改善并不理想，削痂植皮又出血较多，而采用剥痂后植皮，外观可更加饱满，出血相对少，但应注意植皮感染的风险。

手术方法　通常在伤后2~3周进行，是处理焦痂或痂皮的一种补充措施。剥痂后要及时植皮封闭创面。小面积剥痂对全身影响小，不需要全身应用抗生素，对于较大面积的剥痂，应选用敏感抗生素全身抗感染治疗。术前需麻醉，通常选用全身麻醉。不用驱血带或止血带，以防止细菌、毒素入血，引起感染。用手术刀、手术剪在已开始松动的焦痂或痂皮下作锐性分离，切断纤维束带。剥痂时间是在伤后2~3周，此时，坏死组织与健康组织之间较易区分。尽量减少出血以及避免损伤正常组织。焦痂或痂皮与基底组织紧密粘连，而使剥痂困难时，大都由于焦痂或痂皮尚未自溶，有时可由于该区域创面为深Ⅱ度与Ⅲ度混合，深Ⅱ度痂皮已开始自溶，而Ⅲ度焦痂尚未开始自溶。如在手术时出现此类现象，可采取切痂或削痂。将焦痂与痂皮剥除后，创面如仍遗留坏死组

织，可用辊轴刀或手术刀将其削除，力争剥痂后创面能立即植皮，或经短期湿敷后即可植皮，避免创面暴露时间过长。一次剥痂的面积一般不应过大。如剥痂后皮源充足，可立即覆盖，则一次剥痂体表面积的 15%～20% 或更大；如不能立即覆盖，则一次剥痂面积应控制在较小的范围，一般不超过体表面积的 5%～10%。剥痂最好成片进行，以利于植皮、包扎以及敷料的更换。剥痂后植皮，通常采用自体、异体皮相间移植。自体皮源充足时，功能部位可考虑大张自体皮移植或用条状自体皮片横向移植于关节部位。大片剥痂时，也可应用大张异体皮混植小量自体皮的方法。

常见并发症 感染是剥痂术最常见的并发症，烧伤后 2～3 周，肉芽屏障已形成，若剥痂操作平面正确，操作细致，出血少，组织损伤轻，通常并不易引起严重感染。相反，如果剥痂平面错误，操作粗暴，出血多，组织损伤重，就可能引起严重感染。剥痂后应尽快用自体、异体皮封闭创面，以免创面暴露时间过长，加重感染，或由于大量体液外渗，增加消耗，造成机体抵抗力下降，引起严重感染。

(柴家科)

mójiāshù

磨痂术 (eschar grinding)

运用高速旋转的砂轮、钢轮等对创面进行磨削，去除创面坏死组织，保留有活力组织的手术。磨痂术是深Ⅱ度烧伤创面处理的一种新方法，也可用于Ⅲ度烧伤创面。与切痂术、削痂术相比，磨痂术对坏死组织的去除更加精细，可尽量减少对坏死组织下有活力组织的损伤。而且，磨痂操作灵活，适用于不同部位，特别是切痂、削痂难以进行的区域。面部创面实行磨痂术可促进创面愈合，减轻瘢痕，可明显改善外观。因此，应用较多。

适应证 主要用于小面积深Ⅱ度烧伤创面以及面部、特殊部位的深Ⅱ度烧伤创面或Ⅲ度烧伤创面。磨痂术应在伤后尽早实行，通常在伤后 48 小时内。

手术方法 麻醉可以采用局部麻醉同时进行强化麻醉，面积大、部位多时也可采用全身麻醉。手术操作过程中，应采取逐层磨削为原则，不宜在一点停留时间过长，易导致损伤坏死组织下有活力组织。磨下一层如层次不够可再磨一层，直到创面由苍白色（坏死组织颜色）转变为红色，并呈点状出血为止。如深及脂肪组织则考虑是否削痂或切痂处理。磨痂手术不适用于创面溶痂期进行，因此时细菌容易播散出现感染，故磨痂术多选择在创面尚未溶痂之前进行操作。磨削深度是否恰当，直接影响磨痂治疗效果。过浅，坏死组织不能完全清除；过深，则破坏有活力的真皮层形成瘢痕或加重瘢痕。磨痂时注意保护患者重要器官，如眼睛等。在皮肤较薄处不要磨得过深。

磨痂术后用过氧化氢溶液冲洗，再用生理盐水反复冲洗，去除创面血迹及坏死组织。深Ⅱ度烧伤创面通常用凡士林油纱覆盖，或者生物敷料覆盖；Ⅲ度烧伤创面则在自体皮充足时植以自体皮片，自体皮不足时采用生物敷料覆盖。创面再覆盖数层无菌纱布垫加压包扎固定。术后 4～7 天揭去外层纱布，仅留内层凡士林油纱，待其自然干燥脱落，千万不可自行揭去内层油纱，以防牵扯出血。

常见并发症 由于磨痂术在患者皮肤表面进行操作，创面本身就有较多坏死组织及细菌存在，手术操作不当或术后防治感染措施不利，均有可能导致感染发生，从而加深创面。可在术中和术后3天，连续给予抗生素，预防感染发生。

(柴家科)

shāoshāng cányú chuāngmiàn

烧伤残余创面 (postburn residual wound)

烧伤后期难愈合创面或创面虽愈合但因功能锻炼或摩擦等又产生水疱破溃后形成的新创面。这种创面常常经久不愈、反复发生。在大面积烧伤患者十分常见。创面大时，甚至危及患者生命，残余创面愈合后瘢痕较重，影响机体的功能和外观。

病因 大面积烧伤患者残余创面的发生是多方面原因共同造成的。①自体皮源不足：深度烧伤患者创面的封闭主要依靠植皮，而大面积烧伤患者自体皮源十分有限，当自体皮移植密度不够或植皮失败导致创面不能被封闭，则会导致残余创面。②新生上皮不耐摩擦：刚愈合的深度烧伤创面，由于皮肤结构不完整，不耐摩擦，易形成水疱，水疱破溃后形成创面。③感染：大面积烧伤患者病程长，长期应用抗生素，导致耐药菌产生，耐甲氧西林的金黄色葡萄球菌、铜绿假单胞菌、鲍曼不动杆菌是目前临床最常见的三种耐药菌。耐药菌在创面长期存在则导致上皮生长受抑制，创面愈合不良，久治不愈。④局部血运不良：大面积烧伤患者由于长期卧床缺乏锻炼，肌肉萎缩，静脉回流障碍，创面血运不良；受压部位血运不良；瘢痕形成后局部血运不良。血运不良导致创面愈合欠佳。⑤残存腺体引流不畅：烧伤后创面残余的皮脂腺、汗腺的分泌物引流不畅，易致感染、脓肿破溃，经久不愈。⑥全身因素：大面积烧伤患者，高代谢状态、创面的持续存在引起患者营养不良，免疫力下降，最终导致创面愈合受限。如患者伴有糖尿病、结核等消耗性疾病也均会影响创面愈合，遗有残余创面。

临床表现与诊断 烧伤后期仍未愈合的创面，通常创面为肉芽组织生长，或创面虽愈合，但由于功能锻炼或摩擦等又产生水疱破溃后形成的新创面。即可诊断为烧伤后残余创面。

治疗 目前认为残余创面的治疗必须是综合性的，单一治疗均不能取得理想的疗效。综合治疗主要包括：物理治疗、药物治疗、全身治疗及手术治疗。

物理治疗 主要包括：浸浴或浸泡，冲洗疗法。①浸浴或浸泡：是综合治疗中效果最明显的一种治疗方法。是将患者身体的全部或一部分浸入温盐水中或药液中一定时间。将该方法用于全身称为浸浴，用于局部称为浸泡。其作用主要包括：清除创面坏死组织、分泌物、细菌及毒素，控制全身与局部感染，为创面愈合提供良好的环境。浸浴后敷料易于去除，减少去除敷料时对新生上皮的破坏，减轻患者疼痛。浸浴时的水温及患者活动可以改善微循环，促进创面愈合。水温通常控制在 38~39℃，室温控制在 28~30℃。浸浴前注意容器浴盆等的消毒，避免交叉感染。首次浸浴不宜超过半小时，以后渐延长，但也以 1~1.5 小时为宜。时间间隔根据创面及全身情况决定，通常每天或隔天 1 次。②冲洗疗法：冲洗的作用基本同浸浴，当患者全身情况不佳，无法浸浴或浸泡时也可采用冲洗的方法。根据患者情况，可以选择局部冲洗或全身冲洗。对于清除坏死组织、脓液、细菌、内毒素也有较好的效果。

外用药治疗 主要有：①中医外用药物：中医是中国传统医学的瑰宝。中医认为，烧伤是热致瘀，瘀而生毒，提出以活血化瘀理论治疗烧伤创面。目前用于临床的药物有紫花烧伤膏、水火烫伤膏等，也获得了较好的治疗效果。②生长因子：目前发现许多细胞生长因子有促进创面愈合作用，它们参与细胞增殖、基质沉积、结缔组织形成、炎细胞趋化等创面愈合的多个环节。目前临床使用的有：表皮细胞生长因子、成纤维细胞生长因子、血小板衍生生长因子、转化生长因子等。③抗生素的使用：残余创面感染多为局部的，非全身性的。因此，多以局部用药为主，局部常用的抗生素有庆大霉素、氯霉素等，由于细菌耐药问题，目前已少用。当创面较大或较多且伴有全身感染表现时，根据创面细菌培养及血培养结果全身应用敏感抗生素。在残余创面手术术中及术后需全身应用抗生素，因手术破坏肉芽屏障，导致细菌入血。通常全身应用的抗生素不宜外用，局部应用极易引起耐药菌的产生。

全身治疗 大面积烧伤患者病程较长，且长期处于高代谢、负氮平衡状态，创面渗液，局部细菌感染，多次手术麻醉打击，这些综合因素导致患者存在营养不良，免疫力低下，造成创面愈合不良。因此，为促进残余创面愈合，必须要加强营养支持。原则为以肠内营养为主，以静脉营养为辅，提供足够能量，合理安排各种营养要素之间的配比，注意补充各种维生素与微量元素，使患者处于正氮平衡。

手术治疗 患者残余创面直径大于 5cm，或残余创面较多时也可考虑采用自体邮票皮移植的方法进行封闭创面。做好术前准备，手术成功的关键是给植皮提供一个良好的环境。术前有条件进行浸浴治疗，将创面清洗干净，减少创面细菌量，术中彻底清除不健康的肉芽组织至纤维板层，取刃厚皮片进行移植，因刃厚皮片较其他皮片容易成活，如皮源充足则采取密集植皮，不留间隙或少留间隙。因残余创面多为耐药菌引起的感染创面，第 1 次换药可根据创面情况，决定换药的时间。

（柴家科）

zhípíshù

植皮术（skin grafting） 采用皮肤的断层或全层皮片移植在深度烧伤切削痂术后的创面，从而达到封闭创面，减少渗出，减轻感染，促进创面愈合的目的，部分或完全恢复受区外形或功能的手术。按照皮片来源不同分为：自体皮移植、同种异体皮移植、异种皮移植、复合皮和组织工程皮移植。按照自体皮片厚度不同分为：刃厚皮片、中厚皮片、全厚皮片、保留真皮下血管网皮片。常见的自体皮植皮方法有邮票状皮片移植、微粒皮片移植、网状皮片移植、中厚及全厚或带真皮下血管网皮片移植。

适应证 主要应用于深度烧伤创面，包括深Ⅱ度、Ⅲ度烧伤创面，也可应用于烧伤后残余创面。自体皮是烧伤创面治疗最常用的移植皮片，植皮成功后可达到永久覆盖的目的，但自体皮来源常受到供皮区的限制，并且取皮区域有时也会形成瘢痕。当Ⅲ度烧伤创面超过 30%TBSA 时，就会感到自体皮源不足。往往不能一次手术完全封闭创面。同种异体皮、异种皮均为暂时的皮肤替代物，在一定的时间内会被排斥掉，异体皮通常3周被排拆掉，而异种皮通常2周被排拆掉。对于大面积烧伤患者中国通常采用大张异体皮开洞嵌植小片自体皮或大张异体皮+自体微粒皮移植的方法来封闭创面，使创面在异体皮保护下，自体皮在其下向外扩展生长，达到创面愈合的目的。对于小面积深度烧伤创面可全部采用自体皮移植，面颈部因对外观要求较高，宜采用全厚皮片或中厚皮片移植，关节等功能部位常常采用中厚皮片移植。非功能部位可采用刃厚皮片移植，也可采用中厚皮片，方法可采用网状皮片、邮票皮片或大张皮。烧伤后残余创面通常采用刃厚皮片移植。异种皮通常是在异体皮源缺乏的情况下使用，它因排斥早，在治疗效果上不如异体皮。复合皮和组织工程皮目前主要停留在实验室阶段，少部分应用于临床，取得一定成效，距临床广泛应用存在差距。

手术方法　术前一般要求患者全身情况良好，无手术禁忌，血红蛋白、白蛋白正常，内环境稳定。根据创面细菌培养及药敏结果，有针对性地选择抗生素，术前与术中及时给药。创面分泌物多术前可给予抗生素湿敷，肉芽创面水肿重，术前可用3%高渗盐水湿敷。深度烧伤创面在植皮前应将坏死组织通过切痂或削痂的方法予以去除，残余创面用手术刀将水肿、老化的肉芽刮除，再进行彻底止血。创面基底血供好，在肌肉、脂肪、筋膜等组织上植皮才可能成活。在没有骨膜的骨骼或软骨上植皮则不能成活。

Ⅲ度烧伤创面或深Ⅱ度烧伤创面切削痂后，创面彻底止血，过氧化氢溶液、生理盐水冲洗创面，全厚皮片或中厚皮片移植，皮片通常与创缘缝合。躯干、面颈部、臀部等不好包扎固定部位通常预留打包线，四肢较好包扎部位可不必。皮片打孔引流，面部、双手背除外。用生理盐水冲洗皮片下基底，防止积血积液，皮片上覆盖一层凡士林油纱，外垫碎纱布或松散纱布，打包线打包固定或加压包扎固定，使植皮区各点受力均匀，关节部位可使用石膏固定，防止因活动致皮片移动。残余创面清创后，通常植以刃厚皮片，要据皮源的多少决定是否密植，移植时注意皮片的真皮面与表皮面。植皮后覆盖一层网眼纱，一层抗菌纱布，再多层敷料固定。

供皮区选择应远离创面与关节部位，防止发生感染和影响关节活动。移植皮片的色泽、质地与创面皮肤越接近越能取得满意的外观。小面积烧伤可双大腿、胸腹部、背部、臀部为常用的供皮区。特殊部位如上臂内侧色泽、皮片厚度与面部相近，是眼睑修复所需全厚皮片的重要供皮区。大面积烧伤患者未烧伤皮肤均可作为供皮区，头皮是大面积烧伤患者最理想的"皮库"，取皮后5~7天即愈合，1周可再次供皮，可反复取皮6~8次，甚至10次以上。并且愈合后不留瘢痕。取皮方法通常有徒手取皮、辊轴刀取皮、鼓式手动取皮机取皮、电动取皮刀取皮。取皮后供皮区外用凡士林油纱一层覆盖，外层再覆盖较厚烧伤纱布，适当加压包扎固定，同时注意末梢血运。中厚皮片供皮区通常在凡士林纱布的保护下2周内即可愈合。

植皮后注意保持植皮区和供皮区敷料清洁、干燥，患肢应抬高，避免植皮部位受压，给予适当固定，若植皮区在下肢者须卧床休息，不可任意下床活动，须经医师许可方可渐进式下床活动。臀部植皮区注意会阴部清洁，便后用生理盐水棉球清洗肛周，术后行俯卧位，防止皮片受压。如创面清洁，一般于术后5~7天首次更换敷料。对于有感染或肉芽创面应感染情况决定，一般在术后24小时或48小时首次更换。更换时要耐心细致，逐层打开外层敷料，如皮片干燥，色红，无皮下积血及皮片坏死，则植皮成活，再次包扎，适当加压。如有积液、血肿、积脓、皮片坏死等则应予清除，局部消毒后包扎，并及时再次换药。植皮区一般10~14天拆线。

并发症　感染是植皮失败的常见原因。术前进行药敏实验，术前、术中及术后使用敏感抗生素。术中注意清创彻底，去除全部坏死组织，注意无菌操作。出血是植皮失败又一常见原因，主要由于术中止血不彻底所致，也可由于凝血机制异常。术中应彻底止血，术前应保证各项凝血指标基本正常。皮片移动或压力不当均可导致植皮失败，皮片移动会导致新生血管断裂，皮片会因为不能得到血供而坏死。因此，皮片固定一定要牢靠。包扎过紧或过松均可引起皮片坏死，过紧造成皮片压迫性坏死，过松则下积血积液。因此，加压力度要适宜。创面状况不佳也是植皮失败原因之一，坏死组织清除不彻底，肉芽组织苍白水肿，肌腱、骨骼、关节暴露均可造成植皮失败。因此，术中应彻底清除坏死组织，去除苍白水肿的肉芽，反复冲洗创面。对有肌腱、骨骼、关节暴露部位利用邻近软组织或皮瓣覆盖后再植皮。全身状况不良如贫血、低蛋白血症、脓毒症、糖尿病未得到控制均可引起植皮失败，因此，手术前应尽量改善患者的全身情况。皮片质量好坏也决定植皮是否成功，尤其是异体皮。取材时间、在何种条件下保存等，对其活力都有重要影响。一般异体皮在4℃冰箱存放超过1周，其成活率则大为降低。因此，异体皮植皮尽量选用优质新鲜的异体皮。

（柴家科）

shāoshāng chuāngmiàn gǎnrǎn

烧伤创面感染（burn wound infection）

致病微生物在烧伤创面定植并生长繁殖或侵袭，并伴有创面以及创周组织局部炎症反应，形成烧伤感染创面的过程。

烧伤创面为开放性创面，直接暴露在外界环境，易受细菌污染。外源性感染为主要途径。烧伤创面被外界环境中致病微生物或残留在皮肤毛囊中细菌污染后，细菌数量迅速增加形成定植态势，但局限在创面表面。若不能有效制止细菌繁殖，大量生长的细菌侵袭创面组织，在烧伤创面浅层、深层和未烧伤正常组织界面可见到大量细菌，但局限在烧伤组织中；感染进一步发展，细菌可侵袭到未烧伤的皮下脂肪组织，细菌数量可达或超过每克活组织 10^5 CFU，患者出现脓毒症相关临床表现的概率显著增加。创面感染的发展过程如不伴有脓毒症相关表现称为烧伤创面细菌侵袭或非侵袭性感染；伴有脓毒症相关临床表现称为烧伤创面脓毒症或侵袭性感染。烧伤创面细菌侵袭是烧伤创面局部感染发展成创面侵袭性感染，出现脓毒症相关临

床表现的烧伤创面脓毒症过程。在建立大白鼠烧伤创面脓毒症模型中被证实：大鼠背部剃毛后造成占体表面积20%的Ⅲ度烧伤创面，动物无死亡，伤后立刻在创面上接种每毫升含有 10^8 铜绿假单胞杆菌悬液1ml，伤后7~14天死亡率达90%~100%。伤后24小时、48小时和4天、78天处死，做焦痂下组织细菌定量和组织学观察，伤后24小时每克焦痂下组织细菌定量为 10^4 ~ 10^5，细菌沿毛囊和皮下组织的淋巴管向深部扩散，伤后48小时每克焦痂下组织菌量为 10^6 ~ 10^7，细菌集中在皮下组织中，内脏没有细菌，伤后4天每克焦痂下组织菌量达 10^6，并向血液播散。大多数动物脾培养有铜绿假单胞杆菌生长，伤后7天每克焦痂下组织细菌含量仍为 10^8，肉芽组织中有细菌侵袭，在肺、肾、脾和心脏显示血源性损害，伤后8天动物出现低体温和低白细胞，不仅在烧伤创面中可见铜绿假单胞菌血管炎，在肾、脾和肺、心也见到。这一实验表明：烧伤创面细菌起初在创面表面生长繁殖，然后经过开放的毛囊或者经过焦痂直接进入皮下组织淋巴管，侵袭到焦痂深层，扩展到邻近未烧伤组织，最后侵犯深层血管，造成血液感染。

临床表现与诊断 创面渗出物增多，呈脓性，散发异味，细菌培养阳性。创缘充血水肿，充血范围可以扩展到正常皮肤，压之褪色。呈压陷性，主诉创面疼痛加剧。

需要结合判断创面外观创面感染程度，创缘充血水肿程度和局部炎症反应程度有关，而创面感染程度和细菌密度和侵袭深度可能不一致。因此，结合充血水肿范围评估结果更加可靠。

需要注意的是创缘炎症反应引起的红、肿、痛、热并不是创面感染特有的，创面对药物过敏等无菌性炎症反应也可出现充血水肿，因此创缘出现红肿痛热等症状时需要检查创面是否有脓性渗出，并进一步进行细菌培养。坏死组织溶解、药物与创面反应也可导致渗出增加，但非脓性，细菌培养阴性。

浅烧伤创面加深演变成为Ⅲ度（或深度）烧伤创面、坏死组织意外地迅速分离、创缘明显炎症反应、创面出现大片暗红色和出血点、呈现潮湿腐烂外观等是烧伤创面严重感染征象。创面细菌侵袭至正常未烧伤组织（侵袭性烧伤创面感染），每克组织中细菌量超过 10^5 CFU以上，创面下毛细血管可形成微血栓而闭塞，创面干枯无脓、色泽暗、上皮生长停滞，出现紫黑色（或暗红色）局灶性出血坏死斑等，此时创面脓性渗出显著减少，不是创面感染控制好转的表现，往往提示病情危重。

某些细菌和真菌感染创面的临床表现具有诊断感染病原菌的价值，烧伤创面金黄色葡萄球菌、铜绿假单胞菌和化脓性链球菌感染具有一定特点。①金黄色葡萄球菌创面感染：金黄色葡萄球菌是首先定植在创面的细菌之一，门诊和住院中小面积烧伤患者伤后检出的细菌中金黄色葡萄球菌占优势，后期残留创面感染病原菌多金黄色葡萄球菌。其脓液稠厚，肉芽组织溶解，可并发烫伤样皮肤综合征，严重感染易致植皮失败。②铜绿假单胞菌创面感染：铜绿假单胞菌为医院内感染的重要致病菌，也是人体正常菌群之一，潮湿的开放创面环境适宜该菌生长。典型的铜绿假单胞

菌感染创面和敷料呈绿色，但在广泛应用抗生素背景下，菌株变异丧失合成绿脓素能力，创面可以不呈绿色。有特殊腥臭味，在创面广泛感染发生创面脓毒症时，出现低体温、低中性粒细胞、意识紊乱（狂躁或者抑制）、腹胀等临床表现。烧伤创面及其边缘或正常皮肤出现紫黑色硬质出血坏死斑。③化脓性链球菌创面感染：化脓性链球菌寄居于健康人鼻咽部和皮肤，烧伤患者自身咽部带菌，可播散到开放的烧伤创面。脓液稀薄呈乳白色，创缘炎症反应广泛，组织被侵蚀明显，侵袭健康肉芽组织，影响创面上皮化，延迟创面愈合。化脓性链球菌感染创面植皮，移植皮片溶解脱落，造成植皮手术失败。全身可以出现猩红热样皮疹。④大肠埃希菌创面感染：大肠埃希菌创面感染脓液稀薄，有粪臭味。⑤厌氧菌创面感染：厌氧菌创面感染需要一个厌氧环境，厌氧菌是人类肠道、口腔、外生殖器和泌尿生殖的正常菌群。肛周、会阴、臀部、大腿近端烧伤创面可被厌氧菌自身污染，若同时伴有致病力较强的需氧菌感染，局部可造成缺氧和产酸环境，降低氧化还原电势和 pH，促进厌氧菌生长，而导致厌氧菌创面感染。创面散发恶臭味，是厌氧菌创面感染的特征。存在于土壤和腐败动植物中的厌氧性芽胞杆菌——产气荚膜杆菌污染有大量肌肉坏死的电烧伤或Ⅳ度烧伤创面可发生气性坏疽。⑥真菌感染烧伤创面可有或少量真菌定植于表面，或向创面下正常活组织侵袭造成烧伤创面侵袭性真菌感染。

创面坏死组织形成的焦痂和痂皮、坏死的移植自体皮片和同种异体皮片、异种猪皮、内层凡士林油纱布敷料、半暴露纱布表面真菌感染，开始为点状粉末细小绒毛状，然后向四周扩大融合成“霉斑”，呈黑色或棕褐色，肉眼观察难以与细菌性坏死斑区别，需活检组织中发现菌丝加以证实。切痂后创面与焦痂交界处裸露的脂肪组织、削痂的坏死创面裸露脂肪组织、移植皮片后未被覆盖的创面、肉芽组织真菌感染不呈现典型“霉斑”，而出现黑色斑块或者组织呈豆腐渣样坏死，分泌物少，肉芽组织暗淡、植皮不易成活。

烧伤创面常见的真菌为念珠菌属、曲霉菌和毛霉菌，创面外观和临床表现各不相同。念珠菌属感染创面呈典型“霉斑”，局限在创面表面，很少侵袭创面下组织；曲霉菌在肉芽组织和脂肪组织中“打洞”相互沟通形成隧道，侵袭深度很少超过深筋膜平面；毛霉菌易侵袭小动脉造成栓塞，引起组织进行性坏死。通常毛霉菌感染迅速沿着深筋膜播散和扩展，侵犯肌肉、血管而致肌肉广泛坏死。面部烧伤感染毛霉菌可以侵入眼内，也可侵袭鼻腔，从顶部穿过颅底进入颅内，引起颅内感染。

防治原则 创面感染与否取决于机体局部和全身炎症反应是否能够抵御细菌繁殖和侵袭，医疗干预措施能否帮助机体抵抗细菌入侵而不妨碍创面愈合。浅度烧伤创面早期血流损害了机体局部防御感染能力，为此有必要伤后立刻采用防治创面感染的措施；深度烧伤创面血管完全闭塞，在没有手术干预的自然愈合过程中，当创面坏死组织脱落是组织自溶过程，感染易加重。创面进入肉芽组织生长和上皮化阶段，感染程度往往和创面暴露范围、局部抵抗细菌感染的能力之间的平衡有关。

创面初期处理和换药操作 烧伤感染创面换药是降低创面细菌密度，控制创面感染和维护适宜创面修复的微环境的治疗措施。换药时清除创面坏死组织和脓性渗出物、判断感染性质和程度、选择局部用药和确定用药方式和换药频率、采集细菌培养标本等。揭开内、外层敷料时动作要轻柔，避免按压和擦拭创面引起出血和破坏创面结构，易造成感染向深部侵袭。坏死组织分离阶段，换药时主动清除可分离坏死组织以获得充分引流，操作时避免出血。一旦新鲜肉芽组织裸露，需要及时移植自体皮片或覆盖生物敷料，移植皮片和生物敷料需紧贴创面，以免与创面间形成死腔。换药时需要注意观察生物敷料下是否有积脓，若有积脓及时引流。创面感染铜绿假单胞菌或真菌时，创面环境温度和湿度升高有利于这两种微生物生长、繁殖，需要增加换药频率和应用薄层敷料包扎或创面采用暴露疗法，减轻潮湿程度，尽快使创面微环境干燥。

创面应用局部抗菌药物 局部抗菌药物虽然不能使烧伤创面达到无菌程度，但可在一定时间内将烧伤创面内细菌数量维持在低于每克 10^5 CFU，推迟达到发生侵袭性感染创面细菌侵袭的临界水平。烧伤创面感染的特点是：细菌不仅在创面表面，而且向烧伤组织甚至活组织侵袭，因此局部抗菌药物需具备穿透烧伤坏死组织的性能。全身应用抗菌药物不能局部应用是选择局部抗菌药物必须遵循的一个基本原则，如烧伤创面应用的必须不属于全身应用的抗菌药物。此外，抗菌谱广，能覆盖烧伤创面感染的优势菌种，如金黄色葡萄球菌、铜绿假单胞菌、鲍曼不动杆菌等，细菌不易产生耐药性、无全身不良反应、无局部刺激性和应用方便等都是评价是否适宜选择作为烧伤局部抗菌药物的用药标准。磺胺嘧啶银为代表的银制剂是局部抗菌药物的基本选择。

促进感染创面烧伤坏死组织尽快分离脱落　创面获得充分引流，形成健康的肉芽组织屏障，是避免感染加重的重要措施，裸露的肉芽创面立刻覆盖同种异体皮或异种猪皮等生物敷料，新鲜无坏死组织残留并适宜受皮带肉芽创面要及时移植自体皮片。创面残留坏死组织不具备植皮条件时，可在植皮手术时将残留的坏死组织连同皮下组织一并切除后植皮，以保证自体皮片成活和创面封闭。

清除感染病灶　发现创面感染迹象明显，创缘炎症反应加重，并出现全身中毒症状，这时创面显然已经成为脓毒症的病灶，此时局部应用抗菌药物通常不能控制感染，应遵循外科原则，切除侵袭性感染创面，将烧伤组织和下面的正常活组织一并切除，使细菌数量减少至机体能够耐受的水平，以完全去除感染源。此时削痂方法削除坏死组织不能同时清除烧伤组织下正常活组织中的感染源，并易导致大量血管床暴露，细菌毒素和炎症因子进入血液导致感染扩散。

烧伤真菌感染创面处理　浅表真菌感染可局部应用抗真菌药物，三唑类为基本药物。真菌和细菌混合感染创面需要在局部抗菌药物中加入含有三唑类抗真菌药物如1%磺胺嘧啶银霜剂中加三唑类抗真菌药物。局灶性真菌感染时，清除豆腐渣样坏死，病灶内放置0.1%两性霉素B溶液纱布，并增加换药频率。侵袭性真菌感染时，需手术切除真菌感染创面和累及的深筋膜和肌肉，创面均匀喷洒0.1%两性霉素B溶液，覆盖生物敷料或薄层纱布，伤后24小时检查创面，判断真菌感染是否控制，可更植自体皮或需要再次进行扩创。毛霉菌感染需要切除累计的深筋膜和肌肉，局部应用0.1%两性霉素B溶液均匀涂布创面基底，手术切除后毛霉菌继续侵犯深层组织时可能需要截肢。

(许伟石)

shāoshāng nóngdúzhèng

烧伤脓毒症（burn sepsis）

大面积或深度烧伤后，体表形成广泛的坏死组织；肠黏膜屏障可发生应激性损害，加以全身防御功能下降，外源性感染几乎难以避免；内源性感染的威胁也常存在。感染是并发多器官功能障碍乃至死亡的主要原因。因感染引发的全身性炎症反应，现称脓毒症（sepsis）。临床曾长期以败血症（septicemia）涵盖全身性感染，此词现已基本弃用。因败血症的含义应存在血液培养有菌生长者，但有全身性感染表现者血培养不一定阳性（阳性率不及50%），故现已以脓毒症取代之。凡血培养阳性者可称菌血症（bacteriemia），属脓毒症的一种。烧伤感染的病原菌主要与创面检出菌相关，但随着时代的变迁，特别是抗生素的不断更新，创面常见菌也不断变化，主要致病菌虽仍属需氧的革兰阴性和革兰阳性菌，但其耐药性的增加非常明显，且不断筛选出一些既往认为是非致病菌、条件致病菌或泛耐药性菌，如鲍曼不动杆菌、嗜麦芽窄色单胞菌和真菌等（见烧伤创面感染）。烧伤后微生物的侵入是多渠道的：外源性主要来自创面；内源性主要来自肠道；医源性常见者为静脉导管和呼吸机相关感染，应全面注意。

临床表现　烧伤初发脓毒症时，凡有认真的床旁观察，常见有一定的变化。如神志出现变化：谵语、妄想、躁动、幻觉或抑郁等；舌质转为绛红、津少；体温骤升（>39℃）或骤降（<36℃）；心率加速（>120次/分）；呼吸急促（>26次/分）；外周血细胞计数（>$12.0×10^9$/L）等。因此在烧伤病程中，出现任何病情变化首先应排除脓毒症的可能，应及时检查有无未经引流或清除的感染灶，抽血进行微生物培养和生化检查，并及时予以处理。如感染未能控制，可发展为重症脓毒症（severe sepsis），此时多伴有器官功能障碍，或见血压波动等。经足量补液后仍无法纠正的低血压者称脓毒性休克（septic shock）。后两种情况预后严重，虽经国内外学者多年的努力，进展不大，死亡率仍高。因此，应着力于早期的预防或控制感染。

防治　烧伤休克期的经过与烧伤感染的发生有密切的联系。休克期不平稳或处理不当者，早期脓毒症的发生率高，预后也差，所以防治烧伤脓毒症应自抗休克开始。及时而且适量的液体复苏，保持内外环境的稳定等均不容忽视。大面积深度烧伤目前仍不能不用抗生素，但必须强调应用的时机及时限。烧伤早期是大面积深度烧伤并发脓毒症的高发期，经验性应用覆盖面较广的抗生素有其指征，在获得细菌学报告后，再予调整，即近代倡导的降阶梯疗法（de-escalation therapy），同时抓紧时机尽早进行大面积切痂与自异体皮混合移植。尽早切除坏死焦痂，严密生物性覆盖创面是防治大面积深度烧伤脓毒症的关键。术后尽早停用抗生素。如广谱抗生素应用 5~7 天，可考虑预防性抗真菌药物的应用。随后持续注意创面处理；重视各种导管的无菌和护理，并尽早去除不必要的留置导管；重视患者的代谢变化与营养支持；遵守无菌隔离原则，避免交叉感染等，均应注意。

（肖光夏）

shāoshāng wàidúsù xuèzhèng

烧伤外毒素血症（burn exotoxemia）

多见于金黄色葡萄球菌感染。外毒素是在菌细胞内合成，然后释放到菌体外的毒性蛋白。临床常见者两种：烧伤中毒性休克综合征毒素-1（toxic shock syndrome toxin-1，TSST-1）和肠毒素（staphylococcal enterotoxin，SE）。前者临床特征为急性高热、皮疹、呕吐、腹泻、低血压以及多器官损害；多发生在儿童，因儿童体内缺少相应的抗体。肠毒素则以超抗原为特点，即以极低浓度可激活大量 T 淋巴细胞，活化的 T 淋巴细胞可释放多种细胞因子，导致失控性炎症反应、脓毒症、脓毒性休克，多内脏损害等。防治措施为抑制革兰阳性菌的药物。TSST-1 和 SE 的特异血清在动物试验中证明可保护一些器官，降低动物的死亡率。

（肖光夏）

shāoshāng nèidúsù xuèzhèng

烧伤内毒素血症（burn endotoxemia）

内毒素主要存在于革兰阴性菌的细胞壁中。其化学成分为脂多糖（lipoply saccharide，LPS），由三层组成。内层为类脂 A（lipid A）是内毒素的主要毒性成分。革兰阴性菌在生长繁殖过程中特别是裂解时，均可释放内毒素。肠道是体内最大的内毒素库。内毒素血症与菌血症常合并存在，但也可单独存在，如严重烧伤早期经肠道侵入的内毒素可早于细菌（见烧伤肠源性感染）。临床表现与革兰阴性菌脓毒症相似，在触发失控性炎症反应、免疫功能紊乱、高代谢、多器官功能损害等均可产生直接或间接的作用。定量检测血液中的内毒素含量的最佳方法为基质显色法鲎试验。试剂、器皿与操作要求严格，方能测得准确的含量，正常血液中的内毒素含量在 10pg/ml（0.1EU/ml）以下。烧伤后循环中的内毒素是常与烧伤面积相关；并发脓毒症或脓毒性休克时，常见血液内毒素含量升高，持续升高的患者预后差。

目前尚无特异性抗内毒素制剂，重在预防。烧伤早期应注意肠黏膜屏障的保护，减轻肠源性内毒素的移位（见烧伤肠源性感染）；随后应尽早清除烧伤坏死组织并覆盖创面；及时应用敏感的抗生素控制感染等。在抗生素应用方面应注意抗生素在杀菌的同时，也能促进内毒素的释放，游离内毒素的生物活性是附于菌体者的数十倍，所以有使用抗生素后出现脓毒性休克的先例；避免应用亚治疗量的抗生素。因不但未能达到杀菌的目的，却有促进内毒素释放的负面作用。

（肖光夏）

shāoshāng jìngmài dǎoguǎn xiāngguān gǎnrǎn

烧伤静脉导管相关感染（burn vein catheter-related infection）

重症烧伤患者在救治过程中，经静脉输液者多，连用时间长，加上体表遍布创面，静脉导管相关感染的发生率居烧伤医源性感染的首位。其危害性除该处的病原菌可直接进入血流播散外，更由于病原菌易吸附于惰性物体（导管）或邻近的黏膜表面，群集的病原菌有感应作用，分泌多糖基质、纤维蛋白、脂蛋白等形成多糖蛋白复合物，使病原菌相互粘连、缠绕于复合物膜片之中，抵御抗菌药物，逃避宿主的免疫等；但不时可释放部分病菌，突发全身性反应。日久可成为迁延、难治的潜在感染灶，称为细菌生物膜（bacterial biofilm）。致病菌种虽有报道某些菌（如表皮葡萄球菌）分泌较多黏质，易于黏附，但烧伤患者主要还是与当地、当时、患者创面感染的常见菌相关，如金黄色葡萄球菌、铜绿假单胞菌、鲍曼不动杆菌、白色念珠菌等。临床表现：如为深部插管、表面红肿、疼痛等静脉炎症状常不明显，较多表现为不明原因的阵发性寒战、高热或菌血症症状。如已形成慢性、较大的生物膜病灶，B 超检查有帮助。防治：可静脉穿刺者，尽量避免切开；能使用浅部静脉者，少用深部静脉；静脉导管置放处每天要进行局部消毒和护理；一处留置的时间一般不超过 3~5 天；一旦发现输液不畅，或出现不明原因的畏寒、发热、菌血症等，应坚决拔管，同时做导管尖端的微生物培养。

（肖光夏）

shāoshāng shēnbù zhēnjūn gǎnrǎn

烧伤深部真菌感染（burn systemic fungal infection）

真菌属于条件致病菌。救治大面积深度烧伤的过程中，诱发真菌感染的条件较多，除全身抵抗力削弱外，频繁应用广谱抗生素是一重要因素。最常见的菌种是念珠菌属和曲霉菌、毛霉菌。

深部念珠菌感染 常继发于救治细菌性感染之后，属继发性感染或称二重感染（superinfection）。因缺乏特异的感染症状，且在常规细菌培养基上生长缓慢，有混合感染时，常被生长快速的细菌所掩盖，因而医者常误为细菌感染未得控制，不断更迭抗生素，从而筛选出对一般抗生素均不敏感的真菌，此中最常见的是念珠菌属，包括留置静脉导管处的致病菌。诊断：基于上述原因，该症漏诊、误诊者多，或只在尸检中发现。下列几点可供参照：①伤情重、病程长、有较长时间应用抗生素史。②病情发展不如细菌性脓毒症之急剧，迁延状态者多。③神志改变：时而清楚、时而模糊，可喻为"时明时暗"。④持续高温者偏多。⑤如并发有肺部感染者，除呼吸急促，气道分泌物增多、黏稠，或可咳出胶样坏死组织。⑥口腔可出现霉斑或溃疡，吞咽时易呛。⑦因属微生态失衡，创面、全身存在常驻菌部位，易检出真菌。⑧尿液离心后，直接镜检，检出较多酵母样菌时，有警示价值。治疗：念珠菌属一般对氟康唑均敏感，成年人用量为400mg/d。对氟氯唑耐药者，可选用伏立康唑或卡泊芬净。确诊深部真菌感染后，原则上应停用抗细菌的抗生素，但烧伤患者常存在细菌混合感染，可调用窄谱抗生素。预防：合理应用抗生素。如必须使用广谱抗生素1周以上者，可预防性应用氟康唑，成年人用量为200μg/d。清除各种不必要的留置导管。

侵袭性曲霉菌感染 烧伤患者并发此症者多数为创面侵袭性感染，肺部感染的比例相对较低。大面积深度烧伤患者自倡用磺胺嘧啶银等外用药后，抑制了多数革兰阴性菌、革兰阳性菌。如未能及时清除坏死的焦痂，易继发曲霉菌类创面侵袭性感染，此症发展迅速、死亡率高。其组织损害的特点为菌丝侵入痂下，穿透深筋膜，直达肌层，尤易侵犯血管，导致血管栓塞和进行性大片组织坏死。表面虽只出现凹陷性坏死霉斑，但深部组织坏死广泛，如未能及时广泛清创甚而截肢，死亡率高。预防的关键是早期切痂与植皮。创面出现凹陷性坏死霉斑时，应及时进行组织活检，如发现曲霉菌类感染，急症外科处理是关键。抗菌药物辅助氟康唑无效，应选用伊曲康唑、伏立康唑或卡泊芬净。

（肖光夏）

shāoshāng chángyuánxìng gǎnrǎn

烧伤肠源性感染（burn gut-origin infection） 一般认为烧伤感染的途径总是来自创面，但重度烧伤后，深部肠黏膜屏障功能常见有损害，细菌、内毒素等可经肠黏膜侵入，再经由肝门静脉、肠淋巴循环播散全身，是一种潜在的内源性感染。重者可成为多器官功能不全综合征（MODS）的启动因素。国外多沿用早年微生物学家观察到生理现象：平时可有少量细菌、内毒素移位到肠黏膜下淋巴结（易被自然免疫功能所消灭）称为细菌移位（bacterial translocation）；肖光夏等称为肠源性感染。现已被广泛接受。

发病机制 肠道是人体内最大的"储菌所"和"内毒素库"，正常情况下，肠黏膜是一道由多种功能组成的防御屏障，能阻止细菌、内毒素的侵入。

机械屏障 有赖于完整、严密的肠黏膜组织结构，包括黏膜上皮细胞间的紧密结合等。机体低血容量时，代偿性血流重分布中，肠血流量是不成比例的下降，缺血来得早，恢复慢，所谓隐性休克（concealed shock）。由于血供、氧供不能适应组织代谢的需要，肠黏膜难以保持完整，糜烂、出血常见，为内毒素、细菌的侵入提供了便捷的通道。

化学屏障 正常胃肠道的生理性分泌含有抑菌、降解或中和内毒素的物质，如胃酸、溶菌酶、黏多糖、黏蛋白、蛋白分解酶等；肠黏液覆盖在肠黏膜表面，不但可润滑肠黏膜，还可由非特异性的黏液或黏蛋白与细菌、内毒素结合，随粪便排出。上述生理性分泌在烧伤、休克等情况下，都可能受抑制。提倡早期经肠道喂养，目的之一就是刺激生理性分泌。

生物屏障 肠腔内菌群含500多个菌种，其中95%以上都是厌氧菌。菌群之间既互相拮抗又互相依存，维持一种生态平衡。紧贴肠黏膜的称膜菌群（membrane flora），肠腔中游动的称腔菌群（lumen flora）。膜菌群主要由专性厌氧菌组成，构就一道生物屏障，抵抗其他致病菌的黏附或定植，称定植防线（colonization resistance）。重症患者肠蠕动减弱，肠内容物排空延缓，可使致病的细菌有更多的机会黏附或定植于肠黏膜表面。

免疫屏障 重症烧伤患者普遍伴有免疫功能低下；先天性无胸腺小鼠肠源性感染的自然发生率可达50%。肠道本身也是人体重要的免疫器官之一。严重烧伤后肠道分泌型免疫球蛋白（SIgA）生成障碍与分泌减少，中和内毒素与包裹细菌的作用减弱。

防治 肠道长期被认为只是消化、吸收和排泄的器官，其实肠道在创伤后是个敏感的器官，经受着发生早、恢复慢的隐性休克；面临着细菌、内毒素侵入的威胁，缺乏认识，难言防治。

纠正休克　低血压（30mmHg）持续30分钟，肠内菌可侵入到肠系膜淋巴结；90分钟可广泛侵入肝、脾，甚至血液，而内毒素的侵入更早于细菌，说明休克持续的时间与肠源性感染密切相关。

早期肠道喂养　目的不只是补充营养，重要的是适量的食物刺激可激活胃肠道的神经-内分泌-免疫系统的生理反应，包括胃、胆、胰、肠的生理性分泌和肠蠕动等。全静脉营养常见的结果是肠黏膜萎缩。一般静脉营养配方中，缺少对肠黏膜代谢的一些重要底物，如谷氨酰胺，可经口服补充。早期肠道喂养还可改善肝门静脉、肠黏膜血流量；改善肠黏膜通透性；肝门静脉、肠淋巴液中内毒素含量下降；减轻高代谢。

全身性抗生素的选择性应用　重症烧伤的早期是肠源性感染的高危期，肠道屏障功能的损害较普遍。正常情况下，肠黏膜上皮不断更新，一般为3天左右，随着上皮的自我修复，内毒素、细菌的移位率相应减少。为此，对严重烧伤、休克不平稳者，早期短程应用广谱的抗生素有一定指征，但同时要注意结合早期手术，早用、早停。

（肖光夏）

shāoshānghòu xīnxuèguǎn bìngfāzhèng

烧伤后心血管并发症（cardio-vascular complications after burns）

发生率较高，仅心功能不全的发生率，有报道高达26.3%，居烧伤后各种内脏并发症的第2位，仅次于肺部并发症。烧伤后心血管并发症主要包括心功能不全，

烧伤早期心肌损害和"休克心"以及心律失常、化脓性血栓性静脉炎、深静脉血栓形成等。

（黄跃生）

shāoshānghòu xīngōngnéng bùquán

烧伤后心功能不全（cardiac insufficiency aftet burns）

传统上是指烧伤整个病程中（一般不包括烧伤早期特别是休克期）均可能发生的心功能不全，这类患者虽然烧伤早期也可能出现心功能降低，但对早期心功能降低的原因，主要认为是有效血容量减少所致，属于功能性变化，心肌本身并不发生器质性改变。即使有心功能降低，也多未予统计在内。

病因　烧伤后发生心功能不全的原因主要与下列因素有关。①急性血容量减少：烧伤后血管通透性增高，循环内液体外渗，有效循环血量不足，致冠脉血流量减少，使心肌缺血缺氧，功能不全。②血管阻力增高：烧伤后因交感-肾上腺系统、肾素-血管紧张素系统功能亢进，体内分泌内皮素等血管收缩物质增多，使血管收缩，肺循环和体循环的血管阻力增高，心脏收缩射血时急性机械性阻塞，致心脏输出障碍。烧伤早期缺血缺氧所致外周血管阻力增加，主要造成左心室输出障碍。但若并发呼吸衰竭，肺动脉压增高，可导致左心室和右心房压力增高，使右心室输出障碍。③急性循环血量增多：主要因伤后短期过多过快地输血、输液，特别是水肿回收期或伴有肾功能不全时，使循环血量骤增，如心肌已有损害，前负荷加重可迅速发生心功能障碍。④感染：烧伤后期并发的心功能障碍多与感染有关。感染可直接致心肌病变导致收缩力减弱，还可通过多种途

径致心功能障碍。如细菌毒素可直接抑制心肌舒缩功能，使血管阻力增加影响心脏输出，致高代谢加重心脏负荷等。⑤其他：少见原因还有烧伤后偶发的心包积液、气胸、纵隔气肿等所致静脉回流受阻或心室舒张受限。个别严重烧伤并发感染者，可发生严重的心律不齐（如室性心律不齐、心房颤动等）导致心功能障碍。

病理生理　心肌受损时，机体会出现一系列代偿活动，动员心脏本身的储备功能（如心脏收缩加强、心率增快等）和心脏以外的代偿（如血容量增加、血液再分配等）。但伤后并发急性心力衰竭的患者，从代偿到代偿失调的发展过程可以很快，甚至来不及充分发挥各种代偿活动的作用。

心率增快　是心脏发动快、见效迅速的一种代偿功能。心率增快在一定范围内可提高心输出量，并可提高舒张压而利于冠脉的血流灌注。但这种代偿是有限度而且是不经济的，这是因为心率增快会增加心肌耗氧量；心率过快（成年人超过180次/分）时，由于心脏舒张期的缩短，可影响冠状动脉的血流量；更重要的是，因为心率过快和心脏充盈不足，反会使心搏出量减少。心率越快，上述不利作用越明显。

心脏扩张和前负荷增加　是心脏对急性血流动力学改变的一种重要代偿机制。增加前负荷，提高心室舒张末期容量是急性心力衰竭时一种重要代偿功能。但如前负荷过大，舒张末期容量或压力过高，又会导致心搏量降低而转向代偿失调。

血容量增加与血流重分配　是心脏以外的重要代偿机制。①血容量增加：由于缩血管潴钠和扩血管排钠两种相互制约的机

制发生改变导致钠水潴留所致。缩血管潴钠机制主要有交感-儿茶酚胺、肾素-血管紧张素和抗利尿激素，心功能不全时被激活，致使醛固酮和抗利尿激素分泌增加，促进水潴留。扩血管排钠机制主要包括心房利钠因子、前列腺素等。烧伤后严重心功能不全时，血浆中心房利钠因子减少，肾内前列腺素合成和释放不足，也是促进钠水潴留的因素之一。②外周循环血液的重新分配：特点是皮肤、骨骼肌以及腹腔脏器的血管收缩、血流量减少，心脏和脑的供血量相对增加，以防止血压下降和保证心、脑等重要器官的血流量，对急性或轻度心功能不全有重要的代偿意义。

心脏及血流动力学改变 ①心力储备降低：心力储备是指心输出量随机体代谢需要而增长的能力。心力储备的降低是各种心脏疾患使心功能降低时最早出现的改变。②心输出量降低：心输出量（CO）是反映心泵功能的综合指标，如以单位体表面积计算，称为心脏指数（CI）。心功能不全和衰竭时 CO 和 CI 常明显降低。③射血分数（EF）降低：是指心室舒张末期容积和心室收缩末期容积之差与心室舒张末期容积之比。EF 也是反映心功能尤其是收缩功能的常用指标。④心室舒张末期压（或容积）升高：是心功能不全时出现较早的变化。当左室收缩功能减弱或容量负荷过度时都可使左室舒张末期压力（LVEDP）增高。⑤心肌舒缩性能异常：代表心室收缩和舒张性能的常用指标+dp/dtmax、心肌最大收缩速度（Vmax）和-dp/dtmax，当心功能不全时，尤其伴有舒张性能异常时，各项指标都可降低。

临床表现与诊断 典型的心力衰竭症状与非烧伤者并无不同。但由于烧伤病情复杂，特别是胸部焦痂影响胸部检查的准确性，其症状常与烧伤休克、感染的表现混同，因而临床早期诊断较为困难。①心慌、气急。②心率增快多非心功能不全的表现，但若持续过快，出现舒张期奔马律或"胎儿样"心音则系心功能减退的征象。③心电图显示 QRS 波低电压、ST 段抬高或降低等心肌缺氧和受损，心室肥大图形等。④胸部 X 线片发现心脏扩大，有助于诊断。⑤心功能指标包括心输出量降低、射血分数降低、中心静脉压（CVP）升高、心肌力学指标（包括 AOSP、AODP、MAP、LVSP、LVEDP、LV±dp/dtmax）变化。⑥心肌损伤指标肌酸激酶及其同工酶 CK-MB 亚型、肌球蛋白轻链（CMLC）、肌钙蛋白 T 等增加。

防治 早期预防重点在于迅速纠正休克和肺功能不全；后期心功能不全多与感染有关，预防重点是防治感染。

去除病因 及时输血、输液，迅速纠正休克，改善组织灌流，防止心肌长时间缺血和缺氧损伤；输血、输液过程中，应注意观察并随时根据血容量补充情况调整输液速度；防止过多过快输液；及时解除心脏压迫和处理胸部外伤；慎用或少用血管收缩药物以及防治感染和心律失常等。

一般处理 保证患者休息，以降低组织需氧量。解除患者的焦虑情绪，给予必要的镇痛镇静剂、吸氧、必要时使用呼吸机，及时纠正酸碱及水与电解质平衡紊乱等。

减轻心脏前负荷 减慢输液速度、减少输液总量，应用利尿剂降低心室充盈压力。出现高动力性心功能不全、心输出量超过正常、心率增快、血压轻度增高和脉压增大时，可给予小剂量β受体阻断剂如普萘洛尔等，即可使心率下降，心输出量及血压降至正常范围。

减轻心脏后负荷 如果后负荷增加系使用血管收缩药物所致，应即停止血管收缩剂，并适量应用血管扩张药物如硝普钠。如患者有明显肺水肿、中心静脉压和肺动脉楔压增高，特别是伴有周围血管强烈收缩时，也可使用速效的α受体阻断剂，如酚妥拉明。应用血管扩张剂时，需严密观察血压变化，防止使用过量引起严重低血压。此类患者多伴有烧伤后肺功能不全，故还应积极扶持肺功能。

扶持心肌收缩力 及时给予必要的心力扶持，是防治心力衰竭的有效措施。对心率较快者，可应用洋地黄类药物毛花苷 C 等，也可应用非洋地黄类药物如多巴胺、多巴酚丁胺等。

避免过多输液 避免过多过快输液，以免加重心脏负担或诱发心力衰竭。输液最好在中心静脉压严密监测下进行。

改善心肌缺血及心肌能量代谢 常规给予改善心肌缺血、增加心肌血流灌注、改善心肌能量和代谢的药物如极化液（葡萄糖、胰岛素、10%氯化钾混合液）、ATP 和氯化镁、辅酶 A、肌苷、细胞色素 C 等，补充心肌能量。钙通道阻滞剂如氨氯地平可增加心肌供氧量，减少心肌需氧和耗氧量。血管紧张素转换酶抑制剂可以拮抗心肌内在的肾素-血管紧张素系统，改善心肌血液供给。

纠正心律失常 烧伤后心律失常可有窦性心动过速、阵发性室上性心动过速、心房颤动和室性心律失常等，应根据具体情况给予相应处理。

控制感染 原则是消除感染病因和毒性物质（脓液、坏死组织等），增强人体抗感染和修复能力。除加强局部处理外，全身应使用大剂量有效广谱抗生素，进行必要的支持治疗及对症处理，如给予高热量、高蛋白质、高维生素饮食或静脉制剂。进食困难者，可给予肠道喂养。有贫血、低蛋白血症、水电解质紊乱者，应进行纠正。深部肌肉组织广泛坏死者，要选用对厌氧菌有作用的抗生素。严重霉菌感染，可静脉应用氟康唑等有效抗真菌药物，同时注意调整抗生素的使用。

其他治疗 急性左心室功能不全并发急性肺水肿时，可正压呼吸配合氧疗，改善通气、缓解肺水肿；静脉注射氨茶碱减轻支气管痉挛。其他还可根据情况应用利尿剂和激素及血液透析和血浆交换治疗等。

（黄跃生）

shāoshāng zǎoqī quēxuè quēyǎng sǔnhài de "xiūkèxīn" jiǎshuō

烧伤早期缺血缺氧损害的"休克心"假说 (the hypothesis of early post-burn "shock heart")

严重烧伤后，由于心肌自身的RAS系统激活迅即早期导致心肌缺血缺氧；心肌细胞膜受体（β-AR）介导的信号转导系统及分子开关Gsα/Giα的变化导致心功能很快受到抑制等，使得因毛细血管通透性增高导致血容量显著下降之前，心肌即发生心肌缺血缺氧损害和心功能减退。这种即早出现的心肌损害及心脏泵血功能减弱，不仅引起心功能不全，还可诱发或加重休克，成为烧伤早期缺血缺氧的重要因素之一，

这一现象被称为烧伤早期缺血缺氧损害的"休克心"假说。以后，随着血容量的进一步降低，如果不能得到及时有效的治疗，心肌可发生更为严重的血缺氧损害。长期以来普遍认为，烧伤休克时（特别是休克的早期阶段）心肌血流量无明显减少，心肌无明显结构损伤和器质性功能障碍，烧伤休克主要是血管通透性增高所致的低血容量休克，心脏不参与早期烧伤休克发生。而对严重烧伤后心功能降低，大都归咎于有效循环血量减少和（或）心肌抑制因子的作用。但临床上有些严重烧伤患者，即使伤后立即给予补液治疗，烧伤休克的发生还是难以避免，而且有时休克还难以纠正，往往造成组织器官损害，引起功能不全甚至衰竭，导致患者死亡，成为影响严重大面积烧伤治愈率进一步提高的重要瓶颈之一。烧伤早期缺血缺氧损害的"休克心"假说可为烧伤休克和早期缺血缺氧损害的防治提供了新的思路（图）。

烧伤后可迅速出现心肌损害 严重烧伤早期可很快出现心肌损害，表现为早期心肌特异性结构蛋白（肌球蛋白轻链1、肌钙蛋白T和肌钙蛋白I）漏出增加，心肌细胞骨架受损，心肌细胞发生凋亡，心肌生物力学受损，心功能和心肌力学降低。并在30~60分钟后，出现明显的心肌肌横纹紊乱、心肌间质水肿、部分肌纤维断裂、肌纤维片状溶解等病理改变。电镜下可见肌丝排列紊乱或断裂，灶性溶解，线粒体肿胀、空化，肌质网扩张、崩解，部分发生核溶解。

烧伤早期心肌损害的细胞分子机制 ①烧伤后心肌血流量立即减少和心功能立即下降的机制，一方面与烧伤应激使心肌自身的肾素-血管紧张素系统（RAS）激活，心肌局部血管紧张素Ⅱ生成增加，致心肌血管强烈收缩，导致心肌细胞缺血、缺氧损害和心功能的变化有密切关系；另一方

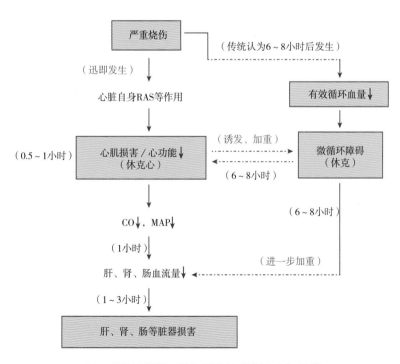

图 烧伤早期缺血缺氧损害的"休克心"假说

面，伤后早期 β-AR 下调及随之发生的分子开关 Gsα/Giα 分子比倒置，导致心肌舒缩功能障碍。②线粒体损伤。烧伤缺血缺氧可致心肌线粒体编码氧化磷酸化关键酶基因的 DNA 片段缺失，影响相关酶的活性，进一步引起线粒体能量代谢障碍，导致烧伤后心肌组织中 ATP 生成减少；缺氧还激活线粒体依赖的凋亡途径，诱导细胞凋亡。③缺血缺氧与失控性炎症反应相互促发心肌损害。缺血缺氧时，炎细胞尤其是多形核中性粒细胞（polymorphonuclear neatrophils，PMN）与心肌组织内皮细胞活化，使 PMN 黏附、聚集于心肌组织微血管内，可阻碍微血管血流，加剧心肌组织微循环障碍和缺血缺氧。烧伤后 PMN 在心肌组织聚集增多，活化的 PMN 产生大量细胞因子，造成组织细胞损害。④心肌细胞骨架受损。缺氧早期心肌细胞微管损伤早于线粒体损害并对能量生成产生一定影响。微管变化影响心肌细胞线粒体电压依赖性阴离子通道（VDAC）开放状态导致线粒体通透性转换孔（MPTP）开放，使胞质 ADP 增加，致线粒体 ADP/ATP 比值降低，抑制有氧代谢；微管结构破坏还使 HIF-1α 入核和蛋白表达减少，糖酵解关键酶活性降低，导致 ATP 生成减少。缺氧早期引起微管损伤的机制，与激活的丝裂素活化蛋白激酶 p38（p38/MAPK）途径通过调节 MAP4 与 Op18 磷酸化导致微管结构破坏有关，提示在线粒体能量显著改变之前，缺氧可迅速启动 p38/MAPK 信号途径导致微管损伤。

烧伤早期心肌损害的防治

根据烧伤早期心肌损害和"休克心"的发生机制，应从多方面进行防治。①血管紧张素转化酶抑制剂改善心肌血供：应用小剂量的血管紧张素转换酶抑制剂依那普利拉可减轻烧伤早期心肌损害，降低血清肌钙蛋白 I，而对血压无明显影响。②调控 β-AR 介导的信号转导及分子开关 Gsα/Giα 比值：可乐定通过上调心肌组织 β-AR 信号系统改善烧伤早期心功能，三七总皂苷（PNS）也可上调心肌 β-AR 信号系统，改善严重烧伤心肌力学，减轻心脏功能损伤。③早期及时补液：可显著改善血液流变学指标，增加心肌局部血流量，降低心肌微血管通透性、心肌组织内皮素 1、血管紧张素 II、血浆肌球蛋白轻链 1 含量，对心肌损害发挥保护作用。④扶持心力、改善心肌营养药物：补液抗休克的同时，对心肌收缩乏力、心率不快者，在补足血容量基础上，及时给予非洋地黄类药物，如多巴酚丁胺；对心肌收缩乏力，心率快者，可给予毛花苷丙，进行心力扶持。还可常规给予 GIK 溶液、果糖二磷酸钠、能量合剂等改善心肌营养药物，以减轻烧伤早期心肌损害。⑤拮抗或减少炎症介质：及时有效地切除创面除了能加速创面的修复外，还可有效地阻断炎症介质的来源，减少炎症介质引起的脏器损害，改善心肌收缩功能。乌司他丁对烧伤早期心肌损害也具有防治作用。⑥应用抗氧化剂：早期应用生脉注射液，可以有效地减轻心肌损害，改善心肌功能，减少并发症。⑦调控内源性保护机制：黄芪甲苷通过上调内源性超氧化物歧化酶（SOD）活性，发挥清除活性氧、减轻缺氧心肌氧化损伤以及维持细胞活力的作用。

（黄跃生）

shāoshānghòu fèibù bìngfāzhèng

烧伤后肺部并发症（pulmonary complications after burns）

发病率居内脏并发症的首位，类型多，且多同时发生。主要有急性肺损伤、肺水肿、肺不张、肺部感染、肺栓塞等。

（杨宗城）

shāoshāng jíxìng fèisǔnshāng

烧伤急性肺损伤（acute lung injury after burns）

烧伤后急性起病，氧合指数（PaO$_2$/FiO$_2$）<300，胸部 X 线检查显双肺浸润，而左房压或心功能正常者。严重者，PaO$_2$/FiO$_2$<200，则称为烧伤后急性呼吸窘迫综合征（ARDS）。

病因 包括直接原因和间接原因。

直接原因 ①吸入性损伤：是烧伤后急性肺损伤的最常见和重要原因。②误吸：烧伤后易误吸的原因伴有头颈部烧伤和（或）吸入性损伤，口腔及咽部水肿严重，吞咽困难，加之声带会厌水肿，反射迟钝，而口壁咽喉部分泌物可"隐蔽地"流入气道；烧伤患者置胃管和（或）气管插管，可导致胃液逆流；严重烧伤并发胃潴留等胃肠功能障碍者；应用全身麻醉进行手术时，也可发生误吸。误吸可引起气道化学损害、感染和机械性气道阻塞。③肺部感染：严重烧伤、特别伴吸入性损伤者，易发生肺部感染，是伤后急性肺损伤的另一重要原因。④肺挫伤：烧伤常合并爆炸伤或冲击伤，可伴有肺挫伤，顷刻引起肺不张、肺出血和肺水肿，导致低氧血症。

间接原因 ①烧伤休克：休克降低肺组织的血液灌流，损伤肺微血管，释放众多血管活性物质，增加肺毛细血管通透性，产生肺水肿；低灌流损伤肺 II 型上皮细胞，使肺表面活性物质释放减少，诱发肺萎陷；休克再灌注，产生氧自由基，加重肺组织损伤。②输血液制品：输注任何含血浆的血液制品，均可发生肺损伤。其原因可能因输血入抗白细胞抗体，激活补体，使肺毛细血管内多核白细胞黏附于内皮细胞，导致细胞受损致渗漏。③肠黏膜屏障受损及肠道细菌移位：严重烧伤后肠道血液灌流严重不足，肠黏膜受损肠内细菌和毒素经淋巴细胞进入肺循环，至肺损伤。

发病机制 烧伤后急性肺损伤的发病机制复杂，现在认为是烧伤后全身性炎症反应（SIRS）在肺部的表现。烧伤应激反应激活机体内免疫细胞，若并发休克、感染、输液等第二次打击，则迅速激活肺泡巨噬细胞和多核白细胞，释放大量炎性介质，引起失控性炎症反应，使肺泡上皮细胞和内皮细胞受损，血管通透性增高，肺水清除能力下降，大量富含蛋白的液体渗出，引起肺间质水肿和肺泡水肿；烧伤后抗凝和纤溶能力下降，清除纤维蛋白能力减弱，发生微血管栓塞和肺泡内纤维蛋白沉积；烧伤后肺表面活性物质减少、活性下降，使肺泡难以稳定，发生肺萎陷；若伴吸入性损伤、误吸或肺感染等，则气道内充满分泌物，脱落黏膜、炎性细胞等，阻塞气道，并发肺不张，加以胸壁和头颈部焦痂，更使通气障碍，也是急性肺损伤（ALI）的重要发病因素。

临床表现 一般疾病引起的急性肺损伤，早期有隐匿期，可无明显肺部症状。而烧伤后急性肺损伤、特别伴吸入性损伤者，起病急，无间隙期，伤后即显呼吸增快 >20 次/分，呈进行性增

快，气促逐渐加重，初期可无明显肺部体征，或闻及干湿性和少许细湿啰音；胸部 X 线平片显示肺清晰，或肺纹理增多，模糊；PaO_2 和 $PaCO_2$ 偏低。随着病情加剧，出现呼吸窘迫，患者烦躁不安，胸部 X 线检查显示肺间质水肿甚至肺泡水肿影像；低氧血症明显；过度呼吸致呼吸性碱中毒，$PaCO_2$ 降低；因缺血和 CO_2 潴留，致混合性酸中毒；严重者造成心肺骤停或并发多脏器功能衰竭。

诊断 参照 1995 年全国呼吸衰竭研讨会认可的 1992 年美国胸科学会和欧洲危重病学会推荐的 ALI 诊断标准：①急性起病。②$PaO_2/FiO_2 < 300$（不论是否使用 PEEP）。③胸部 X 线平片显示双侧肺浸润。④肺动脉楔压小于或等于 18mmHg。无左心房高压的临床表现。

ARDS 的诊断标准：$PaO_2/FiO_2 < 200$，其他同 ALI。

防治 除吸入性损伤引起的急性肺损伤，烧伤后其他原因引起的肺损伤，均是并发症，防治得当，是可以预防或减轻其损害的。关键在于尽快纠正休克，积极处理创面，切除焦痂，清除病灶，防止感染。一旦发病，其治疗主要针对肺水肿和肺不张（肺萎陷），逆转进行性发展的缺氧血症。①保持气道通畅：气道通畅是治疗该症的基本要求。应加强呼吸道护理，鼓励深呼吸，用力咳嗽，清除口、鼻腔分泌物，翻身拍背等。患者出现急性梗阻性呼吸困难，或需要机械辅助；或患者过于衰弱、咳嗽排痰困难；或气道内分泌物很多、有坏死脱落黏膜时；均应及时施行气管切开。②给氧和应用机械通气：给氧是重要治疗措施，应维持 PaO_2 70mmHg 左右。吸入氧浓度一般

不超过 40%，长时期吸入高浓度氧，有氧中毒的危险。但该症缺氧主要因肺分流增加所致，单纯给氧难以纠正，若 $FiO_2 > 0.6$，PaO_2 仍 <70mmHg，$SaO_2 < 90\%$ 时，即应采用呼吸机辅助呼吸，开始可采用间歇正压呼吸（IPPB），仍不能提高 PaO_2 者，则应改用呼气末正压呼吸（PEEP）。PEEP 宜从 $5cmH_2O$ 开始，一般不超过 $15cmH_2O$。但要注意，长期机械通气可诱发肺损伤，加重其原发性损伤，因此宜采用保护性通气，允许高碳酸血症〔潮气量（VT）6ml/kg；吸气峰压（PIP）<$30cmH_2O$，PEEP $5 \sim 24cmH_2O$〕。高频通气潮气小、气道压低，也属于保护性通气模式。③液体通气（liquid ventilation，LV）：向气管内滴入全氟碳液（perfluorocarbon，PFC），使之完全或部分（约 3ml/kg）代替空气进行呼吸。PFC 有较高携氧和二氧化碳能力，是较理想肺内气体交换媒介，PFC 高密度、低表面张力，在重力作用下能进入萎陷的肺泡，并降低其表面张力，使之重新开放。液体通气不损伤肺，具有良好临床应用前景。④皮质激素的应用：皮质激素具有抗炎和促进肺间质液吸收，缓解支气管痉挛，抑制后期肺纤维作用。但能降低免疫能力，不利于控制感染，应慎用。临床资料表明，应用小剂量皮质激素 $0.5 \sim 0.25mg/(kg \cdot d)$，有利改善低氧血症，减轻呼吸功能障碍，降低死亡率。⑤液体调节：应维持液体负平衡，以免肺循环流体静压增加；但若液体控制过量，又会影响心输出量。因此对于严重肺功能衰竭患者，特别伴肺水肿的患者，应置 Swan-Gang 导管，动态监测肺毛细血管楔压（PCWP）；补液量维持 PCWP 在

14~16mmHg。此类患者，应不用或少用库存血，以免增加肺循环的颗粒物质和血管活性物质。⑥肺表面活物质替代治疗：烧伤后急性肺损伤，肺表面活性物质（PS）减少，活性下降，可经气管内滴入人或猪的肺表面活性物质制剂，能改善低氧血症，降低分流量，改善静态肺顺应性。⑦防治感染：烧伤抗感染措施首先是创面处理，及时切痂植皮，封闭创面，根除感染源。其次全身使用敏感抗菌药物，在未获得肺部病原菌药敏之前，可参考创面病原菌的药敏，先予经验性用药，并积极收集痰标本作细菌监测，及时调整敏感的抗生素，针对病原菌进行病因性治疗。

（杨宗城）

shāoshānghòu fèishuǐzhǒng
烧伤后肺水肿（pulmonary edema after burns）

烧伤后肺血管内液体渗入肺间质和肺泡，使肺血管外液体量增多的病理状态。

病因 ①吸入性损伤：吸入热空气和（或）烟雾，可直接损伤肺泡上皮细胞和肺血管内皮细胞，同时诱发炎性细胞，释放多种炎性介质；加以伤后肺组织血流灌注不足，发生缺血-再灌注损伤，使血管通透性增高，肺清除水能力下降，导致肺水肿。②感染：致肺毛细血管通透性增高。③烧伤休克：肺组织缺血、缺氧，致肺泡上皮细胞和肺血管内皮细胞损伤，发生肺水肿。④输液输血不当：输液或输血过多过快，使血容量骤然增加，超过左心代偿能力，引起肺毛细血管静脉压增高，发生肺水肿。

发病机制 烧伤肺水肿基本是通透性肺水肿，是因吸入性损伤、休克、感染、误吸等直接损伤和诱发炎性反应，损伤肺血管内皮细胞，使肺毛细血管通透性增高，大量富含蛋白的液体渗至肺间质和肺泡内；加以肺上皮细胞受损，其水通道和钠通道功能障碍，肺清除水能力下降，渗出的大量液体潴留于肺间质和肺泡内，并发肺水肿。烧伤后肺水肿除主要源于血管通透性增高外，也与肺血管压力增高有关。烧伤后并发休克，肺组织血流灌注不足，发生缺血-再灌流损害，使肺血管舒缩功能障碍，肺循环阻力增加，加重心脏负荷；若输液、输血过多，则使血容量骤升，超过心脏负荷，诱发或加重肺水肿。

烧伤后并发肺水肿，由于间质和肺泡壁液体潴留，加宽距离，影响气体弥散功能障碍；肺泡内部分或全部充满液体，则影响通气功能，使通气/血流比值降低，肺分流增加；加以肺间质积液刺激感受器，使呼吸呈浅快型，增加每分钟死腔通气量，增加呼吸做功。因肺气体通气、弥散和换气功能都下降，导致低氧血症，肺泡动脉血氧分压差增加。早期因呼吸增快，$PaCO_2$下降，呈现呼吸性碱中毒；因缺血缺氧致乏氧代谢，发生代谢性酸中毒；严重者，肺清除CO_2功能障碍，CO_2潴留，可发生呼吸性酸中毒。

临床表现 早期表现为胸闷、咳嗽，呼吸浅速，呼吸困难，烦躁不安。早期肺部听诊可闻哮鸣音或干啰音，一般无湿啰音。进一步发展为肺泡水肿，上述症状加剧，出现大量白色或血性泡沫样痰，肺部布满湿啰音。间质性肺水肿阶段，胸部X线检查显示肺血管纹理增多变粗，模糊不清，肺野透光度低而模糊，肺门阴影不清楚，肺小叶间隔增宽。肺泡性水肿时则显腺泡状密集阴影，相互融合成不规则片状模糊阴影。烧伤后肺水肿太多弥漫分布，较少呈现一般肺水肿的典型蝴蝶状阴影。

治疗 ①病因治疗：烧伤后及时纠正休克，控制感染，加强吸入性损伤早期处理，防止骤然快速大量补液等，可有效防止或减少肺水肿发病。②氧疗和机械通气：最好用面罩给氧。湿化器内置75%~95%乙醇或10%硅酮有助于消除泡沫。低氧血症难以纠正者，则需应用机械通气。③利尿剂：静脉注射呋塞米（速尿）40~100mg或布美他尼（丁尿胺）1mg。可以迅速利尿，扩张静脉，减少静脉回流，从而减少循环血量和升高血浆胶体渗透压，减少微血管滤过液量。但不宜用于血容量不足者。④吗啡：5~10mg皮下注射或静脉注射，能减轻焦虑，降低周围血管阻力，松弛呼吸道平滑肌，改善通气。⑤强心药：心跳过速或并发心功能障碍时，可用毒毛花苷K 0.25mg或毛花苷C 0.4~0.8mg溶于葡萄糖内缓慢静注。⑥氨茶碱：静脉注射氨茶碱0.25g可扩张支气管，改善心肌收缩力，增加肾血流量和钠排除。⑦血管扩张剂：扩张肺和体循环的小动脉和小静脉，减少肺循血流量和微血管静水压力，减轻肺水肿。可静滴硝普钠15~30μg/min或α受体阻断剂酚妥拉明0.2~1mg/min或0.5~1mg/kg静脉滴注。但应注意调整滴数和补充血容量，保持动脉血压的正常范围。

（杨宗城）

shāoshānghòu fèibùzhāng
烧伤后肺不张（atelectasis after burns）

烧伤后气道阻塞，致肺组织萎缩、肺体积缩小，使肺无气或气量减少的病理状态。

病因 ①支气管内腔阻塞：

吸入性损伤、感染、误吸等，使气道内充满分泌物、脱落黏膜、炎性细胞等，加以可能伴支气管痉挛，致气道部分或完全阻塞。支气管内腔阻塞后远端肺泡内的气体被血循环逐渐吸收而形成肺不张。②肺表面张力增高：当烧伤后、特别伴吸入性损伤或并发肺水肿、ARDS、氧中毒时，肺泡表面活性物质缺损、活性下降，使肺泡表面张力显著增高，大量肺泡陷闭而形成肺萎陷或肺不张。

烧伤后并发肺不张，不但通气障碍，而且因血液流过无气肺泡，致分流增加，通气/血流比失衡，发生低氧血症。气道阻塞、肺泡萎陷，难以排除气道内分泌物，易并发肺部感染。若气道阻塞能尽快解除，肺可恢复到正常状态，若持续阻塞并存在感染，则无气状态和血流不足将导致纤维化，可发生肺纤维变和肺不张。

临床表现和诊断 症状和体征常被严重烧伤所掩盖。烧伤后、特别伴吸入性损伤、误吸、感染时，突然发生呼吸困难，剧烈干咳，胸痛等症状，则应考虑此症。胸部检查可发现病变部位呈浊音或实音，呼吸音减弱或消失。胸部X线检查可发现无空气的肺区，其大小和位置依累及的支气管而定，如病变在肺段，其阴影呈三角形，其顶端向着肺门区。如果是若干小区域受累，则周围的组织膨胀使之呈不规则圆盘状。如大叶性肺不张，则整个一叶无空气，气管、心脏、纵隔均向患侧移位，而膈肌上升，肋间隙变窄。

根据症状、体征及X线表现确诊肺不张较易，对肺段或亚肺段或弥散性肺不张，则需进一步做X线体层摄影和CT扫描。为了解病因，可行纤维支气管镜检查，直接窥察气管、支气管到三四级支气管的病变，并行刷检或活检，进行细菌学、细胞学及组织学方面的检查。

治疗 ①防治发病原因：及时纠正休克、控制感染、有效治疗吸入性损伤、防止误吸等，可防止烧伤后并发肺不张或减少其发生率。烧伤后应保持气道通畅；鼓励咳嗽、深呼吸；经常更换体位；清除口鼻、咽喉部的分泌物；分泌物多时，应勤吸痰，湿化气道等。②解除气道阻塞：当支气管内腔阻塞时，可经人工气道或在纤维支气管镜直视下行气道内灌洗，清除黏液堵塞物和脓稠的分泌物或异物，使病变部分重新充气。③维持肺泡表面张力，防治肺萎陷：严重烧伤、特别伴吸入性损伤者，伤后清理气道、特别气道灌洗后，可外源性气管内滴入肺表面活性物质，补充损失的或活力下降的内源性肺表面活性物质，维持肺泡表面张力。④防治感染：烧伤后肺不张多伴肺部感染，防治肺部感染的基本措施是及时、有效清除气道分泌物，保持气道通畅，但也要应用抗菌药物，在未明确肺部病原菌之前，可根据经验，参照头颈部烧伤创面细菌，选用喹诺酮类、大环内酯类、β-内酰胺类和氨基苷类抗生素，病原菌确诊后，即采用敏感抗菌药物。

(杨宗城)

shāoshānghòu fèibù gǎnrǎn

烧伤后肺部感染（pulmonary infection after burns） 多脏器功能衰竭（MOF）是烧伤主要死亡原因，在MOF患者中，肺功能衰竭的发病最高。肺部感染是烧伤后肺功能衰竭的主要发病原因。

病因 ①肺免疫机制异常：烧伤后血流低灌注导致肺组织缺氧，损伤纤毛或降低纤毛的运动能力；伴吸入性损伤者，更直接损伤气管、支气管的上皮细胞及其纤毛，甚至烧伤黏膜下层，气道的清除能力减弱，有利细菌繁殖。烧伤后肺内免疫活性细胞的吞噬或杀伤细菌的功能受损；补体溶血活性，特别是旁路途径，在伤后第1周明显下降，血浆纤维结合蛋白明显减少，使肝内网状内皮系统清除颗粒性异物的能力降低，颗粒积聚肺内。②烧伤休克损伤肺组织：休克降低肺组织的血流灌注，释放血管活性物质，增加肺毛细血管通透性，并发肺水肿；低灌注损伤肺Ⅱ型上皮细胞，使肺表面活性物质释放减少，诱发肺萎陷；休克再灌注后，产生氧自由基，加重肺组织损伤。③吸入性损伤：可直接损伤呼吸道黏膜和肺实质，发生坏死性气管、支气管炎，并发肺水肿和肺不张，气道内充满脱落的坏死黏膜、异物和富含蛋白的分泌物，有利于细菌的生长和繁殖，迅速并发肺部感染。④误吸：烧伤后容易发生误吸，引起化学性损害、细菌感染和机械性气道阻塞。化学性损害取决于吸入物的pH和蛋白溶解酶的含量，细菌感染则取决于吸入物的污染情况。⑤血行播散：虽然烧伤后肺部感染多系支气管播散，但也可因血行播散。细菌主要来自感染的创面；也可因医源性管道感染，如长时间留置、静脉插管引起的化脓性栓塞性静脉炎，留置尿管引起的泌尿道感染等；由于血流灌注不足，肠黏膜屏障功能受损，也可源于肠源性感染。

临床表现和诊断 烧伤后肺部感染的症状常被严重烧伤、吸入性损伤掩盖，特别是有胸部铠甲样烧伤焦痂或严重皮下水肿，胸部动度受限，呼吸音低弱，啰音也易被遮盖，为早期诊断带来困难。若烧伤后发生不明原因的发热，伴咳嗽、咳痰、呼吸增快等呼吸道症状，呼吸音粗糙，听及干湿啰音时，考虑到肺部感染，应进一步检查，肯定诊断，发现病原菌：①胸部 X 线检查：烧伤特别是伴吸入性损伤者，应定期行胸部 X 线摄片，肺部出现肺水肿阴影时，则应警惕肺部感染；若暗影增重，出现局灶性或片状阴影，叶间隙突出等，多表示已并发感染；进一步发展成支气管肺炎时，则可出现典型的 X 线阴影；有时也能见到多发生肺脓肿或肺不张的阴影。②痰液及支气管肺泡灌洗液的培养：烧伤后肺部感染大多系支气管播散性感染，病原菌主要来自呼吸道，因此，了解呼吸道的菌群变化，对诊断肺部感染有重要意义。要逐日行痰液和口咽部细菌培养。但痰液和口咽部细菌较杂，难以肯定病原菌，可行支气管肺泡灌洗液培养，则能准确了解肺部的病原菌。

防治 烧伤后肺部感染多为继发性，正确处理原发病症能降低肺部感染的发病。一旦并发肺部感染，其治疗原则与一般肺部感染基本相同，下列几点应予特别注意：①清除气道分泌物和灌洗：清理气道内的异物和分泌物是治疗烧伤后肺部感染的基本措施。要保持气道内湿润、鼓励咳嗽，定时变换体位以利引流。建立人工气道者，应定期吸痰，但严重烧伤后肺部感染，小气道内也充满黏稠分泌物、假膜、坏死碎屑等物质，一般吸痰常不易清除干净，需采用气道内灌洗；将吸痰管慢慢插入左或右支气管内，然后注入 5ml 消毒等渗盐水，数秒钟后，当患者开始呛咳时，立即向外抽吸，可反复灌洗，左右支气管交替进行，待患者适应后，灌洗的液体量可增加至 30~50ml，灌洗液中加入相应的抗生素。②防止医院内交叉感染：烧伤肺部感染的病原菌常与环境细菌一致，因此，防止院内交叉感染对烧伤后肺部感染的防治有重要作用。一切接触气道的操作与器械均须严格遵守无菌技术。定期更换储液瓶和接触气管的物品，在各种吸入性治疗仪的应用过程中，应常规采样培养，了解受污染情况。③抗生素的应用：根据细菌敏感试验选用针对性强的抗生素。一时难以肯定病原菌时，可参考口咽部或痰液中的优势繁殖细菌选择。一般不主张预防性应用抗生素，但是严重休克、伴重度吸入性损伤或并发呼吸功能衰竭，应及早应用针对性强的抗生素；烧伤后肺部感染多为混合感染，除主要针对优势繁殖的细菌外，也应兼顾其他。一般选用两种有协同作用的抗生素，种类不宜过多，时间不宜过长，防止菌群失调，或继发真菌感染。除全身应用抗生素外，也可从呼吸道吸入或从人工气道滴入抗生素。④气管切开及机械通气：烧伤肺部感染，需要长期清除气道内脱落坏死组织和大量分泌物，并发呼吸功能衰竭者，需要应用机械通气，伴吸入性损伤者，更有发生气道梗阻的危险，因此出现下列情况时，应行气管切开：其一梗阻性呼吸，出现胸骨切迹和肋间隙凹陷，吸气时出现鸡鸣高调声，需应用辅助呼吸肌。其二出现肺功能不全，PaO_2 低于 70mmHg；$PaCO_2$ 持续低于 25mmHg 或高于 45mmHg；或呼吸频率持续超过 35 次/分。其三气道内分泌物多经常有脱落的坏死黏膜或假膜，须反复吸引或灌洗者。烧伤后肺部感染并发肺功能衰竭时，应行机械通气，宜采用呼气末正压通气（PEEP）。

（杨宗城）

shāoshānghòu fèishuānsè

烧伤后肺栓塞（pulmonary embolism after burns） 烧伤后内源性或外源性栓子堵塞肺动脉引起肺循环障碍的综合征。其临床表现多样性，轻者无明显主诉，重者表现为心源性休克，甚至猝死，诊断困难，误诊率和病死率都很高。最常见的肺栓子为血栓，占 65%~95%，其他栓子如细菌栓、脂肪栓、空气栓等也偶可发生。深静脉血栓脱落后随血循环进入肺动脉及其分支而发生肺栓塞。烧伤后静脉血栓原发部位以下肢深静脉为主，如股静脉及髂外静脉。其他如上肢、腋下、锁骨下静脉血栓亦可发生。烧伤后血栓形成的原因是由于严重烧伤、特别伴休克、感染和长期卧床者，凝血机制改变，伤后组织损伤，血管内皮受损，大量红细胞破坏，启动外源性和内源性凝血过程，促使血流凝固，形成微血栓。加以血流淤滞，使已激活的凝血因子不易被循环中的抗凝物质所抑制，有利于纤维蛋白的形成，促使血栓发生。若烧伤后反复经深静脉穿刺取血或长期置深静脉插管进行营养支持，特别经股静脉行下腔静脉插管者，易损伤静脉而产生静脉栓塞，成为肺栓塞的原发灶。

烧伤后并发肺栓塞，被栓塞的区域无血流灌注，肺泡死腔增加。栓子释放 5-羟色胺、组胺、缓激肽等，可引起支气管痉挛，气道阻力明显增高，加以肺泡表面活性物质减少和活性下降，肺泡可变形及塌陷，加重通气障碍。

通气/血流明显失常，发生低氧血症。为补偿通气/血流失常产生的无效通气，产生过度通气，使动脉血 $PaCO_2$ 下降。肺栓塞后，肺血管床减少，肺毛细血管阻力增加，可致肺动脉压增高，严重者可并发急性右心衰竭。血栓覆盖多量血小板及凝血酶，当栓子在肺血管内移动时，血小板脱颗粒，释放多种血管活性物质，引起支气管和血管痉挛、血管通透性增高，加重肺损伤。

临床表现和诊断 可无症状而猝死。烧伤后突然发生呼吸困难和胸痛者应警惕肺栓塞。常见体征为发绀、肺部湿啰音或哮鸣音，肺血管杂音，胸膜摩擦音；心动过速，P_2 亢进及急性肺心病相应表现。

烧伤后肺栓塞诊断困难，漏诊率很高。对有并发肺栓塞可能的患者，如凝血障碍和长期深静脉置管者，要密切观察。疑及肺栓塞时，要行胸部摄片、心电图、血气分析、血液生化试验。可行放射性核素显像，了解肺通气/血流（V/Q）情况。疑及肺栓塞者，可进一步做肺动脉造影，亦可选择数字剪影血管造影及磁共振成像法。

治疗 包括以下几方面。

一般处理 吸氧。吗啡 5～10mg 皮下注射，昏迷、休克或呼吸衰竭者禁用。阿托品 0.5～1mg 静注以减低迷走神经张力，防止肺动脉和冠状动脉反射痉挛，必要时可每 1～4 小时重复注射液。

紧急处理 ①抗休克治疗：多巴胺 20～40mg 加入 100～200ml 5% 葡萄糖液中静脉滴注，或多巴酚丁胺 5～15μg/kg 静脉滴注。②抗心力衰竭治疗：毒毛花苷 K 0.25mg 或毛花苷 C 0.4～0.8mg 加入 5% 葡萄糖液 20～40ml 内静脉

滴注。③对肺动脉高压明显者，可用硝普钠每分钟 0.5～8μg/kg 静脉滴注，或硝酸甘油 5～10mg 加入 5% 葡萄糖液 500ml 内静脉滴注。④对支气管痉挛明显者：给予氨茶碱 0.25g 加入 50% 葡萄糖液 20～40ml 静脉滴注，必要时应用地塞米松 10mg 静脉滴注。

抗凝溶栓和肺栓子摘除 确诊或高度怀疑急性肺栓塞时，可用抗凝治疗，选用肝素、维生素 K 拮抗剂等抗凝，但应用肝素易并发出血，须作凝血功能监测，一旦发生出血，立即停用肝素，并用等量鱼精蛋白对抗肝素。对危及生命的肺栓子，造成血流动力学不稳和呼吸功能障碍时，可采用链激酶、尿激酶等溶栓药物，但溶栓的出血风险比肝素更大，需慎用。抗凝、溶栓失败或有禁忌时，可考虑肺栓子摘除术挽救患者生命，但手术死亡率很高。

（杨宗城）

shāoshānghòu jíxìng shènshuāijié

烧伤后急性肾衰竭（acute renal failure after burns） 由于烧伤或相关因素所引起的急性肾衰竭。严重烧伤后的休克；烧伤产生的毒性物质；烧伤后大量库血输入；烧伤合并吸收肾毒性化学物质等均可造成肾功能严重损害。

病因及发病机制 严重烧伤后，体液大量从创面丢失或滞留于组织间隙中引致患者血容量减少，组织血流灌注降低，组织缺血缺氧，此时若未对患者及时有效的休克复苏，容易发生肾功能衰竭；大面积深度烧伤，热量损坏了大量的红细胞及肌细胞，产生的血红蛋白和肌红蛋白会沉积于肾组织中，引起急性肾衰竭；输入大量库血，红细胞破坏后也产生大量血红蛋白会沉积于肾组织中造成肾衰竭；肾毒性抗菌药

物的非合理性应用，药物会对肾实质产生损害引起急性肾衰竭；肾毒性化学物质如：酚、铬酸盐、汞、苯胺等烧伤。肾毒性化学物质会由创面等处进入体内，有时血中浓度尚不足于引起其他脏器损坏，但由于肾小管有浓缩功能，使毒物浓度增加而损坏肾，引起肾功能损害。

病理生理 烧伤急性肾衰竭患者，肾都发生病理改变，肾大多肿大，包膜紧张，皮质苍白，髓质充血水肿，肾小球、肾小管病理改变为显著。肾小球有的缺血，有的充血，有的内皮细胞线粒体肿胀，有的内皮细胞的胞质内出现空泡，细胞核变形亦可出现空泡。肾小球基膜无明化。球囊腔增大，含有渗出蛋白质性物质，嗜酸性颗粒物质等。肾小管上皮肿胀、变性、坏死、基底膜破裂。高压电等引起的深度烧伤，肾小管中有血红蛋白和肌红蛋白管型堵塞；肾间质病灶之间有健全的肾单位。化学毒引起的急性肾衰竭，急性肾小管坏死集中在近端曲管。药物引起的主要为间质性肾炎。

临床表现 主要为少尿或无尿；但尿素氮、血肌酐比较高；肌酐清除率低，尿比重低而固定；水电解质酸碱失衡。

检查 尿量：尿量少于 400ml/d 为少尿；少于 100ml/d 为无尿。尿比重：较固定于 1.002～1.004。尿沉渣：主要检查管型、上皮细胞碎片、红细胞、白细胞。血液检查：肌酐、尿素氮、电解质、血清渗透压、血清肌红蛋白及血红蛋白比较等。

诊断与鉴别诊断 诊断与鉴别诊断主要根据病史询问，临床表现和检查结果进行分析判断。严重烧伤后休克复苏不及时或无

效；严重深度烧伤出现肌红蛋白尿或血红蛋白尿后，尿量突然减少变清；有肾毒性化学物质灼伤和吸收，不合理应用有肾毒性的抗菌药物等病史，结合检查结果，如少尿或无尿用利尿剂尿量不增加；尿比重低且较固定于 1.002~1.004；尿沉渣中有管型、上皮细胞碎片、红细胞等，血肌酐、血尿素氮、血钾、血清渗透压等每天在升高，尿钾、尿液中尿素氮、尿肌酐排出量明显减少，诊断就能成立。

与烧伤导致的肾前性氮质血症鉴别诊断。严重烧伤会引起明显的超高代谢，蛋白质的分解超过合成代谢，加上若伴有严重的感染，组织分解增多或大面积烧伤创面暴露、烤灯照射，水分从创面蒸发量大，可致患者脱水，血浓缩会造成肾不能及时将氮排出潴留体内，易对肾衰竭诊断造成困难。

烧伤急性肾衰竭与烧伤脱水导致的肾前性氮质血症的鉴别诊断，除了正确了解病史外，还有下表做疾病诊断参考。

治疗 ①烧伤休克复苏：若烧伤急性肾功能衰竭患者仍处于体液渗出的休克期，仍应予积极休克复苏，维持患者血压稳定。

复苏时注意晶体、胶体、水分量的调整，注意不要过量，以免发生脑水肿和肺水肿。②尽快进行血滤：患者血容量稳定后即进行血滤，根据患者全身情况及检查化验结果，调整血滤持续时间，调整单位时间血滤量，以便及时纠正水电解质、酸碱失衡，尽可能把内环境维持在良好状态。③注意营养治疗：烧伤患者几天后就处于超高代谢期，蛋白质的分解超过合成速度，创面也会同时丢失大量的水、电解质和蛋白质。患者免疫功能及组织修复受到严重影响，要注意营养支持。营养支持以口服为主，大面积严重烧伤患者或有严重感染情况下，患者食欲受影响，难于仅靠口服进食供蛋白质和热量需求。还应适当辅以静脉营养。在营养支持的同时，应尽量避免由此造成的进一步氮质血症，可适当应用促进合成的药物如合成的人生长激素等，注意维持血浆蛋白于正常水平。④积极创面处理：烧伤创面的存在是引起烧伤患者生理病理改变之源，尽力保护浅度创面促其早日修复。对于深度烧伤创面，要尽早清除坏死组织，以较理想的覆盖物覆盖术后创面，变开放性的烧伤创面为封闭的创伤

创面，以期早日修复深度创面，减少或防止烧伤感染，以免加重肾脏损伤，利于肾功能恢复和痊愈。⑤合理应用抗菌药物：烧伤创面在愈合前是开放的，烧伤坏死组织处于合适的体温，水分环境下定植的细菌、霉菌等微生物很易繁殖生长，造成创面感染，进而可能发展为侵袭性的感染，不利于肾功能恢复，甚至危及患者生命，所以适时合理应用一些抗菌药物是必需的。抗菌药物的选择应尽可能选对病原菌敏感，但对肾没有毒性损害者。

转归 由于对烧伤认识的不断深入，治疗方案的不断改进完善，现在因烧伤休克复苏原因、肾毒性抗菌药物医源性因素及因深度烧伤致大量肌红蛋白和血红蛋白吸收等因素导致的烧伤急性肾衰竭发生率大大降低。而意外事故发生的对肾有毒性的化学物质灼伤，多由于吸收入体内量大或事故单位未及时告诉医生有关化学物质详情，尽管患者伤后及时送医，医师也给及时适当的处理、治疗，但还是时有因化学物质灼伤导致肾衰竭案例发生。

烧伤急性肾衰竭的死亡率与烧伤严重程度有关，越严重死亡率越高；还与患者年龄相关，年纪大死亡率也高；此外，还与治疗有关。早血滤，尽早去除烧伤坏死组织，早日修复创面有利于降低死亡率。

预防 ①及时有效烧伤休克复苏：严重烧伤后要立即开放静脉通路，迅速液体复苏，维持有效的血容量，同时要改善组织微循环灌注，尽快改善组织缺血缺氧状态，可防止低血容量而引起的急性肾衰竭。若能在液体复苏同时也应用些氧自由基清除剂和抗炎药物，可更有利于患者的救

表　烧伤急性肾衰竭与烧伤肾前性氮质血症鉴别诊断

	肾衰竭	肾前性氮质血症
利尿剂	尿量不增加或增加不明显	尿量增加
尿比重	低且固定（1.002~1.004）	1.002 以上
尿渗透压	<350	>500
尿/血比重		
肌酐	<10：1	>10：1
尿素氮	<20：1	>20：1
内生肌酐清除率	<5ml/min	>5ml/min
血钠、氮	下降或正常	上升
血浓缩（血细胞比容）	稀释	浓缩

治。②注意排出肌红蛋白：大面积烧伤后，在积极液体复苏的同时要适当应用利尿剂利尿，并应用适量碱性药物（如5%碳酸钠）碱化尿液，这均可防止肌红蛋白在肾小管沉积，利于它们的排出，防止肾功能损害。③尽早去除烧伤坏死组织：烧伤坏死组织的存在是机体产生一系列病生理改变的根源，坏死组织还是致病菌生长繁殖的良好培养基，是致病菌侵袭的重要路径之一，所以积极切除烧伤坏死组织，尽早修复创面，可以大大改善患者全身状况，是救治烧伤患者重要手段之一。若是化学物质灼伤，立即切除灼伤坏死组织，能有效阻断有毒化学物质的继续吸收，减轻化学物质对肾等脏器的损害，有效预防烧伤肾衰竭的发生。④尽量避免应用有肾毒性的药物：许多抗菌药物对肾有不同程度的毒性作用，避免应用肾毒性药物于全身或局部创面，对防止医源性的烧伤急性肾衰竭的发生，有重要意义。

（廖镇江）

shāoshānghòu gāngōngnéng bùquán

烧伤后肝功能不全（hepatic insufficiency after burns）

烧伤后肝发生急性或亚急性实质性肝炎，其性质主要为中毒-感染性。肝损害程度与烧伤严重性有关，最早可发生在伤后24小时。肝实质的严重损害不仅将削弱烧伤患者的解毒能力，并可能影响烧伤过程的发展与治疗效果。由于肝细胞有很强的生理贮备和再修复潜能，即使有肝细胞损害，亦可能无明显的征象，易被忽略。

病因及发病机制 烧伤后肝损害的原因是多种多样的，主要原因有重度休克、创面脓毒症、全身侵袭性感染、溶血、肝内胆汁淤滞、无机磷中毒、铜中毒以及肝、肾衰竭等。烧伤后肝损害可以单独发生或为多系统器官功能不全的组成部分。参与严重烧伤后肝细胞的损害主要有以下一些因素。

肝血液循环的变化 烧伤后肝血流量可因体液丢失及休克等原因而减少。肝细胞对缺血、缺氧极其敏感，易诱发肝细胞损害。由于中心小叶细胞较小叶的周围细胞接受的血液量更低，故该区域最先受累，损害最重。

内毒素和"烧伤毒素"对肝的作用 内毒素对肝细胞的直接损害作用主要是：①非特异地与细胞膜结合，干扰细胞膜正常功能 或与肝细胞膜上的特异性受体结合，直接损害肝细胞，造成肝窦淤血、窦周间隙扩张和细胞坏死。②抑制肝细胞的葡萄糖代谢，致糖原异生障碍和低血糖。内毒素还可刺激吞噬细胞分泌胰岛素样活性物质和促胰岛素释放物质，从而加重低血糖。此外，内毒素还能促使体内释放某些活性物质（如前列腺素、5-羟色胺等）而造成肝损害。内毒素亦可通过 C_3 旁路途径激活补体，导致严重的肝细胞损害。此外烧伤毒素为正常存在于皮内的脂蛋白单体经热力聚合而成的二聚体，可抑制肝细胞 ADP 磷酸化形成 ATP 的过程。

胆红素增多 大面积深度烧伤，尤其是电烧伤及热压伤引起大量的红细胞破坏，释放大量胆红素入血，可加重伤后已存在的肝损害。此外，输注保存14天以上的库存全血、各种原因导致的溶血反应，都可能释放大量的胆红素导致肝损害。

各种药物及化学物质造成的肝损害 黄磷可直接引起严重的肝细胞损害；乙酰丙嗪应用后可引起毛细胆管炎和毛细胆管胆汁淤滞型黄疸；氟烷的过敏反应可引起严重的肝细胞坏死。含水解型鞣质的石榴皮、诃子、地榆、酸枣树皮等中草药制剂，大面积应用于烧伤创面，经创面吸收，可引起肝损害和肝功能不全，应予注意。

病理生理 烧伤后，肝血流量下降、缺氧、中毒及严重感染等因素可引起肝病理性损害。患者的肝细胞有不同程度的混浊肿胀、胞质疏松及肝脂肪变性，少数有肝细胞坏死，部分细胞核空化。烧伤愈严重，病变愈明显。肝细胞坏死多位于小叶中央和中间带，为局灶性或大块性分布。肝坏死灶内肝细胞核固缩、核碎裂或核溶解，胞质嗜酸性增强或含色素颗粒，坏死灶内及其周围库普弗细胞增生明显。肝脂肪变性为小叶中央性或周围性，有的呈弥漫性分布，且出现早，持续时间长。发生在早期可能因中毒、缺氧和感染所致，而在后期可能与代谢紊乱、营养不良相关。

临床表现 自觉症状多不明显。根据病因不同，或酷似肝病症状如食欲减退、恶心、厌食、疲乏及上腹部不适等；或表现为溶血反应如突然寒战高热、腰背四肢酸痛、恶心呕吐及酱油色血红蛋白尿。可有黄疸、肝大、血清胆红素升高以及血清丙氨酸氨基转移酶（ALT）、门冬氨酸氨基转移酶（AST）、γ谷氨酰转移酶（γGT）、碱性磷酸酶（AKP）、乳酸脱氢酶（LDH）等活性升高。

诊断与鉴别诊断 实验室检查：①检测血胆红素、尿胆红素、尿胆原。②检测血清 ALT、鸟氨酸甲酰转移酶（OCT）、AST、γGT、AKP、LDH 等。据血清酶含量、胆红素含量、黄疸出现时间，血清 ALT，AST 升高，LDH 正常或高于正常，但血清胆红素不升高，这多为烧伤后肝细胞缺氧性损害所致；如果血清 ALT、OCT 升高的同时伴有早期高胆红素血症，胆红素含量在 25.7μmol/L 以上，无黄疸，在数天内恢复正常，往往是严重深度烧伤早期红细胞破坏的反映或输入大量库存全血引起的溶血；如果血清 ALT、AST 升高同时伴有早期黄疸，平均血清胆红素为 85.5μmol/L 以上，LDH 亦升高，且大多发生在伤后 10 天内。这类肝功能不全发病时间往往与全身侵袭性感染或严重脓毒症发病峰时间相一致，随着感染的控制，黄疸自行消退。如果黄疸持续不退，预后较差；如果血清 ALT、AST 升高，常伴有后期高胆红素血症和黄疸，总胆红素含量平均为 138.5μmol/L 以上，血清结合胆红素也明显升高。此类黄疸消退慢，一般持续 3 周以上。此类肝功能不全往往是烧伤后输血后肝炎的反映。

治疗　由于烧伤后肝功能不全可以同时存在多种病因，因此重视预防才是上策：①对 ALT、AST 升高者，可用联苯双酯、水飞蓟宾（益肝灵）、甘草酸二铵（甘利欣）等。②促进黄疸消退可使用腺苷蛋氨酸（思美泰）、多烯磷脂酰胆碱注射液等。③血浆白蛋白减低者输注新鲜血浆、白蛋白、支链氨基酸、维生素和微量元素等。④用促肝细胞生长素等。

转归　烧伤后早期发生的肝功能不全一般为可逆性，可以恢复。但是，深度烧伤面积过大，延迟复苏或伴有某些化学烧伤（如黄磷烧伤），或者并发严重感染的，也可能发展为肝衰竭。而且肝功能障碍还可能与其他器官功能障碍互为影响，相互叠加或

促进，组成多系统器官功能衰竭的一部分。

预防　①烧伤后应及时复苏补液，尽快纠正休克状态，改善内脏血流量、肝组织血流灌注及氧动力微环境，缩短肝组织缺血、缺氧时间。②慎用对肝细胞有毒的药物，例如麻醉药氟烷，大环内酯类（红霉素）、四环素类及磺胺类等抗菌药物，睾酮、苯丙酸诺龙等激素，以及氯丙嗪、乙酰丙嗪、巴比妥类等镇痛镇静剂，以避免加重肝功能损害。③尽早切除Ⅲ度烧伤焦痂组织和清除感染病灶，中断毒素及炎性细胞因子、介质对肝细胞造成损害的环节，有利于肝细胞功能的恢复。

（廖镇江）

shāoshānghòu jíxìng wèikuòzhāng

烧伤后急性胃扩张（acute gastrectasis after burns）

因某种原因所引起的胃极度扩张，腔内潴留大量液体，液体及电解质的丢失引起严重的全身紊乱。烧伤后并发急性胃扩张主要发生在烧伤休克期和严重脓毒症期。往往是严重休克或全身性感染的临床症状之一。

病因及发病机制　形成急性胃扩张的有两个基本环节：①胃及十二指肠的张力减低或麻痹。②由于肠系膜上动脉或小肠系膜对十二指肠水平部压迫所造成的机械性梗阻。不同病因和不同发病阶段，两者起着不同的作用，而且相互影响。烧伤后并发急性胃扩张并不少见，主要发生在烧伤休克期和严重脓毒症期。在休克期，患者还可因烦渴而饮用大量水分，诱发急性胃扩张的发生；也可能因伤前暴饮暴食，造成胃排空障碍而继发胃扩张。在严重脓毒症过程中，反射性抑制胃蠕动，导致排空延迟，胃内大量胃

液滞留；或者患者贪食过多，因而发生急性胃扩张。此外，烧伤后还存在着诱发急性胃扩张症的各种因素，如低钾血症、代谢性酸中毒、肾上腺皮质功能不全、贫血、手术麻醉等，以及在伤前患者原有消化性溃疡或胃肿瘤所引起胃排空障碍。

病理生理　胃扩张后势必将小肠推向下方，使肠系膜上动脉和肠系膜拉紧，导致胃十二指肠内容郁滞；胃液、胆汁及胰液的潴留又刺激胃及十二指肠黏膜分泌增加，进一步使胃扩张加重；加重了的胃扩张进一步推挤小肠及牵拉肠系膜，刺激内脏神经，加重胃十二指肠麻痹。如此往复不已，形成恶性循环。在本病的早期，患者可有频繁的呕吐，但当胃壁完全麻痹并随着内容的剧增而变菲薄之后，患者反而不能呕吐以减轻胃内张力，使胃继续胀大，有时几乎占据整个腹腔。由于扩张，胃内压力的增高，除胃壁继续变薄外，血液循环亦发生障碍，开始时表现为静脉回流受阻，产生被动性渗出，进而引起黏膜出血糜烂，甚至穿孔破裂。急性胃扩张发展到一定程度之后，可引起一系列血流动力学改变。由于门静脉受压，引起内脏淤血及肝门静脉压力升高；当下腔静脉亦受到压迫时，将进一步使回心血量减少及心排血量减少，再加上体液丢失，最后可导致休克。

临床表现　表现为上腹胀满、呼吸窘迫、烦躁不安、频繁呕吐或呕吐无力、恶心、脱水，严重者休克。体检见上腹膨隆，有时可见胃型；叩诊呈浊音或实音，有振水声；腹部轻度压痛，无腹肌紧张；肠鸣音减弱或消失。胃内大量积气时，叩诊呈鼓音，有时误认为肝浊音区消失而误诊为

空腔脏器穿孔。急性胃扩张虽然是一个独立的疾病，但它多发生在烧伤休克期和严重脓毒症期或因低钾血症、代谢性酸中毒、肾上腺皮质功能不全、贫血、手术麻醉而发生，故上述情况的存在应作为重要参考。值得注意的是其发病并非急剧，从开始发病到表现出典型的病状需要一个过程。溢出性呕吐往往是引人注目的第一个症状。患者在感到上腹部饱满感或撑胀感的同时，开始出现频繁的呕吐。每天总量也达数千毫升，但亦有的患者呕吐物量不大。但当胃扩张发展到严重程度时，患者可出现烦躁不安。未得到及时治疗的患者，由于液体及电解质的丢失可出现轻度口渴、脉快、表浅静脉萎陷、尿少及血压降低等症状，甚至出现神志障碍及休克。

诊断 根据发病历史、典型症状及体征，诊断并不困难。有价值的诊断方法包括：①腹部 X 线平片：立位平片可发现胃内巨大气液平面，胃的下缘可达盆底；在侧位平片上，可见充气胀大的十二指肠影像。②胃肠减压：当胃管送入胃腔后即可有大量液体及气体吸出，可在数小时内连续吸出数千毫升液体。③实验室检查：多能反映出严重脱水、电解质丢失及酸碱失衡。该病应与弥漫性腹膜炎所致的肠麻痹及高位机械性肠梗阻鉴别。前者有明显的腹膜刺激征，且体温增高、白细胞增多，肠鸣音消失。后者多有阵发性腹痛，肠蠕动增强，呕吐物多为小肠内容。腹部膨胀不如急性胃扩张显著，吸净胃内容后症状并不能立即减轻。

鉴别诊断 需与以下疾病鉴别：①胃肠道穿孔：其临床特征是急性弥漫性腹膜炎，腹肌紧张，有压痛及反跳痛，肠鸣音减弱或消失。但在穿孔早期因气体进入腹腔，可出现上腹部叩诊鼓音，肝浊音区变小或消失，而误诊为急性胃扩张。②肠系膜上动脉综合征：其临床表现有上腹部饱胀、喷射性呕吐等，但俯卧位时症状可缓解，体重减轻显著，急性胃扩张无此特征。③慢性幽门梗阻：有三类。a. 因幽门括约肌反射性痉挛所引起的暂时性梗阻，无明显胃扩张，呕吐物无宿食，在解痉药物治疗后可缓解。b. 溃疡附近炎性水肿引起幽门梗阻，经胃肠减压及解痉治疗后水肿可消退。c. 瘢痕性幽门梗阻，可引起胃高度扩张，呕吐物或从胃管抽吸胃内容物不含胆汁。慢性幽门梗阻不同于急性胃扩张，由于梗阻部位在十二指肠水平部，呕吐物或抽吸的胃内容物含有胆汁，可以鉴别。如诊断有困难，可经 X 线钡剂检查或纤维胃镜检查确诊。

治疗 如确诊为急性胃扩张，应立即采取以下治疗。①禁食及胃肠减压：吸净胃十二指肠内容，使胃十二指肠回缩，保持休息状态，以便恢复张力与蠕动功能。为了改善循环及清除附着在黏膜表面上的糜烂坏死组织，可用温盐水反复洗胃。禁食时间一般应较长，避免早期进食引起扩张的反复。②患者取俯卧位，以减轻胃和肠系膜血管压迫十二指肠水平段。③维持水和电解质平衡：预防代谢性碱中毒，恢复有效循环血量，纠正脱水状态。④治疗原发病：如有效复苏以改善胃肠血流量，促进胃肠功能恢复。⑤使用有效的抗生素：防治脓毒症的发生与发展。

转归 该病的死亡率可高达60%，近年来随着诊断及治疗方法的改进，死亡率已大为降低，但预后仍不容乐观。

预防 严重烧伤后常规放置胃管，是预防急性胃扩张的有效措施。

（廖镇江）

shāoshānghòu chángxìmó shàngdòngmài zōnghézhēng

烧伤后肠系膜上动脉综合征

（superior mesenteric artery syndrome after burns） 烧伤后由于肠系膜上动脉压迫十二指肠水平部，引起十二指肠部分或完全梗阻的临床综合征。1861 年冯·罗基坦斯基（Von Rokitansky）首次描述十二指肠压迫症状；1927 年威尔基（Wilkie）详细描述肠系膜上动脉综合征（SMAS），并命名为Wilkie 综合征，该病引起了临床重视。近年来，随着诊断技术的发展，该综合征引起十二指肠梗阻的发病率呈上升趋势。

病因及发病机制 肠系膜上动脉约在第 1 腰椎水平起源于腹主动脉，在立位或卧位时，向下向右行走于小肠系膜内，与腹主动脉形成一锐角，并在进入小肠系膜前跨过十二指肠水平部。正常情况下，腹主动脉与肠系膜上动脉之间的夹角为 40°~60°，夹角内十二指肠水平部的宽度（腹主动脉到肠系膜上动脉距离）平均为 10mm，夹角间隙被肠系膜肠脂肪、淋巴结、腹膜等充塞而十二指肠并不受压。当夹角变为15°~20°，或宽度变为 2~5mm，都使肠系膜上动脉压迫十二指肠水平部于腹主动脉或锥体上而造成肠腔狭窄和梗阻。

SMAS 的发生是局部解剖因素或多方面、系统性的综合因素所致。主要包括：①肠系膜上动脉起源于腹主动脉的位置过低，或十二指肠空肠悬韧带过短，将十二指肠上升段悬吊固定于较高位置，都可以使十二指肠水平部接近肠系膜上动脉和腹主动脉成角间隙的根部，使之更容易受压。②长时期仰卧于背部过度后伸体位、腰椎前凸畸形、腹主动脉血管瘤等，都可以缩小肠系膜上动脉与脊柱的间隙，也使十二指肠易受压。③烧伤、神经性厌食、吸收障碍等高分解状态的患者因显著消瘦、肠系膜上动脉和腹主动脉间的脂肪垫消失，腹膜的支持作用减弱，尤其伴内脏下垂、腹壁松弛、动脉硬化时，压迫容易发生。烧伤和严重脓毒血症患者因超高代谢反应、负氮平衡、体重下降或营养不良脂肪分解以供应能量，使肠系膜和腹膜后脂肪明显减少、失去了十二指肠水平部周围的支撑作用，在此平面肠系膜上动脉和腹主动脉间距狭小，加重了十二指肠水平部的压迫。此外，患者长期卧床，肠系膜受到牵拉，肠系膜上动脉和腹主动脉夹角缩小；特别是内脏下垂者，升结肠下垂和整个大肠、小肠下垂致使肠系膜压迫于十二指肠水平部。烧伤患者由于超高代谢、高消耗和长期卧床，腹部肌肉松弛失去对小肠和大肠的支撑作用，易出现此综合征。

烧伤并发肠系膜上动脉综合征是一种功能性病变，起初仅可能有轻微的十二指肠压迫，出现部分梗阻，当有以下诱因时可出现肠系膜上动脉综合征：①严重烧伤并发脓毒血症时，胃十二指肠张力减弱，引起运动障碍和排空延迟。②麻醉或给氧时大量气体进入胃内，引起胃的高度扩张。③摄入腐败食物。④暴饮暴食。

肠系膜上动脉综合征的病理改变有胃高度扩张，幽门管开放十二指肠壶腹部和降部扩张膨大，肠系膜根部压迫十二指肠。

临床表现 ①急性型：突然起病，剧烈腹痛，上腹胀满，频繁呕吐，呕吐量大，含胆汁但无粪臭味，由于脱水、水电解质平衡紊乱，患者可以迅速进入休克，全身衰竭。临床较为少见，约占6%。②慢性型：起病慢，反复发作性进食后上腹胀痛不适，多在进食后 15~40 分钟，左卧位、前倾位或膝胸位有 70% 的患者可以缓解，30% 的患者不缓解，经常呕吐，呕吐量大，含胆汁无粪臭味。查体时发现上腹部饱满，下腹扁平，无腹肌紧张，部分病例可见胃型。长期反复发作的患者出现消瘦，体重下降明显，约下降 24%，贫血甚至出现恶病质。临床上约 25% 的患者同时并发消化道溃疡，甚至出现大出血。

诊断 应明确 SMAS 与腹主动脉压迫十二指肠引起十二指肠梗阻的存在，同时应注意与肿瘤、结核、节段性肠炎、十二指肠扭转，尤其是先天性巨十二指肠病等引起十二指肠排空障碍的疾病相鉴别。对于特征性的病史和影像学检查可以很容易地诊断SMAS。但在病变早期，SMAS 常由于非特殊性的上消化道症状而被误诊为上消化道溃疡、胆石症、急性胰腺炎等，而延误治疗。故如何早期发现、确诊 SMAS 成为临床医生面对的首要问题。对临床上体型较瘦长、反复出现餐后呕吐、改变体位可解除腹胀的患者，要高度警惕 SMAS 可能，应及时行影像学检查。①X 线钡剂造影：可见十二指肠梗阻近端显著扩张，反复强烈逆蠕动，钡剂反流入胃，严重者可引起幽门松弛、胃扩张。十二指肠水平部可见钡剂受阻现象，梗阻近端为外形整齐的斜行压迹，称笔杆征或刀切征。钡剂经过此处排空迟

缓甚至停止，2~4 小时后仍不排空表明梗阻存在。用手在脐下向上向后推挤使小肠系膜抬高或变体位为左侧卧位、俯卧位或胸膝位均可缓解压迫而令钡剂通过。另外，可见胃扩张，幽门通畅，与幽门梗阻相鉴别。低张性十二指肠钡剂造影由于十二指肠蠕动减弱，肠黏膜显影清晰。②CT 检查：通过 CT 观察腹主动脉、肠系膜上动脉和十二指肠三者之间的解剖关系，可直观地显示十二指肠受压情况，并可经三维重建测量肠系膜上动脉和腹主动脉之间的夹角及夹角之间的距离，进一步明确诊断肠系膜上动脉综合征，并指导治疗。③MRI 检查：MRI 三维成像可于十二指肠狭窄部位的横断面，观察十二指肠通过的受压情况，测量肠系膜上动脉和腹主动脉之间夹角的度数。同时，磁共振血管成像对大血管病变检查的准确性接近数字减影血管造影，MRI 具有较高的诊断价值和无创性的优点。④内镜超声（endoscopic ultrasound，EUS）检查：是消化系统的常规诊断方法。肠系膜上动脉综合征的患者首先表现为上消化道的症状，内镜检查可见十二指肠扩张，反复强烈逆蠕动波，水液淤滞，提示十二指肠梗阻，但假阳性与假阴性较常见，临床诊断价值不高。EUS 可以直观地观察十二指肠梗阻，同时测量肠系膜上动脉和腹主动脉之间的夹角及夹角之间的距离，可作为传统影像学检查的辅助诊断方法。⑤术中探查：术中用针头穿刺进入十二指肠近端，然后向内充气或注水，如肠系膜上动脉压迫十二指肠，则近端十二指肠可明显扩张，有助于诊断。

鉴别诊断 与急性胃扩张鉴别诊断。烧伤患者可以出现急性

胃扩张，胃蠕动极弱或消失，而肠系膜上动脉综合征早期可有强烈的胃蠕动；急性胃扩张呕吐物含少量胆汁或不含胆汁，而肠系膜上动脉综合征呕吐物含大量胆汁；急性胃扩张大多发病急剧，而肠系膜上动脉综合征起病缓慢；急性胃扩张无肠系膜上动脉综合征的特征性 X 线钡剂检查影像学特征。

治疗 目前，针对肠系膜上动脉综合征的治疗方法，尚无统一认识，主要包括以下几种治疗方法。

非手术治疗 大多数患者随着年龄的增长，腹主动脉和肠系膜上动脉夹角处脂肪及结缔组织增加或侧支循环建立，可改善十二指肠的压迫状态而缓解症状，同时鉴于肠系膜上动脉综合征是胃肠道动力学改变，故对于确诊为单纯肠系膜上动脉综合征的患者，表现为轻微腹胀、改变体位可缓解者可暂无须特殊治疗。对于肠系膜上动脉综合征急性发作期应首先采用非手术治疗，治疗时间不少于1周，予以禁食、鼻胃管减压、抗痉挛药物、静脉营养支持，维持水、电解质及酸碱平衡。症状缓解、淤滞引出后，可经胃管多次给予少量流质饮食，食后采取左侧卧位、俯卧位或胸膝位；或经小肠管越过梗阻处予以流质营养。如患者症状无复发，可逐渐增加饮食，直到拔除小肠管改正常饮食。

传统手术治疗 目的是为了解除十二指肠梗阻。适应证主要是经非手术治疗后症状无明显改善，或症状呈持续性加重者。75%的肠系膜上动脉综合征患者需要接受手术治疗，主要术式包括十二指肠空肠吻合术、十二指肠悬韧带松解术、胃空肠吻合术、十二指肠切断前移吻合术等。目前，国际上以十二指肠空肠吻合术、十二指肠悬韧带松解术为主要手术方式。根据患者的具体情况选择合适术式，也可将两者结合以提高手术成功率。十二指肠空肠吻合术于 1907 年由布拉德古德（Bloodgood）首先提出；1 年后由斯泰夫利（Stavely）成功实施。该术被认为是最有效的手术方法，在文献报道中最为常见，包括十二指肠空肠侧-侧吻合术和十二指肠空肠 Roux-en-Y 吻合术。十二指肠悬韧带松解术由斯特朗（Strong）于 1958 年首次提出，故又称 Strong 术。主要针对因十二指肠悬韧带过短引起十二指肠梗阻的患者，优点在于不改变消化道的正常解剖结构，对幼儿患者有较高的成功率，而对成年患者效果较差。科恩（Cohen）等回顾研究文献报道中约 400 例手术，提出十二指肠空肠吻合术的成功率为 94%，十二指肠悬韧带松解术为 90%，胃空肠吻合术为 66%。胃空肠吻合术吻合口距离梗阻部位较远，留下较长的盲端，术后不能有效地解决十二指肠淤积症状；另外改变了胆汁、胰液的生理排出途径，有潜在引起胃溃疡的缺点；十二指肠切断前移吻合术虽然解剖结构改变少，但比单纯十二指肠空肠吻合术复杂，疗效也不确定，故此两种手术方式仅限于个例报道。

腹腔镜手术治疗 腹腔镜手术的兴起得益于 20 世纪 70 年代以来出现的微创和整体治疗概念，即认为应使患者治疗后在心理和生理上得到最大限度的康复。肠系膜上动脉综合征的腹腔镜手术首见报道于 1995 年，截至2004 年12 月，全球共报道病例数 11 例。腹腔镜下十二指肠空肠侧-侧吻合术手术步骤：常规达成气腹后，在横结肠下方、肠系膜上动脉右侧充分暴露扩张的十二指肠段；将距十二指肠悬韧带约 30cm 处的空肠贴近十二指肠扩张段，并以可吸收缝线平行固定两肠段；分别于两肠段上切开小口，用内镜下胃肠吻合器做长约 45mm 的十二指肠空肠侧-侧吻合口，以可吸收缝线缝合关闭肠段切口。优点：微创，手术时间减少，术后患者恢复快。故对肠系膜上动脉综合征的腹腔镜手术治疗是安全的、可行的技术，已得到初步尝试并获成功。患者近期症状解除情况良好，远期疗效有待进一步评估。

（廖镇江）

shāoshānghòu nǎoshuǐzhǒng

烧伤后脑水肿（cerebral edema after burns） 各种颅内病变及全身性疾病所引起的脑实质液体过多积聚，导致脑体积和重量的增加。烧伤后脑水肿是烧伤最主要并发症之一，也是烧伤患者死亡的重要原因。以前临床易忽视，确诊者少，这可能是由于对烧伤后并发脑水肿认识不足，另外烧伤本身或其他并发症往往将其掩盖，在这没有一个客观量化的评价指标，目前主要依靠临床的症状及体征进行诊断。一般是烧伤越严重，发生脑水肿的机会越多，伤情越重，脑水肿发展得越快，但小面积烧伤亦可发生脑水肿，特别是小儿。脑水肿在烧伤后任何时期都可发生，但多在早期，一般发生在烧伤后 48 小时内。此与烧伤后早期组织水肿、休克、输液有关。

病因及发病机制 烧伤后脑水肿发病机制十分复杂，往往由多重相关因素所造成。

毛细血管通透性发生改变 烧伤后脑内毛细血管通透性增高，

使血管内血浆样液体渗入细胞外间隙，从而发生脑水肿。目前认为造成脑内微血管通透性增高的机制可能与下列因素有关：①烧伤后机体可以产生大量自由基，而毛细血管内皮细胞是自由基损伤的靶细胞，自由基脂质过氧化作用可明显损伤血管内皮细胞，造成毛细血管通透性增高，发生脑水肿。②炎症介质：烧伤早期体循环内毒素水平增高，它可进一步激活多形核粒细胞、单核细胞及巨噬细胞，从而产生一系列炎性介质。病理形态学发现，脑血管中滞留的多形核粒细胞绝大多数黏附在微血管内皮细胞表面，被激活后多形核粒细胞可释放多种活性介质，如白介素、氧自由基、白三烯、血小板活性因子及酸性或中性蛋白水解酶等，它对微血管内皮细胞造成损伤，炎性介质在脑水肿的发生、发展上起重要作用。

脑缺血缺氧 正常人脑的重量占体重的 2%～3%，但其所需的血流量占心排血量 15%～20% 再加上烧伤后脑组织对缺氧极其敏感，如果并发严重烧伤性休克、吸入性损伤、严重面颈部烧伤水肿压迫咽喉部、肺水肿、严重肺部感染、麻醉或镇静药物用量过多引起呼吸抑制、高热等将进一步加重脑缺血缺氧。由于缺氧，使体内产生能量代谢障碍，ATP 减少，神经细胞膜电位差不能维持，钠离子、氯离子及水分进入细胞内，产生脑细胞水肿。

酸中毒 上述引起缺氧的原因以及电解质紊乱等均可导致酸中毒。无论是代谢性酸中毒还是呼吸性酸中毒均可引起脑水肿。这是由于酸中毒引起氢离子进入细胞内，钾离子逸出细胞外。氢离子进入细胞的同时，钠离子、氯离子以及水分也同时进入，导致脑细胞水肿。呼吸性酸中毒时，尚由于二氧化碳蓄积，血脑屏障通透性增高，使一些不能进入脑组织的物质，如蛋白质，透过微血管壁，因而脑组织间隙扩大，含水量增加。

补液不当 烧伤后，特别是休克期往往需要补液抗休克，如补液过量、过快，还有补水分过多，易引起水中毒。烧伤早期由于大量渗出，丧失钠离子较多，故体液为低渗。再加之早期肾功能障碍，水分不易排出，如果补入的水分过多，则迅速进入细胞内，引起严重的脑水肿。少尿型急性肾功能不全的患者更易发生。小儿血管床与细胞外间隙较小，各器官发育尚未健全，特别是神经组织发育尚未完善，烧伤后小儿对电解质丢失的调节及耐受性较差，因此，烧伤性休克的发生率高，若伴有头面颈部烧伤，严重肿胀，更易导致脑水肿。即使按千克体重计算，24 小时补给水分未过量，但在短时间内连续输入大量水分也可造成脑水肿。因此，烧伤后补液既不宜过多、过快，也需注意水分、电解质及胶体溶液配伍补充。

外伤 脑震荡、脑挫裂伤、颅内血肿、脑手术创伤、广泛性颅骨骨折、严重胸部挤压伤、四肢长骨骨折、广泛严重烧伤及爆炸冲击伤等。

其他 ①中毒：烧伤的同时合并一氧化碳、苯、汽油等中毒也易发生脑水肿，其机制与缺氧类似。②代谢失调：如低钠血症、低蛋白血症、尿毒症、肝功能障碍所致血氨增高等。③严重感染：如细菌毒素、严重菌血症或脓毒血症并发多发性脑脓肿、脑膜炎、静脉窦血栓形成等。

临床表现 主要表现为颅内压增高，严重者可发展为脑疝，常见的是枕骨大孔疝，亦可出现小脑幕切迹疝。早期症状变化不一，且常与其他烧伤症状或治疗反应混淆或被掩盖，因此应加强观察。烧伤后脑水肿早期绝大多数患者出现意识障碍，有反应迟钝、谵妄、嗜睡、昏睡，有的为激动或烦躁不安，甚至出现精神症状。但很少有头痛、头晕，可能有烧伤后疼痛，尤其是头面部烧伤疼痛往往可能掩盖脑水肿的症状。恶心、呕吐出现亦较早，但少有典型的喷射状呕吐。小儿早期临床表现为肌肉抽动、抽搐或惊厥、昏迷，心率、呼吸、血压的改变，常受烧伤本身的影响，但有心率变慢、心律失常、脉搏洪大、呼吸不规则或变慢、血压上升等现象。严重时颅内压增高，可有代偿性血压增高，脉搏缓慢而有力，心排血量增加。

若脑水肿继续发展，可能脑干受压或脑疝形成；脑干受压或枕骨大孔疝时，双侧瞳孔变大或缩小或变化不定；小脑幕切迹疝时，同侧瞳孔散大、对光反射减弱或消失，对侧肢体瘫痪。

诊断与鉴别诊断 主要依据病史、临床表现及体征做出正确诊断。早期诊断、及时治疗是抢救成功的关键。①详细询问受伤的原因，当时受伤的情况，有无脑外伤、中毒史，注意有无颜面部严重烧伤、吸入性损伤等。烧伤后入院前输液的质和量等情况。有无严重休克，呼吸道烧伤或不正确的处理，而引起严重的长时间缺氧或酸中毒情况。②尿量常增多，比重低；甚至出现高热症状，由于烧伤的存在，以及药物的影响，早期体征常被掩盖，或体检不满意，此时应结合临床血液生化检查来诊断。③烧伤患者休克情况已好转，反而出现嗜睡、昏睡、烦躁不安、恶心呕吐时，此时应引起警惕，要想到有关脑水肿的可能。④早期眼底检查除偶见静脉充血外，多属正常。不能因为无视盘水肿而排除脑水肿的可能。此外，有时可出现眼球结膜水肿或眼压增高，特别对无头面部烧伤的脑水肿的诊断有参考价值。在婴儿则囟门饱满，张力可增加。腰椎穿刺脑脊液，若压力增高则有助于诊断。但腰椎穿刺又有引起枕大孔疝及感染（特别是穿刺部位有烧伤创面者）的危险，因此一般应慎重。⑤临床出现昏迷，双侧瞳孔大，呼吸浅、慢且不规则，有可能发生突然呼吸停止，搬动患者或患者翻身时应特别注意。⑥此外，某些其他临床表现间接地有助于诊断。如同时出现肺水肿、血液稀释（血清钠、氯及血浆蛋白显著降低等）、酸中毒、尿毒症及其他中毒现象（包括血及其他排泄物的毒物鉴定）等。

治疗 包括以下几方面。

病因的及时处理 病因的治疗是防治烧伤后脑水肿的关键。如及时纠正休克、缺氧、水、电解质及酸碱失衡，改善脑微循环及控制感染，针对中毒情况适时处理，防止补液过多过快。对于头面部深度烧伤，尤其是儿童，更应注意发生脑水肿的可能。

一般治疗 ①体位：一经确诊应卧床休息，如无禁忌，有颅压增高的患者应采取头高位（15°～30°），但搬动患者应轻、缓慢，不可骤然将头抬起。如颅压甚高或有可疑脑疝症状时禁止搬动，防止突然呼吸心搏骤停。②加强观察护理：脑水肿患者要密切观察生命体征变化，包括瞳孔、意识、脉搏、呼吸及血压；如有抽搐时，要防止坠床及意外损伤；呕吐时要防止误吸造成窒息；及时清除咽喉及呼吸道分泌物，保持呼吸道通畅，给予低流量吸氧。③注意水电解质平衡：特别是使用脱水剂、利尿药的患者。过多的补水、补钠均会加重脑水肿，脑水肿早期必须严格限制患者液体入量及输液速度，同时要进行血尿电解质的监测并及时调整，使患者保持轻度脱水状态。④使用有效抗菌药物抗感染：对烧伤创面、呼吸道分泌物及血的各种病原微生物进行培养，经药敏试验找到敏感的抗菌药物。

保持良好的呼吸功能 消除缺氧的原因及保持呼吸道通畅的重要性远超过单纯给氧。重度呼吸道烧伤、严重头面颈部烧伤水肿较重、呼吸困难或昏迷的患者，应及早行气管切开，以减少无效死腔，增加通气量及减少因呼吸困难所致的颈静脉回流障碍与颅压增高，同时也便于给氧及清除呼吸道分泌物，保持呼吸道通畅。必要时尚可进行短暂过度换气以降低颅压。气管切开或气管插管的患者，可间断加压给氧。如有条件，可采用高压氧治疗。特别是合并有一氧化碳中毒的患者。高压氧治疗时，由于血液中物理状态溶解的氧增加，改善了脑细胞缺氧所致的血管通透性和血脑屏障通透性的变化；同时在高压的条件下，脑血管收缩，脑血流量减少，也可降低颅内压。

降低颅内压治疗 ①脱水药：是防止脑水肿最常用的方法，对脑间质性水肿效果更好。目前常用的药物为甘露醇、高渗葡萄糖和甘油等，这些药物可提高血浆渗透压，脑组织的水分移向血浆，从而达到脱水治疗的作用。这类药物主要用于颅内压升高的对症治疗，预防脑疝形成，为病因治疗争取时间。甘露醇为最常用的脱水药，一般为20%甘露醇注射液，用量1～3g/kg，成年人250ml静脉快速滴注，30分钟内滴完，用药30分钟后开始起作用，作用高峰是2～3小时，可维持4～6小时。根据病情每天可给2～4次。但对老年人及小儿心功能不全和肾功能有损害者应慎用。甘油可降低颅内压，但作用效果较甘露醇差。口服后患者可能出现恶心、呕吐，每次50%甘油氯化钠40～80ml，每天3次口服。静脉滴注容易产生溶血及血红蛋白尿等并发症，目前已很少使用。高渗葡萄糖溶液也具有降低颅内压作用，但持续时间短且有回跳现象，使用时应加以注意。50%葡萄糖溶液60～100ml静脉推注，可维持2～3小时，最好与甘露醇交替使用。其他脱水药如山梨醇、尿素等，用药后易出现回跳现象或血中尿素氮升高，目前临床已不再使用。浓缩人血清白蛋白（25%）、新鲜血浆直接静脉注射可提高血浆胶体渗透压，如用量太大，有较明显的脱水作用，特别适用于脑水肿有低蛋白血症者，但因来源不易，一般少用。由于水中毒所致的脑水肿，特别是低钠血症时，可采用高渗氯化钠溶液（5%～10%）；如果同时合并有严重代谢性酸中毒时，可用高渗碳酸氢钠（5%）或乳酸钠溶液静脉注射，提高血浆晶体渗透压，每次50～100ml，并根据血生化情况考虑是否重复使用。但这两种药均有明显的回跳现象，增加钠潴留，应予注意，一般脑水肿时不采用。②利尿药：这类药物主要通过利尿作用，使机体排出大量液体间接减轻脑水肿。呋塞米为高效利尿剂，可抑制肾小管对钠离子的重吸收，产生利尿作用。常用剂量20~40mg，可重复用药，每天2~4次，但对钠、钾、氯平衡影响较大。依他尼酸钠与呋塞米药理作用相似，用量每次25~50mg，稀释后静脉滴注，每天2次，呋塞米可配合脱水药使用，可增加脱水药降颅压效果，每次20mg，每天2~3次。急性脑水肿时，不使用中效或低效利尿药。

脱水和利尿治疗时应注意以下事项：①控制输入液体量，一般是出多少补多少。②脱水到什么程度，依据临床情况而定，一般要求达到神志恢复，临床症状改善或消失，血压、呼吸、脉搏恢复正常、全身表现有轻度脱水现象。即使如此，亦应逐步减量缓慢撤除脱水药，直到病情稳定为止，以免出现反复及回跳现象。一般需3~7天。③利尿的过程中应注意水电解质平衡，及时调整。④对合并有少尿型急性肾功能不全的患者，不宜采用利尿药，一般改用泻药。有肾功能损害的患者甘露醇应慎用。必要时可采用透析疗法。⑤对有心功能不全或心力衰竭的患者，应采用利尿药，一般不用脱水药，尤其是浓缩白蛋白或血浆。如必须应用，应慎重，每次剂量应减少，注射速度减慢，以防骤然血容量增加，使心脏负荷增加。⑥有严重休克时，应同时纠正休克。

肾上腺皮质激素　对防治脑水肿有一定的作用，特别是与脱水药、利尿药配合应用时，效果更明显。它可恢复血脑屏障功能，抑制抗利尿激素的分泌，促进水分排出。常用的是地塞米松（5~10mg）或氢化可的松（200~300mg）静脉滴注，每天

2~4次。症状缓解后，可逐步减量，一般应用5~7天。应用此药时，特别是氢化可的松，应注意电解质紊乱，如低钾血症等。如怀疑有急性消化道溃疡时应慎用。同时应加大抗菌药物用量，以防感染扩散。

镇静　轻度脑水肿惊厥，应用镇静药物可在数分钟内得到控制。常用苯巴比妥钠每次100~200mg（小儿5~8mg/kg），或地西泮每次5~10mg，静脉滴注或稀释后缓慢静脉推注，或肌内注射。持续发作者可两种镇静药物联合应用。

其他方法　如因严重缺氧、中毒或脑外伤所引起的严重脑水肿，可采用头部轻度低温（亚低温）。抽搐时及时应用抗惊厥药物；颅内压增高的脑水肿患者，为了改善脑细胞膜电位差及脑细胞功能，可用腺苷三磷酸（ATP）、辅酶A及细胞色素C等。

（廖镇江）

烧伤后关节僵硬 shāoshānghòu guānjié jiāngyìng

烧伤后关节僵硬（ankylosis after burns）　因原发创伤或医源性因素导致关节内外发生纤维性粘连，以及关节囊和周围肌肉挛缩引起的该关节活动范围受限。四肢约占全身体表面积的60%，各种原因引起的烧烫伤，包括水、油、汤等沸液，炽热固体金属，火焰、蒸汽和高温气体，电能、化学物质、放射线均可导致灼伤。由于烧伤多发生在暴露部位，四肢极易受到伤害。在烧伤的同时，常复合其他损伤，如战时的冲击波、放射线、子弹和弹片击伤；平时的交通事故、重物压伤和机械挤压伤等。深度烧伤后还可能导致骨关节裸露、开放性骨折或关节损伤，这些都是导致烧伤后关节僵硬的直接或间接原因，如

不加以防治会导致关节强直，甚至造成患者的终身残疾。而正确的功能锻炼可以维持和恢复关节功能、预防关节僵硬的发生。

病因及发病机制　①医源性因素：医务人员专科知识不扎实，对患者缺乏正确的指导；只重视其他治疗而缺乏对患者功能锻炼的指导；检查督促不够，伤后肢体长时间制动，不少患者进而出现愈合后关节僵硬。②患者因素：患者因怕痛、怕肿等原因不运动而错过功能锻炼时机或活动范围小达不到要求，或因急于求成而动作过于粗暴。由于肌肉和关节不活动，静脉和淋巴回流受阻、组织水肿、渗出的浆液纤维蛋白在关节囊皱襞和滑膜反折处及肌肉间形成粘连。另外，锻炼时由于过于粗暴或强力牵拉，患者的拮抗肌反而更加紧张以保护引起疼痛的关节，已粘连的关节由于多次强力被动活动，反复损伤、出血渗出，而再形成新的粘连。对儿童患者更应注意。③关节本身因素：跨关节的外固定时间过长、构成关节的部分如关节囊、骨膜、韧带的损伤，修复形成瘢痕，或经过骨折部位的肌肉与骨折形成粘连以及肌肉本身损伤后瘢痕化等。外力直接作用于关节使关节内积血，积液，随着血肿的机化发生关节的粘连，直至出现关节僵硬。

临床表现　可分为外源性、内源性及混合性。典型的外源性挛缩仅累及关节周围软组织，并没有涉及关节间隙。若发生挛缩的持续时间较短，则非手术治疗可获得较满意疗效。但非手术治疗失败之后，常需采取手术治疗。近来已有学者报道在关节镜下治疗关节僵硬，但多数病例仍需采取切开手术。

开始阶段，若损伤位于关节周围，而不是关节内，即可以认为是属于外源性挛缩。一般来讲，患者最初注意到的是关节伸直受限，但并不影响主动活动。第一个主诉是伸直至终点时出现疼痛。同时出现的比较典型的表现是在活动范围的中间阶段没有发生疼痛，此点是确定外源性关节僵硬的特征性表现。偶尔在完全屈曲时也可产生疼痛。一般屈曲挛缩呈进行性的发展。另外，可根据外源性和内源性损伤、患者的年龄、僵硬的严重程度以及发生挛缩的分布对关节挛缩进行分类，也有助于判断患者的具体病情和预测手术治疗的疗效。根据患者所残留的屈曲活动范围可将关节僵硬分为非常严重、重度、中度以及轻度。非常严重的关节僵硬是指全部的活动范围只有30°或更少；重度僵硬是指全部的活动范围31°~60°；中度僵硬是指全部的活动范围61°~90°；轻度僵硬是指活动范围大于90°。在谈及关节挛缩时大多参照功能活动范围30°~130°的标准。

诊断与鉴别诊断 常根据损伤病史特征和所进行的物理检查进行关节挛缩的诊断。根据X线平片检查以确定关节是否受累。前后位X线平片可很好的观察关节线，但侧位X线平片则有益于观察冠状突和尺骨鹰嘴尖部的骨赘，即使关节间隙得到了保护也容易进行观察。X线断层扫描可观察挛缩所累及的范围。有条件者也可进行CT扫描或MRI检查。

治疗 包括以下几方面。

早期康复 自伤后或手术后3周或6周之内，视病情的严重程度及部位而异。康复措施：①抬高患肢、消除肿胀。②肢体末端的关节，进行活动锻炼。③固定肢体中的肌肉，行等长收缩，每日进行多次。此两种锻炼在康复早期甚为重要，由于患肢肌肉收缩，即可促进肢体的静脉及淋巴回流，减少肌肉间的粘连，消除肿胀；又可减慢肌肉的萎缩、使骨折处于生理的压力有利于以后的功能恢复。④骨干骨折两端关节或骨折关节的活动，需视治疗及固定方法的不同而有不同的锻炼方式。行坚强内固定的骨折，于手术创伤疼痛缓解之后，即可开始练习关节活动；有效短外固定，可以早期开始膝关节与踝关节的活动练习；行牵引治疗的股骨干骨折、肱骨髁上骨折等，可在牵引下做小范围的关节练习。⑤连续被动活动，用于股四头肌成形等手术后，早期活动关节。早期活动关节的有利条件是，关节内与关节外软组织尚未形成粘连或粘连尚未完全机化，锻炼的难度不大，可较快地恢复功能。

中期康复 自伤后3~6周起至8~10周。软组织已愈合，但易发生粘连。康复锻炼方法：骨折基本愈合处除去外固定者，逐渐增加肌力的锻炼，肌力3级以上后，逐步增加抗阻力锻炼。关节活动锻炼在肌力控制下，逐步增加活动范围。

晚期康复 此期骨折已愈合并除去外固定。①肌力的锻炼：骨折愈合后，肌力达到3级者，增强肌力的措施，主要是抗阻力下进行的锻炼，从最简单的上肢提重物、下肢踢沙袋等开始，到各种机械性物理治疗。②关节活动练习有三种方式：a. 主动锻炼关节活动。对不同的关节，练习活动的范围有所不同，如髋关节以屈、伸为主，也要练内收、外展与内，外旋转，直到盘腿。b. 被动活动。此处所指是自身控制的被动活动，例如膝关节屈曲障碍。自身被动活动的方法有：坐于床上屈膝，患者双手合抱小腿，以双臂的拉力将膝关节被动屈曲。c. 主动控制下，有节奏地主动被动交替活动练习。积极主动的功能锻炼与适度的被动运动相结合，能取得很好的效果。此种方法主要用于膝关节屈曲与肘关节伸直。如膝关节僵硬患者，在早期股四头肌收缩运动的基础上，嘱患者积极主动地进行关节屈伸运动外，尚需适度做外力被动运动。其方法是将僵硬关节与床面保持一定距离，医者在小腿施与适度外力，使其屈曲到一定程度，放松关节至原来位置，再反复多次进行，待关节活动范围达30°~40°，即将膝关节置床沿，嘱患者用健侧小腿向下方按屈患肢小腿，使其作屈曲运动（也可医者施与外力）。当膝关节活动范围达50°~60°时，即开始下地，做弓步或马步等锻炼，并可同时施与外力，通过上述程序的功能锻炼，一般均能使僵硬得到很快康复而使功能得以恢复。传统认为关节的主动运动有利于关节功能的恢复，而被动运动可能导致关节内更严重的损伤，加重关节粘连和僵硬。通过临床实践证明主动运动对关节功能的恢复作用是肯定的，而在患者所能承受的程度内的被动运动不仅不会加重关节僵硬，反而是康复过程的重要手段，超重要的作用。

理疗 如电、热、超声等治疗，可缓解疼痛促进血液循环，作为锻炼的辅助，但切忌过度。

手术治疗 防治伸直型关节僵硬的基本思路是避免医源性致关节僵硬的因素，早期进行膝关节主动屈伸锻炼是防止顽固性粘连、挛缩形成的根本方法。具体方法如下：关节周围的骨折，若无手术禁忌，内固定能达到牢固固定，应适当放宽手术指征，以免因长期的外固定致关节僵硬。

如锻炼不能恢复关节活动，则可能需要手术治疗。手术指征：外源性损伤合并有关节屈曲挛缩超过 60°或屈曲活动小于 100°时，即应进行关节囊松解术。只有对手术危险性和手术所带来的益处进行仔细认真地讨论之后才能进行手术治疗，还应注意患者对手术的期望和对功能的要求，以及估计手术所获得的疗效是否能满足患者的要求等。也应特别注意分析每例患者的具体情况，评估其活动范围及缓解疼痛的潜力究竟有多大。

术中注意事项 手术切口应取股部下端外侧或后外侧切口，减少对股四头肌干扰；严格无创操作，保护好髌上囊等结构；恢复骨结构完整，努力达到牢固固定，尽量避免术后再外固定。

术后管理 ①强调早期定时进行股四头肌舒缩锻炼并逐渐增加锻炼时间。②术后放置肢体于可调角度的布朗架上，逐渐增加屈膝角度，至术后 10°，逐渐达 90°，每天定时进行被动伸屈锻炼和主动股四头肌等长舒缩锻炼。类似方法是用石膏固定膝关节于 90°位，锻炼方法相同。固定到屈膝达 90°时就去除固定。笔者采用石膏固定，硬膜外镇痛，术后第 2 天就开始进行被动屈伸锻炼，绝大部分患者术后 1 周内就可坐于床沿，主动屈膝达 90°以上，效果良好。③有条件者尽量使用关节持续被动活动机。关节持续被动活动功能定时、快速，可调角度，避免了人力协助锻炼的不能持久、动作不规范加重患者疼痛、使患者不能接受等缺点；对锻炼不积极的患者，定时使用关节持续被动活动机保证了功能锻炼的落实，因而效果良好。另外关节持续被动活动机还能促进关节软骨再生和修复，缓解关节损伤或手术后的疼痛，在临床上应用日益广泛。④对患者功能锻炼，医务人员应向患者说明其重要性，以求得患者最大程度的配合。对患者功能锻炼的指导应具体，并定时督促。训练患者家属，充分发挥家属的督促、协助作用。

（廖镇江）

shāoshāng xīrùxìng sǔnshāng

烧伤吸入性损伤（burn inhalation injury） 吸入热空气和（或）烟雾引起的呼吸道损伤。曾称呼吸道烧伤。吸入性损伤发病率和病死率都高，20 世纪 70 年代前，在烧伤发病中占 3%～5%；而 70 年代以后，增至 15%～38%。统计发病增高的原因，可能由于现代人群多生活在较密闭的空间，一旦发生火灾，吸入性损伤的发病率必然增高。另外，化学制品增多，不仅易于燃烧引起火灾，且产生多种有毒气体，增加吸入性损伤的严重程度。发病率增高的原因也和诊断技术进步有关，特别是应用纤维支气管镜检查，使许多单纯依靠病史和临床检查难以发现的呼吸道损害，得以明确诊断。尽管烧伤的治愈率半个世纪来有显著提高，国内外大多超过 90%；但是吸入性损伤的治疗却无明显进展，伴吸入性损伤的烧伤死亡率仍高达 30%～60%。

损伤因素 主要为热力和烟雾。热能可直接损伤呼吸道黏膜和肺实质。热分为干热和湿热两种。干热热容量低，吸入后，由于上呼吸道黏膜含水量蒸发，能吸收大量热能，迅速降低吸入干热空气的温度。实验证明，吸入干热空气在喉部为 260～280℃时，至气管内可降至 50℃以下。同时吸入热空气时，喉部反射性痉挛，减少热空气进入，故吸入干热空气大都只损伤喉部和（或）气管上部黏膜，较少伤及隆突以下支气管黏膜和肺实质。但是爆炸性燃烧时，如瓦斯爆炸、高速度的热空气冲击波，在反射性喉痉挛尚未发生前，已迅速冲入气道，可导致下呼吸道和肺实质损伤。另外有的患者，因高温环境或吸入一氧化碳（CO）等气体而昏迷，反射性喉痉挛不复存在，高热空气不断吸入，也可导致严重下呼吸道损伤。湿热空气（一般指蒸汽）的热容量较干热空气约大 2000 倍，温度下降缓慢，可造成严重的下呼吸道和肺实质损伤。

烟雾系大小不等的颗粒悬浮在气体内所组成的混悬物，其成分可多达数十种，如 CO、CO_2、NO、N_2O、NO_2、光气、醛类、氰化物、SO_2、氯化氢、氯、酮类、砷化物及有机类等。其中有的物质本身毒性强（如光气、醛类、氰化物等）；有的与水结合形成酸、碱或其他化合物，如氨、SO_2、氯化氢等；有的脂溶性气体，如氮氧化物、醛、光气等，溶解于细胞膜的脂质部分，而致肺损伤。不同物质燃烧，不仅烟雾成分不同，而且含量也不同，即使是同样物质，在不同燃烧情况，成分与含量也殊异。烟雾中含有碳粒等颗粒，大于 5μm 的颗粒通常沉积在上呼吸道，1～5μm 的颗粒可沉积在气管支气管树，而小于 1μm 的颗粒可吸入到达肺泡。碳粒无毒害作用，但有许多有毒物质包被其表面，引起组织损害。

发病机制 吸入性损伤后，热力和烟雾直接损伤气道。一般上气道为热力损伤，下气道为烟雾中有毒物质所致的化学烧伤。伤后受损组织的变性蛋白激活炎性细胞，释放组胺等炎性介质，不但局部发生气管支气管炎，而且迅速诱发全身性炎症反应。实验证明单侧肺吸入烟雾，未致伤的对侧肺组织的血流量和淋巴流量也增加，白三烯、组胺、TNF-α等炎性介质增加，肺水量增加等，表明炎症反应参与发病。由于热力和烟雾的直接损害，以及炎性反应的作用，肺血管内皮细胞屏障功能障碍致血管通透性增高，大量循环内富含蛋白的液体渗出；同时肺泡上皮细胞受损，水通道与钠通道功能受抑，肺清除水能力下降，并发肺水肿。加以吸入性损伤后，肺循环舒缩功能障碍，肺血管静水压增高，也参与肺水肿的发病。吸入性损伤后，气道组织受损，迅速并发化学性气管支气管炎，气道组织肿胀，管腔变窄，腔内充满富含纤维蛋白的分泌物、脱落坏死黏膜、炎细胞等，甚至形成气管支气管"管型"，阻塞气道，发生肺不张。加以吸入性损伤后，肺泡Ⅱ型上皮细胞受损，肺表面活性物质减少，活性下降，致使肺表面张力增高，导致肺萎陷，也是并发肺不张的重要原因。吸入性损伤后肺的通气与换气功能都受损。现场主要因吸入氧浓度过低和 CO_2 过高所致窒息，以及吸入 CO 和氰化物所致中毒；稍后则因水肿所致上呼吸道梗阻；随后并发呼吸功能障碍。因气道阻塞、肺萎陷、肺不张等致通气障碍，相当部分肺泡只能部分通气，甚至不通气，致通气/血流失衡、肺分流增加；吸入性损伤后肺微循环障碍，血液灌注下降，使死腔通气也增多；从而发生低氧血症，$P(A-a)O_2$ 增

加，PaO_2/FiO_2 下降，严重者并发肺功能衰竭。吸入性损伤后全身和肺局部的免疫功能都受损，气道内充滞有利细菌繁殖的分泌物，故伤后易并发肺部感染，加重和加速发生肺功能障碍。

分类 ①轻度吸入性损伤：病变限于口、鼻腔和咽部。临床可见含炭粒的痰液，鼻毛烧焦，口腔红肿时有水疱，口咽部发红，舌或咽部可因炭屑沉着而发黑，呼吸略快，喉部常有轻微疼痛和干燥感觉，或喉部发痒、干咳，一般没有声嘶，无呼吸困难。胸部体征阴性，可见鼻腔和咽后壁黏膜充血和肿胀，有时还可见溃烂和黏膜脱落。②中度吸入性损伤：病变主要侵及咽、喉和气管，除可见轻度吸入性损伤的征象外，还常有声嘶，刺激性咳嗽，咳含炭粒的痰，有的可咳出脱落的坏死黏膜；上呼吸道发红和水肿，肿胀是进行性的，渐发展成气道部分甚至完全阻塞；呼吸音粗糙，若并发上气道梗阻时，吸气困难呈高调鸡鸣声，可闻及湍流或喘鸣声；偶可听到干啰音，但无湿啰音。胸部 X 线检查多正常。纤维支气管镜检查可见咽喉声带上部及声带水肿，气管黏膜充血、水肿、出血点甚至溃烂、脱落。^{133}Xe 扫描为阴性。血气分析因气道阻塞的程度而异，轻者多无异常，梗阻严重时可出现低氧血症和高碳酸血症，但解除梗阻后，迅速恢复，接近正常。③重度吸入性损伤：病变可达支气管、细支气管甚至肺泡，除有轻、中度吸入性损伤的临床征象外，常有广泛支气管痉挛，小气道阻塞和肺水肿，迅速出现严重呼吸窘迫和低氧血症，常见带血丝或血性泡沫痰和脱落坏死黏膜。由于严重缺氧，常显烦躁不安，意识障

碍甚至昏迷，伤后不久即可闻及干、湿啰音，多为双侧，严重时遍及全胸部。严重者伤后 1 小时胸部 X 线摄片即可发现肺水肿影像；纤维支气管镜检查可发现细支气管黏膜充血、水肿、出血和溃烂；^{133}Xe 肺扫描多为阳性；血气分析很快出现低氧血症，PaO_2 下降，$P(A-a)O_2$ 和 Qs/Qt 增高，早期多有低碳酸血症，$PaCO_2$ 下降，后期可有高碳酸血症，$PaCO_2$ 增高，与中度吸入性损伤所致上呼吸道不同者，行人工气道后，低氧血症也难以纠正。

临床表现 ①声嘶和喘鸣：是早期最常见、具诊断意义的症状。声嘶表明喉部损伤，喘鸣则表示由于痉挛和水肿，气道变窄，正常的气流由层流变成漩流，故吸气时呈高调的鸡鸣声。喘鸣的发生表明至少有 80% 的气道发生了部分阻塞。口鼻腔为上呼吸道组成部分，严重进行性的唇部肿胀不仅表明已有上呼吸道损伤，而且要警惕喉以下的损害。②刺激性咳嗽：表明气管支气管已发生炎症水肿，常呈铜锣声，并有疼痛感。早期为干咳，痰液较稀薄，往后变稠，出现肺泡性肺水肿时，可涌出泡沫性痰，有时为粉红色，痰中带血，甚至咯血。重度吸入性损伤患者，痰中可出现脱落坏死性黏膜，甚至气管-支气管管型；开始痰中仅有少许细菌，但 6~8 小时后，痰液呈脓性，有大量白细胞。③呼吸增快：严重者很快出现呼吸困难。上呼吸道梗阻所致呼吸困难，为吸入性呼吸困难，呼吸费力，能见鼻翼扇动。但因胸痂缩窄，呼吸辅助肌收缩和肋间凹陷等典型的梗阻征象少见。重度吸入性损伤所致之呼吸困难，如无上呼吸道梗阻时，呼吸浅快，频率可达每分

钟 30~40 次，多伴有哮鸣音，伤后数小时可现湿啰音，表明已发生肺水肿。④意识障碍：吸入性损伤早期缺氧的重要表现，轻者烦躁不安，重者躁动、谵妄、甚至昏迷。⑤CO 中毒：烟雾吸入性损伤多伴有 CO 中毒，CO 与 O_2 竞争，使血中 HbO_2 减少，使组织缺氧。血中 HbCO 浓度低于 10%，可以耐受；达 20% 时，则有头痛、欣快、激动、头晕目眩、恶心呕吐等；超过 40%，则脑症状甚为明显，精神错乱、共济失调、呼吸急促、虚脱、抽搐、昏厥等；超过 60% 时，可致呼吸停止、迅速死亡。一般早期血中 HbCO 浓度与其他毒性化学物质，如氰化物的浓度一致，也与吸入性损伤的严重程度一致。但是 HbCO 半衰期甚短，一般为 4~6 小时，尤其是吸氧后消失更快。如果检测过迟，所得结果并不能反映 CO 中毒的真实情况。

诊断 大面积烧伤，特别是有颜面部烧伤者，常伴吸入性损伤，但两者并非完全同时存在，70% 的吸入性损伤患者有面部烧伤，反过来 70% 的面部烧伤患者并不伴有明显的吸入性损伤，无体表烧伤者也可发生吸入性损伤。吸入性损伤的严重程度差别很大，轻度吸入性损伤，可无明显症状和体征，而严重吸入性损伤，伤后可迅速并发急性肺功能衰竭，因此应尽快明确诊断。有下列情况者，即应考虑有吸入性损伤的可能：①于密闭室内发生的烧伤。②面、颈和前胸部烧伤，特别口、鼻周围深度烧伤者。③鼻毛烧焦，口唇肿胀，口腔、口咽部红肿有水泡或黏膜发白者。④刺激性咳嗽，痰中有炭屑者。⑤声嘶、吞咽困难或疼痛者。⑥呼吸困难和（或）哮鸣者。疑及吸入性损伤

者，应进一步检查确诊并了解其严重程度。

纤维支气管镜检查 是确诊吸入性损伤最直接的方法，可直接看到咽喉、声门、气管、支气管黏膜出现充血、水肿、出血、水疱、黏膜脱落、溃疡等病变；也可见到管腔内有炭粒、痰液和大量分泌物。首先要检查会厌上部，了解声门通畅情况，轻度损害时，气道多通畅，黏膜轻度充血、水肿，真声带清晰可见；严重梗阻时，黏膜肿胀显著，气道阻塞甚至闭锁，假声带突出使真声带不显，梨状窝消失，会厌水肿明显，杓状软骨会厌皱襞黏膜或楔状和小角状软骨上黏膜肿胀严重，可见黏膜鲜红和损伤。

虽支气管镜只能窥测到 2~3 级支气管，不能见到小支气管和肺泡的病变，但支气管损伤严重者，大多伴有小气道和（或）肺泡损害，可以据此结合临床症状进行间接判断。若气管黏膜严重充血和水肿，管腔狭窄，黏膜脱落，隆突增宽，支气管黏膜充血、水肿，特别是叶支气管开口处红肿时，听诊有干、湿啰音，则大多有较严重的肺泡损害。

胸部 X 线检查 虽然吸入性损伤后数小时胸部 X 线检查可无明显异常，但对怀疑有吸入性损伤患者，均应行胸部 X 线检查，而且应定时复查，早期可 6~12 小时 1 次，以后据情况 1~2 天 1 次，目的是为了对比，及早诊断吸入性损伤及其程度和发现继发的肺部并发症。中、重度吸入性损伤后，气管痉挛和黏膜肿胀，可使管腔变窄，于右前斜位摄片进行观察，常可见到气管腔明显缩窄，有的呈圆锤形阴影；有的气管壁黏膜明显增厚影；有的靠脊柱侧表现高低不平、边缘不整。

伤后 24 小时内，上气道损伤的 X 线检查，大多无肺实质损伤的表现。但下气道损伤，伤后数小时即可出现肺水肿的 X 线影像，早期肺间质水肿时，仅表现为肺野的背影不清，透光度减低，支气管及血管的纹理增多增粗，边缘模糊；肺水肿严重时则显示弥散的玻片状阴影，由肺门区向外扩张，呈蝶形，但常非对称。伤后出现肺不张，可呈绒毛状阴影，叶间影像为线形、新月形或三角形阴影。伤后 24 小时，若肺部暗影增重，增加局灶性阴影，叶间隙突出，出现空洞，则多表示已并发感染，以后若发展成支气管肺炎，可出现典型影像，有时能见到多发性肺脓肿的阴影。

^{133}Xe 肺扫描 是目前诊断肺泡损害的最佳方法。^{133}Xe 几乎不溶于水，半衰期 5.27 小时，静注后经过肺循环 1 次，绝大部分被排至肺泡内，故可进行肺部扫描，计算其完全排出的时间。正常静注 ^{133}Xe（$10\mu Ci$）90 秒内即完全排出。吸入性损伤后排出时间延长超过 90 秒，且分布不均、清除不完全或局部有滞留，均有诊断意义。约 80% 的异常扫描于伤后第 4 天即恢复正常，因此，^{133}Xe 肺扫描宜早进行，超过伤后 3 天则无意义。主要缺点是许多伤前的肺部疾患，如病毒性肺炎、哮喘、慢性阻塞性肺病等可有阳性结果而造成假象。如果通气过度，也可出现假阴性。^{133}Xe 肺扫描不能在床旁进行，需搬运至核医学室，实际应用困难较大。此外，^{133}Xe 肺扫描不能反映损伤的严重程度，因此不便常规应用。

支气管肺泡灌洗液检查 是了解下气道损伤的非创伤性方法。灌洗液中有多种细胞，如肺泡巨噬细胞、淋巴细胞、粒细胞、上

皮细胞等，计算细胞的总数和分类，观察其形态和结构的变化，了解其功能，有助于诊断吸入性损伤。支气管肺泡灌洗液中还有众多物质，多数为蛋白质和脂质，由血清渗出或在肺内综合而成，分析溶质的改变情况，对了解肺泡损伤有重要意义。在众多细胞中，首先要检查纤毛细胞，涂片，Laou 染色，镜下可见伤后纤毛细胞形态有变异，纤毛脱落，终板消失，细胞质呈蜡状绿松石蓝染色，细胞核固缩，甚至破裂、溶解等。根据纤毛细胞形态的变化可进行计分，以判断吸入性损伤的严重程度。涂片中若发现炭粒，也有助于吸入性损伤的判断。

呼吸功能检查　吸入性损伤后通气与换气功能都有障碍，严重者可迅速并发呼吸功能衰竭，因此应了解呼吸功能的情况。①$PaCO_2$反映通气状况，$PaCO_2$增高，多表示气道受阻、CO_2潴留。②PaO_2、血氧饱和度反映氧化情况。③通气/灌流比率失衡：临床上常用肺泡-动脉血氧分压差 P（A-a）O_2，或用呼吸指数［RI＝p（A－a）O_2/PaO_2］了解分流情况，RI 大于 2，表明分流严重，应予机械通气。有条件者，可测肺分流量（Qs/Qt）。④呼吸做功情况：测量肺顺应性和气道阻力可反映呼吸做功。吸入性损伤后，因胸壁弹性阻力和气道阻力增加，使肺阻力增高，肺顺应性下降。

治疗　轻度吸入性损伤治疗主要是清洁口鼻咽喉部，避免再损伤和感染；中度吸入性损伤治疗重点是防治上呼吸道阻塞；而重度吸入性损伤的治疗，除治疗气道损伤本身外，还需治疗其继发性损害，防治肺水肿、肺萎陷、肺部感染，防治急性呼吸功能衰竭。大多数继发性损害处理得当，

可以减轻甚至中断。所以治疗应在现场即开始，树立防病意识，将有效措施应用于病变发生前或发生之初。

现场急救　首要任务是迅速将患者撤离现场，移至空气清新的环境，以防窒息、缺氧和尽快清除 CO。有条件时，则要开始吸入100%氧，尽快消除 CO 中毒和纠正缺氧。吸入新鲜空气 4 小时、吸纯氧 1 小时后 HbCO 能下降一半，俟 HbCO 降低至接近正常，吸入氧浓度则应降至 40% 左右，维持 PaO_2 70mmHg 即可。

保持气道通畅，解除气道梗阻　吸入性损伤后，由于气道充血、水肿，易并发气道阻塞，严重者伤后数小时便可并发上呼吸道梗阻，伤后 6～8 小时至伤后 72 小时是组织水肿高峰期，也是上呼吸道梗阻的高发期。严重吸入伤患者即使早期无明显梗阻迹象，但在水肿高峰期（8～24 小时）逐渐增重，并发严重上气道梗阻，被迫紧急气管切开，而于水肿高峰期行气管切开或气管插管，均非易事；有的患者虽勉强渡过休克期，但于伤后 1 周内因翻身或因麻醉突发气道梗阻致心跳呼吸骤停者也时有发生。所以有下列情况者，应争取于伤后 6 小时前水肿不太严重时，建立人工气道。①火焰烧伤后头颈部深度烧伤，特别伴大面积深度烧伤，大多伴严重吸入性损伤。②伤后迅速出现声嘶、鸡鸣声、呼吸困难等梗阻征象者。③持续低氧血症，一般吸氧无效，需行机械辅助通气者。④伤后意识障碍、昏迷，特别伴胃潴留者。尤需注意有头面部深度烧伤患者，伤后早期需要后送者，应于后送前行气管切开，以保证后送途中的安全。

建立人工气道的方法有气管

内插管和气管切开两种。以解除上呼吸道梗阻为主要的目的的人工气道，以采用气管内插管为宜，待梗阻解除，伤后 5～7 天便可拔除，可不发生明显并发症；但若需要利用人工气道行机械通气或长期灌洗者，则以气管切开为宜。气管插管和气管切开均有较多并发症，易并发肺部感染，因此要尽量缩短置管时间。

清除分泌物和灌洗　保持气道通畅是治疗吸入性损伤的基本治疗措施。伤后要保持气道内湿润，鼓励咳嗽、定期更换体位，以利引流。吸痰是有效的治疗措施，但重度吸入性损伤患者，大小气道内都充满黏稠分泌物、假膜、坏死组织等，单纯吸引常不易清除干净，需采用灌洗，先将吸痰管缓慢插入左或右支气管内，注入 5ml 消毒生理盐水，数秒钟后，患者呛咳，使分泌物由小气道移至大气道，立即吸痰，由内向外吸，左右支气管内轮流灌洗，以后可 4～6 小时进行 1 次，根据耐受情况，灌洗液可增加至30～50ml，吸净灌洗液后，可滴入抗生素液。吸痰及灌洗以往多用于清除气道内分泌物、坏死物，近来伤后早期即行气道内灌洗，目的在清除残存于气道的炽热和被覆有化学毒性物质的炭粒和其他致伤物质以及继发性炎性介质等继发性致伤因素，中断其继续损伤作用，减轻继发性炎症反应。

机械通气　重度吸入性损伤，肺损伤严重，伤后迅速并发肺水肿、低氧血症，很快并发呼吸功能衰竭，同时多有胸部焦痂缩窄、气管痉挛和气道阻塞，呼吸做功和代谢率都明显增高，应用一般通气给氧治疗，甚难奏效。因此应在出现呼吸功能衰竭以前，及早采用机械通气。吸氧后，PaO_2

仍然在 70mmHg 以下,肺分流量超过 30%,或 P(A-a)O_2 大于 350mmHg;潮气量小于 20ml/kg,$PaCO_2$ 低于 25mmHg 或高于 45mmHg,生理死腔增加,VD/VT 大于 0.6,可考虑采用机械通气。重度吸入性损伤引起的低氧血症,主要因肺分流量增加所致,机械通气采用呼气末正压呼吸(PEEP)为宜。开始用 5cmH_2O 的 PEEP,以后逐渐增加 2~3cmH_2O,PEEP 使胸腔内压力增加,妨碍静脉回流,可使心输出量减少,故一般不超过10cmH_2O。以往机械通气多采用高潮气量通气模式,易并发机械通气损伤,使低通气区过度膨胀,反复扩张损伤肺区,同时可诱发全身炎症反应,发生氧中毒,使肺顺应性下降等,从而抵消了机械通气的良好作用。近年来采用保护性通气(protective ventilation),容许高碳酸血症,减少机械通气的损伤,提高了治愈率。保护性通气参数:潮气量(VT)6ml/kg,吸气峰压(PIP)<30cmH_2O;呼吸次数每分钟 6~35 次,I:E 1:(1~3);PEEP 5~24cmH_2O;PaO_2 55~80mHg,SaO_2 88%~95%。高频通气是保护性通气模式。潮气量小,气道压低,气压伤和循环功能抑制的发生率低;有效的气体分散和气体弥散作用,可加强肺泡通气;开放式通气易于清除分泌物,也可用于治疗吸入性损伤。长期应用呼吸机,并发症多,具下列指标者,可考虑停用。PaO_2 超过 70mmHg(FiO_2 0.4~0.5);P(A-a)O_2 < 50;$PaCO_2$ 30~40mmHg;肺活量 15ml/kg;闭合气道时最大吸气压力大于 −20cmH_2O。停用机械通气需逐渐进行,使用 PEEP 者逐渐降低压力,每次降 3~5cmH_2O,一般需

24 小时左右,停用前可使用一段时间 IMV 或高频通气。

早期补液治疗 吸入性损伤后常并发肺水肿,而大面积烧伤早期需补充大量液体,以往限制补液量,防补液诱发或加重肺水肿。现在知道吸入性损伤并发肺水肿主要因肺损伤病变所致,而伴吸入性损伤的烧伤早期液体丧失量要多于同等面积的单纯烧伤,因此补液量,不但不应限制,而且应有所增加。但烧伤患者对补液的反应个体差异大,吸入性损伤患者补液,既不必有意限制,也无须一定增加,以能保证组织良好的血液灌注为目的,但较之单纯体表烧伤,更应严密监测其心肺功能,必要时测量中心静脉压,或置漂浮导管,监测肺动脉楔压(PAWP)指导输液。

防治感染 重度吸入性损伤后很快并发肺部感染,预防感染甚为重要。最重要的是清除气道内的分泌物与异物,使损伤的气道黏膜、面颈部创面迅速愈合;一切接触气道的操作与器械均需严格遵守无菌技术与原则;常规对气道分泌物、灌洗液、痰液及面、颈部创面进行细菌培养;已并发肺部感染时,应尽快根据痰液、气道分泌物、灌洗液、创面分泌物等培养结果,弄清其病原菌,选用针对性强的抗生素。除全身应用抗生素外,也可选针对性抗生素直接注入气道内。

药物治疗 直接有效治疗吸入性损伤的药物不多,药物治疗只能起辅助作用。①皮质激素:能稳定溶酶体膜和减轻纤维化程度,可减轻伤后肺水肿和肺损害。但削弱肺清除细菌能力,不利于控制感染,不宜常规和长期应用,只有并发严重肺水肿或支气管痉挛时,短期应用可能有效。②抗

氧化剂:有三类。a. 特异氧化酶,如 SOD、CAT 和谷胱甘肽过氧化酶。b. 水溶性低分子氧自由基清除剂,如别嘌呤醇抑制黄嘌呤氧化酶,谷胱甘肽和 N-乙酰半胱甘酸。c. 低分子疏水性氧自由基清除剂:如去铁胺等金属整合剂,二甲亚砜、氨苯砜、维生素 E、维生素 C 等。③血管扩张类药物:中国应用较多的有山莨菪碱,类阿托品结构,可阻断胆碱能 M 受体,解除小血管痉挛,改善通气/血流比值,提高 PaO_2,改善组织氧输送量(DO_2),减少氧自由基的产生,使肺和全身组织损伤得以减轻;抑制多形核白细胞(PMN)和血小板聚集,减少肺微血栓的形成;稳定溶酶体膜,减少溶酶体酶对肺组织的损伤。早期应用,用量不宜过大,每 6 小时静脉滴注 1 次。病情改善后,即酌情减量或停用,以免血管进一步扩张加重通气/血流比失衡。

吸入 NO 全身应用血管扩张药物使肺、体循环的血管均扩张,可加剧烧伤后有效血容量不足,故应慎用。而吸入 NO 则具选择性扩张肺血管作用,因 NO 与血红蛋白有高亲和力,可快速与之结合而失活,不会扩张体循环,对心输血量无影响。吸入 NO,只会使通气好的区域的肺血管扩张,能选择性扩张肺血管,改善通气/血流比值,提高动脉氧合。

补充肺表面活性物质 吸入性损伤后,肺表面活性物质减少、活性下降,特别支气管肺泡灌洗后,更使其减少,加剧了并发肺萎陷与肺不张的风险,所以补充外源性表面活性物质是合理的。临床应用能改善氧合,减少并发症,但只是辅助治疗,尚难以降低死亡率。

(杨宗城)

dìansǔnshāng

电损伤（electrical injury） 人体为电流的良导体，一定强度的直流或交流电直接或感应产生的电流通过人体致组织与器官损伤，即与电流有关的复合因素致伤的总称（图1，图2）。人体为电流的良导体，在电流致组织损伤的同时往往常伴有电火花、高温电弧或引燃衣物合并热烧伤，亦称电烧伤。电损伤是一种特殊原因造成的组织损伤，曾称电烧伤，常涉及深部组织和器官，病情复杂，合并症多。由于致伤机制，病理生理变化等固有的特点与热力烧伤有明显差异。

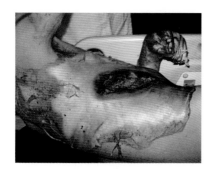

图1 广泛电损伤

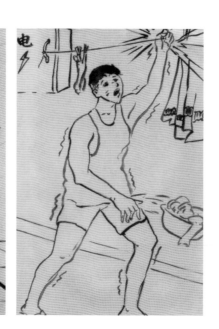

图2 接触电源

人类发现与使用电能已有200多年历史，1879年由泽西·布莱克（Zex-Blake）报道触电死亡，法国里昂一位木工误触电压为250V电流致死。随着电能在生产和生活中广泛应用，电流损伤人体事故也日益增多。1979年美国阿茨（Artz）曾报道每年约有千人触电致死，电损伤患者截肢率为30%～65%。中国目前尚无全国性资料，北京积水潭医院收治的烧伤患者中电损伤发病率占同期住院患者的8%，北京市郊农村每年就有近百人死于电损伤。1992年中国在上海召开了首届电烧伤学术会议，征集各省市、自治区84所大中型医院收治的9695例电损伤病例进行了分析。电损伤病例占同期收治烧伤病例总数的6.56%，男、女之比为7∶1，中青年最为常见，18～50岁占71.56%，小于18岁年龄组中5～13岁少儿占70%，且多见于农村地区。在职业分布中，工人约占47.12%，农民占26.55%，其他人员占26.33%。其中未经安全用电知识培训的非专业电工占总数的58.32%。触电电压>380V占63.56%（触电者中多为专业电工），≤380V占36.44%。2007年为了解近十年电损伤流行病学情况，在全国15个省市抽样调查23家烧伤中心（上海电力医院、第二军医大学附属长海医院、北京积水潭医院、中南大学湘雅一院和二院、河南省电力医院、郑州市第一人民医院、解放军一五九医院、天津医院、武汉第三医院、广东省人民医院、中山大学第一附属医院、昆明医学院第二附属医院、浙江大学第二附属医院、濮阳市油田总医院），对2000～2006年7年中收治的83 744例烧伤中7677例电烧伤资料分析，电烧伤占同期收治总烧伤病例的9.26%，男女比例约为5∶1，年龄18～50岁占72.42%，致伤部位仍以四肢为多见，其中上海电力医院和河南省电力医院电烧伤病历最多，分别占同期烧伤总病例的47.1%和30.9%，其次为武汉第三医院7年间共收治烧伤病例10 978例，其中电损伤1055例，占9.61%。从大组病例分析截肢（指）率下降，治愈率明显提高，但发病率比20世纪90年代有较大幅度升高。通过以上统计资料可见电给人类带来文明的同时，由于对电知识的缺乏，在使用中未按规范进行操作等原因也给人类带来重大危害。

发病机制与病理改变 1826年OHM提出欧姆定律。1981年法拉第（Faraday）发现电磁感应现象。1833年赖胡什（Rehus）建立了楞次定律奠定了电物理学基础。1844年赖胡什（Rehus）及焦耳（Joule）创造了焦耳-楞次定律即电流热效应定律。电流的功即电压×电流×时间，电流效应为热、磁、化学等多种效应的总和。在该定律指导下，1929 年扎费（Zaffe）的研究证明电损伤是电能转变的热能直接作用于组织引起损伤。后来科学家们通过多方面的研究表明电流致组织损伤的机制理为复合因素致伤：①在电流传导的通路上电能转化为热能产生高温，组织细胞接触了致组织失活的温度后引起细胞变性，结构形态及功能改变，进而引起坏死。②当电流通过人体时组织细胞去极化。③非热性因素即强电场对细胞的损伤作用，在强电场作用下细胞膜出现微孔通透性增加同时钠泵失灵，细胞大分子蛋白、DNA、钾离子漏出，细胞内钾离子浓度增加能量产生障碍，以及产生四烯酸代谢产物并大量释放，进一步损伤细胞，引起组织或器官充血水肿变性坏死，功能丧失。电流通过不同的器官引起不同的功能改变。当电流达到一定强度可致组织损伤时，通过脑部可使神志丧失，昏迷，呼吸、心跳中枢受抑制，呼吸、心搏骤停；作用于心脏可发生传导障碍，心肌坏死；作用于骨骼肌、呼吸肌可使肌肉发上强直性痉挛；作用于血管使血管壁水肿，肌纤维断裂，内膜剥脱、坏死，血液凝固，血管血栓循环障碍，血红蛋白释放；肌肉发生变性坏死，节段性、夹心样坏死，肌红蛋白释放，出现严重酸中毒，高血钾急性肾衰竭等。

影响组织损伤的因素 组织损伤的程度和范围大小与电流的种类（直流或者交流）、强度、电阻以及电流通过人体的部位、传导的途径、接触电流的时间、电流密度等诸多因素有关。通常工业用电和生活用电多为 50Hz 交流电，危险性大，因为绝大部分患者为交流电致伤于心脏引起心室颤动，作用于脑部可致呼吸中枢麻痹，呼吸肌痉挛。当人体接触 50~60Hz 交流电 25mA 以上电流强度，致使心跳、呼吸骤停。随着电流强度增加，组织损伤逐渐加重。电压越高，电流越大，对组织损伤越重。36V 以下电压为安全电压，为节约电能消耗，电力系统通常采用高压送电。民用电压多为 110V 或 220V。高压电损伤常引起心跳呼吸骤停，局部组织损伤严重。人体是有多种组织组成的，不同组织含水量不同电阻力也各不相同。当电流通过人体时，电能转化为热能导致组织损伤，按照电流热效应定律 $H = 0.24I^2Rt$ 组织电阻大的部位，产热量大，接触的时间越长，对组织损伤越重。由于身体不同组织成分的理化特性和结构特点决定血管电阻最小，神经、肌肉、皮肤、脂肪、肌腱、骨骼依次增大。根据焦耳-楞次定律，导体通电后产热（Q）和导体电阻（R）大小以及通过电流强度（I）的平方成正比，公式为 $Q = 0.24I^2Rt$，又根据欧姆定律 $I = U/R$，即电压（V）相同时，通过导体的电流（I）和电阻（R）大小成反比，把这两个公式结合起来，在相同电压作用下，电阻小的组织通过电流大，产热更多。但人体是由多种组织组成的，成分不同，体积大小及结构多异又相互联结处于一个共同体中，不能简单地套用物理公式，当电流克服皮肤阻力后，机体内部可视为一个整体，具有统一的电阻，但接触面积和表面阻力不同，组织截面积越小，通过电流密度越大，单位体积产热越多。肢体伤还要考虑各种组织所占横截面的百分比，例如腕部主要是骨、肌腱、皮肤及神经、血管，而肌肉所占比例很小，在骨导电很少时，大部分电流通过腕部软组织，电流密度相对增大，故烧伤也重。局部组织温度的上升，还取决于组织的热容量以及通过辐射、传导（特别是血流带走热量）、蒸发散热的速度。各组织对热损伤的阈值也不同。因此，组织损伤的轻重不是简单地取决于该组织电阻的大小，更不能简单套用焦耳-楞次定律，生物物理现象远比简单的固体物理现象要复杂得多。当电流通过身体的途径除取决于各种组织的电阻外，还和身体形成电路时的最高电位（入口）和最低点位（出口）之间的位置，以及身体是否接触其他低电位的导体有关。人受高电压损伤不一定要直接和高压电源接触，只要人体在场强范围以内接近高压电源到一定距离，在强大电场的作用下身体和电源之间感应生电，空气被电离，发生击穿，在产生电弧放电的同时，受电场影响，身体亦有电荷的移动而造成瞬间电流通过击穿空气致组织损伤。

临床表现 低电压致组织损伤创面较轻，有时局部无伤口，但全身反应严重。高电压致伤创面损伤重，多有进口和出口。电流进口为一圆形的凹陷，焦化性损伤，外周呈现蜡黄色环或灰白色皮革样坚韧的皮肤改变，其外缘是狭窄的、边缘隆起的环。可能不止一个进口。进口小"肚子"大，下面深部组织的损伤范围大，伤情重。出口处的皮肤也呈环形，但较小、干燥。也可能不止一个。如手握电源未能摆脱，接触时间长，则手指及掌部出现炭化、干枯。触电的肢体因屈肌收缩，关节常处于屈曲位，在肘关节、腋部、腘窝部及腹股沟部，其相互接触的近关节的皮肤可因电流经过产生间断性创面（图3~图6）。血管内血流缓慢渐渐发生血栓，血管栓塞、坏死。胸壁电损伤可深达肋骨及肋间肌并致气胸；重者伤及肺实质；腹部损伤可致腹腔内脏部分坏死或中空腔脏器的穿孔、坏死。如胆囊坏死、肝损伤、肠穿孔或节段性坏死；颅脑部电损伤除头皮烧焦坏死外，有时深达颅骨，甚至全层颅骨坏死，以及脑实质损害，脊椎损伤出现不同阶段的截瘫。电损伤创面的最突出特点为皮肤的创面小，而皮肤下（正常皮肤下）的深部组织的损伤却很广泛。损伤的肌肉早期往往与正常肌肉分界面不清，深浅层次不规则，可能浅层肌肉正常，而深层肌肉缺血、坏死，因血液循环障碍逐渐加重，肌肉坏死表现为渐进性的。

急救措施 电损伤后及时正确的急救是减少死亡率的重要环节。救助者应首先使患者脱离电源。采用拉电闸或使用木棍等绝缘物体将患者从有关设备处移开后再接触患者进行急救，牢记"自保安全，才能救人"。以往触电患者未脱离电源，救助人接触患者引起触电的情况时有发生。

患者脱离电源后应立即检查患者神志和心肺情况，患者往往昏迷，呼吸停止或不规则，心跳停止或减弱。对呼吸、心跳已停止者，应立即施行持续的人工呼吸和胸外心脏按压。一般虽然无呼吸，但心跳仍有规律者，预后大都良好。在呼吸开始有一些恢复现象时对呼吸麻痹者，要持续不断地进行人工呼吸（或机械通气），绝大部分患者可以救活。因此，转运患者中需坚持人工呼吸。对发生心搏骤停但尚有呼吸者，应立即进行胸外心脏按压，每分钟60~80次。如在颈动脉或股动脉触及轻微搏动，唇色由苍白转为红色时，表明救治有效。如胸外心脏按压无效，应立即开胸直接按压心脏。在受伤现场很难确定有无心室颤动，有时听不到心音，扪触不出脉搏，但心脏可能仍在微弱的跳动。若听不到心音但于颈动脉仍可见到微弱的波动时，可能已有心室颤动。这种情况下胸外按压是必要的。在急诊室，应用电除颤以解除心室颤动。应注意，患者的瞳孔扩大、固定并不是去大脑状态的可靠指标，并不意味着脑死亡。患者如心搏及呼吸均停止，则应人工呼吸与心脏按压两者同时进行，其比例为1:（4~5），及时进行心电监护，血化验检查随时掌握病情变化，酌情抢救。如现场有条件，在进行人工呼吸及心脏按压时，可以应用洛贝林、咖啡因、尼可刹米等中枢兴奋剂。如心搏停止，可在心脏按压的同时静脉注射肾上腺素。当心电图证实有心室颤动，可以应用肾上腺素等药物后行同步直流电除颤。如仅为心搏微弱，未发现心室颤动时，忌用肾上腺及异丙肾上腺素，因其可使心肌应激功能增加，更易引起心室颤动。

诊断与治疗 详细询问病史对诊断有重要意义。如电源、电流、电压、触电时间、有无昏迷、心跳呼吸暂停、高处坠地等等以及现场采取哪些急救方法和措施。全面体检包括四肢骨折，胸腹脏器，颅脑及神经系统等，防止漏诊。心电监护，血液化验检查根据体检和临床表现进行急救如继续心肺复苏，补液抗休克，纠正电解质紊乱、酸中毒等治疗。局部创面：如水肿明显，内压力增加，增高组织间压，将使循环受到障碍并造成更多的继发性肌肉坏死。对环状损伤区，应尽早施

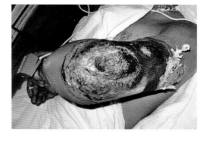

图3 肘关节电损伤

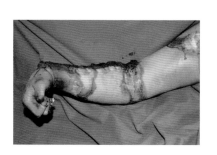

图4 上肢电损伤

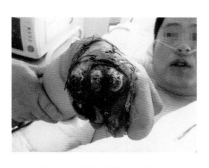

图5 手接触电源电损伤

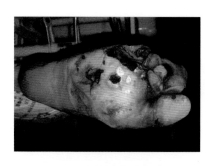

图6 足底接地出口电损伤

行焦痂及深筋膜切开术以减低肌间隙压力，改善循环，切开的开放创面，可用纳米银纱条或聚维酮碘（碘伏）纱布条覆盖并缝合固定，或涂敷磺胺嘧啶银糊剂等防止感染。如患者情况及医疗条件允许，早期手术探查，筋膜切开，受压神经的减压处理或早期重建血运，保留肢体。由于创口深，面积大，十分警惕厌氧菌感染，大量毒素吸收应常规注射破伤风抗毒素或类毒素预防破伤风。大量无活力的组织，主要是肌肉，如保留较久，则将发生液化、坏死、腐烂，导致感染及创面脓毒症。如条件许可对损伤创面宜早期处理或急诊处理，处理原则：应在血液循环动力方面稳定后早行探查术，积极清除坏死组织。早期判断肌肉有无生活力常较困难。除具有正常外观，切割后有活跃出血，在电及机械刺激下产生收缩的肌肉或使用亚甲蓝染色法判断是否具有活力。探查可从损伤组织的近躯干端开始，再向远端进行，以缩短手术时间及减少出血。为判明血管损伤影响血循环供应的范围，可在手术前或手术中行动脉造影以证实。肌腱、神经及血管应尽可能保留并以生物敷料或各类皮瓣覆盖，如观察到血供运障碍进展迅速，要及时行自体血管游离移植重建血供。在处理肢体以外部位电损伤创面时，如胸腹部创面，应当慎重。要严密观察，果断处理否则延误治疗危及生命。

特殊部位电损伤的临床特点及治疗 电流在体内传导途径与电压高低有关，低电压电流循电阻小的径路，高压电流通过接触点和接地点直接通路，由于不同组织的电阻不同，电能转换成热效应也不相同，大血管血流速度快，散热快，小血管易形成血栓，供应区肌肉已坏死，电能产热多少由于电流密度、组织导电率、组织空间排列的函数关系密切，即接触面积越小电密度越大，组织破坏越严重，反之则轻。因此，触电时不同部位不同组织和器官损伤程度不同，各有特点。

颅骨电损伤 除头皮损伤外，常深达颅骨，硬脑膜及脑组织，如延误治疗或治疗不当，常出现脑组织液化和颅内感染，应早期扩创，切除坏死软组织，保留坏死颅骨，立即采用皮瓣覆盖。皮瓣的选择：要根据创面缺损的形状、面积选择适当的皮瓣，如局部旋转皮瓣，或岛状皮瓣，或吻合血管的游离皮瓣，或肌皮瓣，或带血管大网膜游离移植及植皮修复。坏死颅骨采用带血液循环的皮瓣修复后，新生骨组织可逐步沿骨架再生，替代坏死骨，如果错过了早期修复时机，坏死骨逐渐分离伴有感染，必须清除坏死骨，在硬脑膜上植断层皮片修复创面，如颅骨缺损面积大，直径大于 5cm，应待晚期再行植骨或骨代用品移植，修复骨缺损。

面部电损伤 面部外观十分重要，以早期切除面部坏死组织，可用亚甲蓝染色鉴别，立即采用适当的皮片或皮瓣或肌皮瓣移植；对颊部洞穿性缺损需要内外兼修，既注意外观，又需要修补衬底，可采用游离颊黏膜直接缝合，也可切取对侧颊黏膜移植，也可采用皮瓣对折修复。如有眼球毁损需根据情况摘除，以防止感染和交感性眼炎。

颈部电损伤 常损伤重要组织，如大血管、颈椎、气管、甲状腺等，需要详细检查，若有血管损伤及时探查，血管已暴露但无明显损伤，要用活组织覆盖，防止大出血破裂，危及生命。

胸部电损伤 常发生胸部洞穿，致肺萎陷、呼吸障碍、感染等并发症。急救时先用敷料填塞洞口，同时做胸腔闭式引流，使肺膨胀，等待与胸壁内膜粘连后，择期修补胸腔洞穿伤口。如果早期医院条件完备，患者内环境稳定，也可早期切除坏死组织，一期修补洞穿创面。

腹壁电损伤 除腹部全层损害，还常涉及腹腔器官。临床检查注重腹腔异常体征。如发现有腹部器官损伤应果断探察，按外科原则处置，否则延误治疗，危及生命。腹壁皮肤缺损要一期修补，防止感染。

会阴及外生殖器电损伤 高压电作用于会阴部常伤及腹股沟血管，引起破裂大出血，男性患者，还可造成阴茎，阴囊及睾丸损伤；女性可造成大小阴唇及尿道口损伤影响排尿，应早放置导尿管，保持尿路通畅，如置管困难，可行膀胱造瘘，损伤创面应早期扩创，清除坏死组织，处理好暴露血管。男性阴茎海绵体尽量保存，暴露睾丸需应用再造阴囊保护，后期再行阴茎再造；女性伤口应行植皮或皮瓣修复。

（孙永华）

diànshāoshāng

电烧伤（electrical burn） 是一种特殊原因烧伤。在 19 世纪早期国内外学者根据 1844 年赖胡什（Rehus）及焦耳（Joule）电流热效应定律（焦耳－楞次定律）认为电烧伤由于热效应致组织损伤，故把电损伤称为电烧伤，归属烧伤外科学。随着研究的深入表明烧伤的机制十分复杂，不单纯是热力损伤，还有非热性损伤因素，在 20 世纪 70 年代后，美国著名烧伤外科专家阿茨（Artz）和赫恩登（Herndon）将电烧伤归属于非热性损伤类，称电损伤。非热性损伤类还包括冷损伤、化学伤、放射损伤。中国名称尚不统一，有称为电烧伤，电损伤，电接触伤等。机体为良导体，触电时空气与皮肤之间产生弧光，瞬间温度高达3000℃以上造成局部烧焦，电流由入口进入身体，在电流通过的传导途径上致组织损伤。包括皮肤，皮下组织及深层的肌肉、血管、神经、骨骼和脏器等均可发生广泛且深的损伤（图1）。电烧伤的严重程度与触电方式、电流的种类、电流密度、电压、接触电持续时间、电流接触部位（重要脏器）、流经途径、受伤的环境、抢救的情况等多种因素密切相关。如电压越高，接触电流时间越久，局部组织损伤越重。由于人体不同部位组织成分，含水量多少不同，电流通过时电阻不同，影响电流强度，往往组织损伤程度轻重不一。

临床表现与诊断 一般高压电烧伤局部伤口均有入口和出口，入出口为组织损伤中心，表现为炭化，形成"口小肚大"性损伤。肌肉组织坏死平面不均匀，肌束呈现片状、节段性、跳跃性、夹心样等多种形式坏死；骨组织多呈袖套样坏死；电流沿血流运行，可是血液电离，血细胞破坏，血栓形成，血管壁损伤，血管破裂

或凝固性坏死，血供中断，因而截肢率高。电烧伤后创面炎症反应重，组织水肿明显，大量渗液积留在组织间隙，易导致深筋膜下、肌间隙水肿、压迫性缺血，组织继发性坏死。烧伤面积超过30%（如双下肢电烧伤）早期延误诊治，常因急性肾衰竭，高血钾症危及生命。电烧伤临床上有几处重要损伤部位，如颅脑电烧伤、胸腔电烧伤、腹腔电烧伤（图2）等，损伤各有特点，严重者处理不当，可危及生命。不但死亡率极高，还因累及深部组织而致残率比一般热烧伤要高。

治疗 为明确组织损伤界限和治疗需要依靠血管造影、X线平片以及核素等特殊检查。除损伤引起的全身病理改变外，尤其强调伤部的修复，以期降低截肢（指、趾）率，提高功能恢复率和生活质量。局部创面处理需要根据损伤部位及损伤程度，在维护机体内环境相对稳定的条件下，宜早期手术清除坏死组织防止感染，酌情采用植皮、皮瓣、复合

皮瓣或复合组织瓣闭合创面（见电损伤）。

（孙永华）

diànjiēchùshāng

电接触伤（electricity injury）身体的某一部分与带电设备接触或虽无接触带电设备，但电流击穿空气间隔，电流在体内传导引起的组织损伤（图）。是电损伤的一种形式。临床上为了与电火花烧伤和高温电弧烧伤相区别，又称真性电烧伤。最常见的电接触伤事故为单相触电（电流通过人体、大地和接地装置，形成闭合电路）、双相触电（人体两处同时接触两相电源的方式）和高电压放电伤（人体和高压电源小于高压放电距离时，高压强电场作用下，空气间隙击穿，瞬间电流通过人体），电流的电能可以转化为热能、机械能、化学能。因此，电流效应包括热、磁和化学效应。电能的热效应指电流通过导体时，由于电阻的存在，功能消耗产热，称为热效应，同时导体周围存在磁场现象，电流越大磁场越强，电流通过盐、碱、酸溶液时可使

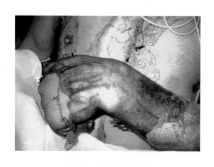

图1　广泛电烧伤

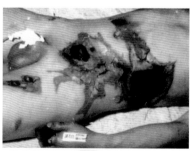

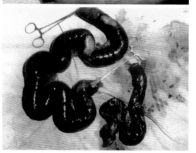

图2　腹部电烧伤，肠坏死

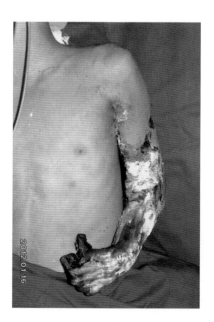

图　上肢电损伤

其分解，产生化学能。因此，当电流通过人体时，电能转变的热能、磁场能、化学能作用于不同电阻的多种不同成分组成的串联和并联的复合导体中，使组织和器官损伤。不同的组织和器官损伤的程度各异。同时又与电流的种类、强度、电压的高低、电阻的大小、作用的不同部位和时间紧密相关（见电损伤）。

（孙永华）

电弧烧伤（electrical arc burn）
diànhú shāoshāng

人体接触电时，电流放电产生高温电弧或电火花，局部温度高达3000℃以上，人体在产生电弧的高温范围内造成的组织损伤。实质为热力烧伤，无电流通过人体。其特点为表层高温炭化，深度深，面积广，严重者皮肤烧焦炭化可深达肌肉、骨骼和器官。病理和病理生理变化与热力烧伤相同，因局部瞬间达数千度高温，表层为干燥性烧焦坏死，一般按热烧伤处理。临床上常见到广泛体表面积为电弧烧伤，但某一局部有电接触伤，不要忽略漏诊。

（孙永华）

雷电伤（thunder and electric injury）
léidiànshāng

由带电云层与地面建筑物或人体放电所致的损伤（图）。是一种特殊类型的电击伤。皮肤表面呈树枝状或蛛网状纹理及烧焦洞穿样损伤。地球上每天约有44 000次雷雨，平均每次雷雨有100次闪电，一次闪电约1%秒，高达1亿~10亿伏电压及上亿安培电流，如未安装避雷装置击中建筑物或人体，均可带来毁损性或致命性伤害，无论在旅途中或家中都应注意雷电损害。身处于雷电环境中为了减少雷击的危险，要远离各种电源和带电的电器设备，并应切断电源。尽量远离金属物品，不要在大树、广告牌、烟囱等处避雨，人体尽量降低高度或找低洼处，双足并拢下蹲，人体与地面接触部分越小越好，以减少跨步电压伤。水面易遭雷击，要远离湖泊水池。

美国平均每年有10万次雷暴雨，中国地广人密，雷暴雨发生率更高，遭受雷电损伤者除严重伤口损害外，还因呼吸、心搏骤停，约有1/3伤者立即死亡，复苏成功者也多遗留后遗症，如健忘、截瘫、脏器损害、耳骨膜破裂穿孔等。

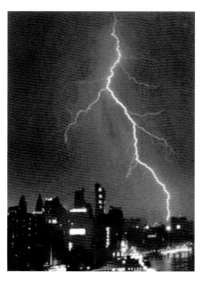

图　雷电

（孙永华）

高压电损伤（high voltage electrical injury）
gāoyādiàn sǔnshāng

人体接触了380V以上的高压电所致的组织损伤。电工学原理提示电压越高，电流越强；当电压固定，电阻越大，电流越弱。电流的功是电压×电流×时间，表明电压越高，流经人体的电流量越大，组织损伤越重。从对人体损伤的安全角度国际电工委员会规定，接触电压的限定制为50V。中国规定36V电压为安全电压，12V为绝对安全电压。为了节约电的消耗，常采用高电压或超高电压送电，工业上将1000V以上称为高电压，以下为低电压。医学临床规定为380V以上为高电压，以下为低电压。在安全电压以上均能引起组织损伤，随着电压增加，对组织的损伤程度也在加重。高电压损伤常见于电工和未经严格训练的电工，违背操作规范流程致伤。

临床表现　①组织损伤重，电流入口处烧焦炭化，形成口小底大内深锥体型创面，可见广泛的肌肉、肌腱、血管、神经、骨骼等损伤。②电流作用不同部位，因组织器官结构、组织成分、形态与导电性各不相同，损伤程度不完全一致。③出口常较入口损伤范围小，有时常见多个出口。④肌肉组织损伤多表现为夹心样坏死，呈跳跃性、阶段性、多发性等复杂多样形式。⑤电流接触人体常沿血管传导，引起血管痉挛，血管内膜剥脱性坏死，中层弹力纤维断裂，血管扩张或破裂，管腔内血细胞凝集，血栓形成，血液循环中断。⑥大面积高压电损伤，如双下肢坏死肌肉面积大，组织水肿重，常继发筋膜间隙综合征，高血钾症导致心搏骤停。⑦高压电损伤除电流通过身体导致的组织损伤外，常由于产生的高温电弧、电火花以及引燃的衣物等造成热力损伤（图）。

诊断与治疗　有明确的电接触史，现场可出现昏迷、呼吸暂停、脉搏消失，有时可出现中枢或周围神经损伤等症状。局部创面损伤特点突出，很容易做出确切诊断。在治疗上首先根据伤情调理内环境，在全身治疗的基础上掌握时机，对不同部位，不同

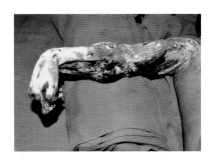

图　上肢高压电损伤肢体坏死

伤情采用早期清除坏死组织，保留可以保留的组织，及时使用植皮或各类皮瓣修复创面（见电损伤）。

（孙永华）

dīyādiàn sǔnshāng

低压电损伤（low voltage electrical injury）

人体接触了 380V 以下的低电压所致的组织损伤。一般 110～220V 电压可直接引起死亡，电流大于 10～15mA 可引起肌肉痉挛，25mA 以上通过心脏，轻者出现房性或室性传导阻滞、异位节律、室上性或室性心动过速；重者可出现心室颤动或心搏骤停。通过脑部可立即丧失知觉，中枢损害，死亡率高。据统计低电压损伤后，一旦出现神志丧失，呼吸心跳停止，抢救成活率低于高电压损伤，仅占 1/5 左右。低电压对局部皮肤损伤比高电压损伤轻，治疗见电损伤。

（孙永华）

diànxiūkè

电休克（electrical shock）

电压或电流达到一定强度（一般大于 650V）时，电流通过人体，特别是头部神经系统遭受强电流刺激，导致细胞膜静电势去极化和钾、钠离子通道的形态学改变，使细胞内外形成强大跨膜电势，导致细胞膜出现微孔或细胞膜破裂，大脑皮层处于高度抑制状态，皮层下失去调控，产生和释放大量神经递质，使自主神经系统亢进。患者立即发生神志丧失，呼吸心跳停止，处于假死状态，称为电休克。一般电休克可持续数分钟或数小时，自然恢复，部分患者临床表现为神志不清，抽搐，躁动，瞳孔缩小，呼吸不规律，心律不齐或呼吸心跳停止，需立即进行抢救。1890 年后美国首先创用交流电和不同电压由头到足径路电刑审讯。电休克患者多伴有组织损伤，高压电引起的组织损伤，除电流对组织损伤作用外，还常伴有电弧，电火花烧伤或引燃衣物等间接烧伤，如果损伤面积大，深度深，常发生包括电休克在内的烧伤休克，烧伤休克属于低血容量性休克，如伴有多发性骨折同时伴有创伤性休克，有些严重电损伤患者常发生水和电解质紊乱，酸碱失衡，高血钾症以及挤压综合征等。严重电损伤休克期处理比单纯热烧伤休克期处理更加复杂，由于深部组织损伤渗液多，不能简单根据体表面积和体重作为严重电损伤补液依据。实践表明，电损伤休克期补液量比单纯热烧伤休克期的补液量约多 1/3，且需及时行焦痂切开减张术或清除坏死组织，方能平稳渡过休克期。

（孙永华）

xuèguǎn diànsǔnshāng

血管电损伤（vascular electrical injury）

血液从左心室搏出再返回右心房，流经动脉，毛细血管和静脉构成的血液循环，大、中、小不同口径的血管布于全身各个系统，周围血管泛指除心脏及中央大血管外的大、中、小不同口径的血管。四肢血管为典型的周围血管，四肢电损伤最为多见，常伴有血管电损伤（图 1）。

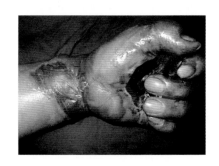

图 1　手腕部高压电损伤

处理好血管损伤可减少截肢率，并可恢复一定功能。耶莱奈克（Jellenek）测量了人体不同组织的电阻，发现血管比肌肉、皮肤、肌腱、脂肪、软骨和骨骼等组织电阻小，在一定的电压条件下，电流的强度是由电阻决定的，肢体电损伤时，通过血管的电流较上述组织为多，易导致血液成分的改变，血细胞破坏，血液浓缩，血黏度上升，多种体液因子释放等血液流变学改变以及血管壁损伤。有些病例由于血管壁损伤严重，常见到血管破裂大出血，血管壁多表现为跳跃性或阶段性损伤，如上肢高压电损伤，手部为损伤的入口，腕部损伤严重，其后逐渐减轻或正常，但在肘部，腋部又出现不同程度的损伤。血管根据其损伤程度有下列几种情况：内皮细胞轻度损伤，外观颜色正常，搏动良好；内皮细胞水肿，弹力层部分失去弹性，管腔轻度扩张，红细胞呈悬浮状态，血流缓慢，可见小血栓；内膜破坏，中层平滑肌断裂，管腔变粗，外观血管扩张，收缩力弱；血管壁全层坏死，血供中断；血管变细，变硬，呈索条状坏死（图 2）。

临床表现与诊断　皮肤烧焦坏死，动脉搏动弱，局部肿胀，正常皮肤颜色青紫，温度降低，毛细血管充盈缓慢。行减压术后循环稍有改善，采用超声多普勒检查声音微弱；血管造影可见管腔不规则或串珠样改变或不显影，血流中断。

治疗原则 动态观察血运不见好转，尽早切除坏死组织，进行血管探查，如血管损伤重，可切除坏死血管，选用自体静脉移植，重建血供运。创面一期皮瓣移植，或选用适当供区切取游离皮瓣或组织瓣或大网膜加游离移植封闭创面。术后肢体制动严密观察。1978 年中国北京积水潭医院首创此种方法，为一例男性工人因 36 000V 高压电损伤四肢，当时昏迷 3 分钟，右腕为深度电损伤，腕屈曲挛缩，皮肤青紫冰冷，感觉消失，当即采取腕部焦痂切开术，手部血液循环改善。3 小时后又出现指冷，色青紫。伤后 12 小时，行创面坏死组织切除术。术中发现掌长肌烧焦、中断，浅层屈指肌腱干硬，正中神经有 10cm 失去光泽，神经鞘膜血管栓塞（图 3），深浅肌肤呈夹心

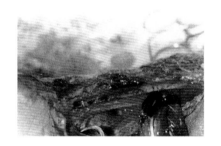

图 2 血管肌肉坏死

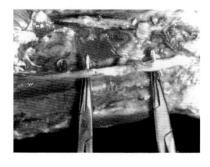

图 3 神经肌肉坏死

样坏死，无收缩功能，尺和桡动、静脉分别有 8～10cm 血栓形成，循环中断。为保存肢体切除了坏死的动、静脉，采用自体大隐静脉游离移植，重建血液循环，腹部皮瓣覆盖创面，保存了右手，恢复了较好的功能。随访 8 年，已能参加劳动。

（孙永华）

diànsǔnshānghòu tèshū bìngfāzhèng

电损伤后特殊并发症（special complications after electrical injury）

电损伤后特别是高压电损伤常伴有多种并发症，器官的并发症多与电流传导的径路有关。

神经系统 神经组织电阻小，导电性强，电流常沿神经管传导。神经系统并发症可立即发生，可迟延数天发生。主要临床表现除电休克和周围神经损伤外，可发生反应性精神病、癔症、听力障碍、神志丧失、昏迷、运动神经麻痹、脊髓损伤、截瘫、偏瘫、感觉迟钝等。

继发性出血 电流通过血管，引起血管壁损伤，一般静脉损伤水平高于动脉，血管壁平滑肌纤维断裂，早期形成假性动脉瘤，如继发感染或牵拉，使血管破裂大出血，一般发生在伤后 1～3 周内，发生率为 10%～20%。

白内障 头颈部高压电损伤后，3～6 个月常发生白内障，个别报道在数年后也有发生，发生率为 5%～20%。早期临床表现为视力下降，多为双侧。

感染 电损伤造成皮肤器官破损同时伴有深部组织坏死，是微生物入侵和生长繁殖的良好培养基，由于皮肤机械屏障破坏和免疫系统低下，局部创面感染和全身感染成为严重电损伤的重要并发症。

常见感染的病原菌多为多菌种复合感染，革兰阳性球菌，如金黄色葡萄球菌、表皮葡萄球菌、肠球菌等，其中耐药性金黄色葡萄球菌有上升趋势，对多种抗生素耐药的肠球菌也在增加。革兰阴性杆菌中以铜绿假单胞菌常见，其次为沙雷菌、克雷伯菌、大肠埃希杆菌、不动杆菌、肠杆菌、阴沟杆菌、变形杆菌等。在中国南方地区真菌感染也常发生。由于电损伤创面形态的特点，创口小，创面深为厌氧菌感染创造了适宜生长的环境，注意产气荚膜杆菌、梭状芽胞杆菌、气性坏疽菌、破伤风杆菌等感染。因此在治疗中应常规注射破伤风抗毒血清。

（孙永华）

suānshāoshāng

酸烧伤（acid burn）

酸性化学物质造成机体皮肤、黏膜以及深部组织的损伤。高浓度酸可引起组织脱水、蛋白质凝固坏死，同时伴有产热和脱水反应，造成混合性的损伤。常见引起化学烧伤的酸是硫酸、盐酸和硝酸等强酸。此外还有氢氟酸、磷酸、铬酸、苯酚、氢氰酸等。

临床表现 气态酸（硫酸、盐酸和硝酸）吸入可引起吸入性损伤，伴有上呼吸道刺激症状或喉水肿、胸闷，甚至出现肺水肿。液态酸可造成皮肤烧伤，创面可迅速形成褐色蛋白凝固层，表面干燥，肿胀较轻，无水疱，呈皮革样痂皮或焦痂状。痂皮保护深层组织不再受损，因此以深Ⅱ度烧伤多见，且末梢神经得以保护，疼痛较轻。根据创面色泽和质地，可大致判断烧伤深度。一般痂皮色浅、柔软的创面较浅，而色深、质地韧的创面较深，创面内陷、质地硬呈皮革样为Ⅲ度创面。酸的种类不同，创面色泽略有不同。

治疗 伤后立即用大量清水冲洗，一般持续 30 分钟以上，头面部烧伤时应注意眼部冲洗。高浓度酸遇水产热加重局部损伤，可先用纸或毛巾等迅速将酸液擦去，再用大量清水冲洗。酸烧伤后一般不用中和剂。如果酸损伤作用时间较长或创面较深，可在冲洗后用 2%~5% 碳酸氢钠或碱性肥皂水冲洗创面，之后再用大量清水冲洗。

(邬京宁)

liúsuān shāoshāng

硫酸烧伤 （sulfuric acid burn）

硫酸烧伤发生率占酸烧伤的首位。硫酸为无色油状液体，与水混合后释放出大量热，具有强腐蚀性、脱水性强，可造成蛋白变性、组织脱水坏死。浓度为 75%~95% 的常温硫酸可立即造成皮肤烧伤，浓度为 30% 的加温硫酸能造成皮肤 Ⅲ 度烧伤。浓硫酸含有三氧化硫，在空气中形成烟雾，可以刺激眼和呼吸道，大量吸入后造成吸入性损伤，引起支气管炎、肺炎、甚至肺水肿。

临床表现 硫酸烟雾可引起流泪、打喷嚏、咽干、气道烧灼感、咳嗽、呼吸困难等，严重时引起化学性肺炎或肺水肿。高浓度硫酸吸入还可引起喉痉挛和水肿，进而窒息。硫酸烧伤创面界限明显，多有凹陷，呈黑色或棕黑色焦痂，与深部组织粘连紧密，伤后早期不易分离。

治疗 立即脱掉污染衣裤，用大量流动清水冲洗，持续 30 分钟以上。高浓度硫酸烧伤时，冲洗前先擦拭去除创面残余硫酸。一般不需用中和剂，必要时可用 2%~5% 碳酸氢钠或碱性肥皂水处理创面，之后再用大量清水冲洗，以去除残余的中和溶液和中和作用后的产物，并降低局部温度。创面痂皮完整时宜采用暴露疗法，或 1% 磺胺嘧啶银冷霜外涂包扎，Ⅲ 度创面应早期行切（削）痂植皮手术。吸入性损伤可采用弱碱溶液雾化吸入，同时纠正缺氧。喉头痉挛或窒息者应及时行气管插管或气管切开，必要时采用机械通气治疗。眼睛烧伤者使用清水或生理盐水冲洗 30 分钟以上。

(邬京宁)

yánsuān shāoshāng

盐酸烧伤 （hydrochloric acid burn）

盐酸为氯化氢的水溶液，在空气中呈白色的烟雾，有强烈的刺激气味，强腐蚀性。吸入后可引起吸入性损伤，与皮肤接触造成盐酸烧伤。

临床表现 烟雾吸入后即刻引起上呼吸道黏膜刺激症状，出现咳嗽、胸闷、呼吸加快等。鼻腔及咽喉黏膜充血及水肿，并有浆液性分泌物。肺部可闻及干或湿啰音，也可出现肺水肿、低氧血症、低血压等临床表现。高浓度吸入能引起喉头、支气管水肿或痉挛，甚至窒息死亡。皮肤接触盐酸液体造成烧伤，创面呈淡黄褐色或白色，随后转为灰棕色，常有焦痂下积液。

治疗 立即去除污染衣物，注意保持呼吸道通畅。盐酸烟雾所致急性气管炎时，可用 4% 碳酸氢钠溶液雾化吸入。伴有气急、胸闷等症状，可给予 0.5% 异丙基肾上腺素 1ml 及地塞米松 2mg 雾化吸入。创面应立即用大量清水彻底冲洗，持续 30 分钟以上，再用 2%~5% 碳酸氢钠液中和剂冲洗，随后再次大量清水冲洗。创面采用暴露或 1% 磺胺嘧啶银冷霜外涂包扎，Ⅲ 度创面应早期行切（削）痂植皮手术。

(邬京宁)

xiāosuān shāoshāng

硝酸烧伤 （nitric acid burn）

硝酸为无色液体，具有强腐蚀性和强氧化性，遇水释放热量，光照后释放二氧化氮。硝酸蒸气对眼睛、呼吸道等黏膜和皮肤有强烈刺激性和腐蚀性。

临床表现 高浓度硝酸蒸气吸入能引起肺水肿和迟发性阻塞性细支气管炎。硝酸所含的二氧化氮与血红蛋白作用形成高铁血红蛋白，造成组织缺氧。创面呈现黄色或橙黄色，后转为黄褐色或暗褐色，浓硝酸烧伤可致 Ⅲ 度创面。

治疗 立即脱离致伤源，用大量清水冲洗创面，持续 30 分钟以上，也可选用 2%~5% 碳酸氢钠液溶液冲洗，再用清水冲洗。创面采用暴露疗法，或 1% 磺胺嘧啶银冷霜外敷包扎，Ⅲ 度创面应早期行切（削）痂植皮手术。出现并发症时，按相应方法处理。

(邬京宁)

qīngfúsuān shāoshāng

氢氟酸烧伤 （hydrofluoric acid burn）

氢氟酸是氟化氢气体的水溶液，具有强腐蚀性，皮肤接触或呼吸道吸入能吸收进入体内，造成组织脱水、腐蚀等损伤作用。氟是最活泼的非金属元素之一，具有强大的组织穿透力。氢氟酸烧伤后，氟离子不断解离而渗透到深层组织，引起皮肤组织和肌肉溶解、液化，骨质脱钙甚至坏死。进入体内的氟离子很快与钙离子结合，形成不溶性的氟化钙，造成血钙浓度降低，严重时可引起致命性低钙血症。吸入高浓度氢氟酸，可引起吸入性肺炎和肺水肿。

临床表现 往往烧伤面积不大，常累及手指。皮肤损害程度与氢氟酸浓度、接触时间、接触部位及处理方法有关。创面局部多为红斑，随即转为有红晕的白色水肿，严重者继而变为淡青灰色坏死，可形成棕褐色或黑色焦痂。手指创面常伴有甲床受累，甲床周缘红肿，甲下时有水疱形成，使指甲与甲床分离。高浓度氢氟酸烧伤可造成创面进行性坏死，形成慢性溃疡，严重者累及局部骨骼，尤以指骨为多见。X线检查可见指间关节狭窄，关节面粗糙，边缘不整，皮质增生，髓腔狭小，骨质吸收等类似骨髓炎的征象。一般在伤后数小时出现创面局部和深部组织疼痛，接触氢氟酸的浓度越高，疼痛出现的时间越早，无水氢氟酸伤后立即出现剧烈疼痛，有时使用止痛剂也难以缓解。合并氟中毒者主要表现为低钙血症、口或手足麻木、抽搐、肌肉痉挛、喉头痉挛等。心电图表现 QT 间期延长。严重低钙可引起心肌收缩无力、心室颤动。

治疗 接触氢氟酸后应，立即用大量清水冲洗至少 30 分钟以上，去除水疱和液化坏死组织。局部可以使用二价阳离子化合物，如葡萄糖酸钙、硫酸镁等溶液浸泡或湿敷，使其与氟离子结合形成不溶性氟化钙或氟化镁，减轻组织损伤和疼痛。早期处理不及时或氢氟酸已浸入深层组织时，创面局部皮下浸润注射葡萄糖酸钙。手指氢氟酸烧伤，可以采用10% 葡萄糖酸钙 10 ~ 20ml 加入50ml 生理盐水中，选择桡动脉或肱动脉注射，每天 1 ~ 2 次，直至创面疼痛消失为止。如患者出现低钙血症，应该立即予以补钙治疗。通常使用 10% 葡萄糖酸钙静脉缓慢注射，定时检测血钙浓度，及时调整补钙剂量。创面予以 1%磺胺嘧啶银冷霜外敷包扎，深度创面应及早行切（削）痂植皮手术。

（郁京宁）

gèsuān shāoshāng
铬酸烧伤（chromic acid burn）

金属铬本身无毒，但是六价铬的化合物如铬酸、铬酸盐及重铬酸盐则具有强腐蚀性和毒性。铬酸烧伤后，铬离子经创面或黏膜吸收引起全身中毒，可抑制细胞氧化、还原和水解过程，使蛋白质变性。六价铬进入红细胞被还原成三价铬，使谷胱甘肽还原酶活性降低，血红蛋白转化成高铁血红蛋白，引起红细胞携氧能力减低，导致组织缺氧。

临床表现 常同时合并火焰或热烧伤，创面呈黄色，局部创面溃烂，形成外口小内腔大的溃疡，可深及肌肉和骨骼，愈合甚慢，俗称铬疮。吸入铬粉尘可引起口、鼻腔黏膜溃疡、出血或鼻中隔穿孔。铬中毒者表现为头晕、烦躁、肌痉挛甚至昏迷，伴有呼吸困难和发绀。铬对胃黏膜有强烈刺激作用，可有频繁恶心、呕吐、吞咽困难甚至消化道溃疡和出血。铬主要由肾排出，引起严重肾功能损害。早期可出现各种管型尿、蛋白尿和血红蛋白尿，严重者出现少尿、无尿、血肌酐升高等急性肾衰竭表现。即使小面积铬酸烧伤亦可造成死亡。

治疗 局部以大量流动清水冲洗，也可选择使用 5%硫代硫酸钠液、1%磷酸钠或硫酸钠、10%依地酸钙钠溶液冲洗、湿敷创面，以减轻创面对铬离子的吸收。口鼻腔创面可用 2%碳酸氢钠溶液清洗。深度创面应早期行切痂手术，以减少铬酸盐的吸收。铬酸烧伤合并中毒的解毒治疗可使用二巯丙醇、依地酸钙钠、硫代硫酸钠和大量维生素 C 等。出现肾功能损害时应及时采用连续肾替代治疗（CRRT），尽快排除体内铬离子，预防和治疗急性肾衰竭。

（郁京宁）

běnfēn shāoshāng
苯酚烧伤（phenol burn）

苯酚为无色结晶或结晶熔块，具有特殊的芳香气味，俗称石炭酸（carbolic acid），空气中或日光下被氧化成粉红色或红色。苯酚具有水溶性、亲脂性、易溶于酒精等特点，对皮肤和黏膜有强烈的刺激和腐蚀作用。低浓度苯酚使蛋白变性，高浓度造成蛋白沉淀。苯酚可从皮肤或胃肠道黏膜吸收，苯酚蒸汽可经呼吸道吸入进入血循环，抑制心血管、呼吸和体温中枢，造成肾、肝、心、肺等功能障碍，损害红细胞并引起溶血。体内苯酚大部分以原形或与葡萄糖醛酸结合随尿排出。部分经氧化变为邻苯二酚和对苯二酚，使尿液呈棕黑色，称为酚尿，是苯酚吸收的显著标志。尿酚含量的检测有助于判断苯酚吸收程度，正常值为 5~25mg/24h。

临床表现 皮肤起初呈白色、起皱或软化，继而形成红褐色或棕黑色痂。创面多为Ⅱ度，无痛。误服后口腔及咽壁黏膜充血、水肿、糜烂、甚至坏死，可伴有腹痛、腹泻、便血和呕血。急性中毒表现为早期各种反射亢进，出现躁动、抽搐、痉挛、血压升高、心率快等症状，随后转而抑制，反射消失、瞳孔缩小、血压下降、心率减慢和心律失常，严重者可发生休克、呼吸衰竭、昏迷等危象。游离苯酚可引起肾小球和肾小管的损害，若伴有低血容量和溶血加剧肾损害，出现酚尿、蛋白尿、血红蛋白尿和管型尿，阻塞肾小管，进而少尿或无尿，最终导致急性肾衰竭。

治疗 接触苯酚后应立即脱离现场至新鲜空气处，大量流动清水冲洗至少30分钟以上。有条件的先用酒精或者甘油、聚乙二醇或聚乙二醇和酒精混合液擦拭创面，直至酚臭味消失，然后再用大量流动清水冲洗，减少苯酚吸收。口腔酚烧伤者可用清水或3%硼酸溶液漱洗。误服者可行洗胃、催吐剂导泻。洗胃时在胃管中还可加入食油、牛奶等，胃内保留60ml液状石蜡或氢氧化铝凝胶以防残余酚吸收。Ⅲ度创面应早期行切痂植皮手术。

目前无特效解毒剂治疗苯酚中毒，主要对症处理肝、肾损害。严密监护心、肺功能，早期给予氧疗，保持呼吸道通畅，必要时行机械通气治疗，防治肺水肿。适当增加补液量，并结合使用利尿剂，保持伤后第1天尿量保持200ml/h。血液净化治疗是预防和治疗急性肾衰竭的有效方法，同时可清除体内苯酚，应及时使用。

（邝京宁）

qīngqíngsuān shāoshāng

氢氰酸烧伤（hydrocyanic acid burn） 氰化钠、氰化钾、乙腈及丙烯腈等氰化物遇水后生成氢氰酸，色微黄，具有苦杏仁味，性质活泼，易挥发，在空气和组织中放出具有毒性的氰根，经皮肤、呼吸道和消化道吸收后引起中毒。氰根能迅速与氧化型细胞色素氧化酶 Fe^{3+} 结合，并阻止其被细胞色素还原为含 Fe^{2+} 的还原型细胞色素氧化酶，从而抑制细胞色素氧化作用，造成细胞内窒息。呼吸中枢细胞缺氧和麻痹，是氰化物中毒的致死原因。

进入体内的氰化物大部分以氰化氢的形式由肺部呼出，部分在肝脏内经转硫酶等作用，与硫结合成为硫氰酸盐经肾排泄。硫氰酸盐的毒性为氰化物的1/200。高铁血红蛋白与氰化物可暂结合成较稳定的化合物，延迟毒性作用的发生。但是体内高铁血蛋白含量极少，对缓解中毒作用的实际意义不大。

临床表现 主要表现为乏力、胸痛、胸闷、头晕、耳鸣、呼吸困难、心律失常、瞳孔缩小或扩大、阵发性或强直性抽搐、昏迷，最后呼吸心跳停止而死亡。大量吸入高浓度氰化物后，在2~3分钟内即刻出现呼吸停止、死亡。

治疗 由于氰化物毒性极大，作用又快，即使对可疑有氰化物中毒者，也必须争分夺秒，立即进行紧急治疗。急救采用亚硝酸异戊酯和亚硝酸钠，联合硫代硫酸钠疗法。其原理是亚硝酸异戊酯和亚硝酸钠使血红蛋白迅速转变为较多的高铁血红蛋白，后者与氰根结合成比较稳定的氰高铁血红蛋白。数分钟后，氰高铁血红蛋白又逐渐离解，放出氰根，此时再用硫代硫酸钠，使氰根与硫结合成毒性极小的硫氰化合物。氢氰酸烧伤后立即吸入亚硝酸戊酯（0.2~0.6ml）15~30秒，数分钟内可重复1~2次。缓慢静脉注射3%亚硝酸钠10~20ml（注射速度2~3ml/min），而后静脉再注射25%~50%硫代硫酸钠25~50ml。创面局部应先用大量流动清水冲洗，然后用0.01%的高锰酸钾冲洗，再用5%硫代硫酸钠冲洗。在解毒治疗和全身支持疗法的同时，应迅速将氢氰酸烧伤创面全部切除。

（邝京宁）

jiǎnshāoshāng

碱烧伤（alkali burn） 碱性化学物质包括钾、钠、钙、铵、镁的氢氧化合物以及碳酸钠、氟化钠等，在工业中应用极为广泛，具有腐蚀、穿透及弥散能力。碱性物质不论是气、液态或是固体、粉尘，均可造成皮肤烧伤。碱能吸收组织水分，使细胞脱水而坏死，与组织蛋白结合，生成易于溶解的碱性变性蛋白化合物，并进一步释放碱基作用于正常的组织蛋白，促使病变向创面深部发展。碱性物质能皂化脂肪，同时产热加重深层损伤。因此碱烧伤时组织损伤多呈进行性加重。早期创面肿胀较明显，灰白、滑腻，失液量较大，随后创面可进行性加深、扩大。

（邝京宁）

qīngyǎnghuànà shāoshāng

氢氧化钠烧伤（sodium hydroxide burn） 见苛性碱烧伤。

（邝京宁）

kēxìngjiǎn shāoshāng

苛性碱烧伤（caustic alkali burn）

氢氧化钠和氢氧化钾是碱性物质中对皮肤损害最大的碱类，称为苛性碱。苛性碱具强烈刺激性和腐蚀性，并能吸收组织内水分，造成细胞脱水。碱与组织蛋白结合生成可溶性的碱性变性蛋白，可再释放碱离子作用于周围正常组织，致使病变向深部和周围扩展。碱性物质能皂化脂肪，同时产热加重组织损伤。

临床表现 苛性碱蒸气对眼和上呼吸道刺激强烈，可引起眼和上呼吸道烧伤。浓度为0.02%氢氧化钠溶液即可损伤角膜上皮，5%氢氧化钠能造成使角膜、结膜广泛性坏死、白斑形成、甚至溃疡穿孔。皮肤创面深度通常为深Ⅱ度或Ⅲ度烧伤，焦痂或痂皮柔软脆弱，外观呈灰白潮湿，刺痛剧烈。坏死组织溶解后能使创面继续加深、扩大，脱痂后形成溃疡，愈合慢。感染后易并发创面脓毒症。指甲接触苛性碱后会变薄、扁平甚至呈匙甲状，失去光泽。

治疗 立即以大量流动水冲洗，一般要达 1 小时以上，直至创面无滑腻感，或创面 pH 为 4.5~8。冲洗后可选用 5% 醋酸、3% 硼酸或 10% 枸橼酸溶液中和，之后再进一步冲洗。创面使用 1% 磺胺嘧啶银冷霜防治创面感染，深度创面应早期切痂以避免创面进行性加深。误服苛性碱后不应洗胃或催吐，因有食管与胃穿孔的危险。可用服用少量橄榄油、5% 醋酸或食用醋、柠檬汁。如并发消化道穿孔，需立即手术。眼部烧伤应及时采用流动水冲洗，再选择适当中和溶液冲洗。为缓解组织炎症反应，早期阶段可应用激素。眼内有大量组织坏死时，应及早手术。

（郇京宁）

shíhuī shāoshāng

石灰烧伤（lime burn） 生石灰即氧化钙，属碱性，能刺激和腐蚀皮肤，具有强烈的吸水性，与水化合生成氢氧化钙（熟石灰），并释放出大量热量。因此生石灰烧伤属于热力和碱烧伤共同作用所致。

临床表现 烧伤创面具有碱性烧伤特点，可形成浅黑色焦痂。创面组织溶解形成溃疡，刺痛剧烈，愈合较慢。眼接触石灰可引起结膜水肿和充血，角膜混浊、呈灰白色。吸入大量石灰粉可能引起化学性肺炎。

治疗 石灰烧伤多为深 II 度以上烧伤。急诊处理时必须先将石灰粉末擦拭干净，再用大量清水冲洗，以免生石灰遇水产热加重损伤。深度创面应早期行切（削）痂植皮手术。眼烧伤应及时用清水冲洗 30 分钟，清除眼内石灰粒，再用相应的中和溶液冲洗。

（郇京宁）

ānshuǐ shāoshāng

氨水烧伤（aqueous ammonia burn） 氨为无色、具有刺激性恶臭的气体。氨与空气混合时，能形成爆炸性气体。液态状氨为液氨，接触空气立即汽化并吸收大量热量。氨溶于水后成氢氧化铵（NH_4OH），通常称为氨水，属碱性。氨水主要用作化肥，浓度为 18%~30%，属于中等强度碱。氨水极易挥发释放出氨，具有刺激性，吸入可造成不同程度的吸入性损伤，甚至引起肺水肿。皮肤、黏膜较长时间接触氨水可造成碱烧伤。液氨对皮肤的损伤属于碱烧伤和冷冻伤的混合型损伤。

临床表现 吸入氨初期并不立即出现呼吸困难、肺部啰音等体征。一般在 24 小时内出现症状及体征并逐渐加重。轻度损伤病变仅局限于上呼吸道，表现为声音嘶哑、呼吸增快、口鼻分泌物增加、肺部干啰音及轻度三凹体征，1~2 天有所缓解。严重时出现进行性呼吸困难，呼吸增快，气道内大量分泌物，双肺布满干、湿啰音，指端、口唇发绀及不同程度的低氧血症表现。胸片可见双肺片状阴影。伤后 3~7 天气管、支气管坏死黏膜逐渐脱落，可造成气道梗阻、肺部感染等。若吸入高浓度氨可立即引起急性喉头水肿、喉痉挛而窒息。皮肤创面早期呈苍白色，逐渐转为青紫色、暗紫色及紫红色，可出现小水疱，触及有硬韧感，局部温度低，多伴有疼痛。随后创面出现碱烧伤创面的特点，即创面潮湿、组织溶解、液化，形成溃疡等。

治疗 头面部氨水烧伤或有吸入病史者，必须仔细检查口腔、鼻腔及咽喉部有无黏膜烧伤。如呼吸道分泌物明显增多或有进行性呼吸困难者，应立即做气管切开或气管插管，维持气道通畅，必要时进行机械通气治疗。坏死黏膜脱落期应强化气道冲洗、及时吸引脱落的坏死黏膜。给予激素治疗以减轻呼吸道黏膜水肿及减少分泌物。氨水吸入性损伤后可遗留慢性支气管炎、支气管扩张、肺大疱，甚至肺脓肿，应及时对症处理。氨水眼烧伤应立即用 2% 硼酸水或生理盐水冲洗，以防止角膜溃疡形成。皮肤创面类似碱烧伤，可按碱烧伤创面处理。液氨烧伤含有冷冻伤因素，创面损伤程度往往比氨水烧伤严重。液氨烧伤创面早期不可使用凉水冲洗，宜用常温清水冲洗创面 30 分钟，亦可加用 2%~3% 硼酸冲洗冲洗，再用常温水冲洗。

（郇京宁）

línshāoshāng

磷烧伤（phosphorus burn） 磷有黄磷（白磷）、红磷（赤磷）、紫磷和黑磷四种异构体。其中黄磷为淡黄色或者白色蜡状固体。磷的燃点低，有大蒜味，34℃ 时可自燃，接触皮肤烧伤后可持续燃烧造成烧伤，直至燃烧完毕或被清除。磷不溶于水，溶于油脂，磷颗粒可沿皮脂腺深入到皮肤深处，使脂肪液化。磷接触空气容易氧化生成五氧化二磷（P_2O_5）和三氧化二磷（P_2O_3），且遇水形成磷酸和次磷酸，并释放大量热量引起皮肤热力烧伤和化学烧伤，因此磷烧伤是化学与热力混合型损伤。吸入 P_2O_5 和 P_2O_3 对呼吸道黏膜有强烈的刺激性，引起气管、支气管黏膜细胞坏死，严重者可引起支气管肺炎和肺水肿。磷有剧毒，是强烈的原生质毒，具有组织脱水、抑制细胞内氧化过程的作用。创面或黏膜吸收后，易引起肝、肾等脏器广泛的损害。

临床表现 创面有大蒜样臭

味，点状或片状分布，多嵌有磷颗粒，在黑环境中可见蓝绿色荧光。创面多较深，Ⅱ度创面呈棕褐色，Ⅲ度创面暴露时可呈青铜色或黑色，界限清晰，疼痛不明显；磷未清除的创面可见绿色分泌物。磷极易侵入皮肤以下深层组织，伤后 2～3 天内不断加深、扩大，可伤及肌层和骨骼。

磷可以经过呼吸道及皮肤吸收中毒。磷溶于油脂，磷烧伤的患者皮下液化脂肪中的含磷量可超出血中数倍。磷氧化生成的 P_2O_5 可被吸入引起呼吸道烧伤，造成急性喉头水肿、急性支气管炎和间质性肺炎、肺水肿等，重者可出现肺功能不全及急性呼吸窘迫综合征（ARDS）。磷中毒能引起肝肿大、肝区压痛、肝细胞性黄疸、肝功能异常、凝血酶原时间延长等，严重者可死于急性黄色肝萎缩、肝坏死。早期还可出现少尿、血尿、蛋白尿、管型尿、血肌酐升高等。血磷、ALT、血肌酐值越高，表明肝、肾中毒越严重。磷所引起溶血、血红蛋白尿，可加重肾损害。部分患者可有低钙、高磷血症、心律不齐、精神症状及脑水肿等临床表现。

治疗 现场急救时应立即扑灭火焰、脱去污染的衣服，先以大量清水冲洗或浸泡于水中，然后仔细清除磷颗粒，避免与空气接触。若现场无大量清水，也可用湿布覆盖创面，以防止磷颗粒在空气中复燃，忌用油质敷料覆盖创面。为避免吸入性损伤，患者及救护者使用湿手帕或口罩掩护口鼻。创面立即再用 1∶5000 高锰酸钾溶液冲洗，然后用 1% 硫酸铜溶液轻拭创面。硫酸铜在残留的磷颗粒表面化合生成黑色的二磷化三铜颗粒，包裹磷颗粒使之与空气隔绝不再燃烧。注意硫

酸铜的用量以创面不发生白烟为度。立即将二磷化三铜颗粒从创面清除，最后必须用生理盐水将创面残余的硫酸铜溶液冲去，否则后者吸收后可引起铜中毒，发生溶血和急性肾衰竭。如无硫酸铜溶液，可将患者置于暗室中，用镊子清除发出蓝绿色荧光的磷颗粒。

局部冲洗并不能完全清除创面磷颗粒，入侵至组织深部的磷也难以用任何外用药物去除。因此应争取立即进行切痂手术，完全清除沾染磷的组织和能溶解磷的脂肪层，随后移植自体皮或暂时性覆盖生物敷料。磷烧伤后应注意保护肝、肾功能，尤其是要碱化尿液、利尿以防止发生急性肾衰竭。

(邸京宁)

měishāoshāng

镁烧伤（magnesium burn）镁
是软金属，镁粉在空气中容易着火和爆炸，常用于制造照明弹、闪光弹、燃烧弹，故易引起烧伤。

临床表现 镁烧伤后沾染的镁粉可穿透深部组织，与体液反应生成氧化镁，释放出氢。局部可出现疱疹、疼痛和肿胀，可有广泛性组织坏死，似气性坏疽。创面局部可形成溃疡，并逐渐扩大。有时溃疡呈潜行性，也可出现红色肉芽肿状结节，难以愈合。吸入氧化镁烟尘可发热、咳嗽、胸部有压迫感，严重者呼吸困难、发绀。

治疗 镁烧伤创面应立即进行切削痂手术，可避免创面经久不愈。伴有全身中毒症状时，采用 10% 葡萄糖酸钙 20～40ml 静脉注射，每天 3～4 次。

(邸京宁)

lìqīng shāoshāng

沥青烧伤（asphalt burn）沥
青俗称柏油，是煤焦油或石油分

馏后的残渣，有高度黏着性。液状沥青接触皮肤后不容易去除，引起热力烧伤。其特点是热量高、散热慢，故烧伤往往较深。

临床表现 创面多发生于皮肤暴露部位，如手、足、面部等处。除去沥青后多见表皮脱落、基底苍白，中央深而边缘部位较浅，疼痛不显著。沥青粉尘、烟雾也可对皮肤及黏膜造成损害。接触数小时至数天，可出现 Ⅰ～Ⅱ 度烧伤，遇到光或汗水、肥皂水浸渍后可使创面加深。眼部受烟尘刺激引起视物模糊、干燥、眼痛、结膜炎等；也可发生鼻炎、喉炎、支气管炎等。沥青蒸发产生少量的蒽、菲、咔唑、苯酚等。蒽、菲等为感光物质，光照射后疼痛增加，故热的沥青烧伤除热力损伤外，还有光感性损伤。

全身中毒多发生于大面积沥青烧伤者，可出现头痛、眩晕、耳鸣、乏力、心悸、失眠或嗜睡、胸闷、咳嗽、腹痛、腹泻或便血、尿少、精神异常等，甚至可昏迷、死亡。急性肾衰竭往往是患者死亡的主要原因。

治疗 立即清除创面上沥青，如无法完全清除沥青，则应先以冷水或冰敷于黏着皮肤的沥青，使之降温、冷却后，将沥青连同烧伤表皮一同揭去。小面积沥青烧伤可用橄榄油、麻油、松节油等清洗。创面上禁止用汞溴红、甲紫。尽可能避免使用有光感的药物，如磺胺、氯丙嗪、异丙嗪等，应避免日光照射。深度创面应早期行切削痂植皮手术。

(邸京宁)

shuǐní shāoshāng

水泥烧伤（cement burn）新
烧制的水泥瞬间温度达 2000℃，极易造成裸露部位的烧伤，吸入

可造成吸入性损伤。水泥熟料中含硅酸钙、硅酸二钙等成分，与皮肤汗腺及气道中的水分发生水合反应，可以迅速形成一层隔膜，与皮肤黏着牢固，影响热量散发而使创面进行性加深。水合反应生成的氢氧化钙 pH 为 10~13，对皮肤及气道黏膜有一定腐蚀作用。热水泥烧伤是由热力、碱烧伤共同作用所致的特殊烧伤。此外，水泥粉尘易引起刺激性皮炎，铬酸盐可以引起过敏性皮炎。热水泥粉尘中含有 CO、CO_2、SO_2 等多种气体，具有强烈刺激性和毒性。

临床表现　水泥溅入眼内引起烧灼感、畏光、流泪、视力减退、眼睑痉挛等，甚至造成坏死组织脱落，形成溃疡、感染、眼球粘连，并可继发青光眼。吸入水泥粉尘后可造成严重吸入性损伤，出现咳嗽、呼吸急促、呼吸困难、低氧血症等临床表现，患者可因严重急性呼吸窘迫综合征（ARDS）而死亡。

治疗　伴有吸入性损伤者必须及时建立人工气道确保呼吸道通畅，尽早行气道灌洗，迅速清理气道内积存的残余水泥，以减轻呼吸道损伤。烧伤创面应立即用大量清水冲洗降温，避免热水泥对创面的持续损害。创面治疗原则同热力烧伤和碱烧伤。

（邰京宁）

瓦斯爆炸烧伤（gas explosion burn）　一定浓度甲烷和空气中的氧气在高温作用下所产生，一般发生在相对密闭的矿井内。瓦斯爆炸后瞬间温度可达 1850~2650℃，但与人体接触时间极短暂，易造成人体暴露部位的浅度烧伤，若引燃衣物则可导致大面积深度烧伤。瓦斯爆炸产生 CO、CO_2、NO、

NO_2、乙烯、乙烷、硫化氢和沼气等有毒气体，吸入时可导致吸入性损伤、中毒甚至窒息。矿井内瓦斯爆炸时可产生强烈的冲击波，除引起烧伤和吸入性损伤外，还可以造成脑震荡、爆震伤、挤压伤、骨折以及其他合并伤。

临床表现　烧伤多为大面积浅度烧伤，暴露部位多见，亦可有大面积深度烧伤。大多数伴有吸入性损伤，主要是吸入大量煤尘，以及吸入 CO、CO_2 造成中毒所致，往往早期即可出现急性呼吸功能障碍的临床表现。轻度 CO 中毒（血 $HbCO<20\%$）时，可有头痛、轻度呼吸困难、视力减退和烦躁等症状。中度 CO 中毒（血 $HbCO<40\%$）时，可出现易受刺激、缺乏判断力、恶心、疲劳和视物模糊等症状。重度 CO 中毒（血 $HbCO<60\%$）时，可有幻觉、运动失调、昏迷、严重缺氧等症状。血 $HbCO>60\%$ 时可致死。CO_2 中毒时，轻者可有头痛、眩晕、耳鸣、胸闷、气急、恶心、呕吐等症状，重者出现高热、惊厥、昏迷、发绀、肺水肿、脑水肿、呼吸中枢抑制而死亡。大多数患者出现明显的精神症状，并出现白细胞和血小板急剧减少，并有暂时性骨髓抑制现象。

治疗　大量清水冲洗创面、去除煤尘后再行清创，并按一般大面积烧伤常规处理创面。吸入性损伤或肺爆震伤患者出现呼吸功能障碍时，应及时建立人工气道以保证呼吸道通畅，必要时行机械通气治疗。CO 中毒者立即行吸氧或高压氧治疗，给予大剂量维生素 C、ATP、辅酶 A 和细胞色素 C 等以促进细胞功能的恢复。对合并爆震伤、骨骼、内脏损伤应及时给予相应处理。

（邰京宁）

热压伤（hot crush injury）　热压伤既有热力伤又有挤压伤，常伴有肌腱、神经、血管、骨、关节损伤。严重挤压伤时，肌红蛋白、酸性物质大量释放，造成肾衰竭、酸中毒、高钾血症等病理生理变化，损伤程度明显大于单纯热力损伤。

临床表现　热压伤烧伤面积一般较小，多见手部，有时亦可发生于前臂、上臂和下肢。手和手指背侧损伤多于掌侧，严重者掌侧亦同时受累。伤情严重程度主要取决于温度的高低、压力的大小和持续时间的长短。因受热力与机械力的双重作用，局部损伤重。多数为Ⅲ度烧伤，皮下损伤范围常超过皮肤烧伤范围，多伴有骨、关节损伤以及血管内皮受损。如果累及静脉，可引起回流障碍，局部肿胀明显，疼痛剧烈。动脉壁受到损伤则可引起进行性血管栓塞，使坏死范围扩大。坏死从远端向近端发展，最终致手指甚至全手坏死，截肢（指）率高。严重的挤压伤伴有热力伤时，可出现挤压综合征，表现为低血容量休克，肌红蛋白尿与急性肾衰竭，代谢性酸中毒及高血钾症，贫血和出血倾向等现象，重者可发生 DIC，甚者死亡。

治疗　及早彻底清创，处理损伤的骨和关节，并根据创面实际情况选择皮瓣、肌皮瓣或断层皮片覆盖创面，最大限度地恢复手功能。早期未得到正确处理引起严重感染或挤压过重而致血运丧失，手无保留价值者可考虑截除。手术治疗后早期行功能锻炼，包括主动和被动活动，有利于减轻水肿、预防挛缩、防止肌腱粘连及关节僵硬。

发生严重挤压伤时，重点防

止严重休克和肾功能不全的发生。及时补充血容量，碱化尿液，适当应用利尿剂以促进肌红蛋白或血红蛋白排出，必要时行连续性肾替代治疗。挤压肢体立即行焦痂筋膜切开减张术以改善肢体远端循环。如受伤肢体循环无明显改善，全身情况恶化，出现休克加重、肾衰竭等症状时，则应考虑受伤肢体截肢。

(邰京宁)

dīrè shāoshāng

低热烧伤 (low-grade hot burn)

为长时间接触 41~60℃ 的致热源而造成的皮肤甚至皮下组织的损伤。常见的致热源有热水袋、取暖器等。患者通常是因为熟睡，或者因麻醉、中毒、偏瘫等暂时丧失知觉或肢体感觉障碍，长时间接触低温致热源所致。由于重力压迫使肢体与热源持续紧密接触，使热传导增加，局部血循环不畅，同时肢体不能活动，导致局部热量难以散发，增加热量蓄积而造成烧伤。因此烧伤创面深度与温度及受压时间相关。创面虽呈水疱样改变，深部组织却损伤严重，甚至可达肌肉、骨骼。临床上常误诊为浅度烧伤而延误治疗。

临床表现 早期创面多有小水疱，外观颜色深。去除水疱后创面呈苍白或有坏死灶，痛觉迟钝。伤后 10~20 天创面逐渐转为褐色、深褐色及黑色干性坏死灶。有时皮下软组织坏死范围大于皮肤坏死面积，或有深部组织损伤，甚至可达肌层或骨骼。创面溶痂发生较晚，通常在 1 个月以上才可见坏死组织溶解脱落。

治疗 通常难以自行愈合，需要手术切除坏死组织，切痂后根据创面情况选择直接缝合、自体皮移植术或局部皮瓣移植术。

若有骨、关节暴露者，可用肌瓣覆盖后植皮或采用局部皮瓣、肌皮瓣移植修复创面。

(邰京宁)

dòngshāng

冻伤 (frostbite)

由寒冷所致的炎症性组织损伤。无论平、战时均可发生。随着冬季体育运动、旅游等户外活动的增加，冻伤有增多的趋势。寒区冬季作战时，常发生群体性冻伤。

病因 发生冻伤的直接原因是环境温度，还与持续时间呈正相关。此外，①潮湿因素：在寒冷环境下，潮湿可破坏衣服的保暖而使体热易于散失。同时，湿的皮肤较干燥皮肤能更快地变冷。例如，冬季因涉水或脚汗过多等常促使发生冻伤。②风的因素：冷风使空气对流加速，破坏了保温层，促使体热散失。一般来说，风速越大，体热散失越多，因此加快引起冻伤。③接触因素：人体某个部位接触冰点以下的金属表面或其他导热性强的物体时，会使局部温度骤降，组织随后很快结冰，造成严重的冻伤。④局部因素：任何使局部血液循环发生障碍，热量来源减少的因素，都可促使冻伤的发生，如鞋袜、衣袖、裤管、袜带过紧，扎止血带、长时间站立不动等，发生局部血液循环障碍时，较正常血液循环时更易发生冻伤。⑤全身因素：降低机体抵抗力的一些因素，如疲劳、虚弱、紧张、饥饿、创伤、休克、营养摄入不足、有冻伤史（如冻疮）等，均可减弱人体对外界温度变化的调节和适应能力，都可诱发冻伤。酗酒可加快散热或醉酒后昏倒在低温环境下，易造成严重冻伤，甚至冻死。

总之，温度越低，湿度越高，风速越大，暴露时间越久，发生

冻伤的机会越多，也越严重。

分类 可按损伤性质和损伤范围分类。①按损伤性质分类：分为冻结性与非冻结性冻伤。其区别主要在于受损伤时的环境温度是否达到组织冰点，非冻结性冻伤是指发生在 10℃ 以下至冰点以上的低温环境所引起的冻伤。冻结性冻伤是机体短时间暴露于极低温或较长时间暴露在冰点以下的低温所引起的冻伤。②按损伤范围分类：分为全身性冻伤（包括冻僵与冻亡）和局部性冻伤［包括冻疮、战壕足、浸泡足（手）等］。临床实践中，以局部冻伤最为常见。临床所说的冻伤，即指此类损伤。

预防 包括以下几方面。

保暖防湿 ①保暖：服装是最重要的防冻装备，外衣应温暖不透风、防雨、透气，外衣内的服装要质轻、保暖、透气、有弹性，多层比单层好。鞋袜大小松紧适宜并保持干燥，保护好身体暴露部位和肢端，如手足、耳鼻、颜面等处。要注意戴好手套、穿厚袜、棉鞋等。平时经常揉搓这些部位，以加强血液循环。②装备：最好配备产热袋、加热炉、产热睡袋、小型加热器等，除取暖外，还可以静脉输液加温之用；③要注意保持生活环境干燥，服装、鞋、袜的干爽，潮湿后应及时更换。脚汗多者，可用 5%甲醛涂抹或 5%硼酸滑石粉擦脚掌、趾间，以保持干燥。

提高机体抗寒能力 ①经常进行抗寒锻炼，例如从夏天开始，用冷水洗脸、洗脚、擦浴等，逐步到冬天不穿棉衣进行早晨锻炼或冰上运动等，以增强防寒适应能力。②合理安排饮食，两餐间隔时间不宜过长，注意质量，热量尽可能高一些。在寒冷中作业

时要尽可能供应热食、热饮和充分的能量供给。③适当运动，不要在太冷或者潮湿的环境中逗留时间过久，在执勤、放哨、乘车时，肢体不要长时间静止不动，做到"静中求动，以动防冻"。特别在户外，要适当活动，如搓脸、搓耳、搓手、跺脚等以促进血液循环，改善局部供血条件。

消除诱发因素 ①在洗手、洗脸时不要用含碱性太大的肥皂，以免刺激皮肤。洗后，可适当擦一些润肤脂、甘油、凡士林等油质护肤品，以保护皮肤的润滑，也有减少散热的作用。②避免劳累：疲劳、醉酒、饥饿、失血、营养不良等，可使人体热量和抵抗力降低，也容易引起冻伤，要保持生活规律，心态稳定。③防止加重冻伤损害，受冻后切忌立即用火烤或用冷敷、雪搓受冻部位。足部冻伤后，尽可能不要让患者步行，以免加重损害。④患慢性病的人员，如贫血、营养不良等，除积极治疗相应疾病外，要增加营养、保证机体有足够的热量供应，以增强抵抗力。

(齐顺贞)

dòngjiéxìng dòngshāng

冻结性冻伤 （freezing frostbite）

机体短时间暴露于极低温或较长时间暴露在冰点以下的低温所引起的冻伤。

病理生理 重度局部冻伤的全过程可分为四个阶段，即冻结前反应期、组织冻结期、溶化后反应期和组织坏死期。如冻结时间较短或程度不严重，不发生组织坏死，经历上述前三个阶段后，又没有并发创伤或感染，微血管通透性逐步改善，充血水肿消退，细胞内外的电解质逐渐恢复，从而进入修复期。如病情继续恶化，病理变化加重则进入第四期导致组织的坏死。

冻结前反应期 当遇冷时，一方面增加散热，表现为代谢增加，如心率加快，肌肉紧张，出现寒战；另一方面皮肤血管收缩，减少散热。继续受冷，可出现血管扩张，以保证局部血流量。血管交替收缩与扩张是机体抗御寒冷的保护反应，如果寒冷持续，人体为了保护中心体温，受冷部位的血管持续收缩，引起组织冻结性冻伤。

组织冻结期 局部组织降至生物冰点以下而冻结，生物冰点因种属和组织不同而各异。皮肤开始冻结的温度一般为 $-3.6 \sim 2.5℃$，首先是细胞外液的水分形成晶体，因细胞外液的渗透压升高，细胞内水分向外大量渗出形成水肿，细胞内脱水，蛋白质变性。当细胞内外渗透压增加到一定程度后，就会出现细胞膜破裂，细胞外溶质进入细胞内，由此使细胞产生严重损伤，以致死亡。

融化后反应期 如只有表浅的皮肤冻伤，局部只出现一般性炎性反应，可在 $1 \sim 2$ 周痊愈。如深部组织冻结，冻结开始溶化后，因血管壁损伤，毛细血管通透性增高，血浆蛋白漏出而形成水肿。同时血流缓慢，可有血栓形成和微循环障碍，在复温再灌注的过程中，尚可产生炎症介质的释放，加重局部的炎症和组织坏死。

组织坏死期 严重冻伤发生组织坏死前，皮肤由红肿变为苍白，液体大量渗出。如冻伤程度严重和持续时间长，或并发感染，组织损伤呈不可逆性，最终发生坏死。如不合并感染，坏死组织逐渐干燥，形成黑褐色痂皮，与未坏死组织间形成明显的分界线，最终脱落，形成溃疡或残端。

临床表现 先有局部冷感和针刺样痛，皮肤苍白，发硬，继而出现麻木或丧失知觉，触之冰冷、发硬。肿胀一般不明显，而在复温解冻后才迅速出现。局部冻伤的突出临床表现是在开始复温解冻之后，局部损害一般分为四度。① Ⅰ 度冻伤：病变在表皮层。受冻局部皮肤呈紫红色，复温后出现红肿充血，自觉发热、痒或灼痛和感觉异常。不经任何治疗症状也可在 1 周左右消失，1 周后痊愈，愈合后除表皮脱落外，不遗留瘢痕。② Ⅱ 度冻伤：损伤达真皮层。除上述症状外，红肿更显著，可在复温 24 小时后出现水泡，泡内液澄清或为血清样液，有时可为血性或胶冻样。局部疼痛较剧，但感觉迟钝，对针刺、冷、热感觉消失。5 天左右泡内液体吸收，形成痂皮，若无感染，$2 \sim 3$ 周后痂皮脱落痊愈，脱落后露出红色柔嫩的表皮，一般少有瘢痕，局部遇冷有刺激，并有多汗症。③ Ⅲ 度冻伤：损伤达皮肤全层和部分皮下组织。皮肤全层坏死，呈紫红色，痛觉和感觉消失，继之创面黑褐转为干痂，以致出现明显坏死，但如有广泛血栓形成、水肿和（或）感染时也可为湿性坏死。干性坏死的分界线出现较慢，坏死脱落后，所遗留的肉芽溃疡面，常不易愈合，一般植皮存活率不高，愈合后留有瘢痕。④ Ⅳ 度冻伤：伤及肌肉、骨骼甚至整个肢体。受伤部位感觉和运动功能完全消失。患处呈紫蓝或青灰而污秽色，与健康组织交界处可出现水肿和水疱。明显的坏死分界线出现更晚，一般为干性坏疽，脱落也较慢。但有时由于静脉血栓形成，周围组织水肿以及继发感染，可形成湿性坏疽。肉芽组织多不健康，常经久不愈，往往留下伤残和功能障碍。

急救 ①迅速脱离寒冷环境，并保持室温在 20～25℃。如衣服鞋袜冻结不易解脱时，不要勉强，以免造成皮肤撕脱，可立即侵入温水中，待溶化后解脱。下肢冻伤时，禁止走动，对没有起疱的部位进行按摩，有条件可做红外线理疗，受冻部位切忌用火烤、冷敷或用雪搓。②优先抢救危重患者，伴有体温过低和全身症状的重患者，应给与保暖和心肺复苏，防治休克、心、肺、肾等并发症。③复温要迅速，这是冻伤急救的关键措施，缓慢融化加重更广泛的微血管损伤，延迟复温可影响疗效。冻伤的肢体应迅速在恒温热水中浸泡，水的温度保持在 40～42℃ 为宜，水温不易过高，以免在血液循环不足的情况下，增加局部代谢，造成更严重的损害。持续到冻区软化，皮肤和甲床转红即可。浸泡时如患者感到疼痛，可适当给予止痛剂。复温速度越快越好，能在 10 分钟内复温最好，最迟不应超过 30 分钟。对已复温的患者，再用温热水浸泡，不仅无益，而具可增加组织的损伤和坏死，最好禁用。不能浸泡的部位，如耳、鼻等可用热水湿敷。在特殊情况下未能及时取得足够的温水进行复温，可将患部置于自身或他人腋下或怀中进行复温，总比任其在空气中自然融化为快。

局部处理 ①复温后局部开始肿胀，为防止感染，可用肥皂水轻洗患部，再用无菌等渗盐水洗净，擦干后用无菌纱布棉垫包扎保暖。患肢抬高，以利静脉和淋巴回流。②患肢用护架支撑盖被，以免受压影响血液循环，创面应避免擦伤，指/趾间的创面上可放无菌纱布卷以防粘连，用抗菌液每天清洁伤口。③外用药：Ⅰ、Ⅱ度冻伤局部可涂用 1%呋喃西林或呋喃旦啶霜剂，涂药厚度不少于 1mm，涂患处后并包扎，每天 1～2 次；Ⅲ、Ⅳ度冻伤可用 40℃0.1%氯已定（盐酸盐或醋酸盐）液浸泡，对预防患部感染、改善冻区血液循环、促进愈合、增加存活面积及减少后遗症均有较好的效果，每天 1 次，每次 20～30 分钟，连续 7～10 天。温浸后，再敷 741 冻伤膏或 724 复方霜剂等。外用药还有呋喃唑酮、二甲基亚砜、呋喃喹啉和 5-硝基呋喃衍生物等。④水疱处理：较小的水疱不做处理，但应避免破裂。较大的水疱，经酒精局部消毒，用空针将水疱吸净后再包扎，尽量不把水疱弄破，以防水疱基底裸露。1 周后水疱会收缩，痂皮在几个星期后脱落。⑤痂皮处理：无感染的薄痂，其痂皮可任其自然脱落。较厚的痂皮或出现痂下积脓时应及时剪除或引流，晚期用菠萝蛋白酶溶解痂皮或用残蚀法逐渐去除，以清除痂下感染。⑥皮肤发黑坏死处可用碘酒、酒精或聚维酮碘（碘伏）消毒后，采用暴露疗法，保持创面干燥，减少继发感染。⑦关于截肢，除非有明确的严重感染或湿性坏疽，应在分界线清楚后进行，一般不主张切除过早，因为冻伤后的实际范围和深度往往要比受伤时估计为小、要浅，手术时应注意尽量保存仍有生机的间生态组织。坏死组织脱落或切除后遗留的肉芽创面应及早植皮封闭。经久不愈的溃疡，多有血管栓塞或功能障碍，这种情况下交感神经阻断疗法有帮助。

预防感染 复温后患部开始肿胀，为预防感染，可用肥皂水轻轻清洗患部，再用无菌等渗盐水洗净，拭干后用无菌纱布棉垫包扎保温。若为湿性坏疽，被感染的可能性比干性坏疽要大，应尽早应用抗生素。Ⅳ度和广泛Ⅲ度冻伤，应常规给予破伤风类毒素注射。复温后的肢体应保持干燥，暴露于暖空气中，尽可能使环境做到无菌。

全身治疗 ①抗血流淤滞，为了防止红细胞、血小板的凝集和血栓形成。②抗凝和溶栓，肝素、纤维蛋白溶酶与抗蛋白酶制剂合剂可激活血液抗凝血机制，减轻出血。此外，应用链激酶和尿激酶可减少血中纤维蛋白原含量，以此来溶栓。③血管保护剂，应用维生素 E、维生素 C 和路丁。以上各项治疗应用要早，在复温的同时或复温后立即使用，疗效较好，当组织已发生变性或坏死时再用，疗效不佳。④患者应禁忌吸烟，以免引起微血管收缩。

并发症与后遗症 ①最常见的并发症为急性淋巴管炎和淋巴结炎、急性蜂窝织炎、丹毒等。较严重的则有破伤风、气性坏疽和脓毒血症，此外，尚有少数并发肝炎、心包炎、肾盂肾炎和关节炎者。②常见有肢端发凉、痛或麻木，多汗或少汗，关节僵硬等后遗症，少数有对寒冷高度过敏，触觉敏感性降低，骨断裂等后遗症。

（齐顺贞）

fēidòngjiéxìng dòngshāng

非冻结性冻伤（non-freezing frostbite）发生在 10℃ 以下至冰点以上的低温环境所引起的冻伤。

病理生理 非冻结性冻伤是冰点以上的低温引起。多发生在手、足等末梢和暴露的部位，一般是由于长时间暴露在寒冷和比较潮湿的条件下所致。由于时间、温度和范围的不同，其严重程度也有所差异，但其病理变化并无根本的区别。非冻结性冻伤系由于低温、潮湿的作用，使血管长时间处于收缩或痉挛状态，继而发生血管功能障碍。

冻疮　多发生在0~10℃的早春季节，高湿条件下，甚至16℃也可发生。好发部位为身体暴露部位和末梢处，如耳郭、鼻、面颊、手背、足趾、足跟等。原发病变为真皮血管周围炎，主要累及真皮浅层及中层血管。初发病时皮肤出现红斑、结节、肿胀，有灼热和发痒，有时可发生水疱，水疱破裂后可自愈，或出现继发感染。治疗方法：每天用温水浸浴或局部用1%呋喃西林霜剂可加速治愈。

浸渍足　下肢，特别是足部在10℃以下的水中长期浸泡而又缺乏运动时所产生的损伤，多见于水手。浸渍足大体经历以下四期。①缺血期：足背发痒、肿胀，动脉搏动微弱，有麻木感。②充血期：可出现水疱，重者伴有肌无力和肌萎缩。③充血后期：皮肤温度下降，重者可形成坏死与脱落。④后遗症期：患部对寒冷和负重较敏感，疼痛、多汗。

战壕足　在0~10℃潮湿环境中，如在战壕或防空洞，长期站立而无活动，或呈卷曲姿势，而影响下肢循环；或鞋袜潮湿而不能及时更换；或脚汗过多，这些均可引起战壕足。早期表现为充血、渗出和水肿，自觉双脚发冷，继之麻木，有时有刺痛或钝痛感，以后可发生出血和水疱，重者有闭塞性血管内膜炎，肌肉变性坏死，甚至肌腱外露。治疗可参照冻疮的处理方法。

全身性冻伤　是人体长时间或突然受到寒冷侵袭，而引起的全身新陈代谢功能降低或抑制。

临床表现　当人体在极低温度环境下长时间停留时，早期由于肌肉和周围血管收缩，代谢率增高，心率和呼吸均加快，血压上升，末梢部位发白或发绀，出现寒战。继之四肢皮肤温度下降，接近外界温度，而后中心温度下降，皮肤苍白发凉。当体内热量继续丢失，体温进一步降低时，各种生理功能由兴奋转为抑制，患者感觉麻木、四肢无力、疲乏、嗜睡，出现心跳、呼吸减慢等。随后，患者表情淡漠、神志模糊、反应迟钝、肌肉强直、幻觉幻视或进入昏迷。严重者，可出现血压下降、休克、瞳孔放大，甚至心室颤动。体温降至25℃以下时，深度昏迷，出现肾衰竭、心搏骤停以致死亡。

治疗　①急救：尽快转移至温暖处，可采取全身保暖措施，如盖棉被、毛毯，并用热水袋等，有条件可用电热毯包裹躯干，使用红外线和短波透热等。浸泡型快速冻僵者，机体防御功能大多完好，即使中心体温较低，也有复苏的可能。陆地型迅速冻僵者，其防御功能破坏严重，即使中心体温较高也要严加注意。必要时进行人工呼吸，心脏停搏者做心脏按压，扶持心脏和抗休克治疗。要多方面补给热量，包括给以高热量、高蛋白、高维生素的流质或半流质饮食，以及从静脉输入加温（37℃）的葡萄糖溶液、能量合剂等。②迅速复温：复温方法有自然复温：在温暖室内盖上棉被、毛毯等，适于较轻冻僵者。中心复温：吸入热空气或热氧气、体外循环、腹膜透析、热水灌胃肠等。体表复温：用40~42℃热水进行全身浸泡，水温自35℃开始，5~10分钟后提高水温至42℃，待肛温升至32~34℃并出

现规律的呼吸和心跳时，停止加温，因为停止复温后，体温还要继续上升3~5℃。如果复温过高，体温继续上升后，可出现高热，增加代谢消耗与负担，对患者不利。所以，应让其患者的体温自行回升，适于快速冻僵患者。③全身治疗：首先进行支持疗法，神志清楚者给予高热饮料和流质饮食，必要时给予静脉营养和能量合剂、补充维生素C和维生素B₁，有心室颤动者给予溴苄胺治疗，体温已回升但仍昏迷者，应考虑有脑外伤、脑卒中或药物中毒，需做进一步诊治。使用路丁和维生素E以保护血管壁，应用血管扩张剂以增加血流量，解除血管痉挛。此外，还要检测心、肺、肾的功能，并及时对症治疗。

（齐顺贞）

diànguāngxìng yǎnyán
电光性眼炎（electric ophthalmia）　角膜和结膜受到紫外线过度照射所引起的急性无菌性炎症。又称紫外线眼伤。它是机械工业中最常见的一种职业病，任何接触紫外辐射而无防护者皆可发生。在高原、冰川雪地、海面或沙漠上作业和旅游而发病者称日光性眼炎或雪盲。

紫外线的生物效应　太阳光是紫外线的最主要来源，紫外线的光谱广阔。地面上太阳光中紫外线的UV-A部分占97%，波长280~315nm；UV-B占3%，波长315~400nm。波长280nm以下的紫外线能全部被角膜所吸收，295nm以上的可透过角膜而被晶状体吸收，极少量的UV-A可到达视网膜。角膜上皮受紫外线照射损伤后，其水合作用明显增加，角膜上皮糖原含量减少，三磷腺苷酶的活性受抑制。小剂量照射后，角膜上皮细胞的有丝分裂受

抑制，剂量增大可导致细胞核肿胀，染色体溶解并凝聚于核膜，细胞核固缩、碎裂。受紫外线照射后，角膜上皮与前弹力层的黏附能力丧失，上皮细胞坏死脱落。角膜上皮水肿、胞质变宽、细胞间隙增大、进而细胞核碎裂。

病因 紫外线照射引起的组织损伤，取决于吸收的总剂量而不是吸收率，因此，与辐射强度和持续时间密切相关。具体与以下环境和作业直接相关：①使用高温热源操作，如电焊、气焊、用氧气切割金属和使用电弧炼钢。②使用或修理紫外线太阳灯、紫外线消毒灯。③使用炭弧灯或水银灯等光源工作，如用炭弧灯摄影制版，用水银灯摄制影片。④从事各种焊接辅助工作或旁观电焊工作的人员。⑤从事带有高压电流作业，有强烈电火花发生的工作。⑥在冰雪、沙漠、海洋等处作业，受到表面反射的太阳光紫外线照射。

临床表现 ①潜伏期：紫外线有累积作用，其潜伏期的长短决定于吸收紫外线的总能量，以3～8小时多见。受紫外线照射的当时可无症状，但发病急骤，最短为30分钟左右，最长不超过24小时，常在当晚夜间或清晨发病，且多为双眼同时发生。②早期或较轻者有明显的异物感，自觉眼内沙涩不适，灼热磨痛，皮肤潮红，畏光流泪，结膜充血，角膜上皮点状荧光素着色，瞳孔缩小。③重者双眼剧痛，眼睑紧闭难睁，泪热如汤，视物模糊，眼睑痉挛，偶有盲点、红视或黄视症发生。④重复照射者可引起慢性睑缘炎、结膜炎、角膜炎，造成严重的视力障碍。如无感染一般经6～8小时自行缓解，24～48小时完全消退。高压线电闸短路的闪光伤也可出现类似的症状。

预防措施 ①电焊作业人员和协助焊件的人员，点燃焊条时或多部焊接机联合作业时最易受弧光损伤，应戴好防护面罩或防护眼镜，防护眼镜最好含有金属氧化物（铁、镉、钴、铈等）或有机染料如橙色融化在玻璃内制成，避免紫外线直射眼部。若一时找不到防护面罩，应在产生弧光之前将脸部转向侧后方，同时闭紧双眼，避免弧光直接照射眼球，并可减少角膜异物的发生。②电焊车间的墙壁、天花板要涂以能吸收紫外线的涂料和氧化锌、氧化铁等油性涂料。尽量不要在室外进行电焊作业，以免影响他人。③改善工作环境，如室内有数台焊接机同时操作时，中间最好设置间隔屏障，防止互相影响。④在高山、冰雪或航海水手作业时应戴防护眼镜。⑤在电焊机周围的人或路经机旁的行人，应在出现电弧光时，将脸部转向侧后方。⑥对接触紫外线作业人员，尤其是电焊作业人员应作就业前的眼部详细检查。⑦焊接时可产生锰等有毒气体，焊接铝件时空气中的氧经紫外线照射产生更多的臭氧。臭氧是一种强氧化剂，有很强的毒性，可刺激眼结膜和呼吸道，故进行这类焊接时应戴呼吸面罩。

治疗 包括以下几方面。

急救措施 ①暂时脱离紫外线作业。②可用毛巾浸冷水局部冷敷。③鲜乳点眼，用煮过而又冷却的鲜奶点眼，可起到临时止痛和促进角膜上皮修复的作用。④市售电光灵，每2～4小时滴眼1次，8小时后停用。

减少刺激 要注意减少光的刺激，戴黑色遮光镜，并尽量减少眼球转动和摩擦。

减轻症状 滴1：1000肾上腺素液，可使结膜血管收缩，减轻刺激症状。

镇痛 眼内滴入局部麻醉剂，可迅速镇痛，但不宜多用。不可用可卡因，因它可损伤角膜上皮细胞。

抗炎 局部用抗生素眼药水和眼药膏，以防继发感染。

促进修复 2%硫酸软骨素滴眼，能促进角膜组织的再生与修复，并有一定的抗炎作用。

（齐顺贞）

jièzǐqì shāoshāng

芥子气烧伤（mustard gas burn）

芥子气直接作用于身体体表或器官引起的损害或吸收中毒。芥子气为糜烂性毒剂，纯品为无色油状液体，有浓烈的大蒜气味，难溶于水而可溶于有机溶剂及脂肪，主要用于有机合成及制造军用毒气、药物等。与含有活性氯的漂白粉、氯胺、氧化剂或碱作用失去毒性。

芥子气毒理 芥子气是一种烃化剂，对皮肤有较强的渗透性，其液滴3～5分钟就渗入皮肤，20～30分钟可被皮肤完全吸收。吸收后一部分经体内代谢转变为无毒或低毒产物，一部分与体内核酸、酶、蛋白质等生物大分子结合起烃化反应。DNA烃化后合成减少，细胞分裂周期延长，RNA烃化后导致蛋白质代谢障碍。因此分裂活跃、增殖旺盛的组织细胞对芥子气较敏感，剂量大时出现细胞核碎裂、核崩解和细胞死亡。由于细胞死亡，引起组织炎症、坏死和后期的修复反应。芥子气的毒理作用包括对局部组织的直接损伤作用和吸收后引起的全身中毒两个方面。

临床表现 主要表现为以下几个方面。

液态芥子气皮肤烧伤 ①潜伏期:一般为 2~6 小时或时间更长,炎热潮湿季节可缩短至 1 小时。接触部位主客观表现均不明显,皮肤暴露部位如面、颈、手等可有刺痒感。也可透过衣服损伤非暴露部位的皮肤、会阴、腰部、腋窝、腘窝等皮肤薄嫩多汗等敏感部位易受影响。②红斑期:染毒局部出现界限明显的红斑,与周围皮肤有明显界限,压之留下压痕,灼热发痒,伴轻度水肿,对触压敏感,红斑消退后脱屑自愈。③水疱期:染毒后 14~24 小时,常先在红斑区出现分散细小水疱,以后融合成大疱,水疱周围皮肤充血水肿,其周围则因局部贫血而呈苍白色,疱液先为黄色清亮透明,后变混浊并呈胶冻状。一般在伤后 1~2 周愈合。皮肤大剂量染毒可形成凝固性坏死,无水疱形成。④溃疡期:水疱破裂形成溃疡,较浅表的溃疡一般不并发感染,7~10 天在痂下即可愈合,有色素沉着;重者溃疡深达真皮,甚至肌肉、骨骼,其边缘不规则,溃疡面呈红色,易发生化脓性感染,3~4 周后愈合,且易形成瘢痕畸形。⑤愈合期:愈合快慢可因中毒程度、损伤部位及是否有感染而异。创面在愈合过程中伴有瘙痒,皮肤创面愈后有色素沉着,深度创面有瘢痕形成。

蒸汽态芥子气皮肤烧伤 潜伏期为 6~12 小时或 1~2 天,皮肤一般只出现红斑,界限清楚有灼痛。如伴有吸入时可出现类似重感冒的鼻、咽、喉的炎症,进一步发展可发生支气管炎、肺炎症状,严重者可引起假膜性支气管炎和中毒性肺水肿。眼部接触芥子气 6~12 小时即可发生不同程度的结膜炎、角膜炎,甚至全眼球炎、角膜溃疡、坏死穿孔等,最后可导致眼球萎缩失明。消化道染毒后,口腔黏膜充血、水肿、溃疡,出现恶心、呕吐、吞咽困难、腹痛、腹泻和便血,重者可致消化道穿孔。

救治 包括以下几个方面。

皮肤损伤 ①染毒急救:用制式粉状消毒手套消毒,如无制式消毒手套,先用纱布、手帕等蘸去皮肤上可见液滴,避免来回擦拭扩大染毒范围。然后用消毒剂消毒,20% 氯胺乙醇溶液、1:10 次氯酸钙悬浮液、1:1 漂白粉和滑石粉、1:5 含氯石灰水溶液或洗消净等。无上述消毒液时也可用肥皂水、碱水、洗衣粉或其他碱性物质洗涤局部,清洗 10 分钟后,再用大量清水冲洗。为防止吸收中毒,尽早静脉注射 25% 硫代硫酸钠 50ml。伤口或肢体染毒者,可在止血带下进行创面洗消,减少毒剂吸收。用消毒液或大量清水反复冲洗伤口,简单包扎,半小时后松开止血带。②红斑:以止痒、消肿、抗炎、保护为原则,旨在减轻局部灼痛与后期的瘙痒。外阴部尽可能采取暴露疗法,防止搔破皮肤引起感染。红斑奇痒难忍时,可用凉水淋洗,冷水浸泡和冷敷。③水疱:旨在保护创面促进愈合,尽量保留疱皮、保护创面、预防感染。④溃疡:以防止感染、去腐生新及促进愈合为原则。⑤肉芽创面:按烧伤外科创面处理。

眼损伤 ①染毒急救,及时、充分而彻底地清洗要比强调选用某些冲洗液更为重要,因此,眼部的清洗消毒越早越好,有角膜损伤时,忌用大量冲洗液猛烈冲洗,以免受伤的角膜上皮松动脱落。可供选择的消毒冲洗液有:0.5% 氯胺水溶液或 2% 碳酸氢钠水溶液,或用大量清水冲洗。②角膜损伤者,可用素高捷疗等眼液或眼膏点眼,合并感染时加用抗感染眼膏或眼药水。③对症处理:眼睑痉挛性闭合、疼痛、水肿及大量溢泪与分泌物影响检查治疗时,可在结膜囊内滴 0.5% 丁卡因(地卡因)或 1% 乙基咖啡(狄奥宁)。剧痛时给予吗啡,并按角膜损伤处理。用 1% 阿托品溶液或眼膏散瞳,防止虹膜粘连。畏光时可戴有色眼镜或用纱布块覆盖。

呼吸道损伤 ①控制感染:轻、中度损伤按上呼吸道炎症和急性支气管炎治疗。重度中毒更应严格控制感染,及早局部(雾化吸入)和全身应用抗感染药。并注意经常清洁口腔,防止溃烂和感染。②有坏死假膜时,可用祛痰剂,大量吸入热蒸汽,雾化吸入 2%~4% 碳酸氢钠,也可吸入 40~200U/ml α-糜蛋白酶、2% 薄荷醇或枸橼醛油,促使假膜软化或液化,便于咳出。假膜脱落阻塞引起窒息或有严重呼吸困难时,立即行气管切开,取出假膜。

消化道损伤 立即用手指反复刺激喉头或舌根催吐,尽早使用 0.3%~0.5% 氯胺水、2% 碳酸氢钠或 1:2000 高锰酸钾水溶液洗胃。动作要轻,以免加重胃黏膜损伤。晚期禁止洗胃,以防胃穿孔。洗胃后取药用活性炭粉 15~20g 混合于 200ml 水中吞服。

吸收中毒 ①使用抗毒剂:25% 硫代硫酸钠早期以每分钟 5ml 的速度静脉注射,吸收中毒前预防应用或中毒后立即应用,效果显著。中毒 1 小时后应用已基本无效。②抗休克:对于中毒性休克,可静脉输注 5% 葡萄糖生理盐水,加用地塞米松或氢化可的松,危急期过后停用。对低血容量性休克，宜静脉输注含 1.5% 碳酸氢钠葡萄糖生理盐水。根据病情，可考虑输注适量低分子右旋糖酐，加氯化钾。维持水、电解质平衡。循环功能衰竭时使用升压药物。③抗感染：早期即应使用广谱抗生素，以后根据细菌学检查、血培养及临床情况，及时调整抗生素。对造血功能有抑制作用的药物应避免使用。有严重脓毒血症时，激素和抗生素可联合应用，并加大抗生素的用量。但要警惕菌群失调、双重感染以及霉菌感染等。在预防和抗感染中，丙种球蛋白有利于病程恢复。④对症处理：烦躁不安时给予镇静剂，严重兴奋或惊厥时，用苯妥英钠或巴比妥类药物；腹痛时皮下注射阿托品；根据需要使用止血剂，及时纠正酸中毒；为防止弥散性血管内凝血（DIC），可用低分子右旋糖酐。白细胞低于 $1 \times 10^9/L$ 时应实施保护性隔离。

（齐顺贞）

wēibō shāoshāng

微波烧伤（microwave burn）

用强微波辐射产生的强电场和剧热使人体皮肤或其他器官所致的组织损伤。微波是指频率 300MHz（波长 1m）至 300GHz（波长 1mm）的电磁波，是分米波、厘米波、毫米波和亚毫米波的统称。微波的基本性质通常呈现为穿透、反射、吸收三个特性。对于玻璃、塑料和瓷器，微波几乎是穿越而不被吸收。对于水和食物等就会吸收微波而使自身发热。而对金属类物质，则会反射微波。微波被广泛应用于各个领域，如我们生活中熟知和得到广泛应用的微波炉，在军事上能使导弹等目标内的电子设备失效或使人致伤，属一种新型武器，目前已用微波对某个固定目标内的敌方人员长期照射，以干扰其正常生理活动；平时，雷达是主要的微波源，易受到微波作用的有雷达操作人员、飞行员、微波激发器操作人员、导弹发射人员、高频炉修理工和操作人员。在医学上利用微波的特性和生物效应，微波诊断是在医学上应用的主要内容之一，还可用于疾病的治疗，如微波透热治疗、微波针灸和微波手术刀等都已取得良好的效果。

作用机制 包括以下几个方面。

热效应 微波对生物体的热效应是指由微波引起的生物组织或系统受热而对生物体产生的生理影响。微波的生物热效应主要是生物体内有极分子在微波高频电场作用下反复快速取向转动而摩擦生热。另外，体内离子在微波作用下振动也会将振动能量转化为热量，一般分子也会吸收微波能量使热运动能量增加。如果微波功率很强，生物组织吸收的微波能量多于生物体散发的能量，则会引起生物组织温度升高。局部组织温度升高将产生一系列生理反应，如局部血管扩张，血液循环加速，组织代谢增强，白细胞吞噬作用增强，促进病理产物的吸收和消散等。

微波热效应的强度与下列因素有关。①波长：波长愈短或频率愈高，对组织的穿透力越小，但体表和组织对微波的吸收率越高。②功率密度：单位面积内所接受的照射量越大，则热效应越强，损伤越重。③照射时间、范围和种类：照射时间越长，范围越大，则损伤越重。多次重复照射时，有些变化加重，有些反而减轻。前者系累积效应，后者系适应效应。④组织厚度：机体不同组织对微波的吸收不同，但它遵从朗伯比定律，随物质厚度的增加呈负指数规律衰减。⑤组织含水量：含水少的组织，如皮肤、脂肪、骨骼等，比热小，电阻率很大，吸收系数小，微波易于透射到深部，本身损伤轻。含水量多的组织，如血液、肌肉、脑等，比热大，电阻率低，吸收系数大，损伤较重。⑥其他：环境温度和湿度增高时，对微波热效应的抗力减弱。

热效应的作用机制为：①加热作用：机体组织内的电解质分子在微波电磁场作用下，使无极分子极化为偶极子，因高频电场方向变化很快，偶极子迅速地变动方向与四周粒子发生摩擦，由此产生大量热量。②对中枢神经的直接作用：微波可兴奋体温调节中枢，导致产热增加。同时，还可通过中枢的作用而使基础代谢增强和肝糖原分解增多。③反射作用：微波作用下出现持续高温，是吸收热量多于散热量和神经反射性调节机能发生障碍的结果。④其他：微波可使内分泌和体液介质发生变化而对机体发生作用。

非热效应 微波的非热效应是指除热效应以外的其他效应，如电效应、磁效应及化学效应等。在微波电磁场的作用下，生物体内的一些分子将会产生变形和振动，使细胞膜功能受到影响，使细胞膜内外液体的电状况发生变化，引起生物作用的改变，进而可影响中枢神经系统等。微波干扰生物电，如心电、脑电、肌电、神经传导电位、细胞活动膜电位等的节律，会导致心脏活动、脑神经活动及内分泌活动等一系列障碍。

非热效应的作用机制为：细胞膜表面具有与神经递质、抗体和激素等发生特异性结合的表面受体，它能检出其周围液体中低频的电化学振荡。膜表面结构在细胞外电磁场作用下，由内向外突出的脂质双分子层或索状的糖蛋白发生移动，使糖蛋白终端带有大量负电荷，形成细胞表面巨大的多阴离子层，吸引着阳离子，使 Ca^{2+} 和 H^+ 的外流增加，改变了细胞内外环境 Ca^{2+}、Na^+ 等离子的电-化学梯度，影响了膜的通透性，从而改变了细胞的兴奋传递、内分泌和免疫敏感性。

当生物体受强功率微波照射时，热效应是主要的，而长期的低功率密度微波辐射主要引起非热效应。

微波杀菌的机制 微波杀菌是利用了电磁场的热效应和生物效应共同作用的结果。微波对细菌的热效应是使蛋白质变化，使细菌失去营养、繁殖和生存的条件而死亡。微波对细菌的生物效应是微波电场改变细胞膜断面的电位分布，影响细胞膜周围电子和离子浓度，从而改变细胞膜的通透性能，细菌因此营养不良，不能正常新陈代谢，细胞结构功能紊乱，生长发育受到抑制而死亡。微波杀菌对机体亦有一定的损害。①对重要器官的影响：高能微波（high power microwave，HPM）致伤时可累及全身各主要器官和系统，多脏器、多系统损伤是 HPM 致伤时的重要特点。当 HPM 照射达到一定剂量时，脑、心、肝、肾等重要生命器官均可受损，其中神经系统的功能障碍和损伤最为突出。在不同脑组织中，又以海马区损伤最重。海马区是调节情绪等心理活动和控制学习记忆行为的中枢，HPM 受照后出现学习记忆丧失和惊厥，正是海马损伤的典型临床表现。

②对全身的影响：功率密度在 $10mW/cm^2$ 以上时，可引起周身不适、头痛、眩晕、失眠、脉率波动、血压稍降低等。暴露停止后，症状迅速消失。长期非热强度微波作用后，可引起慢性微波作用综合征，轻者出现轻微的神经衰弱和循环障碍，如疲劳感、头痛、失眠、血压不稳定等；稍重者可发生心前区疼痛、体力劳动时呼吸困难等；更重者可出现冠状循环不足和间脑危象，如心前区绞痛、全身颤抖、突发性头痛以至短暂的意识丧失等。③对皮肤的损伤：微波造成的皮肤烧伤早期表现不明显，多为一红斑或水疱，以红为主，界限比较清楚，渗出不多，创基略凹陷于正常皮肤组织，腐皮脱落处呈现红白相间，痛觉迟钝，类似浅度烧伤，易被医生忽视。随着时间推移，创面呈进行性加深，出现焦痂，进而溶痂，坏死组织脱落。由于微波穿透力较强，烧伤深者甚至可达肌肉、内脏，需给予足够的警惕，及时进行 B 超、X 线检查等，以排除深部组织的损伤。

防治原则 ①在平时，应严格执行根据最大允许限量所制订的各种安全防护措施。在战时，尽可能地早期脱离强微波源，休息一段时间后仍未恢复者，需进行对症治疗。②医疗仪器所致的皮肤烧伤，主要与医务工作人员使用不当有关，如使用微波功率过大，照射距离皮肤过近，照射时间过长。皮肤发汗过多，局部油脂引流不畅，均可造成局部烧伤、烫伤。③在治疗上，早期应积极处理创面，预防感染，加速局部坏死组织的脱落使创基界限清楚，待新鲜肉芽组织形成后，视创面大小和深度，行直接缝合、皮片移植或皮瓣移植修复，若有

深部脏器损伤，请相关科室协助诊治。

（齐顺贞）

yǎnshāoshāng

眼烧伤（eye burn） 有害因子直接作用于眼部引起的损伤。损伤部位常累及眼睑、角膜、眼球和眼底视网膜等，下文仅阐述最常见的眼睑和眼球烧伤。

损伤机制 多见于热力烧伤和化学烧伤。

热力烧伤 又可分为火焰烧伤及高温接触烧伤。火焰烧伤时，一般眼睑会迅速反射性闭合，以避免损伤，故多仅眼睑烧伤，少有眼球损伤。但是，如果距离较近或其他原因，眼睑未及时闭合，也可烧伤角膜及结膜。高温接触烧伤，一般是指由融化的金属、沸水、热油、灼热的炭末、煤渣等溅入眼内造成的热力烧伤。损伤部位多见于眼球下部和下穹隆结膜，致伤物不同，损伤的程度也不同，由沸水、蒸汽、沸油、热煤渣等温度较低的物质所造成的损伤较轻，多局限于角膜或结膜的表层；若为高热融化的铁水、铜水、铅水等，常严重毁损结膜、角膜、甚至全眼球，重者穿孔。

化学烧伤 最常见的是酸碱物质。损害程度除取决于化学物质的强度和接触时间外，其可溶性和穿透角膜进入前房的能力也很重要。结膜和角膜的上皮细胞以及角膜的内皮细胞都具有亲脂性，而角膜基质和巩膜则具亲水性。所以，水溶性物质要穿透角膜及结膜就比较困难，而脂溶性物质则易穿透而进入前房。其次还有金属腐蚀剂、非金属腐蚀剂、氧化剂、气泡剂、催泪剂、有机溶剂等。严重电烧伤，特别是头面部者，虽然电流未直接与眼球接触，有时也可引起白内障。

临床表现 包括眼睑烧伤和眼球烧伤。

眼睑烧伤 ①眼睑烧伤常是面部或全身烧伤的一部分。眼睑包括皮肤、皮下组织、眼轮匝肌和提上睑肌、睑板和结膜五层。眼睑皮肤薄，组织疏松，缺少脂肪，烧伤后水肿较重，伤后36~48小时最为严重。②眉毛及睫毛烧焦，浅度烧伤后充血水肿，难以睁眼，有时眼睑外翻。浅度烧伤愈合后常不留瘢痕，对功能影响也较少。深度烧伤的组织水肿可波及眼睑全层，早期周围有明显炎症反应及大量血浆渗出，可引起结膜充血水肿，使睑结膜外翻不能回纳，严重者甚至发生嵌顿，外翻的结膜血液供应差，保护不好可发生糜烂或溃疡。③颜面水肿消退后，烧伤区可见焦痂，脱落后变成红色肉芽组织。深度烧伤愈合后，由于瘢痕形成与挛缩，致使眼睑外翻，眼睑闭合不全，睫毛乱生，角膜外露，易引起暴露性角膜炎及结膜炎，泪小点及泪小管闭塞等。较强的化学物质可伴有全身或其他部位中毒症状。

眼球烧伤 主要指结膜、角膜和巩膜的烧伤。①轻度者：仅部分结膜充血、水肿，部分角膜上皮脱落。②重度者：结膜缺血坏死，呈灰白色，看不见血管网。结膜下组织和角膜实质层水肿、混浊，表面被盖薄膜，移除薄膜后，深层似毛玻璃状，瞳孔隐约可见；急性虹膜睫状体炎，前房积脓，晶状体、玻璃体混浊及全眼球炎等。③更为严重者：结膜凝固坏死，角膜呈瓷白色，感觉消失，瞳孔看不到，伤后立即或数日后溃破，眼球内容物脱出，可并发严重的化脓性葡萄膜炎。④角膜烧伤易并发感染，特别是铜绿假单胞菌感染，感染后角膜很快混浊，前房积脓，结膜重度充血水肿。如治疗不及时，则角膜迅速溃破，眼内容物脱出，严重者可致全眼球感染，甚至颅内或全身感染。

治疗 包括眼睑烧伤治疗和眼球烧伤治疗。

眼睑烧伤治疗 ①浅度烧伤：关键在于防止感染，促进伤口愈合，多采用暴露疗法，以便于及时清除分泌物，防止流入眼内，引起结膜或角膜的炎症，局部可涂布有效抗生素。眼睑不能闭合者，涂以抗生素眼膏并盖油纱布，必要时戴眼罩，以保护角膜。②深度烧伤：如病情允许，早期可切除眼睑及眼周焦痂和坏死组织，尽量保留眼轮匝肌和睑板，使其充分松解，并用中厚或全厚皮片移植，皮片张力要求适中，张力过小易致皮片下积液，过大易导致眼睑外翻，供皮区最好选择耳后或锁骨上的皮肤。早期未切痂者，可先行眼睑焦痂切开减张或尽早脱痂植皮。愈合后发生严重眼睑外翻时，为了防止发生暴露性角膜炎，应及早松解眼睑瘢痕植皮。外翻不严重者，可等待半年至1年瘢痕软化后进行整形。③患者睡翻身床时，仰卧位置可加重眼睑外翻，在眼部稍加压包扎。④角膜已经暴露者：一是只要发现有角膜外露，即应及早手术行睑粘连术，保护角膜，并为眼睑修复创造条件。二是应注意保护眼球，防止发生暴露性角膜炎及眼内感染，并用小块油纱布遮盖，防止异物落入。经常清洗眼周创面的分泌物，焦痂自溶时可以湿敷使之清洁。结膜囊经常用等渗盐水冲洗并滴入抗生素液，睡前涂抗生素眼膏。注意睑球粘连，每天用玻棒分离2~3次，若已经发生暴露性角膜炎，则按眼球烧伤处理。⑤眼睑缺损者：占睑裂全长1/3以下的中段缺损，可局部缝合或反转睑结膜瓣修复，加转移额、颞等邻近皮瓣覆盖，否则用皮片移植；眼睑全长缺损者，剥离结膜囊，上下睑结膜对缝，封闭睑裂，皮瓣覆盖。若无条件，仍可选皮片移植。⑥眉毛缺失者：可在创面愈合以后，采取择期眉毛再造术或行文身术。

眼球烧伤治疗 ①尽快而充分地冲洗，是减少组织损伤最重要的急救措施。现场冲洗是最重要的一步，就地取材，立即用大量清水持续冲洗，特别是隐藏在穹隆部位的损伤物质，要彻底清洗干净。②移除残屑：局部表面麻醉下将异物用浸湿的棉签轻轻移除，对嵌入组织的异物，可用刀尖或针尖将其轻轻挑出。石灰烧伤者，用蘸油的棉签拭除石灰碎粒。若为磷烧伤，先用0.5%硫酸铜液洗眼，然后再拭除黑色的磷化铜碎粒。③前房穿刺：可清楚房水中的化学物质，减少其破坏作用，穿刺时间宜早，穿刺切口不宜过大，达到更换房水的目的即可，一般每天1次，严重者可每天2次。④及早应用抗生素液滴眼，防止感染，一般每1~4小时滴眼1次，若感染严重，特别并发铜绿假单胞菌感染时，可于结膜下注射庆大霉素、多黏菌素、阿米卡星等。⑤1%阿托品液点眼散瞳，每天3~4次，防止并发虹膜睫状体炎。⑥结膜深度烧伤者，应注意防止睑球粘连，每天用玻璃棒分离粘连处2~3次。范围广泛时，可在坏死结膜剪除后，行黏膜移植，以减轻睑球粘连。⑦为了减轻结膜缺血、改善角膜营养，可用维生素A、维生素D

乳剂滴眼或服用血管扩张剂，如乙酰胆碱、菸草酸等，或用妥拉唑林液滴眼。⑧伤后分泌物较多者，要及时清除，保持患眼清洁，引流通畅。每次涂药前先用消炎眼药水点洗。切忌对患者包扎及对眼球施加任何压力性操作，以免妨碍分泌物通畅引流或造成受压后再度损伤。

（齐顺贞）

jiǎomó shāoshāng

角膜烧伤（corneal burn）

有害因子作用于角膜引起的损伤。这些有害因子最常见的是酸碱等化学物质，也可以是热力或火焰中的烟雾等。

发病机制 角膜上皮和内皮为嗜脂性，角膜基质和巩膜为嗜水性，结膜和角膜上皮相似。碱性物质具有水溶性和脂溶性的双重特点，形成的化合物具有双相溶解性，既能水溶又能脂溶，因此，能破坏角膜上皮屏障。碱烧伤发展快，病程长，并发症多，预后不良。酸为水溶性，不溶于脂肪，酸性物质的腐蚀作用能损伤角膜上皮而侵入角膜基质，使角膜组织中的蛋白凝固变性，形成一种不可溶的酸性蛋白化合物，导致对角膜或眼球壁组织的破坏性损伤。另一方面由于组织蛋白的变性和凝固，可形成一层较厚的不溶性屏障，因而酸性物质对角膜的损伤大多比较局限而界限清楚，较少出现严重的坏死性溃烂。二氧化硫及氨溶于水和脂肪，其危害性也大。能引起眼烧伤的化学物质甚多，损害程度取决于组织对损害的反应和蛋白的变性程度。热力直接接触性角膜损伤，首先累及角膜上皮细胞层及前弹力层，然后可导致基质纤维变性坏死，当损伤累及内皮细胞层则角膜发生水肿，最后导致角膜溃疡和穿孔。

临床表现 包括急性期和恢复期。

急性期 ①轻度：怕光、流泪、疼痛、睁不开眼睛。前弹力层及角膜基质未受损伤，角膜轻度浑浊，但虹膜纹理清晰可见，角膜缘无缺血或缺血范围小于1/3，2%荧光素点眼呈绿色。若进一步发展，可见角膜上皮脱落，呈薄雾状混浊，基质轻度水肿。痊愈后不留瘢痕。②中度：角膜上皮大部或全部脱落，角膜实质层明显混浊水肿，呈毛玻璃状，虹膜纹理看不清楚，隐约可见瞳孔，角膜缘及其附近血管广泛血栓形成，伴有急性虹膜睫状体炎，结膜和角膜缘部分缺血坏死，范围在1/3~1/2周。角膜病变广泛且深，修复过程缓慢。③重度：角膜完全混浊呈乳白或瓷白色，虹膜看不到，眼内结构不能窥见，感觉消失。角膜缘及结膜广泛缺血坏死，晶状体、玻璃体混浊及全眼球炎，造成角膜各层营养障碍，导致反复的无菌性角膜溃疡，重者形成局部葡萄肿。常发生角膜穿孔、玻璃体脱出、白内障、眼内炎、青光眼或眼球萎缩等并发症，预后不良。

恢复期 伤后2周左右进入恢复期。组织上皮开始再生，新生血管进入角膜组织，巩膜内血管逐渐再通，虹膜睫状体炎趋于稳定状态，愈合后形成白斑或薄翳。烧伤2~3周后进入并发症期，表现为反复出现的角膜溃疡，睑球粘连，角膜新生血管膜，继发性内眼改变如葡萄膜炎、白内障和青光眼等。角膜烧伤后若合并感染，尤其是铜绿假单胞菌感染，可导致前房积液，结膜高度充血，角膜溃疡很快穿破，眼内容物脱出，甚至发生全眼球感染或颅内及全身感染。

治疗 ①治疗原则：首先是预防感染，其次是阻止溃疡发展及角膜溶解，最后是防止睑球粘连和促使炎症吸收。如果角膜即将穿孔或已经穿孔，可选择相应的角膜移植手术，如角膜创面修复失败，可做暂时性或永久性睑缘缝合术。②现场急救：就地立即抢救或自救，角膜烧伤特别是化学烧伤后，及时彻底清洗结膜囊是早期处理的关键。立即就地用大量清水冲洗，将结膜囊内的化学物质全部清除。即便在无人帮助的情况下，受伤者也应自己进行自救，将面部浸在水中，睁开或扒开眼睑冲洗，时间为10~20分钟，化学物质特别是碱烧伤时，需延长眼部冲洗时间。患者抵达医疗单位后，要详细探查上下穹隆部位有无隐藏的化学物质或颗粒，以免继续对眼组织产生腐蚀溶解作用，检查完毕再用等渗盐水冲洗。③抗感染：以局部应用抗生素为主，0.5%金霉素或红霉素、0.5%氯霉素或0.1%利福平眼药水滴眼，每15~30分钟1次，持续数小时后改为每小时1次，为预防铜绿假单胞菌感染，应加用0.5%~0.1%多黏菌素眼膏涂眼，每天4次。④早期应用皮质类固醇激素：多选用地塞米松滴眼或球旁注射。7天内口服皮质类固醇及非激素抗炎药物，对减轻角膜水肿及前房渗出有一定作用。⑤胶原酶抑制剂的应用：可滴用2%枸橼酸钠或5%半胱氨酸液，抑制胶原酶的活性，防止角膜穿孔。⑥为防止虹膜睫状体粘连，可用1%阿托品充分散瞳，并用1%乙基吗啡（狄奥宁眼药水）滴眼，每天3~4次。⑦维生素C的应用：早期对碱烧伤起中合作用，另一方面对减少角膜水肿的吸收和后弹力层皱褶的消退有显著效果，也能促进角膜混浊较快地吸收和消退。此外，更重要的是，维生素 C 能促进角膜胶原合成，防止角膜溃疡的发生，可全身和局部同时应用。⑧为防止睑球粘连，每天用消毒玻璃棒分离结膜囊 2~3 次。⑨发生全眼球炎者需做眼球摘除，以防发生交感性眼炎。⑩为了保护角膜，可佩戴亲水软接触镜。

（齐顺贞）

ěrshāoshāng

耳烧伤（auricular burn） 有害因子直接作用于耳部引起的损伤。耳烧伤很少单独发生，多伴有头面部烧伤，耳烧伤占烧伤患者的 24%。外耳深居颅底，除偶尔因高温液体或气体灌入或化学液体流入而烧伤外，很少被烧伤。

耳郭烧伤 耳郭向外竖起，部位暴露而突出，易遭受烧伤。由于耳郭皮肤及皮下组织较薄，皮下组织少，中间只有弹性软骨，皮肤与软骨前面紧密附着，在后面结合松弛，故烧伤常易累及耳软骨。耳软骨抗感染能力弱，加之耳郭上后方邻近头发并与外耳道相连，以及本身凹凸不平和不易清洁等因素，故烧伤后容易并发感染及化脓性耳软骨炎。耳软骨炎的发生不一定与烧伤深度成正比，浅度烧伤也可发生严重的耳软骨炎；相反深度烧伤由于处理及时以及植皮封闭创面，不发生耳软骨炎者也为数不少。所以，对深、浅度耳烧伤预防耳软骨炎应同等重视。

耳郭的浅度烧伤可出现明显肿胀、水肿和水疱形成，其愈合过程及处理与一般皮肤烧伤相同，愈合后不留瘢痕。患者仰卧时眼泪和分泌物常存积于耳郭窝内，易致感染。此外，耳郭易受压，

耳郭烧伤后局部肿胀，血液循环不良，更易导致感染。波及耳软骨的Ⅲ度烧伤，常使耳郭干性坏死，坏死脱落后，耳郭缺损毁形。但有时不完全是干性坏死，而是经历软骨液化过程。切开引流或溃破后，耳郭逐渐溶化脱落，愈合后形成小耳畸形。

耳郭烧伤的处理重点是清创及充分暴露，保持局部干燥，避免长期受压，尽快促其成痂。首先剃尽头发，清创必须彻底而轻柔，不要进一步损伤软骨上脆弱的软骨膜，创面采用暴露或半暴露疗法，外用抗菌药物，如氯霉素粉、1%SD-Ag 霜或 10%磺胺米隆霜等，但耳后要衬垫柔软敷料，避免耳郭直接贴附在颅骨表面而造成缺血状态。或用一层纱布或油纱涂上聚维酮碘软膏外敷，保持创面干净，每天换药 1 次。经常拭干积存于耳甲腔内的渗液、血浆蛋白质凝块、药痂，保持干燥，避免痂下感染。整个耳郭区切勿受压，侧卧位时置耳郭于纱布垫圈内悬空。

保持焦痂完整，在其分离前不随意剪开，以免细菌侵入。在未发展成化脓性耳软骨炎前，可外擦 10%氯霉素二甲基亚砜液（每 100ml 二甲基亚砜中加氯霉素粉 10g），每天 4~6 次，或外敷 1%SD-Ag 冷霜。溶痂感染的深Ⅱ度和Ⅲ度烧伤区，应及早清创去除坏死组织，将裸露的软骨切除，由侧旁的软组织覆盖后植皮。如在耳郭边缘，可修平突出的软骨后，在软骨截面连同软组织植皮。做到创面及时覆盖，防止感染扩散，此为预防耳软骨炎的关键措施。单纯耳郭烧伤，不主张早期切/削痂植皮，待焦痂分离形成肉芽组织后再植皮，效果更好。

若耳郭烧伤创面清理不及时，

坏死组织清创不彻底、耳软骨裸露、对裸露软骨切除不够，未被软组织覆盖或皮片下感染等，均可导致耳软骨炎。

外耳道烧伤 外耳道由外 1/3 软骨部和内 2/3 骨部构成。软骨中有结缔组织插入而形成前后外耳道软骨切迹，可通颈部。外耳道烧伤较少见，常见有两种情况：①融化的金属、热液飞溅至外耳道口，造成局限性Ⅲ度烧伤；②热液、酸和碱等化学物质流入外耳道，造成Ⅱ、Ⅲ度烧伤，常伴有严重的耳郭烧伤。按致伤液体性质，注意检查是否伤及鼓膜。

外耳道烧伤后，由于局部肿胀，耳道闭塞，渗出液较多，引流不通畅，有利于细菌繁殖，容易感染。感染后更加重了耳道的肿胀，形成恶性循环。严重者可波及软骨引起耳软骨炎，或穿破鼓膜导致化脓性中耳炎。患者可出现头部沉重，局部疼痛，听力下降。严重者可引起耳软骨炎和中耳炎。愈合后可因瘢痕挛缩致耳道狭窄。

外耳道烧伤治疗主要是加强清理、引流和抗感染。处理上，重在使耳道清洁与干燥，保持外耳道引流通畅，可先用 3%过氧化氢液滴耳道，轻轻拭干后，再滴 0.1%氯霉素液或复方新霉素液。必要时可滴 1%苯酚甘油保护，争取深度烧伤区自愈。早期水肿显著，耳道狭窄者，可置入漏斗状多孔塑料管，管径与外耳道一致，紧贴外耳道皮肤，管内置棉条引流，塑料管内引流条每天更换数次。肿胀消退后，取除塑料管，直接置棉条引流。但外耳道烧伤较深者，则须在愈合期间及愈合后，较长时间放置塑料或橡皮管作为支架，防止瘢痕收缩致耳道缩窄或闭锁，影响听力。

外耳道的深度烧伤愈合后所致的外耳道狭窄，或经久不愈的肉芽创面，手术处理为清创、切除瘢痕，切除外耳道前方、上方的耳甲软骨，扩大外耳道口。利用切除软骨后较松弛的皮肤做两个局部舌状皮瓣，插入外耳道口，剩余创面与供瓣区用皮片移植，耳道口环状创面由皮瓣与皮片齿轮状衔接，有利于预防环状挛缩。术后仍需置软硅胶管于外耳道口6~12个月，防止挛缩。

外耳道无烧伤而耳郭烧伤者，亦需防止分泌物流进外耳道而发生溃烂感染。可置干棉球于外耳道口，潮湿后即更换。并经常用过氧化氢、盐水等清洗，清除耵聍，保持清洁干燥。外耳道烧伤并发化脓性耳软骨炎或化脓性中耳炎者，则按耳软骨炎或中耳炎处理。

（齐顺贞）

huànóngxìng ěrruǎngǔyán

化脓性耳软骨炎（purulent auricular chondritis）

耳郭软骨膜的急性化脓性炎症。为烧伤常见并发症之一，是耳烧伤较严重的并发症，占烧伤患者的8.1%，它与烧伤的深度有关。铜绿假单胞菌及金黄色葡萄球菌为主要致病菌。脓肿形成后，聚集于骨膜和软骨之间，继之软骨缺血坏死，耳郭支架破坏而至耳郭畸形。

病因 多继发于外耳深度烧伤感染后，一般于伤后3~5周发生，但也有在伤后1~2周或迟至8~9周发生者。感染是化脓性耳软骨炎的直接因素，但其诱因是多方面的：①耳郭皮下脂肪少，耳软骨无血管供应，抗感染能力差为其解剖学基础。②烧伤后损伤耳郭血液循环，致使耳软骨缺血，易招致感染。③耳郭烧伤后局部不清洁，渗液未及时清除，

造成创面感染并向深层侵袭。④皮下组织持续水肿及焦痂缩窄压迫，使耳软骨血液循环长期障碍，有利于表浅细菌向深层蔓延和繁殖。⑤烧伤直接损伤耳软骨，产生肉眼难以辨认的局灶性坏死，成为细菌繁殖的培养基。⑥睡觉姿势使局部受压、创面清创不彻底或不恰当的处理，致使细菌向深层侵袭。

临床表现 好发于耳轮或三角区等缺乏皮下组织的区域，一般为局限性，也可发展为全耳软骨炎。外耳持续性剧烈疼痛是最早出现且最常见的症状。起病初期常觉耳郭肿胀及灼热感，检查时可见耳郭红肿、增厚、坚实、弹性消失，触痛明显。继之红肿加重，持续性剧烈疼痛不断加剧，患者烦躁，坐卧不安，患者难以静卧入睡，喜用手护耳唯恐被触及，甚至注射止痛剂仅能暂时缓解。耳郭表面呈暗红色，有脓肿形成者可见局限性隆起，触之有波动感，致耳郭向前突出，相邻的头皮有时也显著水肿。随着病情发展，局部变软，切开或自行溃破后，可见脓液溢出，疼痛及压痛减轻。如果引流不畅或坏死软骨清除不彻底，则可反复发作，甚至成为全身感染的病灶。除局部症状外，全身反应重，常伴恶寒、发热、精神差、食欲减退、白细胞增多等全身中毒症状。

预防 其基本原则为：注意耳部烧伤的护理，防止受压，保持干燥和清洁，尽快消灭创面。①外耳烧伤患者仰卧时，宜用小枕头，使耳郭悬空不接触枕头；侧卧时，垫用纱布和棉花睡在有洞的枕头上，耳郭置洞内使其不受压。②采用暴露疗法：使创面形成干痂，经常清除创面上的分泌物以免痂皮软化，尤其当患者

仰卧时，颜面分泌物或渗出物易聚集在耳郭内，注意及时用干棉球（签）清除干净，或用温水清洗，使耳郭清洁，利于干燥，以减少感染机会。局部可撒用1:2硼酸合霉素（或氯霉素）粉，或根据创面细菌的敏感度，选用有效抗生素。③保持焦痂完整：未分离前，不要随意剪开，以免细菌侵入。Ⅲ度焦痂脱落后，应及时移植薄片自体皮片，覆盖创面。有时即使有骨边缘暴露，经移植自体皮后，也可以愈合，而不发生感染。④如果分泌物多，焦痂不易干燥妨碍引流时，可用抗生素液持续湿敷，使痂皮尽快脱落，减轻感染、水肿以及局部血液循环障碍的程度，从而减少耳软骨坏死。

治疗 主要在于控制感染，防止耳软骨继续毁损。关键在于早期诊断、早期切开引流、清除坏死软骨：①早期脓肿尚未形成时，应全身应用大剂量有效抗生素，以控制感染，局部可用鱼石脂软膏外敷或4%~5%醋酸铝溶液湿敷，每天更换1次，或采用远红外线局部照射，每次30分钟，每天3~4次，促进局部炎症消退。②外耳肿胀并有疼痛时，即可诊断为化脓性耳软骨炎。不必等待明显脓液积存，即可予以切开引流。③引流要通畅，要保持切口够大，一般切口应超出红肿的皮肤，鱼口状最佳，防止切口过早封闭。充分暴露脓腔，清除脓液，刮除肉芽组织，做细菌培养及药物敏感试验。④病变局限者，切除局部坏死的软骨，否则常会复发，坏死的耳软骨为灰白色、无光泽、质脆，如能保存耳郭部位的软骨，可避免日后耳郭畸形。但不能因此而姑息，以致炎症不能控制而需再次手术。

⑤病变较广泛者，可先沿耳郭外缘全长切开，一是即刻去除坏死的耳软骨，用过氧化氢溶液冲洗后予抗菌油纱条填塞，待感染控制后，二瓣耳郭合并一起，稍加压包扎可加速愈合，并可减轻耳郭畸形；二是在肿胀严重的后缘剥离，敞开伤口，放聚维酮碘（碘伏）纱条、抗生素纱条或小引流管引流，每天换药，待疼痛和水肿消失后，再仔细检查，将坏死软骨彻底剔除至正常区域，连同周围的纤维组织一并去除，并以能得到软组织保护处止。如此可避免第一次手术时的切除软骨过多，导致更多的外耳畸形，或将坏死软骨切除不彻底，以致复发。⑥如果指望多保留耳软骨支架而切除不彻底，则炎症持续，反复发作，病程迁延数周才能好转。其结局为菜花样耳，耳郭上段支架破坏，软骨残片皱缩，表面皮肤挛缩成团、凹凸不平，终需后期整复。

（齐顺贞）

gǔshāoshāng

骨烧伤（bone burn） 分为骨膜烧伤、骨皮质烧伤、骨髓质烧伤以及全层烧伤。

病因 通常由于严重烧伤导致皮肤深处的骨组织被烧伤，多发生于头部及四肢远端软组织较少的部位，常见于电烧伤和高温固体接触伤如热压伤。

临床表现 常见于较表浅骨骼。如胫骨前、指骨、尺骨鹰嘴骨、内外踝、髂嵴、跟骨及肋骨等，但有时如电烧伤时深部骨骼也可烧伤。临床表现较多，包括皮肤软组织缺损、皮肤软组织坏死和骨外露、骨坏死同时存在。

诊断 在诊断上通常比较明确，对于电烧伤及热压伤Ⅲ度创面，需进一步明确烧伤深度是否已超过软组织到达骨膜层。

治疗 多需手术治疗。治疗原则：①尽早实施手术：开放性伤口伴组织坏死，随着伤口开放时间的延长，局部感染将会加重。在局部感染尚未形成或感染不明显时手术，成功率高。②彻底清创、创面足量覆盖，通常选择适当的皮瓣。③创面及死骨处理：早期切痂时清除坏死组织一定要彻底，切除至有密集出血点为止，然后用皮瓣覆盖。坏死组织清除不彻底，可影响皮瓣与创缘、皮瓣与基地血供的建立。处理死骨时应切除坏死骨膜，凿除明显炭化死骨。对于延迟接受治疗或未行早期切痂治疗者，由于坏死组织液化，脓液浸渍，可能伴发骨髓炎，应在软组织感染基本控制后手术，彻底清除炎性肉眼组织和外露部分的死骨，清除髓腔内脓液，保留与健康组织面接触的骨质，彻底清洗，尽可能保留骨连续性。手术方式又因骨烧伤部位不同而各异。

颅骨烧伤 多见于电烧伤，其损伤特点为局部组织损伤严重，可累及颅骨全层、硬脑膜甚至脑实质，处理不当常伴有颅内感染，危及生命，因此颅骨烧伤的手术处理方式极为重要。具体处理方案如下：①等待死骨分离去除后，在肉芽创面上植皮。②小范围的颅骨坏死，可行早期焦痂和颅骨切除术，局部皮瓣转移修复术。③大块颅骨坏死者，用骨钻多处钻空，孔与孔间距为 0.5cm，钻至出血的骨质或板障，再咬除坏死骨板，立即植皮或待肉芽组织长出后再植皮。如大块全层颅骨坏死，后期尚需再创造植骨或移植骨代替品的条件。此方法需要多次手术，疗程较长。

对于死骨与远隔部位未分离且局部感染不重者，坏死颅骨不必切除，仅将表面稍予凿除，再根据创面大小设计局部头皮皮瓣、吻合血管的游离皮瓣、肌皮瓣或大网膜修复创面。坏死颅骨在活组织保护下被吸收并起到支架作用引导新生骨再生，从而获得一期愈合。而对于死骨已分离、感染患者，需要去除死骨，再根据创面大小设计局部头皮皮瓣、吻合血管的游离皮瓣、肌皮瓣或大网膜修复创面，否则创面不能获得一期愈合。对于全层烧伤坏死的患者，切忌贸然将颅骨全层切除而又未用皮瓣等有效措施修复创面。对于儿童患者，其坏死颅骨分离较快，即使有全层坏死，亦常可有良好的肉芽生长。如果入院较晚，也可以采取非手术疗法，但缺损较大者，后期需要手术修复。

四肢管状骨烧伤 ①骨质暴露而骨膜无损害者，清创后可立即于骨膜上植皮。②骨及周围软组织烧伤局限者，可早期切痂，同时凿除坏死骨质，立即植皮或做皮瓣移植。③骨质坏死且软组织烧伤范围大者，一般应在 4~8 周后，全身情况稳定，骨周创面愈合，再凿除死骨至健康骨质或髓腔，再用植皮或皮瓣修复。④对较大面积下肢骨烧伤采用凿除部分坏死骨皮质，在残余间生态骨皮质上方移植人工真皮，从而成功封闭创面。

指骨烧伤 治疗原则：指背区烧伤深达骨面关节，或伴有指端、部分指节烧毁，而手部其他部位Ⅲ度烧伤已切痂植皮，创面基本愈合者，一般在 3 周以后才施行指骨骨髓植皮或截指。手术类型：①单纯指尖烧毁的修整。②单纯指骨骨髓创面植皮。③不完全截指。④掌指侧创面植皮。

具体手术处理方案：①指背区指骨皮质烧毁加指端烧毁处理：先施行指端修整，即将远侧指骨末端截除 0.3 ~ 0.5cm，修切整齐烧毁的甲床边缘，将指腹组织向上包裹，与甲床边缘缝合，使指端略短而钝圆。如甲床和末节指骨皮质已烧毁，则除末端裁短指骨外，还用小咬骨钳去除骨皮质至健康骨髓创面，把指腹软组织缝合固定于指骨截除端两侧的软组织，然后进行骨髓创面植皮。②深达骨面关节的指背区烧伤及保留手指长度的处理：即手指背侧烧毁伸指肌腱骨面、指尖关节、背侧裸露，指尖、指甲甚至甲床烧毁。处理：修整指尖，咬除裸露骨皮质，即采用不完全截指办法，最大限度的保留手指的长度，再行骨髓创面植皮术，从而最大限度保留手部的功能。手术注意要点：①骨髓创面止血较困难，松开止血带，先用热盐水纱布包扎、抬高患肢，待充血反应消失后盖上皮片压迫，反复几次方能止血。②骨髓创面移植刃厚皮片，皮片过厚不易生长，可连周围软组织创面一起植皮，皮片缝合固定。③皮片戳小孔是为了引流渗液，防止血肿，不是为了扩大皮片面积。移植后皮片松弛，小孔闭合，骨髓创面严密封闭，不留空隙。

骨烧伤属于严重烧伤，只有得到及时并且正确的治疗，才能在美观及功能上有良好恢复。

（张国安）

guānjié shāoshāng

关节烧伤（articular burn）

烧伤深度到达关节，常伴有软组织缺损、关节开放，关节囊、肌腱、韧带、骨、血管、神经等组织的暴露、烧损甚至坏死是烧伤治疗较难处理的问题之一。尤其多见于电烧伤、热压伤。

临床表现　关节烧伤尤其大关节部位烧伤往往合并重要的深部组织损伤，根据深部组织损伤程度分为：①关节囊开放或部分坏死。②重要大血管及神经外露或缺损。③重要的肌腱和关节韧带外露、缺损或坏死。④骨组织的外露、缺损或坏死。

治疗　对于关节烧伤治疗，早期手术，彻底清创是提高手术成功率的有效手段。如创面未能早期修复，感染机会增加，治疗难度较大。电烧伤、热压伤等引起的组织深部间生态组织，如不及时用血供丰富的组织瓣覆盖，造成继发性组织缺血坏死和严重感染，并发大出血以及创面经久不愈，即使创面最终修复，关节功能已受到严重影响。因此，只要患者全身情况允许，手术时间越早越好。

对于这些烧损的深部组织，应根据其功能重要性、烧损和感染程度及有无恢复可能性等具体情况全面考虑，分别予以切除或保留。对于大关节部位电烧伤烧损的肌腱和关节韧带组织，因其对关节功能起重要的动力装置和稳定关节的作用，除已感染、液化、完全坏死，没有可能恢复者宜切除外，对仅有部分坏死的肌、韧带，应只做部分削除；对单纯暴露的虽已烧损变性，但肉眼观察仍保持结构完整的肌腱和韧带，应尽可能保持其解剖连续性，争取在肌皮瓣保护下自行修复、再生，恢复其功能。关节烧伤根据深部组织损伤程度分型的具体治疗方案如下。

大关节部位烧伤合并大动脉和大静脉损伤　大关节部位电烧伤常合并有大动脉或大静脉烧损。如无破裂和穿孔，仅有血管表层外膜烧损或变性但无管径膨出、管壁变薄者，清创后以肌瓣或肌皮瓣覆盖修复；若并发感染导致血管破裂继发大出血，彻底清创后根据血管损伤程度采取切除结扎、血管移植或人工血管移植后肌瓣或肌皮瓣覆盖修复，通常都能一期愈合。

大关节部位烧伤合并神经暴露和烧损　暴露的或烧损的神经组织，如无感染，外形结构仍完整者，应尽可能保持神经的解剖连续性，以轴型动脉皮瓣肌瓣或肌皮瓣覆盖修复。如能防止创口感染，神经大多可完全恢复或部分恢复其知觉和运动功能。

大关节烧伤合并骨组织损伤　对于烧损或坏死的骨组织，应尽量凿除其坏死部分，直至出血为止。大关节烧伤，清创时如果发现关节囊暴露、开放或部分坏死，应将坏死部分的关节囊切除，尽可能缝合关节囊，如关节囊由于切除过多而无法完全闭合时，则用肌瓣或肌皮瓣直接覆盖于关节囊缺损部分。肌肉深层的肌膜有助于闭合关节囊。儿童大关节的烧伤，骨骺烧损或变性，早期处理与成年人相同，但骨骺往往过早骨化影响日后的发育。

组织瓣选择至关重要，骨关节部位的深度烧伤清创后多造成较大的组织缺损，同时又有重要深部组织如血管、神经、肌腱、韧带、骨及关节囊的暴露和烧损，由于随意皮瓣受长宽比例限制和抗感染能力差，容易造成手术失败。而采用带血管蒂的皮瓣移位修复可增大皮瓣的面积和移位距离，血供也优于随意皮瓣，不但成功率高，而且减少了吻合血管失败的危险。目前可供移植的带血管蒂皮瓣供区至少有 70 多处，遍及全身各个部位，能够满足绝大部分创面修复的需要。肌皮瓣有丰富的血供，不但抗感染能力强，还可起到填充缺损，消除死腔的目的，是修复骨关节部位组织缺损，尤其是伴有感染创面的较理想组织瓣。吻合血管的皮瓣或肌皮瓣游离移植，手术可一次完成，但需要术者有一定的显微外科基础，风险也较大，可用于难以用带血管蒂皮瓣或肌皮瓣完成覆盖的创面修复。此外，选用血供丰富的轴形皮瓣或肌皮瓣直接覆盖于间生态的血管、神经、肌腱、骨和关节囊等组织，可改善组织的血液循环，有利于自然修复和再生，从而使关节功能得以保存和恢复。

对不同部位的骨关节烧损和外露，可采用不同的手术方法修复，头皮血供丰富，即使采用随意皮瓣，长宽比例也可增大，可以满足小面积头皮缺损颅骨外露创面的修复；腹部皮瓣供区隐蔽，供瓣面积大，可根据创面情况形成不同的轴形皮瓣，必要时还可多个供瓣，手术安全简单，在修复手及前臂创面中占重要地位；背阔肌皮瓣血供丰富，抗感染能力强，局部转移范围广，带蒂移植可至肩背、肘部、面颈、胸壁等处，因其血管口径粗，游离移植较安全，而且可切取面积大，可用于大面积组织缺损骨关节外露创面的修复。

关节功能的恢复情况主要从下列两方面进行评价：①关节活动度恢复情况。②关节的主动活动能力，关节的稳定性恢复情况。前者主要与关节本身遭受破坏和继发性感染有关；后者则与支配关节活动的肌肉-肌腱动力装置和稳定关节的韧带组织是否遭受破坏有关。如果关节烧伤得到及时得到彻底清创及应用肌皮瓣或皮瓣修复后，关节功能都能得到了较好的恢复。

（张国安）

huìyīnbù shāoshāng

会阴部烧伤（perineal burn）

包括会阴、外生殖器和肛门部的烧伤。会阴、外生殖器及其周围为人体重要的功能部位，其烧伤虽属常见，但Ⅲ度烧伤却较少。据一组 2010 例烧伤统计，会阴烧伤 312 例，占 15%，其中Ⅲ度烧伤仅 25 例，占 0.8%。

病因及发病机制 会阴烧伤常常是全身严重大面积烧伤的组成部分。电烧伤、日常生活中的烧烫伤或特殊原因的医疗性烧伤等，可主要集中在会阴-外生殖器-肛门区。会阴-外生殖器-肛门区烧伤容易感染，菌种与粪尿细菌一致，并因而扩散到其他烧伤创面。

临床表现与诊断 会阴部存在较多的皱褶，凹凸不平，其特殊位置决定了此处的烧伤创面易受粪尿细菌污染，且难于保护和保持创面清洁，常会出现溃烂、过早溶痂等相应的临床表现，根据受伤史和查体可明确诊断。

治疗 ①充分暴露创面，两下肢分开成 45°～60°，臀部略垫高。涂磺胺嘧啶银，创面暴露。②常需留置导尿管，有包茎者做包皮背侧切开以显露尿道外口。必要时在龟头上缝针，结扎固定导尿管。所用便器及导管等均需消毒处理。③如焦痂开始溶解或不够清洁，用 0.1%苯扎溴铵液冲洗会阴，每天 3～4 次。定期做创面细菌培养及尿培养，进行菌种监测，尤其是铜绿假单胞菌的监测。④伤后 2 周内促使浅Ⅱ度和部分深Ⅱ度烧伤创面自愈，2 周后小片深Ⅱ度和Ⅲ度烧伤创面可任其自愈。⑤对于深度烧伤，无法自愈者应采取手术疗法。

手术方法：局限于会阴而且明显的Ⅲ度烧伤及毁损性烧伤，于伤后 1 周左右积极做早期切痂，选择局部整形、皮片移植或邻近皮瓣转移修复，可避免严重感染。多数深度烧伤病例需在伤后 20 天左右进行会阴及其周围剥痂、切痂。此时身体其他部位的大面积Ⅲ度烧伤基本得到覆盖，会阴部Ⅱ度、Ⅲ度烧伤分界清楚。术中将肉芽、坏死组织切削至筋膜平面，反复冲洗创面、妥善止血、抗生素液湿敷，使感染创面经清创后达到适于植皮的相对清洁的创面。对于会阴-外生殖器-肛门区连同两臀、骶部下腹及两大腿内侧等的Ⅲ度烧伤，多次同时施行前面、后面清创，大片自体皮片植皮，在翻身床上翻身完成手术。大多数的会阴Ⅲ度烧伤早期采取游离皮片移植，可以满足功能需要。

阴茎 包皮过长可保护龟头免于烧伤或仅烧伤龟头外露部分。过长的包皮Ⅲ度烧伤干痂脱落，很像做了包皮环切术。残留内板翻向近端使创面愈合。阴茎远侧 1/2 的Ⅲ度烧伤，可将包皮内板外翻，直接缝合创面。阴茎干全部烧伤者，可切除烧伤创面至筋膜，使白膜外充分松解而不伤海绵体，做整块植皮。皮片的拉拢线在阴茎背侧呈锯齿状。龟头前端尿道外口周围Ⅲ度烧伤创面削痂，用刀片轻轻刮削创面或用纱布擦拭肉芽创面，用 3 块皮片从左、右、腹侧围植于尿道外口，不留空隙也不必缝合。术后采用半暴露留置导管悬挂于前方正中央，避免摩擦、挤压皮片，皮片大多成活良好，足以防止尿道口狭窄。

阴囊 阴囊皮肤皱缩、伸展性大。烧伤后常脱落一层干痂，由凹缩处的上皮扩大生长自愈。小的Ⅲ度烧伤创面或肉芽创面可予切除、直接缝合；较大者全阴囊Ⅲ度烧伤可行切痂术，小筛孔大片或邮票状皮片密植。由于它有多层筋膜和经常性的睾丸重力作用，可抗皮片挛缩，能够使皮肤恢复柔软松动。裸露的睾丸鞘膜能参加阴囊皮肤的上皮化。若睾丸、附睾仅部分烧伤，可刮除或削除已被破坏的组织，在出血的新创面上植皮。即使睾丸大部分烧毁，亦应保留残余部分，以维持内分泌需要。如果睾丸表面紫蓝淤血，无创面，可先保留，不必深切。为了保护睾丸，局部未能有软组织包埋时，可转移邻位皮瓣建造阴囊。只要不是突发性猛烈烧伤、电烧伤，或患者处于神志不清状态，烧伤时提睾肌的强烈收缩，常把睾丸提升至皮下环外，此处脂肪垫较厚，可以保护睾丸免遭烧毁。

大阴唇 Ⅲ度烧伤可予剥痂植皮，保留可贵的脂肪垫，效果多良好。重要的在于治疗过程中两腿分开，经常拨开大阴唇并放油纱布隔开左右侧，防止互相粘连。大阴唇深度烧伤总是伴有耻骨上、大腿内侧等处烧伤，做好这些中央区和周围区植皮，这对于保护女阴部同样重要，否则容易出现横拱形瘢痕挛缩或会阴部粘连。另外，只有很特殊的原因才会出现罕有的阴道烧伤。

肛门区 用三大块植皮法，即在肛门两侧各移植（4~5）cm×（6~7）cm 的皮片，肛门前面的会阴中部三角区移植一块皮片。皮片与肛管黏膜、肛门口皮肤移行区或肛门外残余皮肤缝接呈锯齿形，以防环状挛缩。烧伤毁及肛门外括约肌者，可予切除，并可将环状外括约肌完全切断一处，

不会造成肛门失禁。

会阴周围区 包括耻骨上、下腹部，两侧腹股沟，两大腿内侧，臀部等周围区，连同会阴中央的泌尿生殖器同时有Ⅲ度烧伤者，除按前述方法作中央区植皮外，在两侧腹股沟经大腿内侧至臀下皱襞各移植宽 6~7cm、长20cm 以上的皮片，构成 X 形。另在耻骨上至两侧腹股沟移植大张皮片，臀部按供皮区条件移植筛状、小皮片或自体皮片、异体皮片间植。周围区与中央区同时植皮，术中翻身床上翻身完成，前、后面一次施行。小儿则在清创后创面湿敷包扎，用蛙式石膏制动，然后石膏开窗，创面植皮。这样植皮完毕后再包扎固定，皮片不会移动，术后更换敷料也不至因小儿不合作而增加难度。

预后 会阴部外形弯曲起伏，深度烧伤很容易遗留瘢痕挛缩、粘连、畸形，早期充分暴露，涂磺胺嘧啶银，保持焦痂干燥，控制感染，冲洗会阴，择期行切剥痂，按会阴及其周围分区特点，区别对待地行大片植皮，毁损性烧伤用皮瓣覆盖，可以减轻和预防畸形，再加必要的整形治疗，即使是全会阴及其周围的Ⅲ度烧伤，仍能获得好的远期效果。

（张国安）

shāoshāng fùhéshāng

烧伤复合伤（burn combined injury）
烧伤合并其他原因造成的损伤。1958~1979 年收容的48 978例患者的资料，烧伤合并创伤共866 例，发病率为1.85%，其中以软组织损伤最多，其次为颅脑损伤和骨折，内脏伤虽较少见，但伤情明显增重。

病因及发病机制 多见于战时，但平时亦非少见，特别是爆炸（锅炉爆炸、火药爆炸等）伤、

电击伤和交通事故等，更易发生。有时由于衣服着火，患者惊慌奔跑，遭致摔伤、坠落、撞击等额外损伤。烧伤复合伤与单纯烧伤相比，最主要的区别是前者多发生复合效应，往往掩盖或混淆复合伤的临床表现和体征，特别是闭合性颅脑损伤和内脏损伤，伤情比较隐匿，随着伤情的发展，症状和体征才逐渐显露，使伤情经过和临床病理变化变得更为复杂，诊治也较为困难。

临床表现 除烧伤常见临床表现外，伴有复合损伤的相应临床表现，在低血容量性休克的同时，可能伴有呼吸抑制、神志改变或筋膜间隔综合征等，视相应的复合损伤类型不同而有不同的表现。

诊断与鉴别诊断 ①详细询问病史，注意有无其他外伤史。详细分析受伤原因如爆炸烧伤、交通事故等。②在不影响烧伤治疗的情况下，尽可能做全面的体格检查，切勿将视线全部集中于烧伤而忽视其他。③当患者的全身反应与烧伤的严重程度不相称，或在复苏过程中患者反应差或异常时，应考虑复合伤的可能性。必要时，在患者情况允许的情况下，可采取辅助检查措施，如X线平片、CT、MRI 检查等，以尽早发现可能合并的颅脑、内脏、脊髓或骨损伤。

治疗 包括以下几方面。

烧伤复合软组织损伤 ①无烧伤部位软组织损伤：与一般创伤相同，仍应争取早期清创。但除小切（裂）口可立即进行简单清创缝合，对患者干扰甚少外，一般在休克情况基本控制后再进行。②烧伤部位的软组织伤：处理原则与一般无烧伤者基本相同。但清创后的伤口，除颜面、手等

血液循环较丰富的功能部位外，一般深筋膜及浅层组织均不予缝合，以免伤口感染或加重烧伤肢体的水肿，导致远端循环不良。③软组织的清创：尽可能争取彻底，深部伤需切开筋膜引流并清除所有肉眼所见的坏死组织，用大量无菌水冲洗，移除可见的异物，清创时尽可能保留健康皮肤。④烧伤复合软组织损伤同时有大血管损伤：如患者全身情况允许，在彻底清创的基础上，应尽早地进行血管修复，防止肢体坏死。已修复的血管，必须用健康组织覆盖，以防止干燥坏死及感染。但筋膜及其浅层组织不予缝合或行简单对位缝合，以减少局部水肿对侧支循环的压迫。⑤手烧伤合并外伤：应争取早期清创，一期封闭创面。对周围深度烧伤创面切（削）痂后，移植大张自体中厚皮片或以皮瓣修复创面，最大限度地恢复手的功能。⑥烧伤合并肢体挤压伤：常伴有大量肌肉的挫伤、坏死，同时累及神经、血管、造成大量失血。因此，要防止严重休克和急性肾衰竭的发生；同时注意肌筋膜间隔综合征引起的肢体坏死。尽快行筋膜切开减张术，切口要够长、够深，减张要彻底，松解达肌间隔。

烧伤合并颅脑损伤 ①开放性颅脑损伤：应尽早剔除伤口周围头发，以聚维酮碘（碘伏）、乙醇（酒精）消毒，彻底清创，紧密缝合硬脑膜，如损伤面积较大，可用筋膜片（颞肌筋膜、颅骨骨膜或阔筋膜）或硬脑膜外层进行修补，以防御感染和脑脊液漏。创口周围头皮深度烧伤，给以切除或削除，行局部皮瓣转移修复或用自体皮覆盖，术后包扎固定，及早应用大剂量有效抗生素防治感染，脱水降低颅压，保护中枢

神经免受进一步损伤和预防各种并发症的发生。②重症颅脑损伤：特别合并有面、颈部烧伤，肿胀明显的患者，可考虑早期气管切开，以减少呼吸道死腔，对危及患者生命的伤情，有开颅指征时（如较大颅内血肿），应在积极纠正烧伤休克的同时，进行紧急开颅手术。③烧伤合并脊髓损伤：闭合性脊髓损伤可采取非手术治疗，静卧平板床，制动，密切观察脊髓受压情况。如为脊髓水肿引起的神经症状，经利尿、脱水等非手术治疗可改善症状，并逐渐恢复；开放性脊髓损伤，如条件许可，应尽早手术清创，去除压迫脊髓或神经根的碎骨片、异物、血块。切除坏死焦痂，保留脊椎骨和神经根旁的间生态组织，以皮瓣移植覆盖创面，确保局部血液循环和组织修复。如果局部基底血供好，也可游离植皮，封闭创面。

烧伤合并胸腹部及内脏损伤 造成大出血、血气胸、腹膜炎等严重并发症，影响呼吸和循环功能，加重休克和烧伤病情，应及时抢救，予以闭式引流或手术治疗。

烧伤合并骨关节损伤 ①闭合性骨、关节损伤：局部为浅Ⅱ度烧伤，清创后外用磺胺嘧啶银（SD-Ag），可用手法复位，再用小夹板或可塑性热塑料夹板行外固定。②开放性骨、关节损伤：在全身情况允许时，尽早彻底清除坏死组织和异物，以生理盐水等溶液将创面冲洗干净，缝合关节囊，分层缝合肌肉，覆盖骨折部位，暴露的骨折部位以邻近的皮瓣、肌瓣或肌皮瓣覆盖，周围的深度烧伤创面行切（削）痂、自体皮（或异体皮）打洞后移植。

对于严重威胁患者生命的损

伤，要优先进行紧急处理，不危及患者生命和肢体或重要组织存活的合并伤，一般到休克期平稳度过后再予处理。给予患者抗休克及抗感染等治疗，监测生命体征，完善检查。

预后 烧伤复合伤降低了烧伤的治愈率，原因：①复合伤使病情加重，有时复合伤本身即可引起严重休克和死亡。②由于严重烧伤的存在，往往掩盖或混淆了复合伤的临床表现与体征，或有时由于医务人员的注意力被严重大面积烧伤的伤情所左右，致复合伤的诊断被延误，特别是复合闭合性颅脑外伤或内脏伤，伤情较隐蔽者。③烧伤复合伤的处理较之单纯烧伤或单纯创伤复杂与困难，但经过细致诊断和鉴别诊断，早期发现复合损伤对治疗有很大帮助。

（张国安）

fàngshèxìng shāoshāng

放射性烧伤（radiation burn）

机体全身或局部受到放射线外照射或放射性核素沾染时，受射线作用而发生的损伤。皮肤放射损伤包括急性皮肤放射损伤、慢性皮肤放射损伤和放射性皮肤癌。放射性烧伤主要是指皮肤的急性放射损伤，因为有许多方面与热能烧伤类同，故名放射性烧伤，也就是将射线-电离辐射作为引起烧伤的一种特殊原因。

病因及发病机制 引起皮肤放射损伤的射线有 α、β、γ 和 X 射线。α 射线的穿透力很弱，在空气中只有几厘米的射程，在生物组织中的射程仅几十微米，尚不及皮肤角质层的厚度，极易为衣物等阻挡，因此发生 α 射线皮肤损伤的机会很少，一般不将 α 射线皮肤损伤列为放射性烧伤。放射性烧伤主要发生于以下两种

情况：①γ射线或X射线的全身不均匀照射而局部受大剂量照射，或单独的局部大剂量照射。多发生于事故性照射，如临床放射治疗时的照射野受一次或多次超剂量照射。②β射线的局部照射，平时见于核设施事故裂变产物或放射性废液直接污染皮肤；战时见于核爆炸放射性落下灰沾染皮肤，β射线的核素直接接触皮肤造成皮肤β射线损伤，又称皮肤β射线烧伤。

临床表现 放射性烧伤是皮肤受到一次或短时间内多次大剂量电离辐射而引起的急性皮肤放射性损伤。在临床上一般可分为四期。①早期反应期：表现为受照射局部发生暂时性红斑，严重者可发生急性放射病时所出现的全身性早期反应（头痛、倦怠、恶心、呕吐等）。②假愈期（潜伏期）：上述局部红斑消退，表面上看来无其他病变，但照射部位仍有功能性障碍，出现温度变化、汗腺分泌失调等。如伴有全身性早期反应，此时也已消失。局部和（或）全身损伤越重，假愈期越短。③症状明显期：出现程度不一的特定症状。④恢复期：此期皮肤损伤恢复、痊愈，或转为慢性病变（此时也称晚期反应期）。

放射性损伤，按其损伤严重程度可区分为四度。四度的临床表现主要出现于症状明显期。① 脱毛反应（dermatitis lipsotrichia）：主要损伤皮肤的附属器官——毛囊及皮脂腺。受照部位最初出现斑点状色素沉着，并有散在的粟粒状毛囊角化性丘疹，以毛囊为中心，高出皮肤表面，呈棕褐色，较坚实，有刺手感。这些丘疹之间的皮肤较干燥、轻微瘙痒、毛发松动、极易脱落。毛发脱落一般从受照射后2周开

始，至第3周末结束；至第3周末，毛发可以再生；若6个月内仍未长出，则多为永久性毛发脱落。此度损伤临床症状轻微，病程分期不明显，因此有人不将其列入放射性烧伤的范畴。②红斑反应（dermatitis erythematosa）：此度损伤有明显的临床分期。早期（反应期）发生于照射后几小时，局部即有瘙痒、疼痛、烧灼感及轻微水肿，并出现界线清楚的充血性红斑，持续1~7天后红斑暂时消失，而后进入假愈期（潜伏期）。假愈期时临床症状消失但局部皮肤有功能障碍，可持续3周左右。受照后2~3周或更久，上述症状再现，特别是发生持续的红斑，界限十分清楚；同时发生毛发脱落。发生这种持续的红斑者，不论其病变轻重，一般经历70天左右才进入痊愈期。在此期间内，应切实保护皮肤，禁忌受到日光暴晒，如发生于放射治疗时，则应间隔60~70天后才能进行下一疗程。③水疱反应（dermatitis bullosa）：早期反应与Ⅱ度相似，但出现早，程度重，假愈期一般不超过2周。此后出现持续的红斑，局部明显肿胀，皮肤发红，逐渐变成紫红色，瘙痒、剧痛，并有严重烧灼感，皮肤感受性降低。数天后红斑处出现水疱。水疱破溃后形成创面。经1~3个月或更长时间，进入恢复期，皮肤创面可进行痂下愈合，部分留有瘢痕。再生的皮肤菲薄、干燥而缺弹性，常呈现色素沉着和毛细血管扩张。如创面继发感染，则不易愈合。新生的皮肤也可再次破溃，难以愈合。④溃疡反应（dermatitis ulcerosa）：照射后局部迅速出现烧灼或麻木感，疼痛、肿胀和早期红斑等明显加重。假愈期一般不超过2~4天，

若照射剂量特别大，可无假愈期。进入症状明显期时，再现红斑，常呈青紫色，很快形成水疱，组织坏死，出现创面或溃疡。溃疡常为圆形，周界较清楚。组织进一步坏死，特别是并发感染化脓后，溃烂扩大加深，有的可深达骨骼。溃疡表面污秽，极少或没有肉芽形成。局部淋巴结显著肿大。如发生于四肢肢端，可由于血管病变而引起严重缺血坏死，甚至发生干性坏疽。这种溃疡反应的放射性烧伤很难自行愈合，常经历数月至数年，长期不愈。

第Ⅲ、Ⅳ度局部皮肤放射性烧伤后，多伴有全身症状，其中包括放射损伤的全身反应（特别是大面积区域甚至全身照射者）和局部烧伤病变引起的全身反应。局部的病变即使愈合，经数月或数年后还可能发生晚期反应，转化为慢性皮肤放射性损伤。

病理基础 上述各度各种临床表现，相应病理变化如下。

急性皮肤放射性烧伤的病理变化 受照部位的皮肤于照射后数十分钟至数小时，发生皮肤浅层血管-毛细血管的反应性扩张，形成局部充血反应，经数小时或1~2天后充血反应消退，皮肤结构可保持一段时间的正常状态，然后出现明显的病理变化。开始察见神经末梢退变，神经纤维染色不均，浅层血管随之发生麻痹性扩张，并有淤血、水肿，血管内皮细胞肿胀，管壁弹力纤维、平滑肌退变，血管周围炎性细胞浸润。可发生上行性动脉内膜炎，发展到真皮层小血管，可见真皮血管内膜增生，弹力纤维变性以致断裂，管壁水肿、增厚，管腔变小。在血管、神经受损的同时，表皮细胞已发生明显病变。角质层脱落，并有角化不全；颗粒层

增厚、细胞变形,周界不清;棘层细胞水肿,空泡变性;基底细胞肿胀,甚至坏死;整层表皮变薄,细胞间隙扩大,表皮内(常为角质层以下和棘层内)液体积聚,逐渐形成表皮内与表皮下水疱。大剂量照射后,可发生皮肤组织坏死,表层细胞有丝分裂减少或消失,细胞肿胀,胞质及胞核空泡形成,以致发生全层表皮及部分乳头层的凝固性坏死。坏死区周围的胶原纤维变性,神经纤维呈念珠状或烧瓶状肿胀,血管扩张,管壁发生透明性变。病变更重时,所有毛囊结构均可发生坏死,甚至累及皮下组织、肌肉、筋膜、深部淋巴管和血管。有时还伤及骨骼,使骨质疏松,很易发生病理性骨折,发生于四肢者,可发生干性坏疽。坏死组织脱落形成溃疡,溃疡底部肉芽组织生长不良,愈合困难,由于神经纤维病变,还可发生失营养性溃疡。这些病变的发生,除由于皮肤结构直接受射线损害外,血管病变的继发影响也十分重要,使组织供血不足,进一步发生变性坏死,并经久不愈。急性皮肤放射损伤修复时,坏死组织逐渐脱落,肉芽组织增生,表皮细胞缓慢生长,先是分散的上皮岛,逐渐扩展融合,覆盖创面。新愈创面的上皮多显示脱色,隐见扩张的微血管,边缘部位皮肤常有色素沉着。深度损伤局部难以自愈,常需植皮等处理才得以愈合。

慢性皮肤放射损伤的病理变化 慢性皮肤放射损伤本身一般不属于皮肤放射性烧伤,但皮肤放射性烧伤(急性损伤)可转化为慢性皮肤放射损伤。皮肤慢性放射损伤时表皮病变不规则,或为萎缩性病变,或为增生性病变,因此有些部位表皮萎缩变薄,有些部位棘细胞增生,表皮肥厚和角化过度或角化不全。真皮胶原纤维和弹力纤维变性。毛囊、汗腺和皮脂腺均发生明显萎缩。浅层血管扩张,真皮小血管常发生增生性动脉内膜炎,并有血栓形成。有时表皮下淋巴管呈现不规则扩张,并形成淋巴水肿,这是发生硬结性水肿的主要原因。当发生放射性皮肤癌时,多为角化性鳞状上皮细胞癌,很少发生基底细胞癌。

诊断 基本依据是受照射史和临床表现。为了诊断和治疗的需要,多需估计受照剂量。由于局部的明显表现需经历一定时间才显露出来,如能尽早了解受照剂量,将有利于确定放射性烧伤及其严重程度的诊断,并可能有针对性地进行及早治疗和判定预后。

估计受照剂量一方面应用物理学方法,即根据照射源的强度、患者暴露(受照)距离及时间进行推算;另一方面依据临床表现,主要是受照局部表现及其出现时间,并以出现皮肤红斑的剂量(称为红斑剂量)推算出其他损伤的受照剂量。需要说明的是红斑剂量受到多种因素的影响,如受照部位、患者年龄等,因此只具有参考意义。

皮肤放射性烧伤的严重程度,取决并受影响于诸多因素。决定和影响损伤程度的因素主要包括:①放射线的种类。不同的放射线具有不同的能量,所引起的放射性烧伤的严重程度及所需要的照射剂量也不相同。②照射剂量、剂量率和照射间隔时间。照射剂量的大小决定着放射性烧伤的严重程度,以放射性落下灰 β 射线照射而言,8~16Gy 可引起红斑反应,16~25Gy 可引起水疱反应,25Gy 以上可引起溃疡反应。剂量率高,间隔时间短,所致损伤重。③机体和皮肤的敏感性。不同年龄的皮肤对放射线的敏感性有所不同。儿童的皮肤比成年人的敏感性为高。女性皮肤一般比男性的敏感性要高些,妇女在妊娠、月经期对照射的反应要明显一些。不同部位皮肤的敏感性也有一定的差异,按敏感性高低依次为面部、颈前、腋窝、四肢屈侧、腹部。此外,某些原有疾病可使皮肤对射线的敏感性增高,如肾炎、结核病、高血压、糖尿病、甲状腺功能亢进症及多种皮炎等。④附加的物理、化学因素。特别应指出的是紫外线、红外线照射可增加对射线的反应性。一些化学物质如碘、硝酸银、氯化氨基汞(白降汞)等也有此作用。所以,应该在受射线照射前和照射后(如放射治疗前后)严格防止这些理化因素的接触和作用。

影响放射性落下灰损伤皮肤的因素,主要包括:①落下灰的理化性质。落下灰如含腐蚀性成分,可加重皮肤损伤。落下灰中的可溶性成分(占 10%~20%)更易与皮肤紧密接触,并经皮肤而吸收,也可加重皮肤损伤。②落下灰沉降并沾染人体的地区离爆心的距离。一般而言,离爆心越近,所致皮肤损伤越重,主要由于距离越近,大颗粒落下灰沉降多、下降快,放射性强度高。③皮肤的防护情况。落下灰一定要直接接触皮肤才能引起明显的放射损伤,一般一层衣物即可起到一定的防护作用。另外沾染时间因素也很重要,如沾染后及时、有效洗除,也不致引起明显伤害。

鉴别诊断 主要是与一般热力烧伤进行鉴别。放射性烧伤一般有放射线照射史,需尽量详细了解受放射性照射情况。放射性烧伤与一般热力烧伤之间，既有相同或相似的一面，又有差异的一面。相同或相似之处主要有：①烧伤深度划分的依据、烧伤面积的计算方法。②主要的临床表现，如不同程度烧伤分别有红肿（红斑）、水疱等。③基本的诊治原则。

差异之处主要有：①致伤因素不同。②致伤机制不同。热能引致组织迅速的凝固性坏死，放射线引致组织的渐进的变性和坏死，因此前者伤后立即出现有关病变（如水疱、痂皮、焦痂），而后者需经历一定时间（潜伏期）才表现出典型的病变。后者对局部血管的损害较重，血管病变（常致供血不足或缺血）对皮肤甚至深部组织病变的发生、发展及后期的愈合有着重要的影响。局部受很大剂量照射后，成纤维细胞、血管内皮细胞再生能力受到抑制，也成为延缓愈合的重要原因。③临床经过不同。热力烧伤的创面变化立即表现出来，而放射性烧伤局部可经历早期反应期、假愈期后才进入症状明显期。同为深度烧伤，热力烧伤表现为焦痂，以后焦痂软化、溶解、脱落，形成创面，而放射性烧伤局部组织发生坏死后，多形成溃疡。④全身反应不尽相同，严重热力烧伤和放射性烧伤均可因烧伤局部变化引起全身反应，但后者常由于局部的放射损伤或伴有全身性（或全身相当范围）的射线照射而发生全身性放射反应，以致发生放射病。⑤自然愈合于热力烧伤时进展较快，放射性烧伤时进展缓慢而困难，后者还可转化为慢性皮肤放射损伤。⑥癌变于热力烧伤后一般不发生，在放射性烧伤后，由 X 射线、γ 射线所

致者有一定概率，β 射线所致者概率相对较低。⑦某些具体治疗措施不同。

治疗 包括以下几方面。

救治原则 ①尽快脱离放射源，消除放射性物质沾染，避免再次受到照射。②保护损伤部位，防止外伤及各种理化刺激，及时给予必要的保护性包扎。③消除炎症，防止继发感染，促进组织再生修复。④对不同严重程度的放射性烧伤采取不同的方法进行治疗，对有深部组织损伤、经久不愈的溃疡应考虑手术治疗，切除坏死组织，进行缝合、植皮或皮瓣移植。可主动地吸取治疗热力烧伤的经验。⑤如同时有全身性放射损伤（放射病），应局部治疗与全身治疗结合进行。

具体治疗措施 ①脱毛反应：预防继续受照，避免日光暴晒，一般不需医疗处理。②红斑反应：在早期反应期和假愈期，受损局部涂以无刺激性的外用粉剂、乳剂或霜剂。出现红斑时，用无刺激性软膏以止痒和减轻疼痛。如局部疼痛剧烈，可在软膏中加些普鲁卡因，或用醋酸铅或镁乳剂湿敷。防止一切刺激，如衣服摩擦、肥皂洗涤和日光、紫外线照射等。局部明显血管扩张时可用清凉软膏。③水疱反应：在水疱出现以前，治疗与处理红斑反应相似。发生水疱以后，按外科原则可分别采取包扎疗法或暴露疗法。包扎疗法尽量不弄破水疱，必要时在严格消毒下吸去水疱液。消毒后用复生膏、抗生素软膏或磺胺软膏等敷涂，加以包扎，不必过勤换药，以防损伤新生上皮。暴露疗法通常在水疱破溃时采用，应注意保持创面清洁，涂以治疗一般烧伤创面的药物，促进肉芽生长和上皮愈合。④放射性皮肤

溃疡：综合采取止痛、抗感染和必要的外科治疗。抗感染要选用合适的抗生素，既有抗菌作用，又无明显毒性反应，特别对造血功能没有抑制作用。如氯霉素对大肠埃希菌抑制作用非常显著，但抑制骨髓造血功能，应慎用。卡那霉素对大肠埃希菌抑制作用较强，但也有一定毒性，造成肾损害。新霉素在以放射治疗所致皮肤创面的治疗（局部湿敷）中取得较满意的效果，可多予考虑应用。肤生软膏在慢性放射性皮肤溃疡的治疗中能加速创面愈合，其作用机制与促进皮肤 RNA 合成有关，并安全无毒。由于发生放射性皮肤溃疡时多累及深部组织，特别是血管、神经，局部循环和营养状态不良，致经久不愈。照射剂量大于 20Gy（Ⅲ、Ⅳ 度损伤）时，即使急性损伤开始治愈，但晚期仍有发展成为放射性溃疡的可能或愈合后重新崩裂，因此必须考虑手术治疗。

手术指征 ①损伤深及真皮以下。②损伤特别是溃疡直径大于 5cm。③创面或溃疡经久不愈，特别是有癌变趋势者。切除坏死组织后，如缺损较小、较浅，边缘组织柔软有弹性，可在无张力下直接拉拢缝合关闭。对表浅穿透性照射引起的浅表溃疡，可做游离植皮。皮瓣主要适用于覆盖重要部位的缺损；同时修复肌腱、血管、神经等；骨及软骨放射损伤坏死切除后，创面应进行覆盖。对这类患者，多需同时进行全身治疗，如维持正常的血红蛋白及血浆蛋白水平，给予 α_2 巨球蛋白制剂、维生素等改善全身状况；对有放射病者，给予相应治疗。

手术方法 首先要彻底切除坏死组织，然后根据创面情况进行植皮或皮瓣修复手术。

游离皮片移植　根据切取皮片的厚度可分为：①刃厚皮片。含表皮和部分真皮乳头层。是最薄的一种皮片，在成年人厚度为0.15~0.25mm。移植容易存活，但存活后易收缩，耐磨性差。②中厚皮片。包括表皮和真皮的1/2~1/3，在成年人厚度为0.3~0.6mm不等，弹性与耐磨性均较刃厚皮片为佳，适用于关节、手背等功能部位。③全厚皮片。包括皮肤的全层，存活后色泽、弹性、功能接近正常皮肤、耐磨性好。适用于手掌、足底与面颈部的创面修复。游离皮片的存活有赖于皮片与创面建立血液循环，所以移植的皮片需紧贴创面。开始时藉渗出的血浆物质黏附并提供营养，6~12小时后皮片和创底的毛细血管芽开始生长，24小时受区的毛细血管芽可能长入皮片，48小时血液循环逐步形成；1周左右多能建立较好的循环。为此，游离植皮时，应保证创底无坏死组织、无积血，并均匀加压包扎，不留死腔。术后注意局部制动，启视时间刃厚皮片需2~3天，中厚与全厚皮片延长至7~10天。

皮瓣移植　适用于修复软组织严重缺损，肌腱、神经、血管裸露，创底血液循环差的深度创面，特别是功能部位。可概括为带蒂皮瓣移植与游离皮瓣移植两类。①带蒂皮瓣移植：由一带有血液供应的皮肤与皮下组织所形成，除蒂部与供区相连接外，其他三面均与供区分离，此皮瓣可用于修复邻近或较远处的组织缺损。皮瓣缝合固定于缺损处后，蒂部仍与供处连接，暂时保证皮瓣的血液供应，待皮瓣与创底确实建立血液循环后（一般需要3~4周），再予断蒂，皮瓣移植需精心设计，皮瓣的长宽比例最好

为1:1，不宜超过1.5:1，除非皮瓣内含有解剖学命名的动脉。②游离皮瓣移植：是将一块完全游离的自体皮瓣，通过显微外科手术，将皮瓣的静脉、动脉吻合于缺损区的静脉、动脉，以保证该皮瓣的血液供应与静脉回流。

全身治疗　①急性放射性损伤：应估算全身受照射的剂量，如全身接受的剂量较大，可引起体内各脏器的功能紊乱甚至功能衰竭，严重者可发生死亡，故治疗中应以抢救患者生命为主，注意保护及维持各脏器功能，急性期也应注意保护局部创面，避免发生感染。②慢性放射性损伤：应给予高蛋白、高维生素膳食，尽量避免过劳及感冒。维持合适的营养状态，可给予适当的营养支持治疗。另外，适度的功能锻炼，有利于患者全身情况的改善及增强患者免疫功能。

总之，放射性烧伤应以预防为主，受伤后应尽快脱离致伤环境，早期避免发生创面感染，严重者应注意全身治疗，后期创面修复难度较大，应由相关专业人员进行治疗。

（张国安）

fàngshāo fùhéshāng

放烧复合伤 （combined radiation-burn injury）

人体同时或相继发生烧伤复合放射损伤的一类复合伤。

病因及发病机制　放烧复合伤主要发生于下列两种情况。①核武器爆炸：第二次世界大战末期美军在广岛和长崎投放的两颗原子弹是目前为止仅有的两次核武器爆炸导致大批放烧复合伤患者的记录。在不同当量、爆炸方式的核爆炸中，烧伤合并放射损伤的发生率是小当量时多于大当量；地爆多于空爆；低空爆多

于高空爆。②核反应堆等核设施爆炸：1986年苏联切尔诺贝利核电站爆炸事件是目前为止仅有的此类记录。由于操作人员失误，核反应堆发生猛烈化学爆炸，多处起火并有大量放射性物质外泄。这次事故中，除2人当场死亡外，有203人受到大剂量射线照射，其中多人合并热烧伤及β射线损伤。由于病例的缺乏，目前我们关于放烧复合伤的研究成果，大都局限在动物实验层次。

核武器的杀伤破坏因素有光辐射、冲击波、早期核辐射、核电磁脉冲和放射性沾染五种。其中，核辐射是引起放射伤的致伤因素。而光辐射及核爆炸继发的火灾烧伤是烧伤的主要致伤因素。核爆炸时，由于光辐射直接作用于人体而引起的烧伤称为光辐射烧伤。光辐射经辐射、传导透过服装作用于人体皮肤，当光冲量小于服装燃烧阈值，而大于皮肤烧伤阈值时，可以引起衣下皮肤烧伤。

经典分期　可分为四期。①休克期：是放烧复合伤病程的第一期，伤后最初数天内出现烦躁不安、口渴、恶心、呕吐、腹泻、烧伤局部体液丢失，血液浓缩，外周血白细胞、血小板数短暂上升后下降。休克常有兴奋期延长、抑制期缩短的特点。当进入抑制期后，抗休克措施的效果明显降低。②局部感染期：是放烧复合伤病程的第二期，神经和胃肠道症状缓解或消失，但造血功能障碍继续发展，烧伤创面炎性反应减弱并发生感染。③极期：是放烧复合伤病程发展到最严重的时期，全身状况恶化，再次发生呕吐、腹泻，造血功能障碍，并发全身感染，烧伤创面也易感染、出血，肉芽组织和上皮再生延迟

以至停止。④恢复期：如病情不严重或经适当治疗，可进入恢复期。此期病情好转，上述症状和体征逐渐消失，造血功能恢复，烧伤创面肉芽组织和上皮再生修复。

临床表现 包括以下几方面。

整体损伤效应 放烧复合伤患者，同时有放射损伤和烧伤的临床表现。中度以上放射损伤复合中度以上烧伤时，复合后的伤情常比同剂量单纯放射病加重，表现为病程发展快，极期提前并持续时间延长，感染发生率高，出血严重，另外放射损伤使烧伤局部炎症反应减弱，易感染、出血，愈合延迟。反映在整体效应的结局上，放烧复合伤的死亡率常大于两单一伤之和。大量核试验动物效应资料表明，狗放冲复合伤与单纯放射病比较，复合伤时只要受到相当于放射病照射剂量 65%～75% 时，就可达到后者同样的致死效应。

休克 严重烧伤常发生休克，符合放射性损伤后休克发生率增加，出现早且重。决定休克是否发生及严重程度的因素主要是烧伤伤情，与放射性损伤程度也有一定的关系。烧伤复合放射损伤后，常一开始就进入休克期，这是机体受到两种杀伤因素共同作用后，神经内分泌、循环及代谢等发生严重障碍的综合表现，严重有效循环血量减少常是其中的中心环节。对放烧复合伤早期心功能障碍及其与早期休克的关系进行的研究表明，伤后早期即出现心功能障碍，其细胞生物学基础是心肌细胞线粒体钙超负荷和运转紊乱，并发生能量代谢（能量产生与利用）障碍。心肌功能受损引致心肌收缩力下降，进而引发全身循环障碍和休克期发生

或加重，休克又使心肌进一步缺血、缺氧，加重心肌细胞的损害、心肌损害还由于烧伤和放射损伤引发的过度炎性介质、氧自由基等的作用而引起。对早期休克的实验治疗研究，用补液加上氧自由基清除剂、钙通道阻滞剂等取得了较好的效果，优于单纯补液或单纯使用钙通道阻滞剂，这也说明氧自由基、钙超负荷等在休克发生中的作用。休克还可发生于放射损伤的极期和烧伤的感染期，基本上相当于感染性休克或中毒性休克。

感染 单纯烧伤或放射损伤时的感染就很突出，放烧复合伤感染发生得更早、更多、更重。严重伤情时，常在休克刚过，感染就接踵而来，甚至两者重叠发生。复合伤的感染可表现为外源性感染（烧伤创面感染）和内源性感染（源自口腔咽喉部、肠道和呼吸道等），局部感染和全身感染。

烧伤创面感染较单纯烧伤时更为严重。在烧伤原始焦痂还很完整（没有软化，更没有溶解或脱落）的时候，细菌就可通过焦痂内的毛囊腔隙（毛囊中的毛干烧毁而留下腔隙）和微细裂隙（皮肤组织因热能作用而发生凝固性坏死，不久可形成细小裂隙，与痂下交错相通）直接传播蔓延，进入痂下，发生早期痂下感染。至于焦痂溶解后则更利于细菌的滋长与播散。创面感染的细菌有革兰阳性菌相对较少、革兰阴性菌相对增长的趋势，还常发生真菌感染。菌量比单纯烧伤时显著增多。当进入极期而创面尚未愈合时，感染特别严重。此时由于放射损伤对造血的抑制，创面（及其他感染灶）白细胞浸润很少甚至缺如，坏死组织不易被清除，

渗出的纤维蛋白不易溶解，凝结成污浊的膜样物，其中多充满菌团。菌团滋长可沿组织间隙侵入血管和淋巴管，并在管内滋生蔓延，充塞管腔，形成菌团"管型"。由于创面感染严重，因此更易发生创面脓毒症，并播散形成全身性感染。

局灶性感染除见于创面外，还多发生于体表无烧伤处、口腔咽喉等部位，表现为齿龈炎、扁桃体炎和咽峡炎，皮肤和黏膜的糜烂、溃疡，压疮感染等。病变多为出血坏死性炎症，极少或没有炎性细胞浸润，有大量细菌或真菌滋长，这些局灶性感染也可成为全身性感染的来源。

内源性感染以肠源性感染尤为重要和突出。肠源性感染包括毒素入侵（主要是细菌内毒素，还有组织崩解产生的毒性产物）和细菌移居。肠源性感染的发生与全身和局部（肠黏膜）的免疫功能下降、肠上皮损伤、肠道菌群失调和肠道营养障碍等因素有关。伤后肠腔中的内毒素可与细菌经肠黏膜入侵，如严重烧伤时，内毒素于伤后 15 分钟即入侵，6～12 小时达高峰。在肝内，内毒素引起肝单核吞噬细胞系统和肝实质的损害，肝解毒功能削弱，遂引发一系列损伤性变化。细菌入侵始见于伤后几小时内，一般伤后 12～24 小时达高峰，细菌经肠壁入侵，在肠系膜淋巴结、门静脉及肝等处可见来自肠道的细菌。在肠黏膜上皮出现明显的形态改变以前就可发生肠黏膜的通透性增高，细菌就可经肠上皮细胞间的连接通道或直接经肠上皮细胞侵入肠壁组织。

进入放射损伤的极期阶段，肠壁是全身好发出血的部位之一。肠黏膜出血常伴有黏膜组织坏死

和局部纤维蛋白渗出，于黏膜面结成局灶性假膜样物，为细菌的栖居和滋生提供条件，这又成为极期败血症的一个重要来源。还要强调，内毒素和细菌入侵的关键因素是肠黏膜屏障削弱，这包括肠黏液中的 IgA 减少，肠上皮细胞损伤、细胞更新周期延长、再生修复延缓、肠相关淋巴组织（上皮内淋巴细胞、固有层淋巴细胞和集合淋巴结）功能障碍等变化。肠淋巴组织 IL-4mRNA 表达减少，使淋巴细胞演变为浆细胞减少，这是 IgA 减少的分子基础。这些变化在放烧复合伤时早于、重于单纯烧伤和单纯放射损伤。因此，调控和维护肠黏膜屏障是防治肠源性感染的关键问题。

全身性感染主要表现为毒血症、败血症和脓毒血症，可发生于早期和极期。需要指出的是，由于此时脾淋巴组织多发生坏死、萎缩，所以不会发生平时所见（非放射损伤性）的败血症性脾大。脓毒血症时多个内脏常发生脓毒病灶，但因其小极少有或没有"脓"（即中性粒细胞浸润，又称脓球）的特征，而多为含有大量菌团的组织坏死灶。在复合伤的病程中出现败血症，多标志极期的来临，可发生体温升高，但也可发生体温降低。严重病例可一开始就发生体温降低，或高温后突然转为低体温，这些多标志病情严重、预后险恶，常是革兰阴性菌严重感染的表现。

造血功能障碍　烧伤和放射损伤均可引起造血功能变化，两者复合后可出现一些新的变化特点。单纯烧伤时，较轻伤情对造血功能呈刺激反应，严重伤情则呈抑制反应。单纯放射损伤对造血功能呈抑制反应，其抑制程度随受照剂量增大而严重。较轻放烧复合伤后，造血功能抑制、破坏程度常表现为放射损伤>复合伤>烧伤，即烧伤的刺激反应对放射损伤的抑制反应具有一定程度的补偿。严重放烧复合伤后则多呈相互加重效应，复合伤的抑制、破坏程度甚于单纯损伤，甚至大于两种单纯损伤之和。加重效应表现为造血组织加速和加重破坏，减少和延缓再生，骨髓等发生造血衰竭的时间提早。在一定伤情范围内，造血组织破坏后可能再生，超过此伤情（受照射量），则再生完全抑制，这种完全抑制再生的剂量于复合伤时比放射损伤时降低了。据多次核试验动物（狗）效应结果，受早期核辐射 γ 射线和中子混合照射后，不予任何治疗，死亡前不出现自发再生的最大受照剂量于复合伤时比单纯放射损伤降低 25%～30%。对造血功能的影响于不同发育阶段的造血细胞和不同系造血细胞不尽相同。一般而言，这些影响（或效应）最重要地反映于造血干细胞和具有分裂能力的幼稚细胞。

粒细胞系　烧伤为主要损伤者，所复合的不同程度的放射损伤总会对造血产生轻重不一的抑制效应，因此复合伤时粒细胞系损伤多比单纯烧伤时为重，一方面表现在数量上，骤升骤降或持续下降多表示伤情影响严重；另一方面在功能上，多表现有趋化、吞噬和细胞内杀菌能力的降低，且细胞功能恢复多较数量恢复为慢。这些功能损害与致伤因素的直接作用、继发毒性物质的作用及脂质过氧化的损害作用等有关。

红细胞系　一般而言，损伤效应重于粒系。在烧伤、放射损伤，特别在复合伤时多发生红细胞的损害和贫血。动物实验证明，复合伤时发生的贫血多为大细胞性缺铁性贫血，以红细胞半衰期（$t_{1/2}$）为指标，将单一伤（烧伤、放射损伤）和复合伤的红细胞输给正常大鼠，其 $t_{1/2}$ 与正常大鼠红细胞输给正常大鼠（14.7 天）无明显差别，然而将正常大鼠红细胞分别输给烧伤（15% Ⅲ 度烧伤面积）、放射损伤（6Gy）和复合伤大鼠，$t_{1/2}$ 分别缩短为 11.7 天、8.4 天和 4.7 天。这说明伤后机体内环境对红细胞产生了有害影响，而这种有害的损伤效应，复合伤大于两种单纯损伤之和，显示了加重的复合效应。伤后体内发生的广泛的脂质过氧化效应是这种有害影响的重要原因之一。皮肤烧伤后，红细胞膜的丙二醛随损伤皮肤丙二醛和血浆丙二醛增加而增加。丙二醛可引起血影蛋白特异性降低，而血影蛋白的主要功能是决定红细胞的双面凹形、变形性、弹性和膜的完整性，控制细胞内蛋白质的运动和分布。因此，血影蛋白减少后将影响红细胞的正常结构，使之易于破碎溶解。

巨核细胞、血小板系　复合伤后的变化多较单一伤为严重，甚至大于两种单纯损伤之和。成熟的血小板可直接受到损害，但其母体——巨核细胞的损害必将影响其所形成的血小板的功能。有些情况下，巨核细胞可被中性粒细胞噬食，即发生骨髓巨核细胞被噬现象。这些变化是严重创伤、烧伤、复合伤时血小板持续数量降低和功能低下的病理基础，而这些又是伤情严重、预后险恶的标志之一。

放射损伤对烧伤创面的影响　①放射损伤时，抗感染功能降低、凝血功能障碍、微血管微循环障碍、造血功能障碍使白细胞减少等，可促使烧伤创面感染提早、加重，菌量远比单纯烧伤时为多；发生出血、水肿；分界性炎性细胞浸润带难以形成；坏死组织和纤维蛋白不易溶解、脱落和清除。这些变化必将使烧伤创面病变加重、坏死加深、愈合延缓。创面的这些变化又加重对全身的不良影响。②放射损伤时创面容易感染、出血、水肿，从而间接影响创面愈合。放射损伤还能直接影响创面的愈合，突出的是对炎性细脑和组织修复细胞的影响。巨噬细胞对创伤愈合具有重要而不可替代的作用。巨噬细胞的作用主要是清除坏死细胞、纤维蛋白和病原体等，释放多种细胞和生长因子调控组织修复。大鼠全身照射 6Gy 后，皮肤创伤伤口局部的巨噬细胞数量减少、功能降低，成为伤口延缓愈合的重要因素。当受照剂量特大时，可直接抑制成纤维细胞、血管内皮细胞和表皮细胞的再生。成纤维细胞不仅分裂增殖受抑制，其合成、形成胶原纤维的能力也降低甚至消失。血管内皮细胞分裂受阻，难以形成血管芽和新生毛细血管，因此肉芽组织生成十分缓慢，或完全停止。表皮细胞本身增殖受抑制，又缺乏良好的肉芽组织基地，因此上皮覆盖缓慢甚至停顿，使创面长期不愈。如复合骨折，成骨细胞增殖、磷酸酶活性等也受抑制，使骨折经久不愈。③深度烧伤创面需切痂植皮。在复合放射损伤时，如能及早覆盖、消灭创面，将对创面及全身治疗带来很大好处。在一般骨髓型放射损伤伤情范围小，早期切痂植自体皮是可以成活的。皮片与受皮区之间一般由纤维蛋白黏合，成纤维细胞和新生毛细血管长入（主要由受皮区向皮片

内长入），再经逐步机化、改建，可获得良好愈合。但如全身治疗不奏效，进入极期后全身和创面发生严重感染和出血，植皮区的感染和出血可使成活的皮片部分又发生坏死，这是特别需要注意的。④放射损伤时免疫系统的抑制对机体是不利的，但亦可化弊为利，用以抑制排斥反应，延长所植异体皮的存活时间，免除因需取自体皮而加重伤害，渡过极期进入恢复期，为后续进一步治疗提供条件。⑤在核武器爆炸时，可发生体表烧伤，同时有放射性沾染。在平时核反应堆事故时，一方面可引起火灾；另一方面有放射性物质溢出，因此也可能发生烧伤创面沾染放射性核素。在这些情况下，可伴有或没有核辐射外照射损伤。放射性物质沾染于烧伤创面时，为局部所吸附，如有渗出液、组织剥脱时吸附更多，这时核素可经创面吸收进入体内造成内照射。如沾染于干燥、完整的（未溃破）焦痂，吸附少、易清除。放射性物质对局部的影响主要取决于沾染的强度、沾染停留的时间和局部创面的状况。对局部创面可引起上皮细胞、结缔组织细胞和肌细胞的变性、坏死，抑制细胞的分裂，特别是表皮的生发层细胞和成纤维细胞更易受损，由此使愈合延缓。作用较久时常引致增生性动脉内膜炎，将进一步阻碍愈合。⑥放射性物质经创面吸收的程度要取决于放射性物质的性质（如溶解度）、停留时间和创面的状况。很多放射性物质几乎不溶于创面的渗出液，如重金属的氧化物、过氧化碳酸盐、硫酸盐和磷酸盐，因此极少吸收。而盐酸盐和硝酸盐则很易溶解，因而吸收较多。由此可见，当放射性物质沾染烧伤创面时应

尽早予以清除。除一般冲洗等洗消方法外，创面清创、切除坏死组织等措施，同时也有很好地清除沾染的作用。

诊断 包括以下几方面。

诊断标准（GBZ104） 依据受伤史，个人剂量监测记录或现场受照个人剂量调查结果提供的受照剂量、烧伤伤情、临床表现、实验室检查结果，结合健康档案进行综合分析，在查明两单一伤严重程度的基础上，参照两单一伤均达中度以上时复合伤伤情可有相互加重效应的特点，做出复合伤伤情诊断。

放射损伤及其严重程度可参照放射伤标准进行诊断，合并有烧伤者可诊断为放烧复合伤。烧伤可由核爆炸光辐射或火焰引起，也可由两者合并引起。烧伤深度判定均取三度四分法（Ⅰ度、浅Ⅱ度、深Ⅱ度和Ⅲ度），烧伤面积按中国九分法或手掌法判定。对光辐射烧伤，应注意视网膜烧伤和皮下烧伤。鼻毛烧焦，鼻黏膜红肿，并出现咳嗽、声音嘶哑、呼吸困难，以至咯出脱落的气管黏膜，X 线检查呈肺水肿阴影等症者，可诊断有呼吸道烧伤。有眼观核爆炸火球史，并出现视觉异常、畏光、流泪、疼痛、视力减退，眼底检查黄斑部有烧伤病灶者，可诊断有视网膜烧伤。由于烧伤易于察见，诊断的重点是有无复合放射损伤及其程度。如烧伤并伴有放射病的初期症状，如恶心、呕吐及腹泻，可早期诊断为放烧复合伤。

伤情分度标准 轻度放射损伤复合轻度烧伤为轻度放烧复合伤；中度放射损伤复合轻度烧伤为中度放烧复合伤；重度放射损伤复合轻度烧伤，或中度放射损伤复合中度烧伤，一般为重度放

烧复合伤；极重度放射损伤复合各度烧伤，或重度放射损伤复合中度或重度烧伤均为极重度放烧复合伤。

治疗 根据伤情和病期不同，采取综合救治措施。

急救原则 包括灭火、遮盖创面；镇静、镇痛、保暖、口服补液防治休克；口服抗菌药预防感染；防治窒息。静脉输注低分子右旋糖酐，对症治疗及补充营养。预防注射破伤风类毒素。

伤后 3 天内尽早应用有治疗作用的辐射防治药及升高白细胞药。保护造血功能，防治出血，纠正微循环障碍及水电解质平衡紊乱。伤后已服抗菌药预防感染，若出现发热体温不降或白细胞降至 2.0×10^9/L 时，应改用敏感抗菌药，如使用 3 天仍不能控制感染，应联合使用大剂量广谱抗生素，并注意防治真菌及病毒感染。外周血血小板降至 20×10^9/L 或有严重出血时，可输注血小板悬液，悬液输注前须经 $15 \sim 25$Gy γ 射线照射处理。对中度以上患者，消毒隔离措施要严密，根据需要和可能使用层流洁净病室。对极重度患者，可考虑同种异基因骨髓移植，并注意抗宿主病的防治。对胸部受照者要重视后期间质性肺炎的防治。

烧伤创面处理 早期清创用生理盐水和0.1%新洁尔灭溶液清洗创面，创面如有放射性核素沾染，应尽早消除沾染，并可与早期清创结合进行。在Ⅱ度烧伤创面上涂布具有杀菌、消炎、收敛作用和促进愈合的制剂，防止创面感染。对Ⅲ度烧伤一般应尽早切（削）痂自体植皮，争取极期前闭合创面，变复合伤为单一伤，但具体实施须根据整体病情综合考虑。烧伤面积小于 10%，患者

状况较好，可采用早期切痂自体植皮。如烧伤面积较大，而仍能耐受切痂手术，可做异体植皮或异体皮和自体皮相间植皮，覆盖创面，渡过极期，再行自体植皮。如整体伤情较重不宜手术，则应严密保痂，在加强全身治疗的同时，切实防治创面感染（特别是创面脓毒症），待进入恢复期后再行脱痂或去痂自体植皮。取皮和植皮时，可选用局部麻醉，或氯胺酮静脉复合麻醉。合并呼吸道烧伤时，应清洁口腔；喉头水肿有窒息危险时应及时做气管切开；支气管痉挛时应给予支气管扩张剂，吸入氧气，保持呼吸道湿润；合并视网膜烧伤时，应采取促进水肿吸收、控制炎症和减少瘢痕形成的措施。

放烧复合伤治疗后的处理原则 经治疗已确认临床治愈者，应进行严密的医学随访观察和定期健康检查，注意可能发生的瘢痕挛缩畸形和远期效应，并予以相应的处理。

（张国安）

xiǎo'ér shāoshāng

小儿烧伤 （pediatric burn）

0～12 岁的小儿因各种原因所致的烧伤。是烧伤常见病和多发病，多发生在幼儿期和学龄前期，特别是 1～4 岁小儿。小儿烧伤的发生率约占烧伤总人数的 1/3，且生活烧伤多见。小儿烧伤的程度固然与热源温度和接触的时间密切相关，但也与小儿皮肤嫩薄及自己不能及时消除致伤原因等特点有关。因此，在同样条件下，小儿烧伤时其损伤程度比成年人要严重得多，同样体表面积的烧伤，小儿比成年人更易发生脱水、酸中毒及休克等。由于小儿免疫系统发育不完善，机体抗感染能力较弱，对细菌的

易感性比成年人高，且创面被污染的机会又多，因此发生局部和全身感染的机会也超过成年人，易发生脓毒血症。

病因 小儿烧伤多为生活伤。常见的包括：①热液烫伤。最多见。常发生在炎热夏季。包括沸水、稀饭和热油等各种热液烫伤，占小儿烧伤的大多数，且以年幼组最多，5 岁以下儿童热液烫伤高达 80%。热液烫伤绝大多数是在家中发生，常见于小儿跌入放置不妥的热液中，或是拉倒热水瓶而致伤。热液烫伤者大多数面积不大，创面较浅。但要注意小儿皮肤嫩薄，相同温度的烫伤要比成年人深得多。②火焰烧伤。在冷季节发生较多。绝大多数是火炉取暖而致衣服被褥着火致伤，多发生于 5 岁以下儿童。学龄后儿童常因玩火、燃放烟花爆竹致伤。小儿好奇，缺乏生活经验，误握炽热金属也可致伤。③电烧伤。多为小儿握持或碰到裸露电线而触电烧伤，少数较大儿童因高压线变压器或附近之树而致高压电烧伤。现代家庭家用电器普及，屋内电源插头较多，小儿喜欢用手玩电插头致手被电烧伤。④化学烧伤。较少见。偶见于农村小儿不慎掉入生石灰水中，或周围环境发生化学物品泄漏而致伤。

预防 由于小儿烧伤绝大部分为生活烧伤，因此，只要加强宣传教育，普及烧伤预防知识，加强对小儿的看护和照顾，小儿烧伤是完全可以预防的。具体来说，应注意从以下几方面着手预防：①从小儿烧伤发病率来看，以学龄前儿童占绝大多数，因此，小儿烧伤预防的重点应放在学龄前儿童。②小儿在盆内洗澡时，切不可先加热水，而应先放冷水

再加热水。③如有温度较高的液体（如开水、热牛奶、稀饭、米汤）或热容器（如热水瓶、高压锅、电饭煲）等都应放在小儿够不着的地方。④冬天取暖时热容器（如热水袋、玻璃瓶等）的温度不宜过高，不要使容器直接接触皮肤，同时还要防止热容器里液体外漏，以免烫伤小儿皮肤。⑤家里不要存放化学物质，如硫酸等，以免引起化学性烧伤。⑥教育小孩不要玩火，尽量不要燃放烟花爆竹，逢年过节燃放烟花爆竹时，一定要有成年人看护，不能让小儿单独玩耍。⑦不要将小儿单独留在厨房中或火炉旁，不要让小儿单独使用煤气灶，以防不慎造成烫伤。⑧教育小儿不随意摆弄家用电器，不让小儿随便接触电源开关或电插头，高压变电器附近要设置一定高度的围墙或护栏，并有表明危险的标志。

（郭光华）

xiǎo'ér tǐbiǎo miànjī

小儿体表面积 （body surface area of children）

由于小儿不断生长发育，身体各部位体表面所占百分比随着年龄增长而变化，特点是头大而下肢短小。不同年龄的小儿体表面积估计法较多，中国在成年人九分法基础上，加以改进的实用公式：头颈部为9+（12-年龄），双下肢为46-（12-年龄），其他部位和成年人估计一致。另外，手掌法也是一种常用的方法，小儿手指并拢的手掌大小，相当于整个体表面积的1%，可以用于小面积烧伤的面积测定或作为九分法的补充。

（郭光华）

xiǎo'ér shāoshāng yánzhòng chéngdù

小儿烧伤严重程度 （serious degree of burns in children）

由于小儿在解剖生理上具有自己的特殊性，对创面、休克、脓毒症等刺激反应与成年人不同，抵抗力也有较大差异，对于同样面积的深度烧伤，小儿休克、脓毒血症及死亡发生率均较成年人高，因此小儿烧伤严重程度的分类和成年人不同。目前，临床上多采用1970年全国烧伤会议讨论通过的分类法：①小儿轻度烧伤：总面积在5%以下的Ⅱ度烧伤。②小儿中度烧伤：总面积在5%~15%的Ⅱ度烧伤或5%以下的Ⅲ度烧伤。③小儿重度烧伤：总面积在15%~25%的Ⅱ度烧伤或5%~10%的Ⅲ度烧伤。此外，有下列情形之一者，虽烧伤总面积不足15%，仍属重度烧伤范围：全身情况严重已有休克者；有严重创伤或合并有化学药物中毒者；重度呼吸道烧伤者；婴儿头面部烧伤超过5%者。④小儿特重烧伤：总面积占25%以上的Ⅱ度烧伤或Ⅲ度烧伤在10%以上者。

（郭光华）

xiǎo'ér shāoshāng xiūkè

小儿烧伤休克 （pediatric burn shock）

小儿烧伤休克是由于受伤局部有大量血浆液自毛细血管渗出至创面和组织间隙，造成有效循环血量减少。属于低血容量休克。由于小儿各器官发育尚未成熟，特别是神经系统发育更不完全，而且从单位体表面积计算，总血容量相对较少，因此小儿的调节功能以及对体液丧失的耐受能力均较成年人差，烧伤后由于疼痛、脱水、血浆成分丢失、水电解质失衡等造成的全身内环境紊乱，远较成年人重，烧伤休克发生率也较成年人高，一般情况下，小儿烧伤面积大于10%就有发生休克的可能。对烧伤面积超过40%的患儿，休克发生率都很高，但烧伤面积在40%以下的患儿，其休克发生率与年龄有明显的相关性。年龄在4岁以上和在4岁以下的小儿休克发生率明显不同，年龄越小休克发生率越高。值得注意的是，小儿头面部烧伤容易发生休克，这是由于小儿头部面积相对较大，组织较疏松，血供丰富，渗出较其他部位多，且头面部肿胀易引起上呼吸道梗阻而致缺氧或窒息。由于小儿的解剖生理特点，小儿原发性休克较多见，特别是头面、会阴等疼痛刺激敏感部位的烧伤。以后则转为继发性休克，临床表现为口渴、烦躁、面色苍白、四肢冷、末梢毛细血管充盈迟缓、脉细弱、心率快、血压降低、少尿或无尿，严重者可发展为呼吸衰竭、循环衰竭。

（郭光华）

xiǎo'ér shāoshāng bǔyè

小儿烧伤补液 （fluid replacement therapy in burned children）

小儿烧伤后，因血浆大量外渗，需通过静脉补充液体以达到恢复有效循环血量。即使小面积烧伤，由于烧伤后恐惧、疼痛刺激，小儿也可能出现休克症状，如烧伤面积仅10%的小儿就可以因血容量骤减而发生休克。随着血容量的减少，血液浓缩，组织灌注不良，血流动力学改变，心排出量下降，一般持续时间不长。但较大面积烧伤由于类血浆液体迅速大量渗出到创面和组织间隙，导致机体有效循环血量不足，易出现烧伤休克，需要给予液体复苏治疗。

目前存在多种防治烧伤休克的补液治疗公式，但任何公式都只能是一般规律的体现，必须密切观察患儿对复苏的反应，各项休克恢复指标的变化，结合患儿实际情况，调整补液的质量、补液速度，才能治疗成功。补液治疗注意事项：首选周围小静脉穿刺插管建立可靠的输液通道，严格无菌操作，预防导管感染。补液顺序的安排：以快速补充血容量，纠正血中电解质和酸碱失衡为目的，根据尿量〔维持在 $1ml/(kg \cdot h)$〕及各项化验指标调整输液速度，患儿有血红蛋白和肌红蛋白尿时，应适量增加尿量，碱化尿液，以保护肾功能。精神状态良好，尿量正常，生命体征平稳，血清电解质及酸碱平衡得到纠正，血细胞比容、血气分析均在正常范围，表示液体复苏治疗成功。

（郭光华）

xiǎo'ér shāoshāng nóngdúzhèng

小儿烧伤脓毒症（pediatric postburn sepsis）

是小儿深度烧伤后的常见并发症。可为单细菌或多种细菌引起的混合感染，亦可偶见真菌所致。一般早期多为单一细菌，晚期则多为混合感染。多发生于烧伤后 2 周内，最早发生于烧伤后第 2 天。创面肉芽形成后发生的机会较少。常见致病菌为金黄色葡萄球菌、铜绿假单胞菌、变形杆菌属和大肠埃希菌。临床表现一般以脓毒症状为主，可高热（达 42℃ 以上），也可呈低温（36℃ 以下），多为弛张热。在发生脓毒症后，原有烧伤后心动过速更显著，可出现中毒性心肌炎、中毒性肝炎、休克等。麻痹性鼓肠亦为常见症状，可伴神志改变。创面可短时变坏，色泽污暗，坏死组织及分泌物增多、易出血。小儿免疫功能不足，皮肤薄、躁动，休克发生率较高。脓毒症是小儿烧伤死亡的主要原因。

临床表现 主要包括以下几方面。

创面局部变化 ①新鲜的创面颜色变暗，部分溃烂，有时有出血点，或有溃疡面。②新鲜肉芽创面质地变硬，色泽变紫或变黑，基底化脓或创面边缘突然呈刀切样凹陷。③创缘周围正常皮肤有红肿热痛等炎症浸润现象。④有时创面上可见点状或小片状的坏死斑。⑤组织水肿不消退，或消退后再次出现水肿。

全身症状 表现基本与成年人相同，一般表现高热、寒战，白细胞减少或增多，在晚期发生感染性休克。①体温：小儿烧伤后体温常升高，单纯高热不能作为脓毒症的诊断依据，但持续在 40℃ 以上高热，或骤降到 36℃ 以下者，有其诊断价值。体温持续不升常常是脓毒症病情重笃的表现，其细菌多为革兰阴性杆菌。②心率：小儿心率不稳定，任何刺激均可使其增快，不足以作为诊断脓毒症的依据，但心率持续数小时超过 160 次/分时，应引起注意。如果心率超过 200 次/分，尤其伴有节律不齐者，具有诊断参考价值。③呼吸：呼吸变化较体温、心率变化更有诊断意义。小儿呼吸增快出现较早，开始浅而快，呼吸率可达 50～60 次/分。有时尚有呼吸状态的改变，如呼吸窘迫或停顿等，常常并发肺部感染或肺水肿。④精神症状：6 个月以内的婴儿，表现反应迟钝，不哭、不食，重者呈昏迷或浅昏迷；2 岁以内，表现为精神萎靡、淡漠、嗜睡、易惊醒或梦中惊叫、哭闹，有时也表现为兴奋、烦躁、摸空、摇头、四肢乱动甚至惊厥；3 岁以上表现为幻觉、妄想或贪食等表现。⑤消化系统症状：腹泻为最早出现的症状，每天数次或数十次，还表现为腹胀、肠鸣音减弱或消失；重

症者出现肠麻痹、严重脱水和酸中毒。⑥皮疹：皮疹、淤斑、出血点、荨麻疹等多见，金黄色葡萄球菌脓毒症可引起猩红热样皮疹，且多见于婴幼儿。⑦创面：表面为上皮生长停滞，创面加深，创缘凹陷，肉芽组织污秽，晦暗或出现坏死斑，铜绿假单胞菌脓毒症所致的创面灶性坏死和正常皮肤出现坏死斑较多见。⑧实验室检查：比较突出的是血中白细胞增多，一般在 $20 \times 10^9/L$ 以上，并有明显的核左移现象。血细菌培养可以阳性，也可以阴性。创面脓毒症者，细菌侵袭到邻近有活力的组织，组织细菌定量 > $10^5/g$，常见于革兰阴性杆菌感染。此外，还易发生电解质紊乱、肾功能改变等。

治疗 主要包括以下几方面。

积极处理烧伤创面 创面是全身感染的主要来源，早期积极处理烧伤创面对于烧伤脓毒血症的治疗具有非常重要的意义。对于大面积深度烧伤，可采取早期切（削）痂，清除创面坏死组织，立即用异体皮（或异种皮）和自体皮封闭创面。对感染灶（即创面脓毒症）应立即进行病灶切除。

抗生素的应用 ①烧伤后早期，可预防性应用青霉素，防止链球菌感染。大面积深度烧伤患者应早期使用强有力的抗生素，预防创面感染。中、重度烧伤抗生素的使用应特别强调用药时机和时限，给药途径，结合创面培养或血培养结果，要有针对性。围术期应加强抗生素的全身使用。②有全身性感染的症状时，参照创面培养的细菌，选用细菌敏感度高、药物毒性低的抗生素。同时，严重烧伤患儿应勤做细菌学监测，保证用药的针对性；当致病菌未确定前，可根据经验选用

抗生素。③中重度烧伤如长时间使用强力抗生素时应注意预防真菌感染，病情稳定，应及时停用或更改抗生素，局部创面可用抗真菌药物及软膏，预防创面真菌感染。如创面培养或血培养证实有真菌感染，可行全身抗真菌治疗，可口服或静脉注射氟康唑（大扶康）或伊曲康唑。

营养支持 严重烧伤后，患儿长期处于高代谢、高消耗的状态，分解代谢增加。由于摄入食物或营养障碍，合成代谢受限，加之小儿处于生长期，对营养要求较高，故小儿烧伤后，营养支持对患儿的恢复起着至关重要的作用。烧伤脓毒症时，积极的营养支持可针对烧伤后的高代谢，尽量使患儿维持氮平衡，促进合成、增加免疫和加创面愈合。大量临床研究证实，烧伤后蛋白质的需求增加，补充足够的蛋白质可改善烧伤患儿的免疫功能，存活率也可提高，并且菌血症天数、全身抗生素使用时间也较短。烧伤患儿的营养支持应提倡肠道内营养。在中、小面积烧伤，不伴有严重面部烧伤、吸入性损伤或其他影响患儿进食的情况下，通过口服高热量、高蛋白饮食，或肠道内营养制剂，一般就可满足需要。大面积烧伤患儿、烧伤脓毒症患儿，因难以通过口服提供足够的热量和蛋白质，可经鼻胃管或鼻肠管尽早行胃肠内营养。

（郭光华）

lǎonián shāoshāng

老年烧伤（geriatric burn） 一

般将年龄 60 岁以上者定为老年人（世界卫生组织定为 65 岁）。由于老龄人口比重的增加，老年烧伤患者的比重也有上升的趋势。老年人由于防护能力下降，烧烫伤的原因以生活意外为主。

老年人生理特点 随着年龄的增长老年人脏器功能不断减退，主要脏器功能病变，特别是循环系统和呼吸系统存在病变的比例非常高，肝、肾、脑等器官的功能往往也存在显著的衰退。老年人对麻醉药较敏感，调节水、电解质平衡的功能减退，对药物的吸收、排泄功能明显低于青壮年。老年人皮肤老化以真皮结缔组织为主，皮肤附属器如毛囊、汗腺及皮脂腺均衰退，再生机能降低或减弱。

老年烧伤特点 由于老年人特有的生理特点，所以烧伤后更容易发生休克、感染及多脏器并发症。①死亡率高：老年人烧伤的死亡率约等于年龄加Ⅲ度烧伤面积。②休克发生率高：老年人内脏器官的应激能力明显降低，加之调节水和电解质平衡、血容量的能力下降，休克发生率和死亡率均显著增高。③感染发生率高：老年人免疫功能明显降低，抗感染能力差，更容易发生全身性感染，是老年烧伤致死的重要原因。④脏器并发症发生率高：老年人肺功能明显降低，易发生肺水肿和肺部感染等；老年人肾功能逐渐下降，烧伤后易导致急性肾功能不全；老年人心脏储备能力及收缩功能下降，稍加负荷极易发生心功能不全。常可导致心力衰竭的发生；老年人烧伤休克期和败血症期急性胃肠溃疡出血的发生率高。⑤老年人烧伤创面偏深，愈合缓慢。

治疗 ①严密观察病情。②早期静脉复苏：烧伤面积>10%或Ⅲ度烧伤面积>5%，均应立即补液；烧伤面积不及 10%（Ⅲ度烧伤面积不及 5%），有心、肺、肾功能障碍者仍应补液，但要限量，并需密切观察患者对输液的反应。根据复苏指标指导补液，补液速度要均匀，忌快速补液和冲击试验。在能达到纠正休克的前提下，适当控制输液量，以免导致急性肺水肿和心力衰竭的发生。补充容量的同时，可给予减轻心肌缺血、改善心肌能量代谢的措施，进行"动力扶持"。③保护内脏功能：保持呼吸道通畅，防治肺部感染。有肺功能衰竭症状和（或）肺内分泌物很多时，宜行纤支镜下插管或气管切开，便于吸痰和机械辅助呼吸；烧伤休克期血压不稳定时，可给予毛花苷 C、多巴胺等积极扶持心脏功能；休克期应保证有效血流量和一定的尿量（30ml/h），可分次应用甘露醇，尽量不应用肾毒性强的药物。④纠正高血糖：老年人胰岛功能有变化，有的伤前即有糖尿病，因此应常规检查血糖和尿糖。⑤加强营养：烧伤后较长时间处于高代谢和负氮平衡。老年人伤后食欲减退，胃肠功能差，很难依靠进食来维持营养，从而使机体抵抗力下降，甚至发生衰竭。因此加强营养也应成为其治疗的关键措施，除注意能量和蛋白质的补充外，也应注意补充维生素和微量元素。⑥创面处理：老年人由于皮肤萎缩、变薄，同等致伤因素烧伤后其深度较深；再生能力与抗感染能力差，加强创面处理非常重要。浅度烧伤以预防感染和促进创面愈合为原则，深度烧伤创面（深Ⅱ度～Ⅲ度）一般宜用暴露疗法，涂磺胺嘧啶银等有效抗菌外用药物。3 周内不能愈合的常采用切削痂手术的方法。手术注意麻醉不宜过深，一次切痂面积不宜过大，以 5%～10%为宜。手术操作要迅速、细致，注意止血，手术时间不可过长。切削痂后的创面用自体皮或异体皮严密覆盖，两次手术间隔时间 5~7 天。⑦加强护理：防止压疮，鼓励老年人多活动，同时心理治疗。

（郭光华）

lǎonián shāoshāng bǔyè
老年烧伤补液 （fluid replacement therapy in burned geriatric）

老年烧伤患者的补液量计算方式与一般成年人患者基本相同。伤后第1个24小时补液量（ml）= 烧伤面积（%）× 体重（kg）× 1.5 + 2500ml。胶体液和电解质液一般按 1:2 比例分配；如果Ⅱ度烧伤面积超过 70% 或Ⅲ度烧伤面积超过 50% 者，可按 1:1 的比例补给。估算补液总量的半量应在伤后 6~8 小时内补给，伤后第 2 和第 3 个 8 小时各补给总量的 1/4 量。第 2 个 24 小时补液量：胶体液和电解质液量按第 1 个 24 小时实际补液量的半量补充，基础水分不变。

由于老年人的生理特点，其补液与一般成年人相比，又有其自身的特殊性。临床治疗中，应加以注意。老年人由于器官萎缩、功能衰退，心肺代偿能力不足，补液不当容易引起急性肺水肿及急性心力衰竭。老年人大面积烧伤后，早期补液速度快慢要适中，过慢补液难以达到早期抗休克的目的，过快补液容易增强老年患者的心肺负担。在输液过程中，应注意保持输液速度的均匀性，要注意监测尿量，一般情况下，每小时尿量达 30~50ml 即可。在补液抗休克的过程中，切不可盲目追求尿量而过多过快地输入液体，应在有效抗休克的同时，适当减少液体输入，以免发生急性肺水肿或急性心力衰竭。严重的老年烧伤患者，应注意补充足够的胶体液，以改善休克。输液中或输液后，可适当给予毛花苷 C、

多巴胺或二磷酸果糖等保护或改善心功能的药物。输入较多液体后，应注意电解质及酸碱失衡。

（郭光华）

shāoshāng mázuì
烧伤麻醉 （anesthesia for burns）

为保证烧伤患者安全渡过围术期所实施的麻醉相关技术操作与管理。

（陶国才）

shāoshāng shǒushù mázuìqián pínggū
烧伤手术麻醉前评估 （preanesthetic evaluation for burn surgery）

麻醉前对烧伤患者的整体情况进行评估，以便麻醉医师在实施麻醉前进行充分的准备，尽可能降低手术和麻醉风险。与一般手术患者相比，烧伤患者存在诸多特殊之处，主要包括：麻醉医生需要了解烧伤面积、烧伤严重程度、烧伤部位和烧伤患者所处的病理生理阶段及手术方式，有无并发症、并存疾病等，根据患者病情制定出个性化麻醉方案。

一般而言，烧伤面积越大，程度越深，手术切痂植皮范围越大，麻醉风险越大。背部、臀部手术患者常常采取俯卧位，明显影响患者呼吸功能等，麻醉难度加大。头面部及颈部烧伤，常伴有随吸入损伤和困难气道。

大面积烧伤患者，因大量体液丢失易导致低容量休克的发生，休克期的重点是补充血容量，纠正水电解质、酸碱失衡。感染期出现于渗出期之后或交错于渗出期内，此期患者烧伤局部和全身抵抗力下降，容易出现局部和（或）全身感染，甚至脓毒症，导致多脏器功能损害。康复期主要包括残余创面或肉芽创面的修复，愈合创面可产生不同程度的瘢痕、挛缩，此期特别需要对困难气道状况进行评估。

美国麻醉医师协会（ASA）体格情况分级对烧伤患者进行了术前评估评级（表）。

表　烧伤患者术前评估评级（ASA）

分级	评估标准
Ⅰ	健康
Ⅱ	轻度系统性疾病，无功能受限
Ⅲ	重度系统性疾病，有一定的功能受限
Ⅳ	重度系统性疾病，终身需要不间断的治疗
Ⅴ	濒死患者，不论手术与否，在 24 小时内存活的可能性小

（陶国才）

shāoshāng shǒushù mázuìqián zhǔnbèi
烧伤手术麻醉前准备 （preanesthetic preparation for burn surgery）

做好麻醉前准备可以提高烧伤患者对麻醉的耐受力和安全性。包括一般准备和特殊准备。

一般准备　①精神状态准备：术前解除患者的思想顾虑和焦急情绪。②改善营养状况：改善低蛋白血症，纠正贫血、低血容量和维生素缺乏等。③术后适应性训练：训练患者床上大小便、咳嗽、咳痰等。④胃肠道准备：成年人禁饮禁食 8 小时，小儿术前也应禁饮禁食 8 小时，婴幼儿禁饮禁食 4~6 小时。⑤膀胱准备：进入手术室之前应排尽尿液。⑥口腔卫生准备：患者应早晚刷牙、饭后漱口、治疗龋齿和牙周炎；进入手术室之前应摘下义齿。⑦输血输液准备：创面较大的手术和较大的植皮手术应根据情况准备血制品，术前常规输液，纠正水电解质、酸碱失衡。⑧治疗药物检查：重点考虑与麻醉药物之间存在相互作用的治疗药物。

特殊病情准备　处理并存的

重要生命器官疾患，包括循环、呼吸、中枢神经、内分泌、肾、肝和血液等系统疾病。

（陶国才）

shāoshāng shǒushù mázuìqián yòngyào

烧伤手术麻醉前用药（preanesthetic drug for burn surgery）

烧伤手术麻醉前用药的目的是：①消除患者紧张、焦虑及恐惧的心情。②提高痛阈、缓和和解除原发疾病或麻醉前有创操作引起的疼痛。③抑制呼吸道腺体的分泌功能。④消除不良反射，特别是迷走神经反射。

烧伤手术麻醉前用药的种类。①镇静催眠药：目前主要使用巴比妥类和神经安定类。②麻醉性镇痛药：主要是吗啡、哌替啶、芬太尼等。③神经安定类：主要包括氯丙嗪、异丙嗪和氟哌利多等。④苯二氮䓬类：主要包括地西泮和咪达唑仑。⑤抗胆碱能药物：阿托品、长托宁等。⑥抑酸药：主要是质子泵抑制剂，抑制胃酸得到分泌。⑦其他：还有 α_2 受体激动剂右旋美托嘧啶和 β 受体阻断剂，β 受体阻断剂是预防心肌缺血最有效的药物。

对于术前有高热、心动过速的烧伤患者不宜使用阿托品，对于伴有吸入性损伤者不宜使用吗啡等有呼吸抑制作用的药物，患者体质差或病情危重者不宜使用术前药物。

（陶国才）

shāoshānghòu mázuìyào yàodài dònglìxué hé yàoxiàoxué biànhuà

烧伤后麻醉药药代动力学和药效学变化（changes in pharmacokinetics and pharmacodynamics after burns）　由于烧伤后血管通透性增高、组织水肿、肺功能不全等因素，麻醉药在烧伤患者体内的药代动力学和药效学都会发生变化。

烧伤对药代动力学的影响

小面积烧伤可引起药代动力学变化，但没有显著的临床意义。严重烧伤特别是烧伤面积超过30%时，会导致药代动力学发生显著变化，其主要因素为循环动力学变化、肝肾功能受损、低蛋白血症和酸碱失衡。烧伤后渗出期、感染期及康复期的病理生理特点不同，对药物代谢动力学的影响也不同，渗出期和感染期对药物代谢动力学的变化明显，而康复期则无明显变化。烧伤渗出期大量体液丢失，导致血液浓缩、低蛋白血症和酸碱失衡，引起麻醉药物分布容积减少，药物与蛋白的结合减少，药物离解度改变，使得游离药物增加，血药浓度增加，药物效应增强。但随着液体复苏时输注大量液体，导致药物分布容积明显增加。肝、肾及其他组织血液灌注减少，使得药物肝代谢和肝外代谢减少，经肾排除减少，引起药物清除半衰期延长、清除率下降。

烧伤对药效动力学的影响

药效动力学包括药物起效时间、峰效应、效应持续时间、药物量-效关系，血药浓度-效应曲线等。烧伤渗出期全身处于抑制状态，麻醉药物的抑制作用增强，易出现循环和呼吸抑制；当进入感染期高代谢高动力循环状态时，麻醉药物起效加快、效应降低、维持时间缩短。烧伤对肌松药的药效动力学影响最大，表现为对去极化肌松药敏感性增强，对非去极化肌松药敏感性降低，导致非去极化肌松药用量减少，而且可引起高钾血症，危及患者的生命安全。

（陶国才）

chángyòng shāoshāng mázuì yàowù

常用烧伤麻醉药物（common anesthetics for burn patients）

与一般手术麻醉相同，烧伤麻醉药物主要包括局部麻醉药、全身麻醉药和骨骼肌松弛药等。

局部麻醉药　通过暂时阻断神经的冲动传导，使这些神经所支配的相应区域产生局部麻醉作用。通常分为酯类局麻药和酰胺类局麻药。酯类局麻药主要包括普鲁卡因、丁卡因和氯普鲁卡因。酰胺类局麻药主要包括利多卡因、布比卡因、罗哌卡因等。

全身麻醉药　经呼吸道吸入或静脉、肌内注射，产生中枢神经系统抑制，临床表现为神志消失，全身的痛觉丧失，遗忘，反射抑制和一定程度的肌肉松弛。根据其作用途径不同又分为静脉麻醉药和吸入麻醉药。

静脉麻醉药　主要分为巴比妥类和非巴比妥类。巴比妥类主要包括硫喷妥钠、甲己炔巴比妥钠。非巴比妥类全麻药主要包括氯胺酮、丙泊酚、依托咪酯和羟丁酸钠等。

吸入麻醉药　是指通过呼吸道进入体内而发挥麻醉作用的气体或挥发性气体。分为非挥发性麻醉药和挥发性麻醉药。非挥发性麻醉药目前只有氧化亚氮（即笑气），挥发性麻醉药，包括氟烷、恩氟烷、异氟烷、七氟烷和地氟烷。

骨骼肌松弛药　简称肌松药。这类药物选择性地暂时干扰正常神经肌肉兴奋传递，从而使肌肉松弛，为气管插管和外科手术创造良好的条件。通常分为去极化肌松药和非去极化肌松药。去极化肌松药目前只有琥珀胆碱（司可林）；非去极化肌松药种类较多，临床常用的有维库溴铵、罗库溴铵、阿曲库铵和顺阿曲库铵、泮库溴铵等。

（陶国才）

chángyòng shāoshāng mázuì fāngfǎ

常用烧伤麻醉方法（common anesthesia for burn patients）

烧伤手术，特别是大面积烧伤患者手术中多采用全身麻醉。根据使用药物不同，可分为吸入麻醉、静脉麻醉、静吸复合麻醉。如果仅仅使用吸入麻醉药称为吸入麻醉，全部采用静脉全身麻醉药称为静脉麻醉，又称全静脉麻醉。吸入麻醉药和静脉麻醉药联合使用则称为静吸复合麻醉。上肢烧伤手术可采用臂丛神经阻滞麻醉。下肢烧伤手术常使用椎管内麻醉，包括蛛网膜下腔阻滞麻醉和硬麻醉外阻滞麻醉。全身情况较差或合并严重心血管或呼吸系统疾病的下肢烧伤手术，也可选择腰丛和（或）坐骨神经阻滞麻醉。创伤小的局部手术常采用局部浸润麻醉。

（陶国才）

shāoshāng shǒushù mázuì jiāncè

烧伤手术麻醉监测（anesthesia monitoring for burn patients）

烧伤手术和麻醉均可对患者造成伤害，因此对患者实施监测，发现异常情况及时处理是保障烧伤患者手术安全的必要条件。根据监测手段分为无创监测和有创监测。无创监测临床最常用的有：①血压。是术中最重要的监测指标之一，对于判断血容量、麻醉深度等具有重要意义。对于四肢烧伤、不能监测无创血压的患者可连续监测有创动脉压。②脉搏血氧饱和度。反映患者的氧合情况，还可作为判断血容量和灌注的参考指标。常采用的部位有手指、脚趾、耳垂、嘴唇等部位。③心电图。可反映心率、心律、

心肌缺血，也可间接反映麻醉的深度。对于烧伤患者，无需考虑电极的安放位置，引出心电图波形即可。④中心静脉压。反映血容量，并能反映是否存在心力衰竭、输血输液是否得当等情况。⑤尿量。烧伤患者术中尿量监测非常重要，可作为反映循环功能和组织灌注的参考指标，因此需要安放尿管以监测尿量。⑥体温。可监测口温、食管温度或肛门温度，口温代表外周温度。食管和肛温代表中心温度。⑦呼气末二氧化碳浓度或分压。反映通气情况，可也间接反映循环和肺血流情况。⑧血气分析。反映机体内血气、电解质和酸碱平衡情况，及时纠正电解质和酸碱失衡。⑨内脏灌注监测。内脏血流灌注监测有直接和间接的监测方法。多普勒可直接监测内脏的血流量。胃黏膜pHi可间接反映内脏血流灌注情况，尤其用于严重烧伤及危重患者的监测，可预测病情的转归。

（陶国才）

shāoshāng shǒushù mázuì guǎnlǐ

烧伤手术麻醉管理（anesthesia management for burn patients）

烧伤手术麻醉除了使用麻醉药物产生麻醉作用外，更重要的是对患者的呼吸功能、循环功能以及体温等进行监测和管理。针对不同情况进行相应处理，使患者全身状况尽可能处于正常状态或接近正常状态。

呼吸道管理 实施全身麻醉时行气管插管是保证呼吸道畅通的最基本要素。对于严重烧伤患者尤其是头、面、颈以及呼吸道烧伤患者，要做好处理困难气道的准备，必要时行气管切开造口术。对于下呼吸道烧伤的患者因坏死物脱落引起的肺不张及肺水

肿，则需及时行气道吸引，必要时在纤维支气管镜下行支气管内坏死物清除。部分短小手术未进行气管插管的全麻患者，要密切呼吸道通畅与否，必要时采用口咽、鼻咽通气道和喉罩可保证气道通畅。

循环管理 烧伤后24~48小时，应继续进行术前的补液方案，并且应充分补充因麻醉药的作用引起的血管扩张所导致的容量缺失和术中失血失液量。烧伤患者因心肌受抑、血管扩张、毛细血管通透性增高等原因引起循环动力学不稳定时，可采用血管活性药物维持循环的稳定。术中体位改变可引起循环波动，因此在体位变化前需要补足血容量。

体温管理 大面积烧伤患者由于皮肤功能的丧失，易受环境温度变化的影响，加之麻醉后血管扩张、手术暴露以及大量输注液体和库存血等原因，常常引起烧伤患者体温降低。因此，要及时给烧伤手术患者进行保温处理，输注的液体尽可能加热。

（陶国才）

xīrùxìng sǔnshāng de mázuì

吸入性损伤的麻醉（anesthesia for patients with inhalation injury）

吸入性损伤是指吸入热气体、蒸汽、高温粉尘、烟雾或化学毒性物质等引起的呼吸道乃至肺实质的急性损伤。术前访视要全面了解患者呼吸道的情况和呼吸功能，充分准备好处理困难气道的设备和器械，对于上呼吸道梗阻或重度吸入性损伤的患者应及早实施气管造口术。在保障呼吸道通畅的情况下，首选全身麻醉。如果没有禁忌证，也可考虑神经阻滞、椎管内阻滞等麻醉方法。手术麻醉过程中，要密切监测呼吸、循环功能。重度烧伤患

者和呼吸道难以维持通畅的患者手术结束后应保留气管导管送回重症监护室，继续行呼吸机支持治疗；严格拔管指征。

（陶国才）

diànshāoshāng mázuì

电烧伤麻醉 （anesthesia for electric shock burns）

电烧伤的特点：①由于电烧伤创面大且深、失血多、水肿重，心肺复苏成功后，由于血容量严重不足而迅速进入烧伤休克期。②肌红蛋白血症和低血容量休克并存，易出现急性肾衰竭。③电烧伤引起组织深部、血管和神经烧伤严重，因此手术难度大。持续时间长。④患者全身反应严重，极易发生麻醉意外和并发症。⑤患者常需行多次手术和麻醉，手术失血量大、时间长、肌体消耗严重。麻醉特点：①术前要对电烧伤的严重程度以及对重要脏器功能的影响做充分的评估。②麻醉前用药：应起到止痛、消除紧张恐惧的作用，但不应该使用抑制呼吸、循环等药物，昏迷患者避免使用镇静、镇痛药物。③麻醉前尽可能纠正酸中毒，增强心肌收缩力和进行合理的液体治疗。④麻醉诱导应选用对交感神经和心肌抑制作用小的药物；禁用非去极化肌松药。禁忌或慎用神经阻滞麻醉。

（陶国才）

huàxué hāoshāng mázuì

化学烧伤麻醉 （anesthesia for chemical burns）

某些化学物质与皮肤、黏膜接触后，通过氧化、还原、脱水、腐蚀等化学反应，引起皮肤黏膜的损害，即化学烧伤。可引起烧伤的化学物品种类很多，术前评估应了解化学烧伤的致伤物，化学烧伤的部位、面积、手术的种类和手术时间以及致伤物对肝肾等重要脏器功能的影响。麻醉方式的选择以简单安全、又能满足手术要求为宜。下肢手术可采用椎管内麻醉或神经阻滞麻醉，上肢手术麻醉可采用全身麻醉或臂丛神经阻滞，躯干清创一般选择全身麻醉。化学烧伤患者在创伤愈合过程中常常需要多次换药，为减轻患者的疼痛，可给予适量的镇痛、镇静药物。

（陶国才）

wǎsī bàozhà shāoshāng mázuì

瓦斯爆炸烧伤麻醉 （anesthesia for gas explosion burns）

瓦斯爆炸烧伤是一种严重的复合伤，既有高热导致的烧伤，还有爆炸引起的冲击伤，以及多种毒性气体中毒、爆震伤、挤压伤、呼吸道烧伤并存的严重复合伤，其中烧伤是瓦斯爆炸的主要病理损害因素。麻醉特点：①麻醉前评估：应重点关注是否合并严重的失血失液、是否伴有多处创伤或重要器官损伤以及是否为饱胃。②麻醉前准备：确保气道通畅及充分氧供；建立通畅的静脉通路，适当补充血容量和使用血管活性药物，维持循环稳定；纠正酸中毒。③术前用药：术前应适当给予镇痛和镇静药，以消除患者紧张及恐惧，对于昏迷和危重患者只用抗胆碱能药物。④麻醉选择：创面表浅、面积小的手术可选择局部浸润麻醉；下肢手术可选用椎管内麻醉；全身麻醉，适用于任何部位手术的麻醉，多选用气管内插管全麻。⑤注意事项：瓦斯爆炸伤后患者代谢改变、低蛋白血症、肝肾功能改变将对麻醉药物的代谢和药效产生的影响；烧伤面积超过40%的瓦斯爆炸伤患者对非去极化肌松药的敏感性降低，而且大面积烧伤患者易出现高钾血症，不宜使用琥珀胆碱。

（陶国才）

fàngshèxìng shāoshāng mázuì

放射性烧伤麻醉 （anesthesia for radiation burns）

机体全身或局部受到放射线外照或放射性核素沾染时，皮肤首当其冲，皮肤受射线作用而发生的损伤称为放射性烧伤。放射性烧伤创面手术治疗时，若溃疡小、表浅可选择局部浸润麻醉；对于下肢手术可选择椎管内麻醉或神经阻滞；上肢手术可选择臂丛神经阻滞；全身麻醉适应于任何部位的手术。

（陶国才）

shāoshānghòu kùnnan qìdào

烧伤后困难气道 （difficult airway after burns）

在没有自主呼吸的情况下，对患者既不能进行良好的面罩或喉罩通气，又无法完成气管插管的危急情形，是围麻醉期最危险的急症，称为困难气道（difficult Airway）。困难气道不仅直接威胁患者的生命，也是麻醉学科中最富有挑战性的技术难关。烧伤患者困难气道的发生率明显高于其他手术患者的麻醉。吸入性损伤、头面部烧伤容易发生困难气道，特别是头颈面部烧伤后瘢痕挛缩更容易造成气道解剖异常，导致困难气道。随着麻醉技术的进步，目前有很多方法被应用于困难气道的处理。这些技术包括：①清醒插管。②前端可调镜片喉镜插管。③光索引导插管。④食管气道联合插管。⑤纤维支气管镜辅助插管。⑥硬质可塑纤支镜插管。⑦视频喉镜插管。⑧喉罩通气或喉罩引导插管。⑨逆行气管插管。⑩经皮气管切开。熟练掌握以上技术，针对不同患者选择适宜的方法，是正确处理各种困难气道，保障患者安全的重要保证。

（陶国才）

pífū yízhí

皮肤移植 (skin grafting)

将一块皮肤组织从身体某一部位移植到另一部位，或从某一个体移植给另一个体的手术。提供皮肤组织的部位或个体称为供区或供体，接受移植的部位或个体则称为受区或受体。皮肤是人体最大的器官，其功能包括感受外界冷、热、触、痛等刺激，调节体温、代谢、保护体内脏器和免疫屏障等，而这些功能的发挥均依赖于皮肤结构的完整。在烧伤、烫伤等导致皮肤组织缺损时，小面积皮肤损伤可通过创面周围的表皮爬行向中心生长获得修复；皮肤缺损比较大，仅靠周围表皮生长无法完全覆盖创面，则必须通过皮肤移植修复。大面积深度烧伤患者的皮肤严重缺损，及时做皮肤移植有助于促进创面愈合，既是减少创面体液丢失、防止感染、预防后期瘢痕增生和挛缩畸形的重要手段，也是抢救患者生命的关键治疗措施。皮肤移植根据所移植皮肤来源不同，可以分为自体皮肤移植、同种异体皮肤移植、异种皮肤移植。

自体皮肤移植 根据所移植皮肤组织的成分不同，分为皮片移植和皮瓣移植。皮片移植指从供皮区获取的皮肤仅包括表皮或不同厚度的真皮组织。皮瓣移植指除包含全部皮肤组织外，还包括不同厚度的皮下组织。自体皮肤移植后的几小时内，皮片与受区之间便由纤维素性渗出相互黏合，之后毛细血管和成纤维细胞逐渐从创面生长入皮片，将皮片与受区连接在一起。皮片移植后3~4天，血液循环已基本建立，随后血管逐渐增多，至移植后10~12天新生血管形态与周围正常皮肤中血管已较为接近，移植皮片的色泽也逐渐接近正常。皮瓣移植初期需通过蒂部与供区相连获得血供，至移植的皮瓣在受区建立新的血液循环后完成移植过程。

自体皮片移植根据所移植皮肤包含的表皮及真皮的厚度不同，分为表皮皮片、中厚皮片、全厚皮片和保留真皮下血管网皮片。根据创面深度，面积和部位不同而选择不同厚度的皮片进行修复。

影响皮片成活的因素：①全身状况：患者全身的营养等达到良好状况是保证植皮成功的重要条件。②创面局部血液循环：良好的血液循环是皮片成活的必要条件，因此在切痂和切除瘢痕时，应彻底切除坏死或瘢痕组织，以保证受区具有良好的血液供应，而遇到骨或软骨等暴露时，则应尽可能利用局部软组织对其进行覆盖后再行植皮，或改用皮瓣移植等其他方法修复。③创面感染情况：创面细菌较多时会影响皮片的成活率，因此植皮应彻底清洁创基，减少其细菌含量，防止细菌污染和感染。④皮下血肿的形成常会导致植皮失败，因而应对创基进行可靠止血。⑤皮片的固定：皮片移植初期，仅靠皮片下与创基的纤维组织相连，因此如皮片固定或受区制动不牢靠，会导致皮片过早的滑动而导致植皮失败。

同种异体皮肤移植 指将皮肤组织从某一个体移植至另一同种个体，以修复皮肤缺损的手术。目前，人类同种异体皮肤移植可在同卵双生双胞胎中相互移植，成活过程与自体皮肤移植相同；除此之外，在不同个体间进行的皮肤组织移植仅能在短时间内存活，其表现与自体皮肤移植基本相似，可建立血液循环，但一般在移植后1~2周，移植皮片即逐渐出现免疫排斥反应，表现为皮片颜色逐渐变暗，水肿或结痂，皮片下出现中性粒细胞、淋巴细胞、巨噬细胞浸润，毛细血管扩张充血，以后逐渐形成血栓而导致皮片血液循环停止，皮片最终逐渐坏死、脱落。这种皮肤移植目前主要用于大面积深度烧伤、自体皮源严重匮乏的患者，以及脱痂后创面存在感染或坏死组织等不适合进行皮肤移植的情况。虽然同种异体皮肤移植后无法长期存活，但对于上述患者，同种异体皮肤移植可以暂时封闭创面，减少创面渗出，预防和控制感染，进而为自体皮肤移植创造条件，对广泛深度烧伤患者的救治仍具有重要的意义。同种异体皮主要来源于新近死亡的尸体，使用前需排除传染病和恶性肿瘤。获取同种异体皮时须在无菌条件下进行，先用手术刀将异体皮沿深筋膜表面全部切下，然后用鼓式取皮机削去部分真皮和多余的脂肪组织，所获得的整张异体中厚皮再经过无菌处理后，可供立即使用，也可放入液氮罐进行深低温保存备用。根据创面大小、部位及自体皮源情况，异体皮移植常使用的方法包括自体皮与异体皮镶嵌植皮法、大张异体皮开洞镶嵌小片自体皮移植法、自体微粒皮移植法以及自体、异体真皮混合皮浆移植法。

异种皮肤移植 当大面积深度烧伤，自体皮源严重不足而同种异体皮肤来源同样困难时，也可使用异种皮肤移植，作为暂时性封闭创面。异种皮肤移植的优点包括来源较广泛，取材方便，制备程序简单，价格相对低廉；其缺点同样明显，主要是种属差异大，可能早期发生排斥反应。

此外，异种皮质地、弹性较差，抗感染能力弱，且同样存在传播疾病的风险。多种异种皮都曾在临床实践中应用，包括鸡皮、羊皮、鱼皮、猪皮等，其中以猪皮的效果最好，目前应用最多。猪皮皮肤结构与人的皮肤较为接近，尤其是小型猪，制成大张皮后与异体皮肤的质地较为接近。其使用方法包括新鲜猪皮、冻干猪皮、辐照猪皮、戊二醛交联猪皮、脱细胞猪皮、含银猪皮等。

为了解决大面积烧伤患者皮源短缺的问题，人们在皮肤替代物方面进行了大量探索和研究。1981 年，奥康纳（O'Connor）等首次使用体外培养的人自体表皮细胞膜片，覆盖烧伤后肉芽创面。1995 年，温赖特（Wainwright）等首先将同种异体无细胞人真皮基质 Alloderm 应用于临床。其后，伯克（Burke）和扬纳斯（Yannas）等研制了皮肤替代物 Integra。Integra 系将牛胶原、氨基葡聚糖以及硫酸软骨素交联成海绵结构模拟人真皮，外涂硅胶膜制成，临床移植于全层皮肤缺损创面，待 2~3 周微血管长入重建血供后去掉硅胶模，代替以自体表皮皮片移植覆盖已成活的模拟人真皮，修复后的效果类似于自体中厚皮片移植。目前，最具代表性的活性人工皮肤是 Apligraf，它包含来源于新生儿包皮的表皮细胞和成纤维细胞，移植后受体接受率达 100%，是经美国 FDA 批准上市的商品化器官型活性皮肤替代物，因其细胞来源仍属于异体性细胞，故移植后的远期效果尚待深入观察和客观评定。

皮瓣移植 皮瓣指所移植的皮肤包含全层皮肤和不同厚度的皮下组织。皮瓣可分为带蒂皮瓣移植和游离皮瓣移植，前者系皮瓣组织通过设计保留蒂部与供区相连以保持血液循环，其余部分切取后，通过滑行、旋转、交错等方式移植封闭受区皮肤创面；后者系皮瓣完全与供皮区分离，需要通过显微外科手术分别吻合皮瓣与供区的动静脉以建立血液循环。皮瓣移植主要适用于深度烧伤、电击伤、严重组织瘢痕畸形手术矫正等引起的深部组织缺损，以及肌腱、神经、大血管、关节等重要组织结构或深部脏器暴露，而无法直接缝合的创面或难以采用皮片移植修复的患者。此外，皮瓣移植多用于重要的体表器官修复重建及再造。

（胡大海）

rènhòu pípiàn

刃厚皮片（razor-thin skin graft）

厚度为 0.2~0.25mm 的皮片。又称表皮皮片。1872 年首先由法国外科医生路易·利奥波德·奥利耶（Louis Léopold Ollier）使用，后经德国人卡尔·蒂尔施（Carl Thiersch）改良，因而又称 Ollier-Thiersch 皮片或 Thiersch 皮片。刃厚皮片的组织结构仅包含表皮及少许真皮乳头层。其厚度薄，包含真皮成分少，因而易于成活生长，对受皮区要求不高。刃厚皮片较容易获取，手术操作简便，供皮区于 2 周内自行愈合，严格控制切取的皮肤厚度时，同一供区可反复取皮而不导致瘢痕形成，但会有色素沉着或脱失。其缺点是由于缺少真皮成分的衬垫，刃厚皮片移植成活后弹性较差，耐磨性差而易于破损，色泽较深，质地较硬，挛缩程度较大。因此，刃厚皮片一般不适于在关节、手背、上唇或眼睑等功能外观较重要的部位使用，一般在受皮区条件较差、大面积烧伤自体皮源严重缺乏或暂时性封闭创面时应用。刃厚皮片移植术的方法主要包括整张植皮、筛状植皮、网状植皮、点状植皮、邮票状植皮、微粒植皮、自体与异体镶嵌植皮、异种皮开洞嵌入小片自体皮植皮以及皮浆移植等。

（胡大海）

zhōnghòu pípiàn

中厚皮片（split-thickness skin graft）

厚度为 0.3~0.45mm 的皮片。又称断层厚度皮片。介于刃厚皮片和全厚皮片之间，包括表皮和部分真皮。根据所含真皮层的厚度，又可分为薄中厚和厚中厚皮片，前者包括约 1/3 的真皮，后者包括的真皮可达 3/4。由于包含较多真皮成分，中厚皮片同时具备刃厚皮片和全厚皮片的优点。相比于刃厚皮片，中厚皮片的外观、弹性、耐磨性较好，后期皮片发生收缩的程度也较小，因此常用于功能部位及瘢痕挛缩的修复。相比于全厚皮片，中厚皮片建立血液循环的时间短，易成活，供皮区可自愈而不需缝合。但在获取中厚皮片时应注意皮片厚度，不可切取过厚，以防供皮区形成增生性瘢痕。中厚植皮应用较为广泛，包括头面部、四肢关节处烧伤创面或瘢痕切除后所遗留的创面。

（胡大海）

quánhòu pípiàn

全厚皮片（full-thickness skin graft）

包含表皮和全部真皮层的皮片。又称全层皮片。是厚度最厚的皮片。由沃尔夫（Wolfe）等在 1875 年首先用于下眼睑外翻的修复，后由克劳斯（Krause）等在 1893 年进一步推广使用，因而又称 Wolfe-Krause 皮片。与刃厚皮片和中厚皮片相比，真皮层中包含更多的细胞外基质、腺体等结构，皮片成活后弹性好，质地更为柔韧，且耐磨性较好，后期发生挛缩的程度最轻，颜色和质地与周围正常皮肤最为接近，可以更好地进行外观和功能修复。但因厚度较厚，移植后其在受区建立血液循环的时间长，营养要求高，因此与刃厚皮片和中厚皮片相比较不易成活，尤其是创面存在感染、瘢痕较多或血液循环不良的部位更难成活。全厚皮片供皮区一般选择在上臂内侧和下腹部，根据实际需要用手术刀切取全层皮肤，再修去多余脂肪组织后应用，供皮区一般可直接缝合，如取皮面积大而无法直接缝合时，需要另外切取相对较薄的皮片移植进行封闭。全厚皮肤移植一般用于颜面部如眼睑、口周等，以及手掌等对外观和功能要求较高部位的创面修复。

(胡大海)

zhēnpíxià xuèguǎnwǎng pípiàn
真皮下血管网皮片 （subdermal vascular plexus free skin graft）

包含表皮、全层真皮以及真皮下血管网的皮片。该皮片虽然较厚，但因保留了真皮下血管网，可不通过手术吻合血管而借助皮片自身保留的血管网与受区血管建立血液循环。自1979年日本冢田贞夫（Tsukada Sadao）报道采用真皮下血管网皮片修复各类创面获得满意效果之后，这种游离植皮的方法受到广泛关注。真皮下血管网皮片具备了全厚皮片的优点，皮片弹性好，外观佳，抗摩擦，颜色和质地接近周围正常皮肤，后期收缩程度很小，用于面部、手掌、足底等功能部位创面修复效果较好。但对受区条件要求较高，而且术后固定时间较长，一般为3~4周。

(胡大海)

yóupiàozhuàng pípiàn
邮票状皮片 （stamp skin graft）

将整张刃厚或中厚皮片切分成如邮票大小的皮片。邮票状皮片移植到创面上，是大面积烧伤皮源不足时可选择的一种方法。主要适用于脱痂后的新鲜肉芽创面或削痂创面，自体皮源缺乏的患者。皮片边长一般为2~5cm，间隔0.5~1cm，具体皮片厚度、大小和间隔视创面大小和自体皮源情况而定。皮片间隔移植至创面存活后，向四周生长并与相邻皮片逐渐融合，最终完全修复创面。邮票状皮片间间隔越小，各个皮片相互生长融合的时间也就越短，创面愈合的时间就越快。如创面条件不佳、渗出较多时，常选择刃厚皮片或薄中厚皮片移植，皮片间隔适当扩大以促进皮片成活和渗出物引流。

(胡大海)

wēilìpí yízhí
微粒皮移植 （micro-skin grafting）

将自体刃厚皮片制成微皮粒（皮粒<0.1cm^2），均匀深抹于开有小洞的大张中厚异体皮或异种皮真皮面，然后移植于创面的手术。此法可增加自体皮覆盖面积6~9倍。1985年北京积水潭医院研制出自体微粒皮异体皮混合移植术，应用于大面积烧伤创面的修复，取得良好效果。这一方法的原理就是将皮肤移植到创面上，存活后生长并向周边扩展，覆盖邻近创面。皮片扩展，主要依靠处于边缘的细胞。如同一面积的皮片，分割成小块，分割越小，则数量越多，全部小皮片总的边缘越长，则处于皮片边缘的细胞就越多，更多的细胞有向外周空间扩展的机会，因此扩展率也相应增大。微粒皮肤移植就是应用这一原理。将皮片分割成很

小的微粒，其数量很多，总的边缘很长，使尽可能多的细胞处在皮片边缘，发挥其分裂繁殖，向周围蔓延修复创面的作用，皮片得到最充分的利用。

手术适应证 ①大面积Ⅲ度烧伤，经过抗休克治疗，患者全身情况稳定。②大面积肉芽创面，非功能部位可采用该方法修复创面，以节约皮源。

手术方法选择 自体微粒皮异体皮混合移植是将自体皮剪成很小的微粒进行移植。术中要注意的首先是微粒皮肤的方向性，其次应均匀分散。移植游离皮片时，必须是皮片的真皮面与创面接触，才能得到血液供应而存活；反之，表皮面与创面接触，则不能存活。由于微粒皮很小，数量又很多，不可能逐粒地排列其方向，因此采用盐水漂浮法可达此目的。即将微粒皮置于生理盐水中，使其漂浮在水面上，而且微粒皮地表皮面均自然向上，基本达到方向一致。微粒皮在盐水中漂浮过程中即可均匀分散，然后利用绸布转移法，将微粒皮转移到同种皮上，即可移植。

微粒皮外覆盖物选择 由于自体微粒皮很小，如无良好保护，不易附着在创面上而存活，故微粒皮外层需要覆盖物保护。在各种覆盖物中，以同种皮效果最好。同种皮存活后，自体微粒皮即被固定在其下方，此时局部环境完全符合生理条件，适于皮粒生长。多数病例可在同种皮坏死脱落后，其下创面完全愈合或基本愈合。

异种皮也可应用，一般多采用猪皮，应用效果良好。由于猪皮容易取得，因此也有一定应用价值。但在使用过程中应注意以下问题：猪皮排异较快，一般

2~3周即排异，也有能延长到1个月。排异过早，微粒皮尚未充分扩展，微粒皮之间有多量肉芽组织残存，需要频繁换药。在这种情况下，应移植较多量的微粒皮，由于微粒皮密度大，融合快，当异种皮较快排异时，未覆盖的肉芽组织较少。另外，猪皮的真皮面很光滑，用绸布转移微粒皮时，不易转移到真皮面上，此时可在猪皮真皮面用手术刀划出多量纵横交错的沟痕，使其表面粗糙，有利于贴附微粒皮。还可用磺胺嘧啶银霜纱布直接覆盖创面。用2%磺胺嘧啶银霜剂纱布，将微粒皮转移到这种纱布上，然后直接移植到创面上。这种方法的优点是操作简单，纱布易于制备，覆盖在创面上也不存在占位性问题，微粒皮生长很快；缺点是在植微粒皮的同时仍有很多创面未被有效覆盖，不能解决创面感染和液体丢失等问题，因而对大面积切痂创面不适用，但对于中等面积的三度创面是有实用价值的。其他还有采用人工皮覆盖等方法。

手术时机 ①大面积烧伤患者一般在其黄金时期，即烧伤后3~7天与切痂手术同期进行，但是对于抗休克不满意，休克期度过不平稳者，不宜为等待全身状况改善而过度拖延，因为如果不能及时消灭大部分创面，患者情况会继续恶化。②大面积肉芽创面者与肉芽清创后同期进行。

术前准备 ①尽可能纠正患者全身情况，完善必要检查，配血，供皮区（头部为主）备皮。②低温保存的大张异体皮备用。③准备不锈钢方形漏盘1个，不锈钢托盘1个，真丝绸布1块。

手术方法 ①患者采用全麻，取平卧位。②手术可分组同时进行，气囊止血带加压。③大面积Ⅲ度烧伤创面切痂，肉芽创面清创，止血后以生理盐水、过氧化氢溶液、聚维酮碘（碘伏）反复冲洗创面。④自供皮区（头皮为主）以滚轴刀或者电动取皮机切取薄层皮片，供皮区面积和创面比例可达1∶（10~18）。⑤将所取自体皮片在生理盐水中反复冲洗，去除头发等杂物，然后剪成小片放入小杯中，以眼科剪反复剪切皮片，直至皮片成为细小微粒，微粒大长宽一般不超过1mm。也可采用碎皮机碎皮。⑥将绸布平铺于漏盘，将漏盘放置于托盘，注入生理盐水达漏盘高度的一半，将微粒皮倒入其中，轻轻搅动使微粒均匀散开，缓慢提起漏盘，令水流出，由于真皮面亲水性强，微粒的真皮面此时贴附于绸布上。⑦将已复温的大张异体（种）皮用尖刀片戳散在小孔、展开，真皮面向上平铺于无菌台，绸布的微粒皮附着面向下平铺于异体皮，均匀用力，轻轻按压，小心揭起，则微粒皮被真皮面朝外的转移到大张异体（种）皮上，或直接将剪碎的自体皮浆均匀涂抹于异体皮的真皮面。⑧抬起切痂或清创后的肢体，异体（种）皮妥帖包裹创面，注意异体皮贴附后切勿错动。皮缘与创缘间以及同种皮对合处以钉皮机或缝线固定。⑨由内而外，以单层油纱、烧伤敷料干纱布以及棉垫包裹，绷带妥善固定。

手术注意事项 包括以下几方面。

绸布的使用 真丝绸布比较光滑。当绸布与异体（种）皮接触时，易于将微粒皮转移到异体（种）皮上而不黏在绸布上，避免浪费自体皮。操作时，必须将绸布平整地铺在漏盘上，不可有皱褶，否则，当水漏掉后往往有较多微粒皮沉着在褶皱处，不能均匀分散。

微粒皮的漂浮性能 微粒皮的漂浮性能与大小及厚度有关，越大及越厚的微粒皮，其漂浮性能越差。故须取薄断层皮，尽可能剪小为宜。微粒皮的漂浮性能还与取皮部位有关。头皮很容易漂起，其他部位的微粒皮则漂浮性能比较的差，但在其他部位的微粒皮中加入少量取自头皮的微粒皮，也可一并漂起。在操作过程中，当将微粒皮撒在绸布上时，加入一定量的水，多数微粒皮沉入水中，须缓缓倾斜托盘，使水流向一侧，使另一侧微粒皮接触到绸布，再将托盘缓缓复原，水从微粒皮下流过，即可将微粒皮托起，如此反复数次，大部分微粒皮即可漂起。

均匀分散微粒皮 微粒皮漂在水面须使其均匀分散，才能均匀散布在创面上，使创面愈合良好。在操作中，当微粒皮已漂浮在水面上时，轻微抖动漏盘，即可达到均匀分散的目的。

异体（种）皮的剪裁 在移植前，需按创面大小及形状将异体（种）皮剪裁好。否则，如移植到创面上皮片过小，则不能完整覆盖创面；如过大，则多余的皮须被剪去，附着于其上的微粒皮也被弃去，就会浪费自体皮。此外，移植前要将异体（种）皮剪裁好，不要在移植时在创面上剪裁，以免异体（种）皮在创面上过分扯动而使微粒皮移动，导致微粒皮分散不均。异体（种）皮上须开少量小孔，以利于引流。

手术方法评估 手术应当止血彻底，无明显皮下积血；异体（种）皮与创面妥帖契合；包扎松紧合适，末梢血运良好。所用绸布一定要纯丝制成，合成纤维制品往往难于达到预想结果。影响微粒皮存活的因素，与影响其他移植皮肤存活的因素是一致的，主要有：①异体（种）皮质量差，甚至是"死"皮，移植后未能存活。由于异体（种）皮坏死，不能紧密贴附在创面上，容易积液，发生感染时则积脓，非常小的微粒皮也不能存活，这是导致手术失败的最主要的和最不利的因素。为使微粒皮在良好的环境下生长，必须保证异体（种）皮的质量。一旦异体（种）皮未能存活而且皮下有积脓、积液时，应及时将异体（种）皮去除，重新植皮，以免局部浅层感染导致侵袭性感染。②皮下积血：如术中止血不充分，术后创面渗血多，渗血往往聚集在低垂部位，使该处微粒皮因不能与创面接触而不能存活。对此，在异体（种）皮上开引流小孔，可减少这种情况的发生。③创面坏死组织未切除干净，使在该部位的异体（种）皮及微粒皮均不能存活。④其他：如术后受皮部位制动欠佳等，均会导致植皮失败。

术后观察处理 术后给予抗感染治疗，注意观察肢体末梢血运以及敷料渗出情况。有血运障碍、感染、出血征象及时处理。7~10 天后打开敷料检查，其后定期换药。直至自体皮扩展成片，异体（种）皮逐渐脱落。

主要并发症和处理 ①皮下出血：主要是因为术中一些小血管止血不彻底，术后出血。术后24~72 小时常见，通常为局部异体皮皮下淡黑或暗红色，剪开后可见明显血凝块，应及时将血凝块清除。②皮下感染：创面、术中、术后都可能引入感染，同于一般皮下脓肿的全身症状，局部

有分泌物，异体皮膨隆；处理主要切开引流，必要时扩创，同时送细菌检查，按其他外科感染处理。

手术疗效评定 术后患者病情稳定，7~10 天后打开敷料见异体（种）皮颜色暗红，与创面贴合满意，无明显坏死及脓液异体。异体（种）皮下方出现黑色斑点，此为存活扩展的自体微粒皮。之后定期换药，可见自体皮片逐渐扩展，异体（种）皮逐渐干枯、结痂、脱落。一般 1 个月左右自体微粒融合成片。

（张国安）

túshǒu qǔpí

徒手取皮 （free hand excision of skin graft） 切取皮片的一种简单方法，可以切取表皮皮片和薄中厚皮片，因不需借助于特殊设计制造的专用取皮刀具，故称为徒手取皮。切取皮片时，术者一只手持常规手术刀或用止血钳夹住剃须刀片，使刀刃部分与皮肤成约 5°角或略小角度；另一只手固定皮肤，助手沿刀前进方向的反方向固定皮肤，术者均匀用力拉动刀片推移手术刀或切取皮片。皮片厚度为透过切取下的皮片可见其深面含有一层较薄的真皮层为宜。取皮时刀刃部分与皮肤角度越大，所切取皮片越厚，反之则皮片越薄。徒手取皮方法的操作虽然简便，但需要较熟练的技巧，不易切取大面积的皮片，获得的皮片宽度和厚度不易均匀。

（胡大海）

gǔnzhóu qǔpídāo qǔpí

辊轴取皮刀取皮 （harvesting skin graft with humby knife） 目前常用的切取皮片法之一，可切取表皮皮片和中厚皮片。该方法需借助专用的辊轴取皮刀（图），操作时先将刀片安装至辊轴刀上，调整

至需要的刻度，术者一手持辊轴刀刀柄紧压皮肤表面，使刀面与皮肤表面成约 5°角或略小角度；另一只手固定皮肤，助手做反向牵引固定皮肤，术者均匀用力拉动辊轴刀手柄（呈拉锯状），使辊轴在皮肤上滚动而刀片随之平移前进取皮。切取皮片时，应不断观察皮片薄厚以适时调整刀片的角度。与徒手取皮相比，辊轴取皮刀取皮操作更为简便快捷，所取皮片面积大，厚度更为均匀。缺点是切取的皮片边缘不整齐，在皮肤表面不平时操作困难，常需向皮内和皮下注射普鲁卡因生理盐水，以使皮肤变得平整，更利于切取较薄的皮片，并减少供皮去出血。

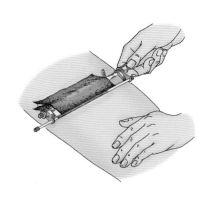

图　辊轴取皮刀

（胡大海）

gǔshì qǔpíjī qǔpí

鼓式取皮机取皮 （harvesting skin graft with drum dermatome） 切取中厚皮片的常用方法之一。鼓式取皮机由鼓、轴和刀等构成，鼓面为半圆柱形，其面积为 10cm× 20cm，轴的一端有刻度标尺，可以调节取皮的厚度（图）。操作时先将刀片安装在取皮机上，将刻度标尺调节至所需厚度，用纱布蘸乙醚清洁供皮区及鼓面，除去油垢，再用医用胶水均匀涂抹供皮区和鼓面，也可用双面胶膜替代胶水粘贴于鼓面上，但应避免

胶膜出现皱褶或与鼓面之间形成气泡。取皮时，术者左手持取皮鼓，使取皮鼓前面紧贴皮肤，待鼓面与皮肤充分粘贴后，慢慢将鼓面向前转动，使鼓的前端粘贴皮肤处慢慢翘起，再缓慢左右拉动取皮机柄切取皮片，边转动鼓面边切取皮肤，直至取下所需皮肤。与辊轴刀取皮相比，鼓式取皮机所切取的皮片面积较大，厚度较为均一，皮片边缘整齐。

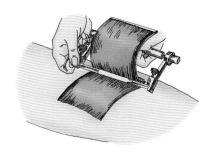

图　鼓式取皮机

（胡大海）

diàndòngqǔpíjī qǔpí

电动取皮机取皮（harvesting skin graft with electric dermatome）

采用电动取皮机，借助电力驱动刀片摆动切取皮片，为临床上逐渐普及的用于切取表皮皮片和中厚皮片的方法之一。电动取皮机由手柄和机体两部分构成，分别有宽度为 10.2cm、7.6cm、4.5cm 及 2.5cm 的四种刀片盖板用于调整切取皮片的宽度。取皮机前端安装刀片并有刻度盘可调节拟切皮片厚度，手柄处连接电源。取皮时，在供皮区及取皮机上均匀涂抹薄层液状石蜡，术者右手持取皮机手柄压于供皮区皮肤上，启动开关后匀速推动取皮刀向前滑行取皮。电动取皮机取皮的优点是皮片厚度更为均一，边缘整齐，厚度和宽度精确可调，剪切厚度为 0.05 ~ 0.75mm，宽

2.5 ~ 10.2cm。此外，与徒手取皮、辊轴取皮刀取皮及鼓式取皮机取皮相比，操作更为简便，节省手术时间。

（胡大海）

qìdòng qǔpíjī qǔpí

气动取皮机取皮（harvesting skin graft with air-driven dermatome）

采用气动取皮机，以压缩气体为动力驱动刀片摆动切取皮片，为临床上逐渐普及的用于切取表皮皮片和中厚皮片的方法之一（图）。气动取皮机目前多采用压缩氮气作为动力，除动力驱动系统外，其结构与电动取皮机相似。取皮的操作过程，获取的皮片性状特征也同电动取皮机基本一致。此外，与电动取皮机相比，气动取皮机使用简便，机械传动部分故障较少。

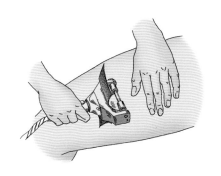

图　气动取皮机

（胡大海）

shāoshānghòu píbàn yízhí

烧伤后皮瓣移植（skin flap grafting after burns）

严重深度烧伤，特别是高压电烧伤截肢致残率高。20 世纪 70 年代随着显微外科的开展，吻合血管的游离皮瓣、肌皮瓣得到了发展，80 年代初期这一技术在烧伤外科得到较广泛的应用，对电烧伤、热压伤等严重深度烧伤经清创伴有神经、血管、肌腱等深部组织外露及严重

软组织缺损的创面应用皮瓣、肌皮瓣修复，具有避免截肢、恢复功能及防止继发性大出血等优点，近些年来在皮瓣设计、修复方法有了较大进步，要求不仅只是满足创面修复，更重要的是如何较好地恢复患者的功能和外形。

皮瓣包括皮肤及皮下组织并有蒂与身体相连接，由蒂部供血形式所形成的组织瓣。根据蒂部供血特点，有多种形式蒂，如皮下蒂、肌肉血管蒂、吻合的血管蒂、筋膜蒂等。

皮瓣移植的适应证　皮瓣自身有血供，又有一定的厚度，适应于修复许多创面：①高压电烧伤、热压伤等所致的创面伴有深部组织外露，如血管、神经、肌腱、骨等重要脏器组织。②严重瘢痕畸形，瘢痕松解后虽然没有深部重要的组织外露，为了满足皮肤的颜色、厚度、防止再挛缩及功能的恢复。③面部洞穿性缺损、体表器官重建（鼻、耳、阴茎、眼睑、手指、阴道等）。④截肢残端缺损的创面覆盖，特别是上肢，保留肘关节及肩关节及其一定长度尺桡骨及肱骨，对患者的功能及装配义肢有重要意义。⑤难治性创面：慢性溃疡、放射性溃疡、慢性骨髓炎创面、压疮、体表肿瘤等。

皮瓣类型　根据皮瓣蒂部的构成、血供模式、转移方式、蒂部方向、供区部位、组织构成等，将皮瓣分为各种不同的类型。在临床上根据血供的模式分为随意型皮瓣及轴型皮瓣。根据组织构成分为肌皮瓣、骨皮瓣、筋膜皮瓣及皮下组织瓣等。根据蒂部构成分为岛状、半岛状皮瓣。以蒂部的方向分为顺行、逆行转移皮瓣。根据转移的方式分为游离移植、带蒂移植。

皮瓣移植选择 可取的皮瓣遍及全身各部位,一个缺损的部位可选用多种皮瓣进行修复。如何选择,决定手术修复的效果成功与否,应根据供区与受区的情况,手术简易、患者的耐受性及术者对皮瓣切取熟悉程度权衡考虑,皮瓣的选择与手术设计应遵循由简到繁,安全、可靠、有效为原则。

根据受区的部位 首选邻近皮瓣,由于邻近皮肤颜色、质地、厚度接近、转移方便。如腋窝皮肤组织缺损选用肩胛皮瓣、侧胸皮瓣,颌颈部选用颈阔肌肌皮瓣。头顶部电烧伤较常见,为防止颅骨坏死缺损,均应早期修复,由于头皮血管吻合支丰富,只需保留1根颞浅动脉或枕后动脉,头皮血供不受影响。因此,皮瓣设计不受轴型血管供应范围的限制,头皮皮瓣转移较其他部位更灵活,可形成岛状,单蒂旋转或双蒂推进。

根据组织缺损及感染的程度 受区的组织缺损较深或感染较重,选用肌皮瓣,用肌肉组织充填缺损,由于肌肉组织血供较丰富,抗感染能力较一般皮瓣强。

根据受区功能的需要 ①足跟缺损:由于足部是负重的部位,修复后既要有感觉,又要耐摩擦,首选足底内侧岛状皮瓣。②上臂烧伤:造成肱二头肌或肱三头肌坏死,不但要修复皮肤缺损,而且还要重建肱二头肌或肱三头肌的屈肘及伸肘功能,选用带有神经的背阔肌肌皮瓣,用背阔肌代替肱二头肌或肱三头肌恢复屈肘或伸肘功能。③跟腱烧伤坏死:重建跟腱,选用阔筋膜张肌肌皮瓣游离移植修复,将阔筋膜部分形成卷重建跟腱。能恢复好的效果。④伴有骨缺损畸形,选用骨瓣重建骨缺损。⑤腕部伴有肌腱缺损:选用带有趾长伸肌的足背皮瓣。

皮瓣移植方式 根据皮瓣的血供,可形成局部带蒂转移和游离移植两种方式。如果蒂部有知名的轴型血管,局部转移蒂部可带部分皮肤(半岛状),可将血管完全游离出来,形成岛状,旋转弧度大,转移方便。游离移植将供瓣区血管切断与受区的血管在手术显微镜下进行吻合,手术操作稍复杂。

带蒂转移 ①邻近旋转:皮肤缺损区位于邻近,皮瓣形成后采用旋转、推进方式转移到受区。②远位带蒂转移:供区与受区位置距离较远,如手腕部的缺损,常选用远位的腹部带蒂皮瓣修复。③岛状带蒂转移:以知名的轴型血管为蒂形成岛状瓣,如岛状背阔肌肌皮瓣,以胸背动静脉为蒂,可修复到枕、项岛、面颈、胸部、上肢至腕部。④联合带蒂皮瓣转移:修复同一上肢多区域损伤,1块皮瓣修复有困难,采用多块皮瓣联合在一起,如背阔肌肌皮瓣与侧胸皮瓣联合修复前臂掌腕部,背阔肌肌皮瓣与髂腰部皮瓣联合修复肘部及前臂环形软组织缺损。⑤逆行带蒂转移:皮瓣的血供是逆血流方向、而不是顺血流方向,主要依靠交通吻合支供血。

全身各部位的皮瓣、肌皮瓣较多,共有70多个,在一般情况下,就近取材,简便易行。以下为轴型皮瓣带蒂转移可修复的部位(表)。

吻合血管的游离移植 有些部位不能适用带蒂皮瓣转移修复的创面,需游离皮瓣才能达到修复的目的,由于游离皮瓣需吻合血管,要求有一定的显微镜下操作技术。手术成功的关键是血管吻合的质量及在无损伤的血管部位进行吻合。高压电烧伤往往伴有不同程度的血管损伤。血管吻合的位置应距损伤 3～5cm,手术显微镜下观察血管端内膜无剥脱、平整、光滑,无明显水肿,在此处做血管吻合较为可靠。对于较大的创面或受区无法可供吻合的血管,采取以下方法:①串联皮瓣:串联皮瓣只能以动脉干血管型分支血管网皮瓣,如前臂桡动脉皮瓣、足背皮瓣、小腿内侧皮瓣等,远端的血管再与另一块皮瓣的血管吻合,两块皮瓣串联在一起能修复较大的创面。②联合皮瓣:同一血管蒂如背阔肌肌皮瓣与肩胛皮瓣联合,从肩胛下动脉离断。因为肩胛下动脉从腋动脉发出后分为旋肩胛动脉及胸背动脉。分别供肩胛区的皮肤及背阔肌。可切取一侧整个肩背部皮肤及背阔肌。③吻合血管的桥式交叉皮瓣移植,受区无可供血管进行吻合,利用对侧正常肢体的血管吻合,一侧小腿较大软组织缺损将游离皮瓣的轴型血管与另侧小腿的胫后血管或胫前血管吻合,形成桥式修复对侧肢体缺损。④携带游离皮瓣移植。过去在整形外科往往用腕部携带皮管移植修复远处的创面,皮管形成时间较长,不适应烧伤创面的修复,而且全身的轴型皮瓣较多,目前很少应用。但在某些特殊烧伤病例中,局部损伤较严重,无其他方法可修复,仍可利用腕部桡动脉、头静脉为受区的吻合血管携带游离皮瓣或肌皮瓣修复腹股沟、腹壁或对侧上肢等部位的缺损创面。

手术时机 高压电烧伤、热压伤创面清创修复时机,总的原则是清创越早,效果越好,但需

表　常用轴型皮瓣肌皮瓣带蒂转移修复的部位

皮瓣名称	主要轴型血管	修复部位
额部皮瓣	颞浅动脉	面、颧、口底
头部皮瓣	颞浅动脉顶支或枕动脉	头顶部
颈阔肌肌皮瓣	面动脉、甲状腺上动脉、颈横动脉	颌、颈、颜部
斜方肌肌皮瓣	颈横动脉	颈部、颌部
胸三角皮瓣	胸廓内动脉穿支	面、颌、颈部
胸大肌皮瓣	胸肩峰动脉	颈、颌部
背阔肌皮瓣	胸背动脉	枕、项、面、颈、肩、胸前、上臂、前壁
肩胛皮瓣	旋肩胛动脉	肩、腋窝、上臂
侧胸皮瓣	胸外侧动脉	腋窝、胸壁
髂腰部皮瓣	腹壁浅，旋髂浅动脉	会阴、阴茎再造、带蒂转移到手
示指背侧皮瓣	第1掌骨背动脉	拇指、虎口
阔筋膜张肌皮瓣	旋股外侧动脉	下腹壁、腹股沟
腹直肌皮瓣	腹壁上动脉、腹壁下动脉	胸壁、腹股沟、大腿内侧
腓肠肌皮瓣	腓肠动脉	膝、胫前
足底内侧皮瓣	跖内侧动脉	足跟、踝部
股前外侧皮瓣	股前外侧动脉	腹股沟、会阴、逆行到膝、胫前上端
隐动脉皮瓣	隐动脉	胫前、膝
腓肠神经营养血管皮瓣	腓动脉穿支	踝背、足跟

要根据患者的具体情况，如有血管的损伤、肢体血运障碍，应立即手术。一般在伤后3天内施行手术，神经、肌腱功能恢复较好。清创较晚，创面坏死组织液化，一些间生态组织可能发生坏死，易形成感染；皮瓣修复后瘢痕形成多，肌腱粘连，功能恢复差。如因病情不允许早期手术，伤后1个月内仍可应用皮瓣修复。

血管、神经、肌腱、骨损伤的处理　包括以下几个方面。

血管烧伤　血管损伤较常见，有的患者因大血管破裂出血而死亡。特别是股血管、腋动脉或颈总动脉。探查时先从正常组织内进入找到上级血管，髂外动脉及锁骨下动脉。颈总动脉探查时要做好开胸的准备。一旦术中大出血能立即达到止血的目的，避免因大出血而发生意外，同时为血管修补或血管移植创造条件。手部的血管供应主要是尺桡动脉及骨间动脉，即使尺桡动脉损伤，骨间动脉存在，手指虽可保持血供不致坏死，但存在供血不足。特别是冬天感觉手冷，易形成冻疮。因此在有条件的情况下尽可能恢复尺动脉或桡动脉的血供，采用血管移植或选用以动脉干血管型分支血管网皮瓣，如小腿内侧皮瓣及股前外侧皮瓣。两断端的血管分别与腕部血管断端吻合，既修复了创面又恢复了手部血供，对较大血管损伤，在保持生命的前提下，尽可能行血管修补，如缺损较大，人造血管移植，皮瓣覆盖。采用自体血管或人造血管移植时，两血管断端吻合必须在正常组织内，否则易发生术后大出血。

神经烧伤　尽量保持神经的连续性，炭化或液化的神经应清除，可即时行游离神经移植。

肌腱烧伤　除非有明显的炭化应清除外，余均应保留，对有肌腹烧伤坏死，肌腱存在，可将肌腱与另肌腹连接，肌腱全部烧毁行自体肌腱或异体肌腱移植。无论是神经移植、血管移植或肌腱移植，但必须具备以下条件：①清创比较彻底。②创面无感染。③有可靠的皮瓣或肌皮瓣覆盖。

骨烧伤　骨烧伤坏死，一般烧伤的死骨不应咬除，早期采用血供丰富的皮瓣覆盖后，依靠爬行替代达到骨修复的目的。对大块的管状骨烧伤、坏死，有条件采用带血管的骨膜瓣移植，实验证实管状骨烧伤坏死被丰富血供的骨膜瓣覆盖后，能形成新骨取代死骨，避免骨缺损畸形。

皮瓣移植并发症　高压电烧

伤不但造成局部组织的损伤，对全身也有影响，又因手术对机体干扰较大，患者伤口多，创面大，虽注意到伤口及全身情况的变化，但其并发症有时仍可发生。

皮瓣感染 ①深度烧伤创面坏死组织多，适应细菌生长繁殖，术中很能清除，残留病原菌。②皮瓣移植术后，特别是大皮瓣的血液供应有所下降，局部抗感染能力差。③术后引流不畅，皮瓣下积血或积液，有利于细菌生长。④患者营养状况差，贫血或低蛋白血症，全身免疫功能低下。其次防止创面感染，术中严格无菌操作，清创必须彻底，应用有效的抗生素。

皮瓣血供障碍 术后皮瓣出现血循环障碍，仍有一定的发生率。最终导致皮瓣部分坏死或全部坏死，是临床最常见的并发症，一旦皮瓣坏死给患者带来痛苦。①皮瓣供血不足：动脉血供发生障碍，主要表现为皮肤苍白、毛细血管充盈差、皮温下降。其主要原因为皮瓣设计范围超出动脉供血范围或局部侧支循环存在个体差异，个别患者血管变异或血管疾患，周围炎症刺激，血管壁增厚或闭塞，如采用游离移植，血管吻合口可能出现了部分栓塞、栓塞或痉挛。②静脉回流受阻：由于动脉供血正常，静脉回流障碍，皮瓣表现为发绀、肿胀及水疱。除上述原因外，因静脉的压力低，如蒂部有扭曲或血肿压迫易导致静脉受压而发生静脉淤血。因此手术设计应按轴型血管供应范围，熟悉血管解剖。术中游离时防止轴型血管与皮瓣分离，创面止血必须彻底，避免血肿。创口缝合应无张力，张力过大可影响皮瓣的血供，一旦出现血运障碍，首先积极寻找原因，解除血管痉挛及压迫等因素后，如无缓解及时手术探查。

皮瓣下血肿 ①患者凝血机制障碍。②手术止血不够彻底或术中没有发现出血点，术后因体位、血压变化，患者用力等均可产生出血。③动脉供血充足，静脉回流受限，一旦术后发现皮瓣下血肿，应及时手术清除止血。

皮瓣撕脱 远位皮瓣易发生，皮瓣带蒂转移修复手部等部位，手术后期往往制动不佳，患者常在睡觉中做噩梦，在梦中打架，打老鼠，不慎将覆盖在手部的皮瓣撕脱。

关节僵硬 一般发生于远位带蒂皮瓣，如交腿皮瓣，年龄较大，因固定缺乏活动，患者怕痛，不敢活动，长期固定在同一位置。因此，固定的时间不宜过长（一般不超过1个月），尽量早期进行一些活动或采取一些康复治疗，防止关节硬化。

(黄晓元)

rènyì píbàn

任意皮瓣 (random pattern skin flap)

根据血供的类型，该类皮瓣无直接供血的知名轴型血管，主要由肌皮穿支供血。因此对皮瓣设计根据部位受长宽比例的限制，头面颈部的血供比较丰富，长宽比例一般为（3.0~3.5）:1，躯干、四肢为2:1或1:1。

(黄晓元)

tuījìn píbàn

推进皮瓣 (advancement skin flap)

按不同部位不同形状的缺损，利用创面周围皮肤的弹性，在创面的一侧或两侧设计皮瓣，通过将皮瓣向创面推进达到修复目的的皮瓣。推进皮瓣主要包括有三角形皮瓣推进、矩形推进皮瓣和双蒂推进皮瓣。

三角形皮瓣推进（V-Y推进法、Y-V推进法） ①适应证：轻度下、上脸瘢痕挛缩，鼻小柱短缩，耳垂短缩等。②皮瓣设计：根据挛缩的方向，在挛缩的组织下方或侧方V形或Y形切开，使挛缩的组织复位，周围稍加游离后行Y形或V形缝合。V-Y形缝合增加纵轴长度，Y-V形缝合增加横轴的长度。③手术方法：前者先做V形切口，切开皮肤及皮下组织，从深筋膜下方剥离此三角形皮瓣，使其向上退缩，并剥离两侧的创缘，两侧创缘再与三角形瓣缝合，形成Y形。后者先做Y形皮肤切开，切开皮肤及皮下组织，从深筋膜下方剥离三角形皮瓣，将三角形瓣向前推进，缝合后呈V形（图1，图2）。

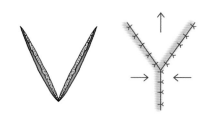

图1 V形切开，Y形缝合

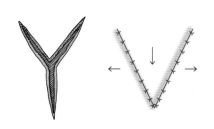

图2 Y形切开，V形缝合

矩形推进皮瓣 (rectangle advance skin flap) ①适应证：皮肤缺面积不大，而且呈方形，周围有正常。②皮瓣设计：沿伤口两侧作适当的平行切口。③手术方法：从皮下深筋膜分离，形成带蒂矩形皮瓣，将皮瓣向缺损区滑行推进覆盖创面，皮瓣蒂部两侧可能形成三角形的皮肤皱褶，切除该三角形皮肤（图3，图4）。

双蒂推进皮瓣（bipedicled advance skin flap）　①适应证：较宽的梭形创面不能直接缝合，常修复下肢创面。②皮瓣设计：于创缘外侧作一与创缘相平行的切口线，其距离为创面长径的1/2，切口线的长度为创面长度的两倍。③手术方法：沿设计浅切开皮肤、皮下组织及深筋膜，于深筋膜下方向创面方向剥离，形

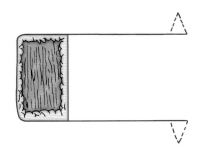

图3　皮肤缺损区

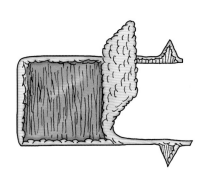

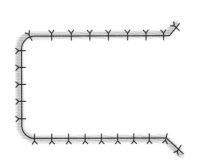

图4　矩形推进皮瓣修复

成双蒂皮瓣，将皮瓣推进覆盖创面，分层间断缝合，供皮瓣处行皮片移植（图5，图6）。

（黄晓元）

jiāocuò píbàn

交错皮瓣（transposition skin flap）　通过位置相互置换，达到松解张力，增加挛缩方向长度，改善局部的功能与外形目的的皮瓣。又称易位皮瓣。常用的有Z字形皮瓣和W形皮瓣等。常用于线状、条索状及蹼状瘢痕挛缩的松解。

Z成形术　临床最常用是Z成形术。其原理是利用皮肤组织松动性，互换位置，改变组织牵引方向，增加长度，解除挛缩，从而恢复组织器官正常位置。①适应证：口角、唇、颈部、腋窝、腹股沟等关节部位蹼状瘢痕挛缩，但对于片状瘢痕不能采用此方法。②皮瓣设计：解除瘢痕挛缩时，于蹼状瘢痕最紧处设计Z形，长度根据需要而定，角度

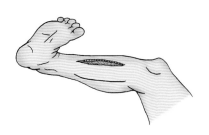

图5　待修复创面及皮瓣切口

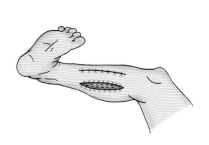

图6　双蒂推进皮瓣修复创面

呈60°~70°最佳，两个三角瓣的角度可以不相等，如果两个三角瓣的角度为60°，可延长1.73倍（图1）。③手术方法：根据设计线行Z形切开达深筋膜下，从深膜下分离，所形成的两个三角形瓣互换位置间断缝合（图2）。

五瓣成形术　五瓣成形实际是双Z字成形加一个V-Y推进皮瓣，以便最大限度地获得延长。①适应证：颈部、腋窝、肘等多处线状或蹼状瘢痕。②皮瓣设计：先用亚甲蓝液沿蹼状瘢痕之主轴画一直线，直线中点的两侧各设计成Z形及一个垂直线，夹角呈60°（图3）。③手术方法：沿设计线切开，两对三角皮瓣交错，另一个三角皮瓣推进，间断缝合。

（黄晓元）

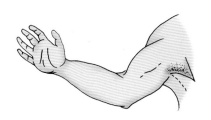

图1　腋部瘢痕挛缩Z形设计

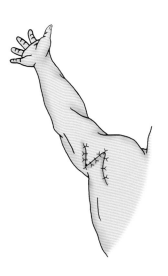

图2　两个三角形瓣互换位置间断缝合

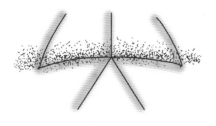

图3a　五瓣成形设计

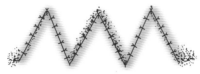

图3b　五瓣交错缝合

图3　五瓣成形术

皮瓣转移到第1个皮瓣供区，然后逐个缝合。

（黄晓元）

远位皮瓣（distant skin flap）供区位于缺损区远隔部位的皮瓣。包括携带皮瓣、管状皮瓣、游离皮瓣，也包含有知名血管或不含知名血管皮瓣。下文主要介绍带蒂转移的远位皮瓣。带蒂远位皮瓣主要缺点是将肢体固定3周后再进行断蒂。

适应证　缺损区邻近部位无可利用的正常皮肤，或邻近组织利用后对局部功能有影响。主要适应于肢体的皮肤软组织缺损，如手腕部常用腹部带蒂皮瓣修复；一侧肢体选用另一侧肢体皮瓣（图1），但不适宜老年患者。

皮瓣设计　根据缺损区的大小，选择适当部位，考虑皮瓣蒂部的位置与方向，便于固定，保持患肢术后最大的舒适度为原则。

手术方法　①一期手术：沿设计线切开皮肤、皮下，掀起皮瓣，将手部移到皮瓣处，先缝合蒂部，然后再缝合其他创面，将上肢固定于躯干，避免术后牵扯而致失败（图2）。②二期手术：一般于术后3周施行二期断蒂手术，断蒂前需进行血运检测，用橡皮条阻断皮瓣蒂血供1小时，

旋转皮瓣（rotation skin flap, pivot skin flap）在创面一侧所形成，经顺时针或逆时针方向旋转一定的角度，转移到缺损区使创面修复的皮瓣。

适应证　主要修复三角形创面及圆形创面，而该周围正常皮肤弹性差，移动性较少。

皮瓣设计　①单侧皮瓣：创面一侧旋转弧切口长度的设计，皮瓣的长度应较创面长度大，该切口线长度应是缺损处边长的4倍（图1）。②双侧皮瓣：在缺损两侧各设一个皮瓣，但方向相反，皮瓣的设计原则与单侧相似（图2）。③双叶皮瓣：在缺损附近设计两个叶状皮瓣，第1个皮瓣紧贴缺损处，比创面大10%，第2个皮瓣仅为第1个皮瓣的1/2（图3）。

手术方法　沿设计线切开皮肤、皮下组织及深筋膜，从深膜下分离，将分离的皮瓣旋转修复创面，分层缝合。双叶皮瓣将第1个皮瓣转移到缺损区后，第2个

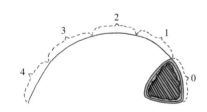

图1a　设计线长度应是缺损处边长的4倍

图1b　颊部三角形缺损旋转皮瓣修复

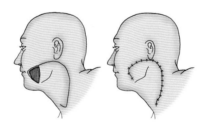

图1　旋转皮瓣术

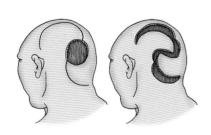

图2　双侧旋转皮瓣修复圆形创
　　　面缺损

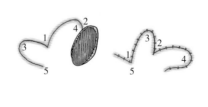

图3　双叶皮瓣接力转移修复

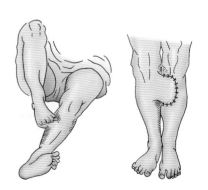

图1　交腿皮瓣转移

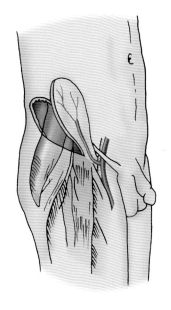

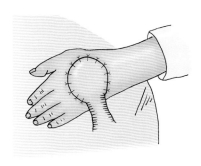

图2a　腹部皮瓣的设计　　图2b　将皮瓣带蒂转移修复到手部

图2　腹部带蒂皮瓣移植术

观察皮瓣血供无改变却可断蒂，如果血供不可靠再进行一次延迟手术。

（黄晓元）

guǎnxíng píbàn

管形皮瓣（tubed skin flap）

将一块双蒂的皮瓣向内卷成管状，长、宽比例一般是3：1，可以转移到较远部位的皮瓣。缺点是手术次数多，花费的时间长。吻合血管的游离皮瓣问世后，应用皮管已明显减少。

适应证　缺损部位不能用其他皮瓣进行修复或再造，可用皮管修复，目前较常用上臂内侧皮管行鼻再造。

皮管设计　根据采用皮管部位，分为腹部皮管、胸腹皮管、肩胸皮管、上臂皮管和颈部皮等。皮管长、宽比例一般为3：1（图1）。

手术方法　①一期手术：按照设计线切开皮肤、皮下组织及筋膜，于深筋膜下间隙轻轻分离皮瓣，形成有两个蒂的皮瓣组织。

将皮瓣卷成皮管缝合。供皮区创面可拉拢缝合，不能直接缝合可移植中厚皮片闭合创面。②二期手术：3周后断蒂（断蒂之前均应行皮管训练，确定血供良好），将皮管断蒂端转移到另一部位，再建血供，再等3周左右的时间，

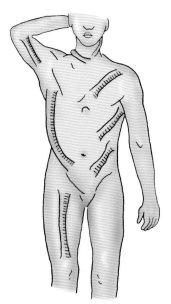

图1　常设计采用皮管部位

皮管另一端断蒂，将皮管铺开修复缺损。也可利用手腕部携带皮管转移到较远缺损部位（图2）。③单蒂管状皮瓣移植术：管状皮瓣内有知名的轴型血管，不需形成双蒂，一端可直接转移到受区的创面，减少一次手术。

（黄晓元）

zhóuxíng píbàn

轴型皮瓣（axial pattern skin flap）

皮瓣内含有知名的动脉及伴行静脉，以该血管所供应的皮肤区域为轴心所形成的皮瓣。根据轴型血管供应皮肤方式不同，又分为以下几种类型。①直接皮动脉型：直接皮动脉起自主干轴型血管，沿途发出一些分支直接供应皮肤，如髂腰皮瓣、额部皮瓣、前臂皮瓣等。②肌间隔穿支型：供应皮肤的血管自知名轴型血管发出后，穿出肌间隙或肌间隔再穿过深筋膜至皮肤，如肩胛皮瓣、外踝上皮瓣、锁骨下皮瓣等。③肌皮穿支型：轴型血管贯穿肌肉，除发出肌支供应肌肉外，还发出许多穿支供应皮肤，如背阔

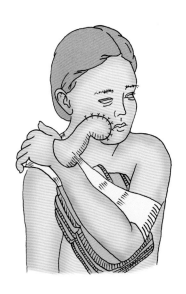

图2　手腕部携带皮管转移到面部

肌皮瓣、胸大肌皮瓣等。切取该类皮瓣连同肌肉一起才能较好保证皮肤的血供，目前常采用保留肌肉的方法。

轴型皮瓣内有知名的血管供应，血循环丰富，皮瓣设计不受长宽比例的限制，只要在血供范围内设计皮瓣，一般不至发生缺血坏死。既可采用岛状转移又可采用吻合血管的游离移植，明显优于任意皮瓣。

（黄晓元）

jiānjiǎ píbàn

肩胛皮瓣 （scapular skin flap）

肩胛骨背侧及邻近的皮肤、皮下脂肪组织及一层筋膜组成，并有单独血管供应该组织，以血管为蒂，可行带蒂转移修复邻近的皮肤缺损，也可行吻合血管的游离移植修复远处部位皮肤缺损的皮瓣。

适应证 肩背部皮肤基本正常或烧伤后留有浅表瘢痕均可选用，根据修复的部位，选择不同的移植方式，带蒂移植不需切断血管蒂，可转移修复到三角肌处、上臂上端内侧、腋窝及锁骨下胸外侧的皮肤缺损。也可将血管蒂剪断，修复其他部位相应的皮肤缺损，该法要求有一定的显微外科技术，将剪断的血管与受区的血管在显微镜下吻合以使皮瓣成活。

皮瓣的血供 肩胛区皮肤血供来自旋肩胛动脉。肩胛下动脉由腋动脉分出后，于肩胛下肌前外侧缘下行至肩胛骨外缘中部平面分成胸背动脉和旋肩胛动脉，旋肩胛动脉穿过三边间隙处（三边间隙的上界为小圆肌，下界为大圆肌，外界为肱三头肌的长头）至肩胛骨腋缘稍外侧分为肩胛下肢和降支，降支向背侧并从肩胛三头肌间隙沿肩胛骨外缘行进，再分出水平向下经肩胛骨后面的肩胛皮支动脉和延伸到肩胛下角的肩胛旁皮支动脉。

手术方法 根据受区的需要及组织缺损的程度，采用不同的移植与修复方法。

皮瓣设计 旋肩胛动脉分布范围为上至肩胛冈，下达肋缘，内及脊柱的棘突，外到腋后线。在此范围内根据创面的大少形状，可设计成横形的肩胛皮瓣、垂直的肩胛旁皮瓣及倒L形等多种不同形状的皮瓣（图1）。

皮瓣切取 首先于肩胛冈中点下方7cm，用手指触及肩胛骨的外侧缘凹陷处，确定三边间隙的体表位置，先显露旋肩胛血管蒂，切口位于三边间隙的上方自腋后皱襞沿三角肌的后缘至肩胛冈的中点，切开皮肤、皮下，显露出小圆肌，于该肌缘的疏松结缔组织内找到旋肩胛动脉，有时轻轻地拉开小圆肌，可见明显的血管搏动。稍对血管蒂部进行分离，再从设计皮瓣的远端切开，从深筋膜的下方往近端游离，解剖到三边间隙处时，紧贴肩胛骨的外缘切取，必要时可带部分肌肉组织，避免损伤皮支。供区创面如不能直接缝合，采用断层皮片移植修复。

带蒂（岛状）移植 烧伤后腋窝瘢痕挛缩较常见，术中松解腋部挛缩瘢痕，使肩外展达90°，上举达160°～180°。根据腋部创面的大少设计皮瓣，将切取的皮瓣旋转90°带蒂转移到腋部（图2）。

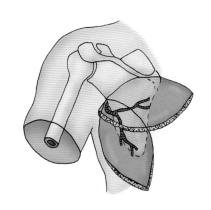

图1 皮瓣设计

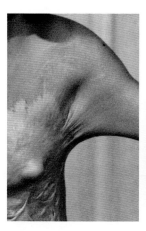

图2a 左腋瘢痕挛缩术前

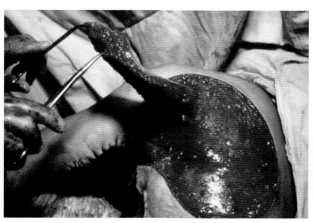

图2b 肩胛皮瓣带蒂转移修复腋窝

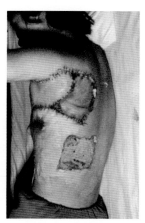

图2c 术后2周

图2 带蒂（岛状）移植

游离移植 根据受区需要的血管长度，将分离皮瓣的血管蒂近心端结扎，然后剪断血管，将此血管与受区的血管在显微镜下进行吻合（图3）。

主要优缺点 ①血管解剖恒定，位置比较表浅，易于显露，沿旋肩胛动脉可以追溯到腋动脉，血管蒂较长，且口径较粗，多在2mm以上，有两根伴行静脉可供吻合，有利于成活。②皮瓣供区面积较大，厚度适中，皮肤的颜色和质地较好，无毛发，可用于头颈、四肢等部位的修复。③供区部位隐蔽，对外观影响不大，易被患者接受。④不但可游离移植，而且可形成岛状皮瓣修复腋窝、肩部、上臂等部位的缺损。⑤可与背阔肌肌皮瓣形成联合皮瓣，移植修复较大范围的缺损。⑥该皮瓣的缺点不能带有感觉神经，部分病例旋肩胛静脉较粗，而且管壁很薄，无弹性，给血管吻合带来一定困难。

（黄晓元）

gǔqián wàicè píbàn

股前外侧皮瓣（antero lateral femoral skin flap）

位于大腿中下段前外侧区域，皮下脂肪不厚，皮肤质地尚可的皮瓣。是目前较常选用的皮瓣。

适应证 根据受区的需要可带阔筋膜修复硬膜脑缺损及跟腱重建，既可修复腹股沟处、下腹部、会阴等部位缺损，也可行吻合血管的游离移植修复身体各部位的缺损。还可利用旋股外侧动脉降支修复缺损的血管，如尺、桡动脉、足背动脉等外伤性缺损，恢复手、足部的血液供应。

皮瓣的血供 股前外侧皮瓣的血供为旋股外侧动脉的降支，旋股外侧动脉从股深动脉发出，很快分为升支、横支和降支，其中最粗最长的分支为降支，降支的体表投影由腹股沟中点至髂前上棘与髂骨外上缘连线中点做体表画线，该线的下2/3段即为旋股外侧动脉降支的体表投影。降支在股直肌与股中间肌之间行向外下方，与股神经的股外侧肌支伴行，位于其内下方。约在髂前上棘与髂骨外上缘连线中点的稍上方，动脉在股外侧肌与股直肌之间分为内、外侧支。内侧支继续下行，沿途分支供养邻近肌肉，最后参加膝关节网的组成，与膝外上动脉相通。外侧支向外行，沿途发出许多分支（肌皮动脉穿支或缘支）供养股外侧肌及股前外侧部皮肤。

手术方法 皮瓣根据受区创面的大小设计，既可进行游离移植，也可进行带蒂转移。

皮瓣设计 以髂前上棘外缘至髂骨外缘连线中点为第1肌皮动脉穿支的浅出点，由此处至腹股沟中点连线相当于旋股外侧动脉降支的体表投影。第2、3肌皮动脉穿支的浅出点在第1肌皮动脉下外侧。然后按照受区缺损范围，设计必须包括第1肌皮动脉在内的皮瓣大小和形状（图1）。

皮瓣切取 沿设计线切开皮瓣内侧缘皮肤，切口向股动脉搏动处延长，切开皮肤，皮下组织及阔筋膜，从阔筋膜下向外分离至股直肌与股外侧肌之间，可见旋股外侧动脉降支在股直肌深面，向内侧牵开股直肌，显露旋股外侧动脉降支血管神经束，与旋股外侧动脉降支伴行，组成血管神经束，向下分离至其显露内侧支

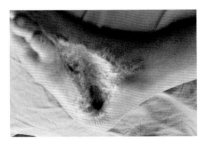

图3a 左足外侧凹陷畸形术前

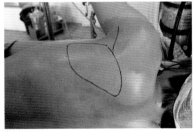

图3b 设计与缺损处相同形状的皮瓣

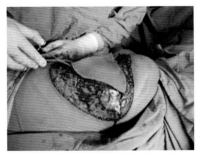

图3c 皮瓣切取术中

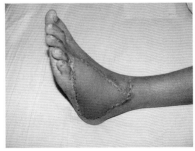

图3d 术后

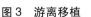

图3 游离移植

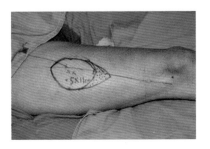

图1 皮瓣设计

（股中间肌与股外侧肌之间间隙）及外侧支的肌皮支进肌点，然后切开皮瓣外侧缘，在阔筋膜深面，股外侧肌肌膜浅面向内侧仔细分离，可见细小的肌皮动脉皮支及出肌点，由内外汇合分离出肌皮动脉（可带部分肌袖以保护血管），最后切断皮瓣上下缘，移植到受区。

岛状转移　掀起皮瓣，根据需要的长度分离血管蒂，至旋股外侧动脉起始处达到足够长度，以该血管为轴心，分别旋转90°～180°不等，修复下壁及邻近部位的缺损。

吻合血管的游离移植　游离移植是将分离好的皮瓣的旋股外侧动脉切断，分别与受区的血管进行吻合，有时旋股外侧动脉降支主干在肌间隙内可以作为皮瓣血管蒂的长度为8～12cm，在发出第1条股外侧肌皮动脉穿支（或缘支）上方约10cm处，是皮瓣移植时血管蒂常用的截取部位，此处旋股外侧动脉降支的外径比较粗，也可进行血管吻合（图2）。

主要优缺点　①血管蒂较长、管径粗，转移方便。②可形成复合皮瓣，带阔筋膜或部分肌肉，还可进行血管桥接，满足受区的需要。③皮瓣较薄，修复的部位不显臃肿。④其主要缺点是个别男性患者毛发较厚不适宜修复面

部，如切取皮瓣较大，供区不能直接缝合需另进行皮移植修复，术后大腿可见明显瘢痕，由于供应皮肤的血管从肌肉穿出，解剖费时。

（黄晓元）

bèikuòjī jīpíbàn

背阔肌肌皮瓣（latissimus dorsi myocutaneous flap）

背阔肌是位于背部，为全身最大的阔肌，利用该肌所形成的皮瓣，不但面积大，组织量多，适用于修复大块严重软组织缺损及功能重建，而且转移灵活等许多优点。背阔肌呈上窄下宽的三角形肌肉，以腱膜起于下6个胸椎和全部腰椎棘突，骶中嵴和棘上韧带以及髂嵴后部等处，止于肱骨小结节嵴，主要使臂内收、内旋和后伸，其切取后功能可由胸大肌、大圆肌、小圆肌、肩胛下肌和三角肌等适当代偿，不会造成明显的功能影响。

适应证　背部的皮肤基本正常，该部位供区面积较大，且带有背阔肌和皮肤，适应于修复较大伴有严重软组织缺损的创面，根据创面需要，可单独切取背阔肌进行移植，也可在背阔肌表面带部分皮肤。还可利用背阔肌重建缺损处的功能，如上臂烧伤造成肱二头肌或肱三头肌坏死，不但要修复皮肤缺损，而且要重建

肱二头肌或肱三头肌的屈肘及伸肘功能，带有神经支配的背阔肌肌皮瓣修复能达到较好的效果。

皮瓣的血供　背阔肌的血液供应主要营养动脉来自胸背动脉，胸背动脉为肩胛下动脉的直接延续。少数直接来自于腋动脉，有胸背神经伴行，胸背动脉在背阔肌上中1/3交界处进入该肌，呈树枝状分布。胸背动脉长约8.4（4～13.0）cm，外径3mm，其伴行的静脉多为1条，静脉的外经约4mm，血管解剖比较恒定（图2）。由于胸背动脉直接供养背阔肌，再在该肌内发出一些穿支再供应皮肤，所以切取皮肤必须连同背阔肌一起切取，保证皮肤的血供。

手术方法　包括以下几方面。

皮瓣设计　背阔肌肌皮瓣根据需要大少设计，其宽度10～20cm，长度可达40cm，皮瓣上缘达肩胛骨中下部，外侧缘达腋后线，内侧缘距脊突2cm，下缘达髂嵴，一般不超过背阔肌为好，血供比较可靠（图1）。

皮瓣切取　首先在腋窝后皱襞背阔肌的前缘做一垂直切口，找到胸背血管蒂，然后根据设计大小，从背阔肌的前缘或后缘分别切开皮肤及肌肉，由于皮肤是通过肌肉垂直动脉穿支所供应，因此背阔肌上面的皮肤均与肌肉

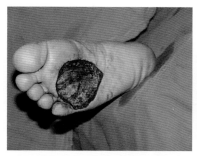

图2a　前足底缺损

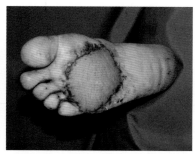

图2b　修复术后

图2　股前外侧皮瓣游离移植

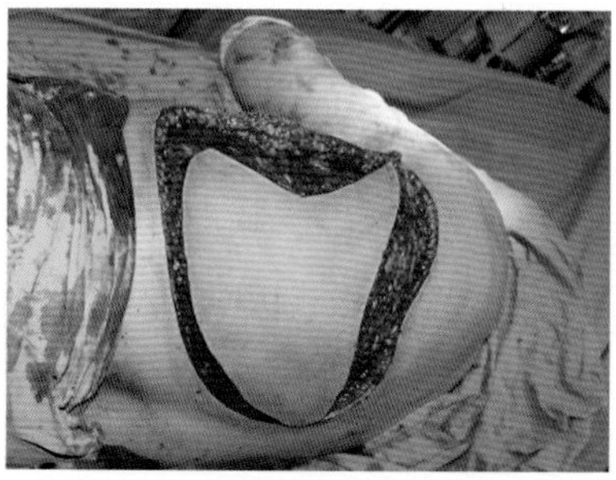

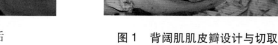

图1　背阔肌肌皮瓣设计与切取

一起切取，为了防止皮肤与肌肉分离，术中将皮肤边缘与肌肉缝合数针固定。如果修复一个比较严重的凹陷缺损，需要的皮肤面积小，肌肉面积大，在背阔肌的表面形成一个皮岛和比较宽的背阔肌，首先沿设计皮瓣边缘切开皮肤，将皮瓣外侧周围的皮肤从肌膜表面进行游离，显露出背阔肌的边缘，按常规进行游离，分离和解剖在背阔肌与深面的前锯肌之间的间隙内进行，分离较易，在上部遇到前锯肌肌支时，给予切断结扎，近腋窝时，可以看到贴着背阔肌深面行走的胸背动、静脉及神经。

根据需要血管蒂的长度，经腋窝内沿着血管神经束向上游离到肩胛下动脉结扎旋肩胛动脉。

岛状转移 背阔肌肌皮瓣游离后连同血管蒂岛状旋转不同的角度，转移到可修复的面颈、枕项、上臂、肘部、前臂、胸壁、肩部、上腹部等缺损及乳房再造（图2）。

游离移植 游离移植需等待受区准备好后，再断血管蒂与受区的血管吻合，用于头顶，下肢皮肤软组织缺损的修复及动力重建（图3）。

注意事项 ①皮瓣从胸大肌下方穿出，在胸大肌下方形成隧道时，避免损伤锁骨下血管。②血管蒂部止血应彻底，防止术后出血形成血肿，压迫血管而影响血供。③从背阔肌后缘分离时，注意前锯肌与该肌间隙，从此间隙内进行分离，避免从前锯肌下

方分离。④转移后血管蒂部保持无张力，必要时于背阔肌断端与附近组织缝合数针固定，防止因皮瓣牵拉而影响蒂部的血管。⑤术后皮瓣下常规放置负压引流管行负压引流，于腋窝血管蒂部处放置橡皮引流膜，根据引流物情况，24或48小时后拔除，同时注意观察皮瓣血供。

主要优缺点 ①供区面积大，对严重软组织缺损能达到修复目的，肌肉血供丰富，抗感染力较强，特别适应于感染创面。②背阔肌肌皮瓣含有的胸背神经与受区的神经吻合，保持肌肉神经支配进行缺损区的功能重建。③可形成联合皮瓣，如与侧皮瓣、肩胛皮瓣联合能修复更大面积缺损，也可单独形成肌瓣充填缺损。

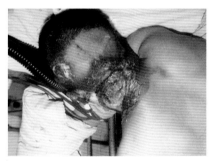

图2a　颈部高压电烧伤术前

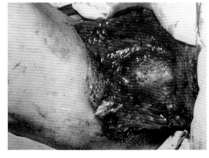

图2b　清创术中，颈椎及颈总血管外露术中

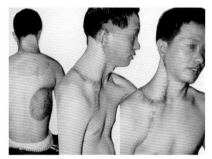

图2c　修复术后

图2　岛状背阔肌肌皮瓣修复颈部

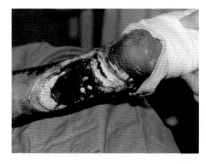

图3a　下肢硝酸烧伤跟腱坏死10个月，术前

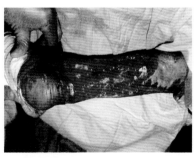

图3b　清创术中

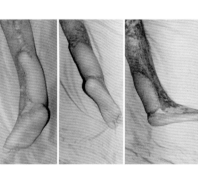

图3c　修复术后

图3　吻合血管的背阔肌肌皮瓣移植修复跟腱烧伤坏死

④既可行岛状转移，又可行吻合血管的游离移植。⑤主要缺点：供区面积大，常另需皮片移植，如固定不好，皮片易发生坏死，对背部的外形有一定的影响。

（黄晓元）

皮神经营养血管皮瓣

píshénjīng yíngyǎngxuèguǎn píbàn

皮神经营养血管皮瓣（neurocutaneous vascular flap） 以皮神经血供为基础构建的皮瓣。主要以远端蒂形式逆行转移（远端蒂是指供养皮瓣成活的蒂部血管仅从远离心脏的一端或仅从正常主要血供方向的远侧进入的皮瓣），虽然远端蒂皮瓣蒂部的血流方向与正常相反，但在微循环的层次上，其血液循环仍是按动脉、毛细血管、静脉的路径正常运行的。皮神经营养血管皮瓣的蒂部均带有一定宽度的深筋膜，也包括筋膜血管网及其穿支血管，只不过在手术设计、切取方式是沿着皮神经、浅静脉部位而已。应用较多的皮神经营养血管皮瓣有前臂外侧皮神经、前臂内侧皮神经、腓肠神经、腓浅神经、隐神经皮瓣等。

皮神经营养血管皮瓣应用注意：①术前应常规用多普勒血流仪探寻各动脉穿支的穿出点，作为术中设计皮瓣蒂旋转点的依据。②切取皮瓣时尽量减少血管吻合支的损伤。③皮瓣设计应以皮神经、浅静脉为轴，充分包含链式血管丛，保留浅静脉于皮瓣范围内，有助于皮瓣静脉回流。④发现静脉回流不满意，但受区条件许可时，尽量建立浅静脉与受区静脉吻合。

（黄晓元）

腓肠神经血管皮瓣

féichángshénjīng xuèguǎn píbàn

腓肠神经血管皮瓣（sural neurovascular flap） 腓肠神经大多数由来自胫神经的腓肠内侧皮神经和由腓总神经发出的腓肠外侧皮神经交通支吻合形成，与小隐静脉伴行，沿跟腱外缘下降，经外踝后下方转向足背外侧缘。

适应证 小腿带腓肠神经远端筋膜蒂皮瓣逆行转移可修复小腿远段癌性溃疡、瘢痕挛缩、畸形足、踝周及足跟部软组织缺损。

皮瓣的血供 ①腓动脉肌间隙穿支：有 2～5 支，外径 0.72±0.17 mm，距外踝 4～7cm。②外踝后动脉穿支：1～2 支，外径 0.6±0.2mm，距外踝 3.0±0.80cm。③跟外侧动脉穿支：2～3 支，外径 0.5±0.2mm，距外踝 1.0±0.3cm。肌间隙穿支血管形成的深筋膜血管丛及其与腓肠神经和小隐静脉营养血管丛的纵向链式吻合，形成腓肠神经-小隐静脉营养血管网链，是远端蒂腓肠神经筋膜皮瓣的血管解剖学基础。

手术方法 腓肠神经皮瓣主要以远端蒂逆行带蒂转移的方式，蒂部通过明道或暗道转移实现皮瓣移植。

皮瓣设计 以小腿腘窝中点与外踝尖及跟腱之间中点的连线为皮瓣中轴。在皮瓣中轴线上切取含腓肠神经及小隐静脉，瓣边缘距轴线5cm。画出皮瓣大小、皮瓣蒂及旋转点，皮瓣面积略大于受区10%（图1）。

皮瓣切取 在皮瓣近端切开皮肤至深筋膜层，显露肌膜，在切取的皮瓣内也可包括肌膜，切断腓肠神经及小隐静脉，由皮瓣远端向蒂部逆行掀起过程中，根据神经的位置适当调整皮瓣的方向和范围，于趾长伸肌与腓骨长短肌之间时可见供应皮肤的一些穿支，于外踝上 5～7cm 处腓动脉主要穿支避免损伤，保皮瓣血供，蒂部的宽度一般要达到 3cm，以腓动脉主要穿支为蒂通过明道将皮瓣逆行移到受区。如采用吻合血管的游离移植，必须将血管蒂游离至腓动脉，保证较大的管腔，便于吻合（图2）。

主要优缺点 ①手术方较简单，皮瓣厚度适中，转移方便。②导致小腿下段或足背外侧部小区域内感觉障碍。③部分皮瓣移植术后肿胀显著，有一定的坏死率，主要与皮瓣静脉回流有关。④供瓣区对小腿的外形有一定的影响，不适宜年轻患者。

（黄晓元）

隐神经皮瓣

yǐnshénjīng píbàn

隐神经皮瓣（saphenous nerve flap） 隐神经是分布于髌下、小腿内侧面和足内侧缘皮肤的感觉神经，发自股神经，在股下部穿内收肌管后下行至缝匠肌与股薄肌之间，在胫骨粗隆平面上方 4～6cm 处以单干的形式浅出深筋

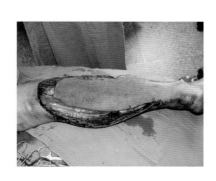

图 1　皮瓣设计

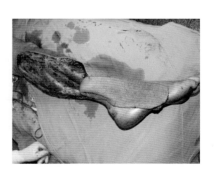

图 2　逆行转移到所需要部位

膜。行程中可位于大隐静脉的前后，或与之交叉重叠。

适应证 因各种原因所致胫前下段、踝周、足部软组织缺损。

皮瓣的血供 隐神经中下段营养血管来源于胫后动脉肌间隙支、骨皮穿支、胫前动脉踝上穿支、内踝前动脉穿支以及踝管区的动脉穿支。上述穿支发出细支于深筋膜层相互吻合，形成隐神经-大隐静脉营养血管链。

手术方法 一般以远端蒂逆行转移的方式进行设计，皮瓣内应包含大隐静脉。

皮瓣设计 以胫后动脉的体表投影相当于小腿内踝前方1cm至胫骨前嵴后方3cm的连线为皮瓣中轴，以胫后动脉肌间隙穿支为蒂设计低旋转点皮瓣，旋转点位于内踝尖上平均3cm。根据创面大小和部位在小腿内侧标记出皮瓣的轮廓。

皮瓣切取 在皮瓣近端切开皮肤至深筋膜层，切断隐神经及结扎大隐静脉，逆行掀起皮瓣。设计以胫后动脉肌间隙支为蒂低旋转点皮瓣，旋转点位于内踝尖

上平均3~5cm（图）。

主要优缺点 ①血供一般可靠，手术转移方便。②隐神经支配感觉区消失，一般半年可逐步恢复。③供瓣区对小腿的外形有一定的影响，不适宜年轻患者。④有大隐静脉曲张的患者不宜选用，避免静脉回流受阻。

（黄晓元）

dàwǎngmó yízhíshù

大网膜移植术（greater omentum grafting） 大网膜位于腹腔内，对腹腔脏器具有保护作用，一旦某个脏器发生缺血、损伤、感染或穿孔时，大网膜能迅速移动到病损的部位与其粘连。

适应证 体表严重深度烧伤后大面积缺损伴有深部组织外露，无法用皮瓣、肌皮瓣修复的创面，如严重手烧伤指骨外露、颅骨外露、腹壁全层缺损及替代腹膜等。

大网膜血液供应 大网膜血供丰富，血管之间相互交通，其中有两个血管弓，胃网膜左、右动脉形成大网膜上动脉弓，网膜右动脉、网膜左动脉下行至网膜游离缘吻合成网膜下动脉弓。

手术方法 采用腹正中切口，提出大网膜于腹腔外，将大网膜展平，根据血管分布情况及修复的部位采用不同的移植方法。

带蒂移植 拉出大网膜，铺平，根据创面大小，选择供应的血管进行游离转移到所需部位，如胸腹壁，也可转移到颈下部，展平后周围与受区缝合固定，表面再移植断层皮片（图）。

游离移植 适用于修复多指手骨烧伤及颅骨烧伤外露等创面，大网膜预构皮瓣移植，先期将大网膜带血管蒂移位于腹部皮下，数周待血循环建立后切取行吻合血管游离移植，大网膜移植其主要缺点是手术切取时需打开腹腔，但是用大网膜修复腹膜是一种有效可靠的方法，防止肠管与腹壁粘连。

（黄晓元）

shāoshānghòu pífū ruǎnzǔzhī kuòzhāngshù

烧伤后皮肤软组织扩张术（skin soft tissue expansion after burns） 将皮肤软组织扩张器（简称扩张器）置入正常皮肤或瘢

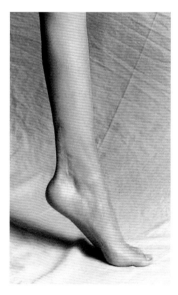

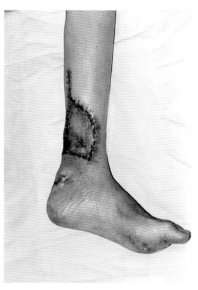

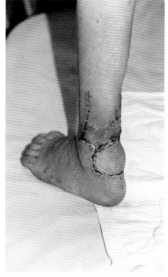

图a 跟腱瘢痕挛缩　　图b 跟腱延长逆行隐神经皮瓣转移　　图c 术后

图 脑神经皮瓣移植

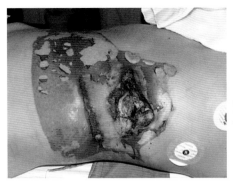 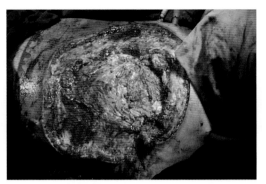 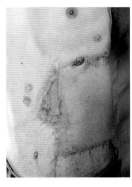

图 a　左上腹高压电烧伤术前　　　　　图 b　清创后用大网膜转移修复腹膜　　　图 c　大网膜表面用皮瓣
　　覆盖术后

图　大网膜移植

痕皮肤下方，通过向扩张囊内注射液体增加扩张器容量，在皮肤软组织深面对表面皮肤产生膨胀压力，使皮肤面积被扩展，并促进细胞分裂、增殖，而获得"额外"皮肤，利用新增加的皮肤软组织转移进行组织修复和器官再造的手术。简称皮肤扩张术。皮肤经一定量的扩张后，一般可使面积增长 80%~140%。

扩张器基本构造　扩张器是由硅胶制成，分扩张囊、注射阀门、导水管三部分组成。扩张囊是扩张器的主体，有不同大小和形状，如圆形、方形、肾形、圆柱形、矩形等。可根据所修复的部位选择大少及形状。注射阀门主要由顶盖、底盘组成，后者垫有不锈钢片，防止针尖刺穿。注射阀门可埋于皮下也可置于皮外，定期从阀门内向扩张囊内注水。连接导管是连接注射阀与扩张囊之间硅橡胶管，长度不等，一般为 5~15cm（图 1）。

皮肤扩张术的适应证　皮肤软组织扩张术已广泛用于身体各部位瘢痕的修复，如修复头皮瘢痕性秃发、面颈部瘢痕、躯干及四肢的瘢痕、烧伤所致的耳鼻缺失的再造等。皮肤软组织扩张术

除用于烧伤后瘢痕挛缩畸形的晚期整形外，也可用于烧伤早期局部深度创面的修复。

皮肤扩张术需具备基本条件　瘢痕局部或邻近有足够可供扩张的皮肤软组织，如果没有局部条件但远位有正常皮肤可供扩张能形成带蒂转移的皮瓣，其次远位有正常皮能扩张以获得额外皮源供皮片移植者，少数病例全身深度烧伤后无正常皮肤，可在瘢痕下扩张解决某些功能部位瘢痕挛缩畸形及功能障碍。

手术方法　手术步骤包括扩张器的选择与准备，扩张器皮下植入及扩张器取出，皮瓣形成转移与修复。

扩张器的选择与准备　①扩张器的选择：扩张器的选择要根

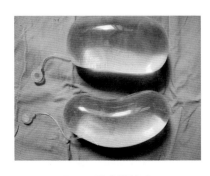

图 1　扩张器构造

据拟修复的部位、形态及病变范围和可供扩张的正常皮肤的大小形态来决定。额部选择长方形，面部选择圆形或长方形，眶周选择新月形，鼻背选择三角形，耳区选择肾形，颈部选择香蕉形、肾形，躯干和四肢选择肾形或长方形，手指选择细长形，阴囊选择圆形。②扩张器的检查和消毒：使用前需要检查是否有破损，可向扩张器内注入 10~20ml 的生理盐水，或将扩张囊充气后放入水中，挤压检查是否有渗漏。扩张器可采用高压蒸汽、煮沸、环氧乙烷和钴源照射消毒。

扩张器置入术　①扩张区域的选择：因为供区与受区解剖部位越邻近，修复后皮肤的色泽、质地、毛发分布越相似，治疗效果越好。所以，选择扩张区域时应首选病变区的邻近部位。如相邻的区域已无供区可用时，可选择远位进行扩张，根据缺损范围及部位，可采用并联扩张的方法。选择供区的另一考虑因素是供区继发瘢痕是否相对隐蔽。因扩张皮瓣转移时，多数情况下需要有辅助切口，埋置扩张器前需要预测未来扩张皮瓣的切取转移方式和转移后皮瓣边缘所处的位置，

尽可能将切口瘢痕置于相对隐蔽的位置或以后将切除的部位。②切口的选择：扩张器置入时切口的选择要根据扩张器埋置的部位而定，如果在病变的邻近区域埋置扩张器，则切口可选择在正常组织与病变交界处。病变组织两侧均埋置扩张器，而病变组织又不太宽，可在病变组织中央做切口，向两边分离埋置扩张器。远位埋置，则切口可选择在比较隐蔽的部位（如额部扩张时做头皮内切口）或选择在二期转移扩张皮瓣的边缘（如胸三角皮瓣预扩张）。切口一般与扩张器的边缘平行，亦可与其边缘垂直，此种切口，在扩张过程中不易裂开而致扩张器外露。切口的长度一般以能充分暴露拟剥离的腔隙而又不越过病变范围为度。一次埋置多个扩张器时几个扩张器可共用一个切口，亦可分几个切口，其选择视具体情况而定。切口不宜过小，否则剥离时操作不便，给止血造成困难。③埋置的深度：扩张器埋置的深度因供区和受区的不同部位而异，头皮扩张时扩张器一定要埋置于帽状腱膜深面，骨膜表面。额部置于额肌深面，在两侧的颞区应埋植于颞筋膜浅层，以免损伤面神经颞支和眼支。面颊部宜在面颊部皮下组织深面，面部浅表肌肉腱膜系统（SMAS）筋膜层浅面。耳后位于耳后筋膜深面，颈部位于颈阔肌的深面，躯干和四肢扩张器一般置入深筋膜和肌膜之间。④扩张组织埋置腔隙的剥离：首先将扩张器放于拟埋置部位的皮肤表面，用美蓝画出手术切口线、扩张囊埋置的位置和注射壶埋置的位置。其中扩张囊埋置的组织腔隙剥离的范围应比扩张囊周边大1~2cm，切开皮肤须垂直于皮肤表面，一直

切到需要剥离的平面。一般采用剥离剪（扁桃腺剪）钝性剥离，钝性分离不开的部位可先分离后剪开，剥离尽可能在直视下进行。不能直视的部位或将手指伸入腔隙内引导，或将左手放于皮肤表面，通过触摸掌握剥离的层次和深度，埋置注射壶的组织腔隙剥离可略浅一些，以利于术后注射。⑤扩张器的置入和切口的关闭：放置扩张器前应检查扩张器是否有渗漏，置入的扩张器应舒平。注射壶置入时注射面应向上，导管可有弯曲，但不能成锐角，更不能折叠。扩张器置入后在扩张器下面放置剪有数个侧孔的负压引流管，负压管远端必须放置到组织腔隙的最底部，先缝合埋置注射壶的组织腔隙的外口，以防术后注射壶移位。缝合切口时先在距切口边缘0.5~1cm处将皮下组织与深部组织缝合数针，以防扩张器移位到切口下面而误伤，然后分层缝合切口。缝合一定在直视下进行，以防刺破扩张器，缝合切口时宜常规放入负压引流管，缝合完成后要回抽检查是否能形成负压。⑥术后处理：术后早期扩张器埋置区可适当加压包扎，但压力不能太大以防影响扩张器表面皮肤的血液循环或影响呼吸（面颈部）。面颈部埋置扩张器术后3天内最好进流食。全身应用抗生素3~5天。负压引流瓶应保持持续的负压，术后2~3天引流管中的引流液变为小量淡黄色后即可拔除引流管。

注液扩张 ①注射液的选择：最常选用是注射用生理盐水，多数情况下可于手术后5~7天开始注液，即尚未拆线前即可注液。但如果注液对切口张力影响比较大，应推迟注液的时间或推迟到拆线后。②注液间隔时间：时间

间隔目前尚无统一标准，多数采用间隔3~5天注射1次的常规扩张方法。根据扩张注水间隔的时间及完成的时间可分为：a. 急速扩张。每天注水1次，10天左右完成扩张。b. 亚急速扩张。2~3天注水1次，25天左右完成扩张。c. 常规扩张。4~5天注水1次，45~60天完成扩张。d. 慢速扩张。7~10天注水1次，2~3个月完成扩张。一般慢速扩张较好，如果能持续扩张6个月，扩张比较充分，皮肤弹力纤维不产生断裂，很少出现妊娠纹，血管重新分布，血供应充分，皮肤回缩较少等优点。③注射量：每次注水时以扩张囊对表面皮肤产生一定的压力而又不阻断表面皮肤的血流为度，如果注射后表面皮肤变白，充血反应消失，等待5~10分钟，血供仍不恢复，则要回抽部分液体，直到表面皮肤血供恢复。④注射方法：常规络合碘消毒注射壶表面的皮肤及操作者左手示指及拇指，用左手示指和拇指固定位于皮下的阀门，右手持注射器对准阀门中央垂直经皮刺入阀门内，针头抵达底盘上的钢片开始注液。穿刺最好用4号针头为佳，如果要继续注射，不要拔出注射针头，而应将注射器拔下抽液后再注射，注射完拔针头后局部按压数分钟，并再用聚维酮碘（碘伏）消毒1次。

扩张器取出 当扩张器注液达到预定量时，即可进行二期手术。由于硅胶耐高温，应用电刀可以避免损伤扩张器，其他切割和剥离的方法均容易造成扩张器破裂。皮瓣转移过程中，需要遵守以下扩张皮瓣设计和转移的原则：①充分舒展扩张组织，扩张皮瓣的设计需要尽可能地将切口延伸到扩张组织的顶端，即扩张

器顶端扩张最充分的部位，使扩展组织得以充分展平。②尽可能减少辅助切口，扩张皮瓣设计时辅助切口越少，切口越隐蔽，后遗的切口瘢痕越小，患者越满意。③扩张皮瓣的设计和转移应不影响皮瓣的血供，需要遵守普通皮瓣设计中需要遵守的原则，设计切口时尽可能避免损伤主干血管和主要的供血血管，特别是在切取和转移轴型扩张皮瓣时一定不可损伤轴型血管。可通过透光试验，由于扩张后的皮肤较薄，将无影灯的灯光通过一侧掀起皮瓣能清晰可见血管的走向，避免损伤。

虽然上述原则之间有一定的矛盾性，但是在实际操作中就需要平衡上述矛盾，寻找平衡点，以最小的代价获得最好的修复效果。在不导致皮瓣缺血坏死的前提下，既要充分舒展扩张组织，又要将辅助切口减少到最低限度。

扩张皮瓣的转移方式 ①滑行推进皮瓣：是在扩张皮瓣转移中应用最多的皮瓣转移方式。通过扩张器表面一侧或两侧的切口将扩张皮瓣向前滑行推进，切口两侧可以各去除一块三角形的皮肤，也可以采用两侧三角形皮瓣易位的方式，使皮瓣向前推进，这种方法组织利用率比较高。②旋转皮瓣：对于邻位的病变切除后的创面可以采用旋转皮瓣，很少有单纯采用旋转皮瓣可以完成皮瓣转移，一般将旋转皮瓣与滑行推进皮瓣相互结合。此时，皮瓣的一侧与修复部位相接；另一侧与正常组织相接，向修复区旋转时一般在修复侧皮瓣基底部需要切除一块三角形的皮肤，以防猫耳朵的形成，但是在头皮，一方面因为小的猫耳朵很容易自行消失；另一方面为了尽可能地保留毛囊，故一般不修整猫耳朵。③易位皮瓣：最常见用于胸三角皮瓣的转移和额部皮瓣转移行鼻再造，其他部位应用的比较少。面部扩张皮瓣的设计则要考虑将张力减小到最低限度，以不牵拉面部器官变形为原则，辅助切口尽可能置于隐蔽部位或与面部轮廓线重叠。皮瓣出现缺血坏死的概率一般比较少，颈部扩张皮瓣的设计一般难度大，多以滑行推进皮瓣为常见。对于扩张轴型皮瓣的设计则应遵守轴型皮瓣设计的原则，而不必拘泥于部位（图2）。

并发症防治 皮肤软组织扩张术并发症的发生率，文献报道的数值差别很大，一般为15%～20%。影响并发症发生率的客观因素主要包括：①术者操作技术及其熟练程度：不同术者由于操作方法不同（包括操作技巧和操作是否认真仔细）并发症的发生率不同，同一术者随着病例数目的增加和经验教训的积累，并发症发生率多数呈下降趋势，操作越熟练，发生率越低。②患者的个体因素：如不同的年龄、不同的部位、埋植扩张器局部的情况以及全身情况和有无其他疾病等都对并发症的发生率有一定的影响。③扩张器的类型：并发症的发生率还与扩张器的形态、质地、物理特性、质量有着密切的关系，质地坚硬的扩张器容易外露，质量较差的扩张器容易破裂，而注射壶太厚则可能由于局部压力太大，压迫造成表面皮肤的坏死。选择的扩张器大于分离形成的腔隙也可能由于折叠成角而顶破表面的皮肤，造成扩张器外露。多数病例仅发生一种并发症，但也有部分病例发生两种或两种以上的并发症，并发症之间

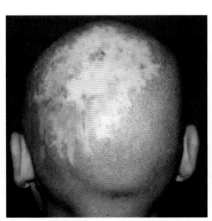
图2a 头皮烧伤瘢痕秃发术前

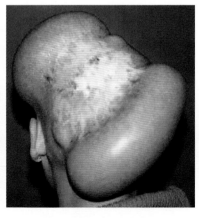
图2b 头皮扩张

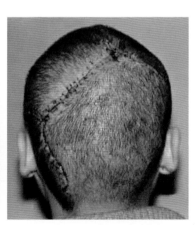
图2c 扩张器取出修复术后

图2 烧伤后皮肤软组织扩张术

多有一定的联系。

血肿和血清肿　血肿多数发生于一期手术埋植扩张器后72小时以内，少数病例发生于一期手术后10~14天或二期手术皮瓣转移后。多数病例是由于术中止血不彻底引起的血肿，少数病例为血清肿。后者是由于埋植扩张器后扩张器作为异物刺激而使组织液渗出增加所致。大部分血肿发生于面颊和颈部，而头皮少有血肿发生，这与不同部位组织解剖结构和层次特点有关。造成血肿的主要原因有：①小切口，盲视下操作，出血点不易发现，不易止血。②面颈部与身体其他部位比较，组织解剖分层不明显，有较多的穿支血管，分离时血管切断未能结扎容易出血。③引流不通畅。④全身有出血倾向。预防血肿的关键是彻底止血和充分引流，具体操作包括：①尽可能采用足够大的切口，充分暴露。②根据需要采用通过切口的直射光和透过皮肤的透射光两种证明方法，直视下操作。③主要血管应结扎，小的出血渗血用电凝止血，彻底止血后方可关闭切口。④局部浸润麻醉药物中加入的肾上腺素不宜过多，以预防术后药物作用消失后反跳出血。⑤采用负压引流，引流管应够粗，放入扩张器下，达分离形成的腔隙的最深部，术后持续负压吸引，一般术后2~3天无血性液体流出后方可拔管。⑥术后适当加压包扎。⑦有出血倾向者，全身应用止血药物。

如术后早期出现术区肿胀明显，局部皮肤发绀，应考虑有血肿发生。治疗血肿的方法为二次手术清除血肿，寻找出血点，彻底止血。由于植入扩张器后，组织间不能形成粘连，出血不易自

行停止。因此，再次进入手术室在麻醉及无菌条件下彻底止血是治疗血肿最有效的方法。在血肿发生后试图用局部加压止血等待出血自行停止，多数达不到止血的目的。

感染　感染多数发生于手术埋植扩张器后和扩张过程中，少数病例发生于手术皮瓣转移后由于皮瓣坏死而继发感染。感染可由于血肿，扩张器外露和皮瓣坏死继发产生，也可为原发。如果扩张器周围发生感染，除局部红、肿、热、痛等炎症表现外，早期从负压吸引管中流出的液体混浊，取引流液可培养出细菌。引起感染的原因包括：①术前术区准备不彻底，术中无菌操作不严格。②皮肤切口愈合不良，切口感染向内播散造成扩张器周围感染。③扩张器表面皮肤在扩张后期破溃引起感染。④扩张器表面或周围皮肤感染灶扩散引起囊腔感染。⑤向扩张器内注射生理盐水时无菌操作不严格，引起注射壶周围感染并进一步向扩张器周围播散。⑥血源性感染。预防感染的方法，术前准备要仔细彻底，如拟手术区有感染灶应及时处理并延期手术，术中严格无菌操作，扩张器要彻底消毒，冲洗干净，如切口裂开，应争取早期缝合，如扩张器外露，应及时更换敷料。⑦注射壶外置，细菌可沿着注射壶导管侵入到扩张器床。⑧扩张器表面皮肤出现疖肿、毛囊炎等感染灶时应及时处理，向扩张器注射生理盐水，应严格无菌操作原则，全身其他部位有感染，也应及时给予抗有效的抗生素感染治疗，取出扩张器，取出扩张器后感染可迅速控制。

扩张器外露　主要发生于两种情况，即第一期手术埋植扩张

器后切口愈合不良从切口外露和扩张过程中表面皮肤坏死引起的扩张器外露。扩张器外露包括扩张囊、导管和注射壶外露三种，其中扩张囊外露最常见且对结果影响最大。而注射壶（注射阀门）外露一般可不影响治疗效果。

主要原因包括：①切口位置选择不当，扩张器位于切口下或距切口太近。②切口闭合不好，切口与扩张囊之间未缝合隔开。③剥离层次不清；损伤血管引起皮肤坏死或埋植过浅。④剥离范围不够大，扩张器未铺平，表面皱折成角。⑤扩张器埋植于瘢痕下且位置过浅。⑥注水过量，压迫表面皮肤，影响血液循环而造成表面皮肤坏死。⑦扩张器质地过硬或表面有角。⑧注射阀门埋植处皮肤太薄或为瘢痕组织或注射壶太厚压迫表面皮肤造成坏死。

预防的方法包括：①切口位置选择应适当，切口应距扩张器边缘1~2cm，且切口缘皮瓣剥离不宜过浅，因切口多数位于瘢痕等病变组织处，剥离过浅影响伤口愈合。②缝合切口时应首先将皮瓣边缘和深部组织固定数针后再分层缝合切口，这样可防止扩张器突到切口下而影响切口愈合。③剥离层次要清楚，头皮位于帽状腱膜下，额部位于额肌深面，面部位于皮下，颈部位于颈阔肌浅面或深面，躯干和四肢位于深筋膜下，剥离不宜过浅，深浅要均匀，直视下操作，避免损伤皮下血管。④剥离形成的腔隙要比扩张器大1~2cm，埋植时将扩张器铺平。⑤扩张器特别是注射壶尽可能不要埋植于瘢痕下，如果一定要埋植于瘢痕下，剥离平面宜深一些。⑥每次注水应适量，注射完盐水后应注意观察表面皮肤血液循环，如皮肤发白，充血

反应消失，应回抽部分液体直至表面循环恢复为止，倘若有激光多普勒皮肤微循环血流仪进行检测则更安全。⑦尽可能选用质地柔软，表面光滑，注射壶低平而又质量可靠的扩张器。

如果扩张器从切口外露，发生较早且无明显感染时，可再次手术重新缝合切口或进一步剥离扩大腔隙后将扩张器向深部移位。也可以换成小扩张器。成功的关键是要早期手术，尽早重新闭合切口，如果延误时机，伤口已有感染则难免要导致手术失败。如果为注射壶或导管外露，可移位埋植或用酒精纱布保护采用体外注射的方法。将注射壶置于体外采用体外注射的方法，感染率并不会增加。如果为扩张过程中因表面皮肤坏死，扩张器外露且逐渐扩大时，应尽快手术转移皮瓣。因为如果扩张器外露后继续注水或等待，都有可能增加皮肤坏死和扩张器外露的面积。

为减少因切口张力等原因造成的切口愈合不良引起扩张器外露等并发症的发生，也可应用放射状或与扩张器边缘垂直的切口，但采用这种切口虽然避免了扩张器对切口愈合的影响，但却增加了操作的难度，有可能增加血肿的发生率。采用和扩张器边缘平行的切口，只要切口距扩张器边缘有一定的距离并将皮下与创基缝合隔开后，伤口再采用分层缝合的方法，同样能达到切口一期愈合的目的。

扩张器不扩张 主要由于扩张器质量欠佳和操作方法不当所致。扩张器不扩张可见于：①扩张器术前已破损，埋植时未发现。②扩张器某些部位结构比较薄弱，扩张过程中由于挤压而发生破裂，其薄弱部位主要见于扩张囊粘接

处和囊与导管、导管与注射壶交接处。③埋植扩张器时操作不慎刺破扩张器。④导管折叠呈锐角，或同时埋植两个扩张器时一个扩张器压迫了另一个扩张器的导管。⑤术后注射壶移位于扩张囊下或注射壶翻转注射面向下不能向内注射盐水。⑥扩张过程中向扩张器内注射盐水时不慎刺破扩张囊。

预防的方法包括：①埋植扩张器前，必须注入生理盐水检查是否渗漏。②术中切忌用锐器接触扩张器。③缝合切口时要看清扩张器，防止刺破或缝扎导管或扩张囊。④注射壶埋植应距扩张囊有一定距离，导管不宜打折，埋植注射壶的组织隧道口应缝合数针以防注射壶移位。⑤缝合完切口应在术中即向扩张器内注射一定量的生理盐水并回抽，检查扩张器是否破裂或导管是否通畅。⑥术后向扩张器注射盐水时应用手摸清注射壶并用手指固定后再进针。⑦如果注射壶移位至扩张囊下无法注水，或发现扩张器不扩张，可再次手术予以更换。

皮瓣坏死 皮瓣坏死多数见于二期手术行皮瓣转移位，主要是术者设计不周所致。少数病例为一期手术时由于剥离平面不清或操作不慎损伤皮瓣主要血管所致，后者预防的关键是要掌握好剥离平面并尽可能采用钝性剥离。

皮瓣坏死的原因：①血管蒂受损或受压。②皮瓣过长。③皮瓣远端携带的未扩张组织过多。④皮瓣近端超过非扩张区。⑤切取皮瓣时操作失误，损伤血管或皮瓣厚薄不匀。⑥注液过快，表面皮肤损伤或过薄。

预防的方法包括：①不论为轴型皮瓣还是任意皮瓣，在扩张区设计皮瓣同样应遵循皮瓣设计的一般原则，但皮瓣长宽比例可

略大一些。②切取皮瓣应遵循皮瓣切取的无创伤操作原则。③皮瓣远端可携带部分未扩张组织但长度不宜超过3cm。皮瓣近端不宜超过扩张部分的近端。④如皮瓣长宽比例小，皮瓣较厚时可切除部分纤维囊或行井字形或放射状切开松解，但若皮瓣较薄，长宽比例大，则不宜将纤维囊去除，以防在去除纤维囊壁时损伤血管，破坏血供。

疼痛 扩张后期注射盐水后，可有比较短暂的疼痛，一般6~12小时消失，如果疼痛比较明显，注射完毕后立即回抽数毫升盐水多能缓解，疼痛发生比较明显的部位，如肢体远端、背部、额部和头皮，即使未能达到设计的扩张量，应停止扩张行二期手术。

局部水肿 肢体应用扩张器时由于压迫引起肢体远端肿胀，取出扩张器后肿胀逐渐消失，有人行淋巴造影发现肢体埋植扩张器后淋巴回流部分受限。

排斥反应 产生排斥反应的主要原因是扩张器的重复使用，虽然通过反复冲洗，但异性蛋白残留仍无法清除干净，当再次使用时易产生排斥反应，出现皮肤水肿充血，疼痛等不良反应。目前扩张器采用一次性使用，很少出现排斥反应。

(黄晓元)

huìyīnbù bānhén

会阴部瘢痕 (perineal scar)

会阴部烧伤多发生于儿童，该部位特殊性，泌尿生殖器及肛门开口，创面易污染，局部感染发生率较高，创面愈合慢，最终形成瘢痕增生挛缩粘连畸形。严重会阴部瘢痕造成患者下蹲、站立或坐位困难，儿童性器官发育受到影响，因此手术应尽早施行，特别是儿童，避免外生殖器发育

畸形。

临床表现 一般分为中央型、周围型与混合型。中央型畸形位于会阴中心部位，常伴有性器官畸形，处理比较困难。周围型畸形位于会阴周围，髋关节因瘢痕挛缩屈曲不能外展，甚至双侧大腿粘连在一起，活动受限，虽然瘢痕畸形面积大，但处理较中央型容易。混合型不但会阴中心部位瘢痕畸形而且与周围瘢痕畸形共存，处理更困难，需多次手术修复（图1，图2）。

术前准备 术前3天流质无渣饮食，术前先天晚上及当天早上各清洁灌肠1次，避免术中、术后大便污染伤口，造成感染而使手术失败。

手术原则 ①充分松解瘢痕，纠正性器官及肛门畸形，恢复髋关节外展功能。②优先解决排尿、排便困难的问题。③会阴前后同时存在瘢痕挛缩，先修复会阴前再修复会阴后。④不能用皮片移植修复的创面选用皮瓣移植。

手术方法 手术一般采用仰卧位，膝关节屈曲，双侧髋关节充分外展，能显示瘢痕牵扯部位，以便彻底松解。根据患者的具体情况选择不同的修复方法。对于蹼状瘢痕采取Z成形术或五瓣成形术，一般采用断层皮片移植均

能达到修复的目的。邻近部位有较好的皮肤也可采用皮瓣或皮肤扩张的方法修复。

瘢痕切除松解皮片移植术 会阴部瘢痕应广泛松解，外生殖器复位，如伴有蹼状瘢痕皮肤要充分利用，减少植皮范围。尽量用整块断层皮片移植修复，减少皮片间缝合处瘢痕，恢复较好的外形。有的患者由于大面积烧伤，而且瘢痕松解后的创面较大，供皮区较困难，需多块皮片拼接才能修复。特大面积深度烧伤患者，可利用头皮为供皮区，也可采用深Ⅱ度烧伤创面愈合后瘢痕皮片移植。前躯干无供皮处，先取背侧躯干皮肤再变换体位行瘢痕松解，选择断层皮片以中厚皮片为主，刃厚皮片术后易发生挛缩，必要时采用脱细胞异体真皮与自体皮复合移植。肛周烧伤瘢痕挛缩形成狭窄造成排便困难，有的形成假性肛门畸形，肛管内烧伤较少见，修复肛周瘢痕时，肛门周围形成多个齿状切口将皮片插入，避免术后环形挛缩再次造成肛门狭窄。

髂腰皮瓣转移修复 会阴部瘢痕挛缩松解后，软组织一般较丰富，创面采用断层皮片移植均可修复，高压电严重烧伤所致的会阴部瘢痕往往深部软组织缺如，

同时可能伴有大阴唇、阴茎、阴囊或睾丸缺损，此种情况只能采用皮瓣移植才能进行再造。选用皮瓣移植首选邻近部位的皮瓣，如腹部皮瓣、股前外侧皮瓣、髋筋膜张肌皮瓣、股内侧皮瓣等，邻近部位皮瓣达不到修复目的，应用吻合血管的游离皮瓣移植。一般选用髂腰皮瓣较多。

髂腰皮瓣血供特点 腹部皮肤血供来源较广，主要包括旋髂浅、腹壁浅、腹壁上下动脉的皮支、第10和第11肋间后和肋下动脉的皮支等。这些皮支和肌皮支之间有广泛的吻合，有利于形成较大的皮瓣。旋髂浅、腹壁浅动脉自腹股沟韧带下方2.5cm处发出，两动脉共干约占48%，旋髂浅动脉发出后在大腿深筋膜深面向外上行走1.5cm后分成深浅两支，浅支穿出深筋膜，经过腹股沟淋巴结，浅出供应腹股沟区皮肤。深支继续沿腹股沟下方行走，在髂前上棘附近穿出发出皮支，有时在穿出深筋膜之前，被股外侧皮神经越过，手术中注意避免损伤该神经。腹壁浅动脉在腹股沟韧带2~3cm发出，向外上经腹股沟韧带中点穿腹壁浅筋膜深层，在其表面行走，发出多个分支。

皮瓣设计 该部位的血管变异较多，术前用多普勒血管探测仪确定旋髂浅血管部位和行程，皮瓣设计主要以旋髂浅血管为蒂，于腹股沟韧带中点下方2cm，于股动脉搏动点从髂前上棘内侧连线为轴心线，沿着中心轴至髂后上棘，一般皮瓣的宽度为10cm，长度可超过20cm。

皮瓣的切取与转移 沿着设计线切开皮肤，从深筋膜下方，腹外斜肌及臀肌表面分离，至腹股沟韧带处。在分离皮瓣接近蒂

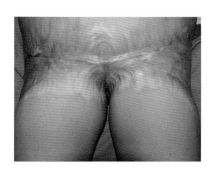

图1 混合型会阴瘢痕挛缩（正面观）

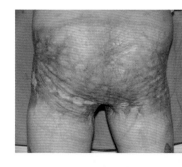

图2 混合型会阴瘢痕挛缩（后面观）

部时，将皮掀起，对准无影灯光进行透光试验，对皮瓣下脂肪较薄者，可较清晰地看到血管的行程。避免损伤，术中不必单独游离出血管蒂，周围尽量保留一些软组织，形成岛状转移修复会阴，必要时可带部分皮肤蒂。供区直接缝合，不能直接缝合采用皮片移植修复。

术前术后注意事项 会阴部手术易发生感染，因此正确的术前准备及术后处理是手术成功最重要的环节。会阴部瘢痕常凸凹不平，污垢堆积，窦道形成。术前 3 天用肥皂水冲洗会阴部及瘢痕凹陷内的污垢，特别伴有假性肛门畸形患者，往往残存一些大便，必须彻底清理干净。术前半小时常规应用抗生素，术后根据情况即可停药。手术后用人字石膏将髋关节固定于外展位，同时留置导尿管，术后 1 周进流质饮食，能保持拆包之前无大便排出。拆包后拔除导尿管，进普通饮食。

(黄晓元)

shāoshānghòu xiǎokǒu jīxíng kǒujiǎo kāidàshù

烧伤后小口畸形口角开大术

（commissurotomy for post-burn microstomia） 小口畸形多由口角部瘢痕挛缩引起变形所致，多继发于口角皮肤烧伤、口唇黏膜

较重的感染及化学性损伤。口角挛缩，可局限于一侧，但以双例为多见。表现为口裂缩小，重者状似鱼口，一般口腔黏膜多未受累，进食和语言功能都有严重障碍。如为一侧口角唇红部发生粘连，可采用唇红组织瓣滑行或转位修复开大口角。如唇红组织丧失较多，可采用颊黏膜瓣修复，该法适用于双侧口角开大术。

适应证 口角或上下唇瘢痕粘连，不能正常进食。

手术设计 首先确定口角的位置，一般两眼向前平视，与瞳孔正中垂直线与口裂正中横行线相交点为正常口角的位置。从口角点沿着下上红唇处做一斜线，形成三角形为切除瘢痕范围。

手术方法 沿着设计线切开瘢痕直达黏膜处，切除口角处三角形瘢痕，充分松解，黏膜横行 T 形切开。将黏膜稍做分离，向外翻转与唇部的皮肤或瘢痕间断缝合（图）。

(黄晓元)

shāoshāng gāodàixiè

烧伤高代谢 （hypermetabolism in burns） 烧伤后机体代谢率升高。又称烧伤超高代谢。伤后组织分解加剧，蛋白质丢失及能量消耗增加，代谢率升高，高代谢视伤情可持续数天、数周或更长时间。摄取营养合成物质贮存能

量为合成代谢，分解机体物质释放能量称分解代谢。机体单位时间消耗的能量称能量代谢率。烧伤后早期分解代谢大于合成代谢，恢复期则合成代谢大于分解代谢。

发病机制 烧伤高代谢来源就部位而言至少由两部分组成。①创面，即创面蒸发失热及创面刺激，这是烧伤高代谢的重要原因。②内脏如肠道的病理改变所致。严重烧伤后早期隐性代偿性休克（covert compensated shock）可引起肠道缺血缺氧性损害，通过肠道细菌、内毒素移位（从肠腔移入体内）及肠道分泌炎性递质进入体内而引发高代谢，称为烧伤肠源性高代谢。介导烧伤高代谢反应的物质有三类：分解代谢激素如皮质醇、儿茶酚胺、胰高糖素；脂类介质如前列腺素、血栓素 A_2、白三烯；细胞因子如 IL-1、TNF、IL-6。

临床表现 代谢反应分为两期，即分解代谢期及合成代谢期。分解代谢期为分解代谢超过合成代谢，分为：①落潮相（ebb phase）：又称缓升相。一般于伤后 1～3 天，大致相当于休克期，代谢率升高较缓且幅度不大，通常不低于正常。②涨潮相（flow phase）：又称急升相。自伤后 3 天左右起，按伤情严重程度可持续数周或更长，代谢率较快，持续升高至峰值后逐步下降。分解代谢期创面未封闭，脏器结构功能受损，体重下降。合成代谢期为合成代谢超过分解代谢，代谢率逐步降低，创面逐渐封闭，脏器结构功能及体重逐步恢复。待烧伤创面、脏器基本修复后，分解及合成代谢渐趋平衡。

代谢率随烧伤面积增加而增高，烧伤总面积超过 60%～70%

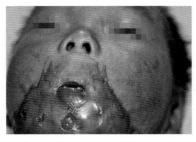
图 a 术前

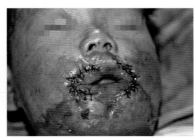
图 b. 术后

图 烧伤后小口畸形口角开大术

时，代谢率达正常的 2 倍左右。代谢率峰值在伤后 1~3 周，烧伤面积小者峰值出现早且持续时间短；烧伤面积大者峰值出现迟且持续时间长。严重烧伤患者创面愈合后数月或更长，其代谢率才能恢复至伤前正常水平。代谢率除与烧伤面积、时相有关外，还与烧伤深度、有无吸入性损伤、手术及预后有关。烧伤总面积相同，Ⅲ 度、Ⅳ 度烧伤面积多者，代谢率升高显著。烧伤合并吸入性损伤患者较无吸入性损伤者代谢率增加明显，男性患者代谢率高于女性，伤后早期去痂植皮者能明显降低代谢率。严重烧伤患者如代谢率始终处于较低水平，或升高后又突然降低，常提示预后不良。

检测方法　烧伤高代谢伴随机体能量生成和消耗，代谢率检测必先了解三个能量消耗有关的概念：① 基础能量消耗（basal energy expenditure，BEE）：指静卧过夜，清醒未入睡，环境温度 18~25℃（不需耗能以调节体温），及未进早餐时（进食后已达 12 小时）所测定能量消耗。基础代谢率（basal metabolic rate，BMR）是指上述条件下每平方米体表面积每小时或每天的能量消耗，单位是 kJ（kcal）/（m²·h）或 kJ（kcal）/（m²·d）。② 静息能量消耗（resting energy expenditure，REE）：指平卧休息 30 分钟以上，环境温度 18~25℃，进食 2 小时以上所测定的能量消耗。REE 测定比 BEE 方便实用，可全天测量，已广泛应用。也有将高代谢患者的 REE 称为代谢能量消耗（metabolic energy expenditure，MEE）。REE 较 BEE 一般高出 10% 左右，因为 REE 增加了部分食物热效应和活动消耗能量。

③ 总能量消耗（total energy expenditure，TEE）：通常包括三部分，即 REE、食物生热作用和活动能量消耗。REE 占 TEE 65%~75%，食物生热占 8%~15%，活动消耗占 10%~25%，寒冷、兴奋（感染）、发育（小儿烧伤）、妊娠（孕妇烧伤）均增加能量消耗。食物生热作用又称食物特殊动力效应（food specific dynamic effect）主要与肝处理吸收营养物质，尤以氨基酸氧化脱氨基作用有关。

测定能量消耗的方法有直接测热法、稳定核素双标记水法、心率监测法、红外线温度记录法、热稀释肺动脉导管法（Fick 法）、间接测热法、公式估算等，常用为间接测热法及公式估算。

间接测热法是基于人体能量均经氧化生成，产生能量可以氧耗量及二氧化碳排量测定。间接测热法通常有两种方法，即开放式及闭合式。闭合式是被测者在一定容量或持续泵入定量氧气的密闭容器内呼吸，按装置中减少氧量及二氧化碳吸收剂重量改变，测定氧耗率及二氧化碳排放率。开放式是将被测者吸气及呼气通道用气流单向阀分开，吸气端与周围空气相通，呼气端用容器收集以分析其氧与二氧化碳含量。用间接测热法测定 REE 以判定代谢率并计算热能需要量，通常用代谢车或血气分析仪。

代谢车由氧气分析仪、二氧化碳测定仪、波形分析器、微型计算机及气体收集装置组成，可在病床旁用标准法（口含器加鼻夹）、面罩法、头罩法三种任一方法测量 REE。测试开始先观察 5~10 分钟，待患者稳定后再测量 20~30 分钟。代谢车价格昂贵，我国尚未普及，仅少数单位使用。

如无代谢车，也可用血气分析仪测量 REE，被测患者安口含器及鼻夹，口含器的吸气与呼气通道用气流单向阀分开，吸气端与空气相通，呼气端用集气袋收集。患者安口含器、鼻夹等集气装置后适应 5~10 分钟，将集气袋内气体挤空后再收集呼出气 20 分钟，通过气体流量计测定呼出气量，揉压集气袋以混匀袋内呼出气，抽取集气袋呼出气样品注入血气分析仪，以测定呼出气 O_2 和 CO_2 百分含量，再由下式计算 O_2 耗量、CO_2 排量及 REE。

O_2 耗量 L/d =（空气 O_2 含量%－呼出气 O_2 含量%）×呼气量 L/d

CO_2 排出量 L/d =（呼出气 CO_2 含量%－空气 CO_2 含量%）×呼气量 L/d

再以下式之一计算 REE 值。

REE：kcal（kJ）/d =（3.9×O_2 耗量 L/d + 1.1×CO_2 排量 L/d）×（4.184）

REE：kcal（kJ）/d =（3.779×O_2 耗量 L/d + 1.249×CO_2 排量 L/d－2.23尿氮 g/d）×（4.184）

用血气分析仪测量 REE 方法的灵敏度不及代谢车，但其正确度、精密度可符合临床应用。如何通过 REE 值估算烧伤患者每天总能量消耗，尚未定论，一般认为可以 REE×1.2 来估算每天总热能需要量。公式估算，这是估算烧伤患者热能消耗最简便方法。常用公式有哈里斯-贝内迪克特［Harris-Benedict（HB）］公式、柯雷里（Curreri）公式及第三军医大学烧伤成年人热量公式。HB 公式仅根据患者体重、身高、年龄、性别计算 BEE，无烧伤因素，不同面积烧伤患者难以应用。柯雷里成年人烧伤热能需量公式：kcal（kJ）/d = 25（104.6）×体重

(kg)+40(167.4)×烧伤面积(%)。该公式最大缺点是估算大面积烧伤患者的热能供应量过高。第三军医大学烧伤成年人热量供应公式：kcal(kJ)/d = 1000(4184)×体表面积(m²)+25(104.6)×烧伤面积(%)。为简化公式中体表面积计算，体表面积(m²) = ［身高(m)-0.6］×1.5。迪克森（Dickerson）等收集对比 1953～2000 年 46 种估算烧伤患者能量消耗方案，认为第三军医大学烧伤热量公式是 46 种方案中最确切的 3 种方案之一。

处理措施　烧伤高代谢与伤后应激、休克、炎症、感染、脏器并发症及手术、植皮等均有关，处理好以上各环节是调理烧伤高代谢的基本措施。此外，还应注意以下几点：①调节环境温度：将大面积烧伤患者置于 30～32℃ 环境中，可使其 REE 降低 10% 左右。②及早去痂和清除坏死组织：及时覆盖皮片、皮瓣，可加速 REE 下降而趋正常。③早期肠道营养：伤后早期平稳，只要肠道尚有吸收功能，即可开始喂养，由少到多，由稀到稠，液温适当。开始 1～2 小时，成年人喂养 20～50ml 5%～10% 葡萄糖液、平衡液，或稀释 1～2 倍肠道营养素。如无潴留、反流等胃肠反应，则可逐步增加。虽早期喂养是否可降低烧伤后高代谢尚有不同意见，但中国多数单位认为伤后早期喂养或早期喂养加静脉营养与单纯静脉营养比较，可明显降低高代谢。使烧伤面积约 50% 的患者降低 REE 20% 左右。

（汪仕良）

shāoshāng tángdàixiè

烧伤糖代谢　（glycometabolism in burns）　食物中糖类一般以淀粉为主，被消化成葡萄糖后吸收入血，血液中糖主要为葡萄糖，其他单糖如果糖、半乳糖、甘露醇等所占比例很少，且主要进入葡萄糖代谢途径。烧伤糖代谢主要介绍伤后葡萄糖在体内代谢，包括分解与合成代谢。分解代谢途径主要有无氧氧化（糖酵解、乳酸生成）、有氧氧化等，合成代谢主要为糖原储存、糖异生等。烧伤缺氧时，葡萄糖经糖酵解生成乳酸，1mol 葡萄糖酵解可净生成 2mol ATP。有氧氧化是烧伤后在有氧条件下，葡萄糖通过有氧氧化过程，彻底氧化成 CO_2 和水，1mol 葡萄糖可净生成 30mol 或 32mol ATP。糖原是体内糖的储存形式，主要存于肝和肌肉，肝糖原可分解成葡萄糖，是血糖重要来源；肌糖原不能分解成葡萄糖，只能进行糖酵解或有氧氧化。糖异生是由乳酸、甘油、氨基酸等非糖化合物转变为葡萄糖或糖原过程，糖异生的主要器官是肝，其次为肾。

烧伤后分解代谢激素、炎性递质分泌增加，糖原分解及糖异生增强，葡萄糖生成、消耗均增加，主要由于胰岛素抵抗，糖利用率相对减低而出现高血糖（又称高血糖症、创伤性糖尿病）。有时因创面封闭延迟、严重感染、营养不良及输注胰岛素过量，或突然减慢葡萄糖输注速度，还可发生低血糖（又称低血糖症）。

烧伤高血糖机制　血清葡萄糖浓度决定于生成及组织利用葡萄糖的速率，烧伤后血糖增高是由于葡萄糖生成增多而组织对葡萄糖利用率相对减低所致。烧伤后糖原分解及糖异生加强，肝糖原储量有限，正常情况下，仅能供应人体 10 小时左右需要，肌糖原不能直接分解为葡萄糖，必先经无氧酵解为乳酸，所以伤后血糖维持主要依靠糖异生作用。烧伤后组织对葡萄糖利用率相对降低是由于胰高血糖素、糖皮质激素、肾上腺素及炎性递质分泌增加，虽胰岛素分泌不少，但胰岛素作用的靶组织对胰岛素反应降低，存在胰岛素抵抗（见烧伤胰岛素抵抗），出现高血糖。

烧伤高血糖表现　烧伤后糖异生主要器官是肝，而肾在伤后糖异生中也发挥重要作用，糖异生增加不仅与葡萄糖前体物质增多有关，也与促使糖异生有关酶活性有关。丙酮酸羧化酶、磷酸烯醇式丙酮酸羧激酶、葡萄糖-6-磷酸酶三种糖异生关键酶活性，伤后肝、肾酶活性均增高。

血糖升高幅度与伤情有关，烧伤重者通常血糖升高幅度大。高血糖常持续整个病程，在早期应激、炎症感染时升高显著，伤情加重时可使已趋下降血糖再度升高。可出现口渴、多饮、多尿、神志变化。糖耐量异常，空腹血糖 > 7mmol/L（正常值为 3.9～5.8mmol/L）或随机血糖 > 11mol/L，当血糖超过 9mmol/L（肾糖阈），则可出现糖尿，病情重者血糖可达 40mmol/L 以上。血胰岛素通常不低（正常空腹 5～25mU/L）而高于正常，但由于胰岛素抵抗，葡萄糖利用受障，肌糖原分解必先经无氧酵解为乳酸，故可出现血乳酸升高（正常静脉血乳酸 0.5～2.0mmol/L）。高血糖可引发渗透性利尿，使尿排出大量钾，注射胰岛素又促使血钾进入细胞内，因而易发生低血钾。

烧伤高血糖处理　①消减引发烧伤高血糖因素。平稳渡过休克期，降低伤后应激反应，及早清除坏死组织，及时封闭创面，预防、控制及消除炎症感染。

②糖补充量占总热量消耗的 50% 左右。血糖超过 11mol/L 时酌情使用胰岛素。胰岛素用量应按患者血糖、尿糖变化而定，先估算增多糖（g）：［（检测血糖的浓度−5.5mmol/L）×18/100］×体重（kg）×0.6，再以全身增多糖每 5g 需胰岛素 1 单位估算所需胰岛素总量，初次剂量先给予估算所需胰岛素总量 1/2，再逐步调整。可用葡萄糖−胰岛素−钾（glucose-insulin-kalium，GIK）溶液，通常每 10% 葡萄糖 1000ml＋胰岛素 20 单位＋10% 氯化钾 30ml，即每输注 5g 葡萄糖用胰岛素 1 单位。开始使用胰岛素，尚未掌握患者个体糖代谢变化规律前，应勤测尿糖，及时观测血糖变化，既要降低高血糖，又应避免低血糖。注射氯化钾前应注意肾功能，无少尿、无尿才能补钾，成年人输注 1g 氯化钾须均匀滴注 40 分钟以上，由于糖利用受障，输糖速度宜控制在 5～6mg/（kg·min）。③也可口服甲苯磺丁脲等降糖药，注意检测血糖以调节剂量，降糖药勿与注射胰岛素同时使用。④高血糖伴有组织分解加剧，血渗透压可升高，注意纠正高渗性脱水。I/G（血胰岛素/血胰高糖素）或 I/S（血胰岛素/血糖）比值降低表示机体分解代谢超过合成代谢，比值增加则表示机体趋向合成代谢，创伤趋向愈合，病情好转。

烧伤低血糖处理　发生于伤情波折大或治疗不当而呈现明显营养不良者，多见于小儿、老年人。可出现心慌、冷汗、嗜睡、神志不清以至昏迷，血糖低于 3 mmol/L。烧伤低血糖处理关键是预防，及时封闭创面，控制感染，注意营养治疗。严重患者饮食差者，应定期监测血糖，一旦出现昏迷时，立即静注 50% 葡萄糖液，再持续点滴葡萄糖液，使血糖维持在正常水平。此外，烧伤低血糖还可发生在输注胰岛素过量，或突然减慢葡萄糖输注速度，大量葡萄糖输注可增加胰岛素分泌，逐步减慢、减少葡萄糖输注可避免胰岛素分泌增加所致低血糖。

（汪仕良）

shāoshāng yídǎosù dǐkàng

烧伤胰岛素抵抗（insulin resistance in burns）　烧伤后胰岛素作用的靶组织对胰岛素反应降低，胰岛素刺激靶组织摄取利用葡萄糖能力下降。

机制　烧伤胰岛素抵抗机制复杂，有的尚不清楚，以下几点可解释一些表现。①体内激素、炎性递质的变化。烧伤后肾上腺素、糖皮质激素、胰高血糖素等分解代谢激素增加，而促进合成代谢及刺激组织摄取利用葡萄糖的胰岛素则相对降低。此外，许多细胞因子、脂类介质如 TNF-α、白介素等均可降低靶组织对胰岛素的敏感性。②胰岛素受体及受体后变化。受体是由两个 α 亚单位和两个 β 亚单位构成四聚体，α 亚单位可抑制 β 亚单位酪氨酸激酶（TPK）活性。胰岛素与受体结合后，激活 TPK，刺激 β 亚单位磷酸化，使胰岛素受体底物（IRS）酪氨酸残基磷酸化，通过多途径信号转导，传递胰岛素多种生物效应。胰岛素受体底物-1（IRS-1）磷酸化，活化磷脂酰肌醇 3 激酶（PI3-K）促使葡萄糖转运体-4（GLUT-4）向细胞质膜转位，加速葡萄糖转运，使细胞对葡萄糖摄取增加。

烧伤后胰岛素抵抗主要表现在肝、肌肉、脂肪细胞内吞胰岛素受体，质膜受体及其最大结合容量减少，最大结合率改变不明显，受体平均亲和力则升高。伤后胰岛素与受体结合后，β 亚单位磷酸化活力下降，影响受体酪氨酸激酶活性。伤后 IRS-1 丝氨酸等磷酸化增强，显著降低 IRS-1 酪氨酸磷酸化，使胰岛素信号向下游传递受抑。伤后大鼠肌细胞 GLUT-4 结合点总量改变不明显，而胰岛素刺激后 GLUT-4 向质膜转移效应则明显降低。

表现　主要表现为高血糖、高血胰岛素、糖利用率下降、糖异生加强。①高血糖：烧伤后胰岛素作用的靶组织器官肌肉、脂肪、肝脏等对胰岛素刺激其摄取利用葡萄糖能力降低，创面、红细胞、白细胞等不依赖胰岛素刺激者，则其摄取利用葡萄糖增加。伤后持续高血糖主要由糖异生增强所致，严重烧伤者空腹血糖一般高于 7mmol/L，随机血糖高于 11mmol/L，糖耐量减退，血糖超过肾糖阈则出现糖尿。②高血胰岛素：烧伤前除少数患者有糖尿病或隐性糖尿病外，绝大部分为健康者。除伤后早期应激反应强烈期间，血胰岛素可不高外，在烧伤创面未基本愈合前，血胰岛素一般均处于较高水平，而其效应却明显减弱。血胰岛素超过 30mU/L 时，正常者可使肌肉、脂肪组织对葡萄糖清除率显著增加，烧伤患者即使血胰岛素浓度更高，肌肉、脂肪组织对葡萄糖清除也明显减弱。③糖利用率下降：输入葡萄糖仅部分氧化成 CO_2 和水，大部分转变生成乳酸，烧伤后肌肉细胞虽可使葡萄糖磷酸化，而进一步氧化利用则明显受限。④糖异生加强：烧伤后 1 天内，肝糖原储备分解加强而耗竭。烧伤后胰岛素生物效应减退，对肝糖异生抑制作用减弱，肝、肾糖异生关键酶活性均明显增加，葡萄萄糖异生增多。

检测 ①血糖：重度烧伤后空腹血糖一般高于 7mmol/L，随机血糖高于 11mmol/L，严重者血糖可 > 17mmol/L，甚至超过 19mmol/L 者。糖耐量减退，血糖超过肾糖阈则出现糖尿。严重烧伤病程中低血糖一般为病情危重征兆。②血胰岛素一般均高于正常（5~25mU/L），伤后可波动在 15 ~ 45mU/L，甚至高于 70mU/L者。③胰岛素敏感性测定：正常血糖高胰岛素钳技术是评估胰岛素抵抗的金标准，即经静脉同时输入胰岛素和葡萄糖，纠正胰岛素缺乏同时调整输注葡萄糖速度，使血葡萄糖稳定在 4.48 ~ 5.04mmol/L，葡萄糖输入量越大表明机体对胰岛素越敏感。如血胰岛素 100mU/L 时维持血糖正常时输注外源葡萄糖不足 150mg/（m² · min）时为胰岛素抵抗。但这种方法需频繁抽血检测，必要时可考虑用于少数必需病例。此外，胰岛素抵抗和胰岛 B 细胞功能不全是糖尿病两个重要发病因素，而烧伤患者伤前绝大部分无糖尿病，所以烧伤后高血糖（创伤性糖尿病）如无严重并发症，一般应考虑主要由胰岛素抵抗引发。因而烧伤后胰岛素敏感性的评估还可用较简单方法：空腹血糖及空腹血胰岛素乘积的倒数 ［1/（空腹血糖×空腹血胰岛素）］，或血胰岛素与血糖比值（I/Su）。

处理 ①及早清除引发胰岛素抵抗因素。尽快修复烧伤创面，控制感染，减少炎性递质释放，降低分解激素水平。②应用 GIK、胰岛素、降糖药（见烧伤糖代谢），尽量使血糖控制在 4~7 mmol/L（空腹）、4 ~ 11mmol/L（随机）。

（汪仕良）

shāoshāng dànbáizhì dàixiè
烧伤蛋白质代谢（protein metabolism in burns）
烧伤后体内蛋白质的代谢变化。烧伤后蛋白质分解、合成代谢均增加，而分解代谢加剧，超过合成代谢，出现负氮平衡。分解的蛋白质主要由肝等合成蛋白，供机体应急修复创面、保存恢复器官结构功能及增强免疫力，还可用于糖异生供热能消耗。这是蛋白质从外周组织如骨骼肌转移至内脏，系机体保护机制之一。影响蛋白质合成因素为热能、氨基酸的供应及激素、炎性因子水平等，伤后供应非蛋白热卡与氮（g）比例以（100~150）：1 为宜，并应注意供应氨基酸的种类、浓度与比例，如某种氨基酸浓度过低可影响蛋白质合成，在分解激素和炎性因子水平高的环境中，难以促使蛋白质合成。伤后肌肉细胞蛋白质降解主要在蛋白酶体通过 ATP 依赖途径。烧伤后蛋白质代谢的检测常用氮平衡、半衰期短的血浆蛋白、尿 3-甲基组氨酸、免疫指标等，有条件时尚可用血浆氨基酸谱、⁴⁰K、⁴²K、中子激活分析、磁共振成像等方法。降低烧伤后蛋白质分解代谢以达到氮平衡的关键措施是及早封闭创面。

蛋白质分解加剧机制 烧伤应激促使分解代谢激素儿茶酚胺、糖皮质激素、胰高血糖素分泌增加，而合成代谢激素胰岛素等降低；此外，细胞因子 TNFα、IL-1、IL-6 等在伤后蛋白质分解代谢中也起重要作用。虽然，外源性氨基酸、脂乳、葡萄糖及胰岛素、生长激素等摄入可一定程度改善负氮平衡，但处于高分解代谢状态患者，营养底物在机体细胞内运转受到限制，不为细胞接受。底物过多反导致代谢及器官功能紊乱。

烧伤后肌细胞内蛋白质降解途径主要是在蛋白酶体依赖 ATP-泛素系统。被降解蛋白质由泛素标记而泛素化，泛素化蛋白质在胞核、胞质内蛋白酶体降解，蛋白酶体系 26S 蛋白质复合物，由 20S 核心颗粒和 2 个 19S 调节颗粒组成。

蛋白质代谢表现 主要表现为负氮平衡、血浆氨基酸谱及烧伤探讨较多氨基酸变化。

负氮平衡 正常成年人每天尿氮排量为 10g 左右，轻、中度烧伤成年人尿氮排量 10 ~ 20g/d，重度及特重烧伤可达 20 ~ 30g/d 或更高。创面丢失氮量尚无确切、简便的计算方法，通常可以 1/3 尿氮量估算。烧伤面积相同时，深度较浅度烧伤的尿氮量、创面失氮量明显增加。负氮平衡持续时间与伤情有关，轻、中度烧伤持续数天、数周，重度、特重者可达 1 个月以上。

血浆氨基酸谱 氨基酸代谢库（代谢池）由摄入蛋白质消化吸收和机体蛋白质降解及体内合成的氨基酸组成。其中肌肉氨基酸占 50% 以上，肝约占 10%，肾约占 4%，血浆占 1% ~ 6%。由于其他组织取材困难，烧伤临床一般常以测定血浆氨基酸谱作为观察蛋白质代谢的一种方法。可能由于患者伤情、时相、伤前营养状况等不同，烧伤后血浆氨基酸谱变化的观察结果不尽一致。总的趋势是伤后早期由于机体蛋白质分解而出现短暂高氨基酸血症，导至肝及其他组织大量摄取氨基酸而使多数血浆氨基酸浓度下降，烧伤恢复期血浆氨基酸浓度逐步恢复正常。在病程中，主要表现血浆浓度降低的氨基酸为支链氨基酸（缬氨酸、亮氨酸、异亮

氨酸）、甘氨酸、脯氨酸、丝氨酸、谷氨酰胺、苏氨酸、精氨酸、组氨酸，伤后主要表现血浆浓度升高者为苯丙氨酸、天冬氨酸、谷氨酸，肝功能不全时，苯丙氨酸升高尤为突出，天冬、谷氨酸升高可能与伤后红细胞大量破坏有关。报道有分歧者为丙氨酸、半胱氨酸、甲硫氨酸、色氨酸、酪氨酸、赖氨酸及亮氨酸。由于烧伤后血浆及组织中氨基酸浓度变化尚无公认一致的规律，因而无法配制按烧伤病情、病程变化的氨基酸组方。逐天测定血浆和（或）组织氨基酸谱以调整每天氨基酸液配方，目前尚难推广应用。

探讨较多氨基酸 20世纪80年代以来，烧伤临床探讨较多氨基酸为谷氨酰胺（Gln）、精氨酸（Arg）及支链氨基酸（BCAA）。①谷氨酰胺：正常血浆浓度为 $600 \sim 650 \mu mol/L$，是血浆浓度最高氨基酸，肌细胞内浓度比血中约高30倍。机体可合成Gln，属非必需氨基酸，但烧伤后机体合成不能满足需要，必须外源补充，故称其为条件性必需氨基酸。骨骼肌、肺、脑均能合成Gln，Gln比一般氨基酸多含一个氨基（NH_2），成为骨骼肌向其他组织重要的氮转运者，也是脑、肌肉等氨向肝、肾主要运送者。Gln是增生迅速的肠黏膜细胞、淋巴细胞、巨噬细胞、内皮细胞、肾小管细胞等重要能源底物，对伤后肠黏膜屏障的维护和降低肠源性高代谢以及预防肠源性感染有重要意义。烧伤后分解代谢期，虽以一般营养支持，血浆及肌肉Gln浓度仍显著降低。Gln可增加烧伤后蛋白质合成，减少蛋白质分解，加速创伤组织修复及增强免疫功能，故伤后应补充。Gln用量成年人 $20 \sim 30 g/d$，口服可用谷氨酰胺

颗粒剂，由于其水溶液不稳定且溶解度低（$2 \sim 3g/100ml$），故目前肠外营养均用溶解度、稳定性高的丙氨酰谷氨酰胺、甘氨酰谷氨酰胺双肽制剂。②精氨酸：也是条件性必需氨基酸。它的许多作用是通过一氧化氮（NO）介导的，体内绝大多数NO是Arg经氧化氮合酶（nitric oxide synthase, NOS）催化生成的。Arg可减轻烧伤早期缺血再灌注损伤，通过胸腺、淋巴细胞、巨噬细胞、炎症介质调理机体炎症免疫反应，可促进蛋白质合成，改善氮平衡，促进创面愈合，并对胃肠、肝、肺、心血管等脏器功能有一定调理作用。烧伤成年人Arg的用量在15g/d左右。对危重患者是否使用Arg尚存在不同意见，有认为是否使用关键在掌握时机即患者内环境处于相对稳定阶段，且使用药物剂量不能过大。③支链氨基酸（缬氨酸、亮氨酸、异亮氨酸）：主要在肌肉中代谢，通过转氨基生成相应α-酮酸，通过脱羧生成相应脂肪酸、CoA，进一步转变为丙氨酸、谷氨酸、谷氨酰胺。对于创伤应激患者，支链氨基酸可供作能源，减少肌蛋白分解并促使其合成。至于烧伤患者应用支链氨基酸的量，尚无定论。

蛋白质代谢检测 ①氮平衡：系摄入氮与排出氮之差，差数正值为正氮平衡，负值为负氮平衡。摄入氮包括胃肠道及肠外营养全部氮（氮 g = 蛋白质 g/6.25），排出氮包括24小时尿、粪、引流和创面排氮。氮平衡计算方法为：氮平衡（g/d）= 摄入氮（g/d）- 尿、粪、引流、创面排氮（g/d）。尿氮中大部分为尿素氮，再加上非尿素氮 $2 \sim 3g$，即为总尿氮量；如由胃肠道摄食，粪氮通常以 1g/d 估算，胃肠功能紊乱时应测定粪

氮；引流氮在烧伤患者少见，通常可不予计算；创面排氮测定困难，不少公式的确切性尚待验证，通常可以尿氮 1/3 估算。②血浆蛋白：半衰期短者能较灵敏反映伤后短期蛋白质营养状态变化，半衰期长者则主要反映伤前及病程长者蛋白质营养状态变化。常用血浆蛋白半衰期长短依次为白蛋白20天、转铁蛋白8天、前白蛋白（甲状腺素结合前白蛋白）2天、视黄醇结合蛋白12小时、纤连蛋白（纤维连接蛋白、纤维结合蛋白，fibronectin）$4 \sim 20$小时。③尿3-甲基组氨酸：由骨骼肌、内脏平滑肌分解释放后不再合成蛋白质而由尿中排出，故其尿排量可作为肌蛋白分解的指标。摄入肌肉蛋白质可影响其排量，测定期间应避免摄入肉类。禁肉条件下正常成年人尿3-甲基组氨酸24小时排量参考值 $150 \sim 200 \mu mol$，男性（$5.2 \pm 1.2 \mu mol/kg \cdot 24h$）稍高于女性（$4.0 \pm 1.3 \mu mol/kg \cdot 24h$）。④血浆氨基酸谱：上述资料显示烧伤后血浆氨基酸经短暂升高后，大多均下降，尤应注意谷氨酰胺、精氨酸、支链氨基酸的降低，而苯丙氨酸一般均升高，若上升幅度过高（正常参考值 $62.1 \pm 12.1 \mu mol/L$），可能是肝功能受损标志。⑤免疫指标：如淋巴细胞计数、皮敏试验等均可作为评价蛋白质代谢营养的参考指标。

此外，尚有总体钾测定体细胞质量方法：由于细胞内钾与氮之比为3mmol钾：1g氮，细胞质量25%由蛋白质组成，全身可交换钾可由 ^{40}K、^{42}K 求得，故体细胞质量（蛋白质 g）= 全身可交换钾×8.33。中子激活法：氮可表示瘦体组织，以激活中子轰击机体，通过测定氮元素变化以了解瘦体

组织变化。磁共振成像：可准确测定瘦体组织质量。这些检测方法均需一定仪器设备，目前尚难普及。

蛋白质代谢处理 ①及早去除引起蛋白质高分解代谢原因。引发蛋白质高分解代谢的因素主要为伤后分解激素、炎症介质的大量分泌，及早封闭创面是扭转蛋白质分解加剧的根本措施。②早期肠道喂养以消减肠源性感染、肠源性高代谢。③蛋白质需量各家主张不一，大致轻度、中度烧伤 1.5～2.0g/(kg·d)，重度、特重度烧伤 2.0～2.5g/(kg·d)，有认为伤后一段时间处于自噬环境，即使蛋白质补充超过 1.4g/(kg·d)，也不能增加净蛋白合成率。非蛋白热量（千卡）与氮（g）之比一般为 150∶1，严重烧伤者可予 100∶1。过多蛋白摄入不但是一种浪费，且加重肝、肾、肠道的负担，在肝肾功能受损时，有学者主张不应超过 1.4g/(kg·d)。④注意 Gln、Arg 及 BCAA 的补充，适当补充胰岛素、生长激素（见烧伤与生长激素），促使蛋白质合成。

（汪仕良）

shāoshāng yǔ wēiliàngyuánsù

烧伤与微量元素（trace element in burns） 含量占体重万分之一以下，每天需量在 100mg 以下元素称微量元素（microelement, minor element）。又称痕量元素（trace element）。微量元素分三类：①人体必需微量元素，有铁、锌、碘、铜、硒、铬、钴、钼。②可能需要者，有锰、硅、镍、硼、钒。③可能需要但有毒性者，有氟、铅、汞、砷、镉、铝、锂、锡。

微量元素作用 ①组成、激活、参与酶的反应：人体

60%～70%酶需要微量元素参与组成、激活，如锌是 200 多种酶和锌指结构组成成分，锌指结构是转录调节因子的最常见 DNA 结合域的结构。②体内重要载体：如铁参与血红蛋白的合成和贮存运输氧，碳酸酐酶含锌参与 CO_2 的运送。③影响下丘脑-垂体-靶腺-外周器官各代谢环节：参与、调节内分泌合成和作用，如碘参与甲状腺素合成，铬作为铬调素组成而增强胰岛素效应。④参与维生素合成：如钴是维生素 B_{12} 组成成分。⑤抗氧化作用：硒是谷胱甘肽过氧化物酶组成成分，该酶具抗氧化作用。⑥参与免疫功能：锌影响胸腺细胞增殖，促使胸腺素分泌，缺锌则细胞免疫功能受损。⑦对抗创面细菌：碘、银、锌制剂涂于创面，可降低烧伤创面菌量，有利于创面愈合。

烧伤后微量元素变化 铁、锌、铜、碘、硒、银伤后变化讨论较多，尚有观察铬、锰、铝、镍、铅变化者。烧伤后除血铁、铝、铅外，其他血微量元素大多呈下降趋势，且伤情重者下降明显，而尿中微量元素如尿锌、铜、铁、硒、银等排出增多，由于许多患者创面外用碘、银、锌制剂而使血碘、银、锌升高。伤后微量元素主要通过创面、尿液丢失，创面修复时需要量增加，也使微量元素含量下降。①铁：是人体含量最多微量元素，成年人含铁量 30～50mg/kg，铁需要量成年人 1.2～1.7mg/d，由于膳食铁吸收率低，适宜摄入量（AI）成年人 15～20mg/d，血铁正常成人男性 9～29μmol/L（0.5～1.6mg/L），女性 7～27μmol/L（0.4～1.5mg/L），尿铁则<179μmol/24h（<10mg/24h）。大面积Ⅲ度烧伤多者，血铁、尿铁在伤后早期急

剧上升后均逐步下降，在病程中血铁虽逐步降低，但大致保持在正常范围，尿铁则在伤后 2～3 周仍高于正常水平。早期血、尿铁急剧升高可能与Ⅲ度烧伤早期红细胞大量破坏有关，病程中血清铁下降与大面积深度烧伤、频繁广泛的切削痂手术而致出血量大有关。②锌：成年人含量 1.5～2.5g，每天需 15～20mg，血清锌 7.7～23.0μmol/L，尿锌 2.3～18.4μmol/d。大面积烧伤后血清锌下降，3 天后回升，中小面积烧伤变化不明显。伤后早期尿锌为正常的 2～3 倍，中小面积烧伤后 3 周可达正常的 2～4 倍，伤后 4 周才恢复正常；大面积烧伤后 2 周可达正常的 4～8 倍，伤后 6 周才恢复正常。③铜：成年人含铜 80～110mg，每天需铜 1～3mg，血清铜 11.0～24.3μmol/L，尿铜 0.24～0.47μmol/24h。烧伤后血清铜下降，伤后 1～2 周逐步恢复正常；尿铜则明显增加，伤后早期达正常的 2～5 倍，大面积烧伤后 2 周可达正常的数倍至数十倍；中小面积烧伤后 2 周而大面积烧伤则需 6 周才恢复至正常水平。④硒：人体总量 13～20mg，血硒 1.3～4.3μmol/L，尿硒 0.13～1.27μmol/L，成年人膳食参考摄入量 50μg/d。体内大部分以硒半胱氨酸（谷胱甘肽过氧化物酶）、硒蛋氨酸形式存在。可与汞、镉、铅等结合排出体外而解除其毒性。重度烧伤患者血硒下降，有报道伤后 1 个月左右 405±266nmol/L，较正常对照 1000±291nmol/L 约减少 2.5 倍，伤后 2 周尿硒达正常的 1.4 倍，伤后 1 个月仍为正常的 1.7 倍。⑤碘：成年人含碘 15～20mg，70%～80%在甲状腺，血浆碘 0.8～6μg/L，血清蛋白结合碘 30～75μg/L，甲状腺碘浓度

比血浆高 25 倍，血清三碘甲状腺原氨酸（T_3）成年人 1.6～3.2nmol/L，血清甲状腺素（T_4）成年人 65～135nmol/L。成人碘推荐摄入量 150μg/d。碘主要作为甲状腺激素合成原料，通过甲状腺激素起作用。促进机体能量代谢是甲状腺激素的主要功能之一，多数报道认为烧伤高代谢与甲状腺激素关系不大，中小面积烧伤血 T_3、T_4 大致正常，严重烧伤则 T_3、T_4 下降，过度降低则预后不良。有烧伤创面涂敷大量聚维酮碘（碘伏），自创面吸收而使血碘高达 93.6mg/L 的报道，可引起代谢、电解质紊乱，甚至发生肾衰竭，需予透析以清除过高血碘。⑥银：一般认为银并非必需而为可能必需的微量元素，对人体作用观察研究资料较少。由于广泛应用磺胺嘧啶银（AgSD）于烧伤创面为局部抗菌剂，Ag^+ 可自创面吸收入血。银可沉积于汗腺、上皮细胞。水疱皮完整时可无银吸收，水疱去除后则涂 AgSD 后可自创面吸收入血、肝。大面积严重烧伤，肝内沉积银可达正常的 1600 倍，并沉积在唇、牙龈、颊黏膜。烧伤涂 AgSD 后 1～2 周血银可达 50～700μg/L 以上，伤后 2 周尿银可高达 1100μg/24h（正常值＜1μg/24h）。虽然有使用 AgSD 悬液的浓度高达 20%～50%，至今罕见有明确银毒性反应病例。

微量元素检测　烧伤患者标本多来自血、尿、水疱液，尚未见以烧伤患者唾液、头发、软组织等对微量元素做系列观察者。检测方法主要有：①化学分析法：对锌、铁、铜、钴、锰等比色测定，如亚铁嗪比色法测定血清铁，吡啶偶氮间苯二酚比色法测定血清锌，双环节己酮草酰二腙比色

法测定血清铜。②原子吸收光谱法：用原子吸收分光光度计检测铁、硒、铜、锌、铅等数十种元素，原子吸收分光光度计主要由光源、原子化器、分光系统、检测系统组成。③原子发射光谱法：原子发射分光光度法能分析周期表中绝大多数元素。④原子荧光光谱法：用荧光分析法测定元素已 60 多种。

烧伤微量元素失衡处理　一般烧伤患者伤前多无微量元素失衡状况，烧伤后血铁、锌、银、铝、铅升高，而多数血微量元素降低。中小面积烧伤患者能以口服饮食满足热量、蛋白质需要者，通常无需专门补充微量元素制剂。大面积严重烧伤者以口服、肠内营养难以满足热量、蛋白质需要，必需或辅之以静脉营养时，可口服，必要时给予静脉注射微量元素制剂。

（汪仕良）

shāoshāng yǔ shēngzhǎng jīsù

烧伤与生长激素（growth hormone in burns）

生长激素（生长素，growth hormone，GH）由腺垂体分泌，生长激素分泌细胞占腺垂体细胞总数 40%～50%，GH 肽链由 191 个氨基酸残基构成。GH 可促进机体组织器官生长，增加蛋白质合成，抑制蛋白质分解；加速脂肪降解，对抗胰岛素合成脂肪效应，减少机体脂肪；抑制组织摄取葡萄糖及降低组织对胰岛素敏感性而升高血糖；促使胸腺素分泌以调节免疫功能。GH 可直接作用于机体，也可刺激肝、肾、骨骼肌等产生胰岛素样生长因子（insulin-like growth factor-1，IGF-1），通过 IGF-1 发挥作用。烧伤早期应激，代谢增高，内分泌紊乱，血浆生长激素增高。

rhGH 对烧伤患者作用　最初

GH 是由人或动物垂体提取，产量少并有携带病原体危险，应用受限。现已用基因工程提供重组人生长激素（recombinant human growth hormone，rhGH），又称基因重组人生长激素（recombinant somatropin），已大量应用于烧伤患者。重危患者是否应用 rhGH，尚有不同意见。中国学者对 rhGH 应用于烧伤患者基本持肯定态度：①可提高血清总蛋白、白蛋白水平，减少负氮平衡。减轻体重下降，维持体力和肌力，增加呼吸肌质量和力量，使应用呼吸机患者容易脱机。促进脂肪降解而减少脂肪，抑制组织摄取葡萄糖及刺激胰岛素分泌而降低组织对胰岛素敏感性以致血糖升高。改变烧伤应激所致细胞外水增加，降低细胞外水/总体水比例，降低总体水/瘦体组织比例。②可提高血 rhGH 水平，正常成年人血 rhGH＜2μg/L（男）、＜10μg/L（女），烧伤面积 54.6%±13.4% 或Ⅲ度烧伤达 22.3%±16.3% 的患者，伤后 7 天开始连用 3 周 0.25U/（kg·d）rhGH，伤后 3、4 周血 rhGH 分别从未注射 rhGH 对照组 3.7±1.2μg/L、3.0±0.9μg/L 升至 13.5±2.6μg/L、6.6±2.2μg/L，并可提高血 IGF-1、胰岛素、胰高血糖素等水平，降低血 TNFα、IL-6、PGF_2 等炎症介质水平，可降低 REE（静息能量消耗）。③可加速烧伤组织修复，加快烧伤创面、供皮区愈合。使上皮增殖细胞核抗原（proliferating cell nuclear antigen，PCNA）表达增加。创面 S 期细胞百分数及增殖指数（$S+G_2+M$）升高。rhGH 对创面修复过程中炎症反应期巨噬细胞、组织增生期上皮角质细胞、成纤维细胞、内皮细胞，基质形成的胶原蛋白以及创面重

塑均有一定作用，未发现增加瘢痕形成。

rhGH 对烧伤患者不良反应 若使用不当，可出现高血糖和水、钠潴留等不良反应。GH 虽可有类胰岛素效应，但由于其促进脂肪降解而血游离脂酸增加，抑制组织摄取葡萄糖，降低组织对胰岛素敏感性而出现高血糖。

rhGH 在烧伤患者的应用 虽国内外许多学者对于 rhGH 在烧伤患者应用均持肯定态度，但尚有不一致认识。多数意见认为，轻度烧伤不必应用，中度烧伤酌情使用，重度、特重烧伤如无禁忌应予使用。①应用时机注意两点。a. 应在应激代谢峰期后使用。伤情较轻者应激代谢峰期出现早，可在伤后 3~7 天开始应用；伤情较重者则应激代谢峰期延后，可在伤后 1 周左右开始应用。b. 应在患者内环境相对稳定情况时使用，如并发严重脓毒症、MODS、休克时则不应使用。②应用剂量及疗程：一般用量为 0.2~0.3U/（kg·d），在早上或晚上 1 次皮下注射，也可肌内注射，疗程为 2~3 周。③高血糖处理：可给予胰岛素，使空腹血糖控制在 < 7mmol/L 或随机血糖 < 11mmol/L（见烧伤糖代谢）。

烧伤患者使用 rhGH 出现负面反应，一般与使用过早、剂量过大、疗程过长有关。

（汪仕良）

shāoshāng yíngyǎng

烧伤营养 （nutrition after burns）

营养治疗是维持烧伤患者基本代谢需求和促进康复的重要措施。其基本步骤包括三个环节，首先应进行营养风险筛查，明确哪些患者可能存在由于营养不良引发各类并发症的潜在风险；其次对存在营养风险的患者应进行营养状况评估；最后在了解患者营养状况的基础上制定合理的营养治疗方案。在上述过程中患者营养状况评估承上启下，是烧伤营养治疗非常关键的环节，值得重视。

（彭曦）

shāoshāng yíngyǎng zhuàngkuàng píngjià

烧伤营养状况评价 （nutritional assessment after burns）

主要通过伤前营养及健康状况、体重、血清蛋白质、尿三甲组氨酸、氮平衡及免疫指标等评价烧伤患者营养状况。由于存在烧伤创面和复苏阶段全身水肿，临床常用的营养监测指标，如上臂周径（肩峰和鹰嘴连线中点的上臂周径，以 cm 表示）、三头肌皮皱（连线中点处皮肤及皮下脂肪折叠厚度，以 mm 表示）、上臂肌周径（上臂周径−0.314×三头肌皮皱，以 cm 表示）等的测量不一定适用于烧伤患者。大面积烧伤后分解代谢增加，合并感染时更甚，尿肌酐排量增加，影响了肌酐身高指数作为评定烧伤患者营养状况的可靠性。尽管一些大医院已逐步开展采用 CT、MRI、DXA（双能 X 线吸收法）、BIA（多频率生物电阻抗分析）、DXA/BIA、MRS（磁共振波谱检测法）等检查反映患者代谢和营养状况，但这些检查对仪器设备要求高，在基层医院推广困难。故目前尚缺乏满意的指标监测烧伤患者的营养状况。以下是目前烧伤临床使用较广，并基本得到临床医生认可的营养评价指标。

病史 伤前摄食、体重、营养状况，以及有无疾病、水肿、腹水及营养素缺乏等。

体重 因体型不同而有较大个体差异。烧伤早期大量输液、水肿、体液回收、创面大量渗出与蒸发、敷料包扎创面以及切、削痂手术去除坏死皮肤及皮下组织等，均影响体重测定结果，但如能参照伤前体重以及在复苏后对体重作连续观察，仍是烧伤营养监测的一项重要指标。当实际体重较伤前丢失 10%~15% 时，表示营养摄入不足，应加强代谢营养支持，以避免营养不良所致脏器功能不全、脓毒症等并发症。

血清蛋白 目前常用的有白蛋白、前白蛋白、转铁蛋白及维生素 A 结合蛋白。对营养监测的敏感性主要取决于该蛋白的半衰期。白蛋白半衰期较长约 20 天，分解代谢期可适当缩短。转铁蛋白半衰期 8~10 天，前白蛋白半衰期 2 天，维生素 A 结合蛋白仅为 10~12 小时，均可迅速反映总体蛋白的变化，并与氮平衡的变化一致。但转铁蛋白受缺铁的影响，维生素 A 结合蛋白也受维生素 A 缺乏的影响。此外，血浆纤维结合蛋白（fibronectin，FN）也是反映营养的敏感指标，严重烧伤患者在伤后 1~2 周均显示下降，病情恶化时则出现回升后再次下降，或早期下降后迟迟不见回升。但是，由于烧伤后体液在间隙间变动，蛋白自创面大量渗出，分解代谢及合成代谢的速率增加，在病程中不断地输液、输血及输注氨基酸及白蛋白等，均可影响血浆或血清蛋白浓度用作营养监测的正确性。

尿三甲基组氨酸 主要分布于骨骼肌蛋白中，其更新率较慢。另一部分存在于皮肤、血管及肺肠等内脏平滑肌中，数量虽较少，但更新率快。三甲基组氨酸由肌肉分解释出后不再合成蛋白而由尿中排出，故其尿排量可作为骨骼肌、内脏肌蛋白分解的指标。摄入肌肉蛋白可影响其排量，测定期间应避免摄入肉类。禁肉条件下成人尿三甲基组氨酸 24 小时排量为 150～200μmol，男性稍高于女性。由于其也来自肠道等平滑肌分解，若仅作为骨骼肌更新指标则不够精确。

氮平衡 系摄入氮与排出氮之差，差数正值为正氮平衡，负值者为负氮平衡。摄入氮包括口服蛋白及静脉输入血浆、白蛋白、氨基酸等，排出氮包括尿氮、粪氮及创面氮。氮平衡的计算方法：24 小时氮平衡(g) = (24 小时摄入蛋白 g/6.25) −24 小时尿、粪和创面排氮（g）。可收集 24 小时尿测定尿氮，粪氮通常以 1.5g 计算。烧伤创面可丢失大量氮，在计算氮平衡时必须考虑这一因素。目前尚无确切计算创面丢失氮量的方法，下列方法可供参考：①烧伤后 1～3 天，0.3g 氮×体表面积 m²×烧伤面积%。②烧伤后 4 天，Ⅲ度烧伤为 0.2 氮×体表面积 m²×烧伤面积%，Ⅱ度烧伤为 0.1g 氮×体表面积 m²×烧伤面积%。③以尿氮排量的 1/3 估算。伤后时相不同、深度不同以及有无感染均影响创面的失氮量，上述方法只能是一种粗略的估计而已。此外，累计氮平衡的计算方法是将需测定一段时间内逐天的氮平衡值相加而求得。

免疫指标 淋巴细胞计数、皮敏试验、免疫球蛋白、白细胞功能及 T 淋巴细胞等均可根据条件酌情选用于烧伤患者的营养监测。总之，在估计烧伤患者营养状态时，必须结合患者全身状况和多种指标全面分析，不能单靠某一、二种指标做出判断。

（彭 曦）

shāoshāng chángwài yíngyǎng

烧伤肠外营养（parenteral nutrition after burns） 通过静脉途径给予患者营养底物的营养支

持模式。又称静脉营养。主要应用于胃肠功能严重受损或衰竭的重症患者，也可用于经口服或肠内营养不能满足营养需求的辅助治疗。在 1940 年美国科学家阿尔弗雷德·肖赫（Alfred Shohl）研制出结晶氨基酸液静脉注射剂和 1961 年瑞典药学家弗雷特林德（Wretlind）研制出脂肪乳剂的基础上，并借鉴 1952 年法国外科医生罗伯特·奥巴奈克（Robert Aubaniac）发明的锁骨下静脉穿刺置管法，1967 年美国医生达德里克（Dudrick）与威尔莫尔（Wilmore）成功地进行了幼犬的中心静脉营养，同年又在一位患有先天性腹壁缺损伴肠狭窄的 3 岁女童身上实施了人类首例全胃肠外营养支持，标志着现代临床营养时代的到来。肠外营养已成为临床营养支持的重要手段，在临床重症患者的救治中发挥了重要的作用。

途径 肠外营养常通过外周静脉和中心静脉实施。

外周静脉 由于烧伤患者静脉营养大多数为补充肠内营养不足的部分，用外周静脉穿刺输入途径可以满足或基本满足严重烧伤患者的需要。这种途径的最大优点为可以避免因中心静脉插管而有可能发生的导管性感染。如用葡萄糖-脂肪系统作为能源，由于营养液渗透压低于葡萄糖系统，且对静脉的刺激小，患者易于耐受。大面积烧伤患者可供穿刺的静脉少且细，穿刺困难，并需要每天穿刺，要求定时变动体位，难以固定，故仍有其不便之处。但如果经外周静脉的肠外营养支持能满足烧伤患者的需求，应该作为烧伤患者肠外营养的首选途径。

中心静脉 中心静脉插管主要部位是股静脉、锁骨下静脉和

颈内静脉。静脉选取首先取决于上述部位及其邻近区域的皮肤有无烧伤，如曾有浅度烧伤是否已愈合。如三个部位的皮肤条件均可，则先选择上腔静脉（颈部及锁骨上下部），因其血流量大，且不易污染。而下腔静脉（股部）血流量小，且股部易污染。经烧伤创面插管或在切痂后新鲜创面插管只在找不到其他合适静脉的情况下方可慎用。中心静脉输液途径的优点在于不需要反复穿刺插管，可耐受高渗透性的营养液，患者体位变动不受影响，应用方便，滴速可随意控制。其用于烧伤患者的主要不足点为容易发生导管性感染。为了预防这种严重并发症的发生，应注意以下几点：①严格按要求配制营养液。②加强导管的无菌护理。③大面积烧伤患者经插管 5～7 天，不论有无感染或全身感染症状，均应考虑拔除。④若有条件可装 0.22μm 终端过滤器和输液泵以确保液体均匀滴注又可过滤微生物及微粒。⑤尽量避免经大隐静脉置管。⑥尽量采用外涂有洗必泰和磺胺嘧啶银锌的抗感染导管，以控制导管感染。

适应证 ①烧伤面积>20%体表面积，烧伤患者分解代谢旺盛，肠内营养无法满足其需要者。②严重口腔和消化道化学烧伤患者。③重症吸入性损伤，气管切开长期置气管套管及应用人工呼吸机的患者。④颈前部、颏部严重深度烧伤，患者不能咀嚼或吞咽者。⑤其他原因不能进食或拒绝进食的烧伤患者。

常见并发症 ①中心静脉置管的并发症：气胸、血气胸、纵隔积水、臂丛神经损伤、相关动静脉损伤、空气栓塞、导管不到位或误入其他器官等。②与中心

静脉置管有关的感染并发症：脓毒症甚至发生多器官功能障碍综合征（MODS）或多器官功能衰竭（MOF）。③肠外营养支持的代谢并发症：a.糖代谢异常。表现为高血糖、糖尿和渗透性利尿。严重者可发生高渗非酮性高血糖性昏迷。b.蛋白质代谢异常。一些氨基酸代谢异常的患者可能发生高血氨。输入过多的盐酸盐型的结晶氨基酸可能发生高氯性代谢性酸中毒。c.脂肪代谢异常。长期无脂乳的肠外营养支持可出现必需脂肪酸缺乏。输入脂肪乳剂过多或过快可能发生高脂血症，偶见脂肪栓塞。d.电解质和微量元素的改变。e.肝和胆道并发症。肝功能异常、胆囊结石等。f.代谢性骨病。偶见于肠外营养支持治疗3个月以上的患者，表现为骨软化、骨病和肌病等。

并发症的预防 ①严格执行中心静脉置管的技术操作常规。②预防与导管相关感染并发症：在营养液的配制、输注、插管、导管外口护理各个环节均严格按无菌操作进行；尽可能不经创面插管；出现全身严重感染如考虑与导管相关，则应立即拔管。③严密监测患者的水电、酸碱平衡，肝、肾功能，血糖等。发现异常及时处理。④一旦患者胃肠道能接受营养治疗，即开始肠内营养支持。

（彭曦）

shāoshāng chángnèi yíngyǎng

烧伤肠内营养 （enteral nutrition after burns）

经胃肠道用口服或管饲方法给予患者营养支持，提供机体所需的全部或部分营养底物，以满足人体代谢需要的营养支持方式。又称肠道营养。在给入方式上有口服和管饲；在膳食分类法上有完全膳食、不完全膳食和特殊膳食；在管饲给入方式上有连续滴注、分次滴注、周期滴注等。目前对肠内营养已取得一些共识：①只要胃肠道有一定功能就应采用肠内营养。②哪一段肠道有功能就使用该肠段。③即便胃肠道短期无法耐受肠内营养，在给予静脉营养的同时应注意肠道功能的维护，包括使用谷氨酰胺、生长激素等促进肠黏膜修复。当然以下情况不宜采用肠内营养：胃肠道完全梗阻、肠麻痹、急性胃出血、频繁呕吐等胃肠道不能接受或者不应接受营养物时，只能用肠外营养支持。

适应证 ①经口摄食不能或不足而肠道尚能耐受且吸收所提供肠内营养制剂者。②胃肠道完整，严重高代谢。③意识障碍及昏迷。④口周、咽喉严重烧伤或创伤，咀嚼及吞咽困难。⑤上消化道化学烧伤。⑥消化不良。⑦营养不良。⑧器官功能不全。

禁忌证 ①消化道完全性梗阻。②消化道溃疡、出血、穿孔。③空肠瘘，持续呕吐、腹泻。④胃肠功能衰竭。⑤严重的不可控制的糖、电解质等代谢紊乱。

途径 有口服或管饲两种。首先考虑口服，经口摄食困难或不足时，则用管饲。管饲有鼻胃管、鼻十二指肠管、鼻空肠管、胃造瘘、空肠造瘘、经皮胃或空肠造瘘等。临床选择途径决定于疾病本身、喂养时间长短、患者精神状态和胃肠功能等。由于创面的存在和保留供皮区的考虑，烧伤患者一般采用经鼻胃管、鼻十二指肠管和鼻空肠管进行肠内营养的方法，很少采用造瘘方式。

经鼻胃管途径 适用于胃肠道完整，代谢需要增加；昏迷；需要匀速输入者。以下情况不适用：反复呕吐、胃反流；食管炎、食管狭窄。

鼻十二指肠管和鼻空肠管途径 适用于胃蠕动不佳，胃内喂养反流而有吸入气管危险者。不适用于远端肠道梗阻；小肠吸收不良或肠道内细菌过度生长；小肠运动障碍者。

置管方法 ①检查管腔是否通畅。②清洁口腔和鼻腔。③患者卧位，头稍后仰，测量患者鼻尖至耳垂再至剑突的距离，即鼻饲管到胃的长度，成年人约55cm，到十二指肠约85cm。④向患者解释并教其做吞咽动作。⑤润滑鼻饲管，自一侧鼻孔置入管端，轻轻试探着沿鼻腔底送入咽部，让患者做吞咽动作，或饮少量水，鼻饲管即进入胃内。胃管动作应轻柔，避免损伤鼻腔、食管黏膜。⑥证明管在胃内的方法：用注射器抽吸胃液，pH试纸测试显示为酸性；听诊器置于胃部，鼻饲管注入 5～10ml 空气，可闻及气过水音；拍 X 线片证实不透 X 线的鼻饲管位置。⑦鼻饲管置入胃内后，将鼻饲管鼻外20cm处用胶布固定于鼻部，使鼻饲管随胃蠕动慢慢进入十二指肠或空肠，也可嘱患者改变体位，促进鼻饲管进入，管端进入肠腔后，引流液测试为碱性。⑧胃管成功后，用胶布或线绳固定。

管饲方式 ①一次性注入：用注射器将营养液在 5～10 分钟缓缓经鼻饲管注入胃肠内，每次 250～400ml，每天 4～6 次，初始注入量应少，浓度应低，使患者逐渐适应。②间歇重力滴注：将容器中营养液经输液管借重力缓缓滴入胃肠道，每次 250～400ml，每天 4～6 次，速率 10～30ml/min。③经泵连续输注：营养液经泵匀速注入胃肠道，每天连续输注16～24 小时。开始速率可为

30ml/h，根据患者的适应情况可逐渐加快至 120~150ml/h。这种方式较间歇重力滴注效果好，并发症少，但所用输液泵较贵。在应用初期，必须有足够的时间使患者适应营养液输注的速度，一般需要 3~4 天的启动期。在此之前曾接受全胃肠外营养（TPN）2 周以上者，启动期应更长。在启动期内补充不足的营养素，应由静脉补足。

并发症的防治 主要有管道、胃肠道和代谢并发症。①管道并发症防治：a. 鼻、咽、食管损伤、炎症：不用粗、硬管道，放置时间不要太久。b. 喂养管阻塞：营养液不能太稠，所含颗粒不能太大，每次灌输营养液后用水冲洗。c. 营养液吸入呼吸道：喂养管位置不当，床头未抬高，胃排空延迟等引起，应调整营养管位置，抬高床头 30°~50°，减慢或暂停灌输。②胃肠道并发症包括：腹泻、恶心、呕吐、腹胀、腹痛。其原因为营养液渗透压太高，输入速度过快，营养液温度太低，对乳糖、脂肪不耐受，应用抗生素使肠道菌群改变，营养液污染，以及低蛋白血症而致肠道水肿，影响营养素吸收。分析胃肠道并发症原因，针对原因予以处理。降低营养液渗透压，调整营养液温度及输注速度，在营养液配制及输注过程中避免污染，停用或调整抗生素，去除乳糖，减少脂肪用量，选用以短肽、氨基酸为基础营养制剂，血清蛋白低于 25g/L 者可输注人体白蛋白。对无特殊原因的腹泻，可适当应用止泻剂。③代谢并发症防治：a. 水、电解质失衡。可发生缺水、水过多、低血钠、高血钠、低血钾、高血钾、低血镁等，应针对其发生原因处理，营养液配方及灌输也须做相应调整。b. 高糖血症、低糖血症、高碳酸血症。对高血糖可增加胰岛素量，低血糖则可增加葡萄糖用量。高碳酸血症者，可减少糖供应量，如热量不足，可适当增加脂肪用量。c. 肾前氮质血症。多因蛋白摄入多而水分相对不足，可减少蛋白摄入量而增加水分供应量。d. 必需脂肪酸缺乏。加用长链脂肪如植物油、鱼油等。

肠内营养制剂 ①自然食品或其匀浆饮食：口咽、食管、胃肠功能健全者可给予自然食品；如进食困难而胃肠道仍有较好消化吸收功能，可应用匀浆饮食，即按患者营养素需量配成的日常食物，捣碎成匀浆状，以较粗管道灌入胃肠道。②整蛋白质制剂：其氮源为牛奶、脱脂奶或不含乳糖的酪蛋白、大豆蛋白、乳清蛋白。脂肪来源于植物油如大豆油、玉米油、葵花油等。糖类来源于淀粉、麦芽糖、糊精等，再加适量电解质、微量元素、维生素，还有添加膳食纤维者。由于含有整蛋白、脂肪、淀粉，因而不适用于消化吸收功能有障碍者。③要素膳食（单体配方制剂）：由单体物质氨基酸（或短肽）、葡萄糖（双糖）、脂肪（中、长链脂肪）、矿物质、维生素等组成，可用于消化功能弱而尚具备吸收功能者。按含氮量多少通常分为标准型（占总热量 8%）、高氮型（占总热量 17%）；按脂肪量多少，有低脂型（占总热量 0.9%~2%）、高脂型（占总热量 9%~30%）。氨基酸、短肽口味不佳，单糖、双糖太甜，故以管饲为佳。单体物质颗粒小、数量多而渗透压高，输注浓度、速度应逐步增加，以避免引起腹泻。④不同病情的制剂：针对不同病情，对一般营养制剂中某些营养成分做适当调整的制剂。肝功能不全时增加支链氨基酸（缬氨酸、亮氨酸、异亮氨酸）用量，可达总氨基酸量 40%~50%，减少芳香族氨基酸（苯丙、酪、色氨酸）用量。肾功能不全时给予高糖、低脂、8 种必需氨基酸、组氨酸，促使机体分解的尿素合成非必需氨基酸，以减轻氮质血症。肺功能不全时应用高脂、低糖配方，低糖则 CO_2 生成减少，减轻肺负荷；供应脂肪量可增至总热量 50%~55%，脂肪乳剂尚可增加肺表面活性物质的量。免疫增强营养制剂则适当增加亚麻酸、谷氨酰胺、精氨酸、核苷酸及锌等营养素的量。目前已有乳酸菌合生元制剂，即乳酸菌加纤维（如菊粉、果胶、葡聚糖、稳定淀粉）可降低炎症反应和血内毒素水平。

（彭 曦）

shāoshāng yíngyǎng zhìliáo yuánzé

烧伤营养治疗原则 （principle of nutritional therapy after burns）

包括适应证的把握，准确计算热卡和营养物质的配比，选择合理的营养支持途径和时机等。

营养支持的适应证 并非所有的烧伤患者都需要进行营养支持，不恰当的营养支持不但不能使患者受益，还有可能引起代谢紊乱等并发症。烧伤患者是否需要进行营养支持应首先进行营养风险评估，目前临床上较常用的是由欧洲肠外与肠内营养学会（European society of parenteral and enteral nutrition，ESPEN）推荐的"营养风险筛查 2002"（nutrition risk screening，NRS 2002）。NRS 2002 是由营养状况、疾病严重程度及年龄是否≥70 岁三方面指标构成。该评估体系适用于内科，肿瘤科和部分外科患者营养风险筛查，由于缺乏烧伤程度的评判，该评估体系不适应于对烧伤患者营养风险的筛查。有必要尽快建立符合烧伤特点的营养风险筛查标准，目前烧伤患者营养状况评判仍主要依靠常规的伤前营养及健康状况、体重、血清蛋白、尿三甲组氨酸、氮平衡及免疫指标等。通常烧伤总面积超过20%就要考虑给予营养支持，烧伤面积没有达到该标准的老年人和儿童和特殊原因烧伤也应酌情考虑给予营养支持。

热量供给原则 烧伤后总热量及糖、脂肪、蛋白质、水、电解质、微量元素、维生素等补充要适度。伤后机体消耗增加，如热量摄入不足，则机体消耗更加剧，但外源性营养物质不能完全纠正高代谢时机体消耗，营养底物在机体器官、组织、细胞的消化吸收转化障碍，底物堆积导致细胞、组织、器官代谢紊乱。因此在伤后代谢底物利用受阻情况下，给予过多热量支持，不但无助于降低高分解代谢，反会加重脏器负担，加剧内环境紊乱。现在临床供给热量常用方法为公式估算及间接测热法测定静息能量消耗（REE）。烧伤患者能量消耗估算公式有多种，中国应用较多的为第三军医大学成年人烧伤能量估算公式，简称三医大公式。2002年迪克森（Dickerson）等收集对比1953~2000年46种估算烧伤患者热量，认为最确切的方案是米尔纳（Milner）公式、扎瓦茨基（Zawacki）公式及三医大公式，而常用哈里斯-贝内迪克特〔Harris-Benedict（HB）〕公式、柯雷里（Curreri）公式计算的热量供应值与REE测定值结果偏离较大。HB公式无烧伤因素，柯雷里公式过高估算大面积成年烧伤

患者热能需求。综观各家意见，烧伤成年人高代谢期间热能供应量大致为（30±5）kcal，即（126±21）kJ/（kg·d）。公式估算热能需量有一定局限性，由于病程、病情及伤前状况不同，患者热能消耗变化范围大，公式有时难以适应病情变化，如烧伤感染早期，机体反应处于亢进时期，代谢率可急剧增加，至感染加剧，抵抗力下降，出现脓毒性休克，机体反应趋于阻抑，则代谢率升高不多。这两种情况用同一公式估算，前者可造成供应热量不足，后者可造成供应热量过多。采用间接测热法测定的REE较确切，但REE值仅占总热能消耗一部分（70%左右），如何由REE值推算总热量消耗，也存在不同意见，有主张REE×（1.2~2.0），也有主张REE×（1.2~1.5）。所以，总热量供应目前只能做到大体正确，还应综合考虑其他营养监测指标。

营养素配比原则 烧伤后蛋白质分解代谢加剧，机体呈现负氮平衡，一般均主张高蛋白营养，但应适量，过多蛋白质摄入不但是一种浪费，而且加重肝、肾及胃肠道负担。在肝、肾功能受损情况下，蛋白质摄入量不应超过1.4g/（kg·d）。此外，蛋白质摄入到一定程度后即或能改善氮平衡，其蛋白质代谢的总流量增加，合成及分解代谢率均增加，但却不能改善净蛋白合成率。通常非蛋白质热量与氮之比为628kJ（150kcal）：1g氮，按烧伤严重程度可降低至418kJ（100kcal）：1g氮。非蛋白热量中糖与脂肪比例尚无定论，一般主张以糖与脂肪混合应用，糖缺乏不行，糖过量则有害，过度葡萄糖负荷难以完全氧化，可能存积在肝而引起损害；葡萄糖对通气功能有影响，糖燃

烧时耗氧少而CO_2生成多，在通气功能不足、高碳酸血症时增加糖量则更增加肺负荷，对机体不利；过多葡萄糖输注也是肝脂肪浸润的原因之一。非蛋白质热量中糖与脂肪比例应随不同伤病、病程及机体代谢状况而有所不同。对外科、创伤患者有主张糖与脂肪供应比例为1：1。美国辛辛那提圣地兄弟会医院（Cincinnati Shriners）烧伤研究所建议烧伤患者的脂肪供应量占总热量15%，糖供应量占总热量65%左右。第三军医大学西南医院烧伤研究所提出，一般情况下蛋白质供应量占总热量15%，非蛋白质热量中糖与脂肪的比例大致为1：1。这一比例不是固定不变的，在烧伤不同时期和不同烧伤程度时上述比例有所变化。在伤后早期（1~3天）糖与脂肪比例为3：5（0.63：1，即糖约占总热量30%，脂肪约占总热量50%）；4天以后，糖与脂肪比例为5：4（1.25：1，即糖约占总热量50%，脂肪约占总热量35%）。烧伤面积50%以下者，糖与脂肪比例为1.2：1，其早期0.76：1，4天后则为1.6：1；烧伤面积50%以上者，糖与脂肪比例为0.74：1，其早期为0.5：1，4天后为0.96：1。此外，在重视三大营养物质配比的同时还要注意适量补充维生素和微量元素，预防水、钠、钾、氯、镁等补充不当所引起代谢紊乱，避免微量元素、维生素缺乏。

营养支持时机 严重烧伤患者营养支持并非越早也好，当循环、胃肠等功能受障而内环境不稳定时，则不能给予营养支持，内环境不稳定时应用营养液，只会加重机体代谢紊乱。肠道吸收功能恢复前给予肠内营养，反引

起呕吐、腹泻等胃肠功能紊乱。所以，严重烧伤肠外营养支持必先在内环境基本稳定的前提下实施，而肠内营养支持则须在肠道吸收功能基本恢复时进行。

营养支持途径的选择 20世纪60年代末，静脉高价营养（intravenous hyperalimentation）开辟了肠外营养的应用，是划时代贡献。但通过临床实践，逐步发现长期静脉营养，可发生肠黏膜萎缩，肠屏障功能受损，促使肠道毒素、细菌移位，还可发生置管、感染、代谢并发症，甚至增加严重烧伤死亡率。80年代以来，肠内营养应用比例逐步增加，目前医学界对肠内营养已取得一些共识：①只要胃肠道有一定功能就应采用肠内营养。②哪一段肠道有功能就使用该肠段。③即便胃肠道短期无法耐受肠内营养，在给予静脉营养的同时应注意肠道功能的维护，包括使用谷氨酰胺、生长激素等促进肠黏膜修复。当然以下情况不宜采用肠内营养：胃肠道完全梗阻、肠麻痹、急性胃出血、频繁呕吐等胃肠道不能接受或者不应接受营养物时，只能用肠外营养支持。因此，现在多主张根据患者全身和胃肠道情况，根据肠外与肠内营养的特点配合使用，一旦条件允许烧伤患者应尽早给予肠内营养，不足部分可由周围静脉补充，肠道、周围静脉营养难以满足需要时，才考虑中心静脉营养，同时应避免长期应用肠外营养。

（彭 曦）

shāoshānghòu miǎnyì gōngnéng wěnluàn

烧伤后免疫功能紊乱 （postburn immune dysfunction，PID）

烧伤后由于大量组织坏死、应激、休克、感染和营养缺乏等反应，与后续各种治疗因素共同作用改变机体免疫细胞和免疫分子所处微环境而造成的免疫功能紊乱。是烧伤后引发严重感染、多器官功能障碍及死亡的重要原因。

机体免疫系统 包括天然免疫（innate immunity，先天免疫）系统和获得性或适应性免疫（adaptive immunity）系统。天然免疫系统又称固有免疫系统，是哺乳动物最古老的防御系统，是防止微生物入侵的第一道防线。天然免疫反应可有效清除各种微生物侵入，如革兰阴性菌、革兰阳性菌、酵母、真菌、病毒及原虫等。因为病原微生物具有一些共同的抗原，可被天然免疫系统识别。这些抗原分子主要来自于病原微生物的细胞壁成分、鞭毛、核糖核酸等，它们统称为病原体相关模式分子。天然免疫系统在全身和组织局部均可发挥作用。获得性免疫或适应性免疫系统，又称特异性免疫系统。该系统的组成包括经典的抗体、淋巴细胞和免疫器官，其主要特点为对外来抗原具有特异性识别、免疫记忆和清除的生物学功能。免疫器官分为中枢与外周两大部分，骨髓、腔上囊（禽类）及胸腺属于中枢免疫器官，淋巴结、脾及黏膜相关淋巴组织属于外周免疫器官。淋巴细胞分为T淋巴细胞、B淋巴细胞和自然杀伤（NK）细胞。

免疫功能紊乱 严重烧伤后机体可能开始处于一种免疫激活状态，而随着病情进一步发展可能进入免疫抑制状态，也可能自始至终机体就处于免疫紊乱状态，是严重感染并发症的重要原因。炎症是严重烧伤、创伤和感染后最典型的反应，但仅从炎症角度难以概括损伤所致一系列复杂病理生理变化。实际上，创伤后机体表现出的是一种极为复杂的免疫功能紊乱状态，一方面，机体可表现为以促炎细胞因子过度释放增加为代表的过度炎症反应状态；另一方面，机体还表现出以吞噬杀菌活性减弱，抗原呈递功能受抑的抗感染免疫防御能力降低。因此，在严重烧伤及危重患者的临床救治中，既要控制过度的炎症反应，同时还要提高机体的抗感染能力，两者不能偏废。在治疗上不仅应对症抗炎处理，还应进行免疫调理。

烧伤后免疫功能紊乱机制 目前有关机体严重烧伤、创伤后免疫功能抑制的发生机制主要有三种假说：即抑制因子学说、抑制性细胞学说和神经 - 内分泌 - 免疫网络学说。所谓免疫抑制因子泛指对机体免疫功能具有抑制作用的蛋白、多肽等物质，而本文所指的免疫抑制因子则特指在严重创伤（包括烧伤）后机体血清中出现的对机体免疫功能具有抑制作用的物质，目前有关其来源尚不清楚。一般认为，烧伤（创伤）程度愈重，其血清免疫抑制性亦愈强，40%以上的深度烧伤，其血清对正常机体的细胞免疫反应有明显的抑制效应。如将血浆予以置换，则血清免疫抑制性大大减轻，甚至消失。显然，烧伤后血清中存在着对机体免疫功能具有抑制作用的物质；烧伤后某些具有免疫抑制活性的细胞功能增强，数量增多，从而提出抑制性细胞的功能增强是导致免疫功能抑制的主要原因。但目前认为，$CD4^+/CD8^+$ T细胞比例的降低更有意义，辅助性T细胞亚群Th1向Th2亚群的转化增加，是导致T淋巴细胞功能抑制的主要原因；免疫细胞表面具有多种内分泌激素和神经肽类的受体，免疫细胞本身还可合成和分泌一些神经内分泌激素，很多神经细胞、内分泌细胞可分泌一些免疫活性因子。烧伤后大量神经内分泌激素的释放对免疫细胞活性存在抑制或促进作用，神经-内分泌-免疫系统的紊乱是导致烧伤后机体免疫功能紊乱的重要原因。

免疫状态监测　在烧伤脓毒症发生过程中，常出现免疫功能的失常，表现为单核细胞分泌 TNF-α 能力下降，HLA-DR 及 CD80/86 表达降低，同时抗原呈递能力的减弱。免疫功能是否完整可以应用流式细胞仪对 HLA-DR 进行定量检测，同时采用半自动分析系统对全血分泌 TNF-α 水平进行检测；另一方面，炎症或组织损伤可以通过检测血浆中 TNF-α 和 IL-6 水平完成。

免疫功能紊乱的调理　首先应针对烧伤后免疫功能紊乱发病原因给予相应的防治对策，如及时清除烧伤创面的坏死组织、减轻组织细胞的缺血缺氧、减少病原体组成成分的释放和进入血液、适当的营养支持、减轻不良的应激反应等。应用免疫调理药物治疗，联合抗炎和免疫刺激治疗是免疫调理的有效措施。一般使用乌司他丁和 α₁ 胸腺肽。联合抗炎和免疫刺激治疗方案，能够明显纠正严重脓毒症患者免疫功能紊乱，改善预后。补气扶正类、清热解毒类、活血化瘀类、止血消肿类等中药也具有一定的免疫调理作用。

（黄跃生）

pífū zǔzhīkù

皮肤组织库（skin tissue bank）

保存不立即使用的自体或异体、异种皮片的皮肤存储系统。又称皮库（skin bank），包括管理系统、皮肤处理的设备和储存装置（货架、冰箱和液氮罐）。无论自体或异体或异种皮片，当切取后不立即使用时，均需要保存。理想的保存方法应该满足：皮片经较长时间保存后，不变质，移植后可存活；使用简便，不需要很多的设备；便于运送；经济等。

在 1903 年，文切尔（Wentscher）首先报道将自体皮用盐水纱布包裹，再放入冰盒内，1 例存储后 3 天，3 例于储存后 14 天进行移植获得成功。1911 年林格（Ringer）液用于储存，并取得较好效果。1938 年，科学家提出了玻璃化作为低温储存生物组织和细胞的方法。1965 年，-196℃储存皮肤的方法始有报道。①皮库的基本设施：皮肤的制取场所和制取工具，皮肤主要来源是尸体，少部分是活体供者，制皮场所在手术室或制皮室；皮肤的冻存设备包括液氮罐、普通冰箱、深低温冰箱、降温速度控制冷冻室以及皮肤抗冻液配制所需的各种器具。②皮库人员：皮库应由专人管理，负责皮源的联系、各种法律手续的办理、皮肤制取过程的监督、皮肤的冻存、皮肤的质量监测和移植皮肤的后续观察。③皮库的质量保证制度：供者的乙型、丙型肝炎病毒和 HIV 病毒，梅毒螺旋体监测制度，冷冻前的细菌培养制度，皮肤的编号登记制度，皮肤的冻融后活力监测制度和移植观察存档制度（图 1）。

皮肤切取　在切取皮肤之前要对皮肤进行术前准备，保证皮肤的清洁。根据皮片的种类选取不同切取方法（图 2）：①薄皮片

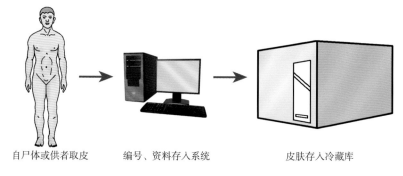

自尸体或供者取皮　　编号、资料存入系统　　皮肤存入冷藏库

图 1　皮肤组织库

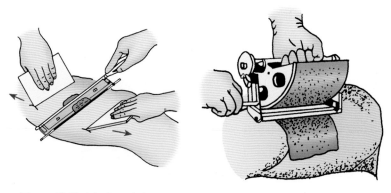

图 2a　滚轴式切皮刀取皮法　　图 2b　鼓式切皮器取皮法

图 2　皮片的切取方法

的切取法：用徒手取皮刀、剃头刀、薄片皮刀及保安刀片均可。手术者右手持刀，左手固定好皮肤的一端，助手固定好另一端，使皮肤绷紧，为了获得薄厚均匀的皮片，手术刀与皮肤成约5°。应注意，刀片与皮肤角度越大，所取皮片越厚；刀片锋利时切取的皮片越均匀，厚度亦容易控制。②中厚皮片切取法：目前常用的器械有鼓式取皮机、电动取皮机、风动取皮机及辊轴刀。以鼓式取皮机切取的皮片较好。优点是厚薄均匀，面积较大。

皮肤活力测定 包括以下几方面。

皮肤耗氧量的测定 其主要原理是，有活力的组织均有代谢，所以要耗氧。在恒温的营养液内，与有活力的皮肤接触的微电极（铂、银电极）表面氧分压下降。可以通过放大器测出氧分压下降的程度，从而可以推算出皮肤的活力，整个过程可以在1小时内完成。

台盼蓝染色法 将要测定的皮片剪成小块，放入0.25%胰酶溶液内，在37℃水浴中消化1小时。取出皮片，表皮很容易从真皮上分离撕脱，然后用吸管吹散、混匀撕脱下的表皮，取得上皮细胞混悬液。吸出0.1ml上皮细胞混悬液，加入0.1%台盼蓝液0.4ml，在显微镜下观察100个上皮细胞，染有蓝色的为死细胞，不着色的为活细胞，数出活细胞数就可算出百分率。此方法操作简便，不需要特殊设备，1个多小时就可得结果，但有时会有假阳性。

四氮唑还原测定（tetrazolium reduction assay） 赫姆海（Hemhey）采用四氮唑还原原理测定皮肤细胞的活力，其机制是活细胞线粒体内含还原酶，其主要功能是使溶解于水的四氮唑形成不溶于水的甲氮唑色素，通过有机溶剂提取，进行吸光度测定，其值减去空白对照与细胞代谢链活性成比例，此酶含量的多少可以反映出细胞和组织的活力。测定的原理为：

线粒体还原酶

↓

四氮唑————甲氮唑（红色）

测定步骤：把皮片秤重，剪成小块，放入特制的桑氏管内，排出空气，装入氮气。然后将桑氏管上端的试液（3%琥珀酸钠+1.5%氯化三苯四氮唑，2,3,5 triphenyl tetrazolium chlo-ride）倒入。在37℃水浴中孵育1小时，取出皮片，滤纸吸干水分，避光在室温用乙二醇乙醚浸过过夜，将浸出液用分光光度计比色，波长为49nm，以OD读数/［皮重（mg）·乙二醇乙醚（ml）］作为活力的单位。也可以将皮放入普通试管，在真空电炉中120mmHg去氧后充入氮气并37℃孵育1小时，余步骤同前。

皮块培养 把要测定的皮片用锐刀切成小块，放入24孔培养皿内，然后加入组织培养液，在37℃的二氧化碳孵箱内培养。7天后如皮块周围有上皮细胞向外扩展生长，则证实测定的皮块具有活力。

皮片移植试验 把要测定的皮片剪成小块移植于小鼠或大鼠的背部，5~7天后观察皮片成活的情况。如果皮片柔软，色泽转红，则说明具有良好的活力。也可用同样方法将皮片移植于患者的供皮区，如果移植后4~5天，皮片转红，无水疱形成，则被测定的皮片具有100%的活力。

（吴 军）

pífū chǔcún

皮肤储存（skin preservation）

无论自体或异体或异种皮片，当切取后不立即使用时，均需要保存。理想的保存方法应该满足：皮片经较长时间保存后，不变质，移植后可存活；使用简便，不需要很多的设备；便于运送；经济等。目前保存方法甚多，但未有能完全达到上述要求者。应用最优良的储存液，皮肤在4℃环境下进行储存的有效时间不能大于2周，最好在1周内使用。皮肤在普通冰箱的冷冻室或普通的冷藏箱内，即-20~-18℃的环境下可储存2~3个月。在温度为-80~-60℃的深低温冰箱内储存的时间最长也不能大于1年。从理论上讲，储存生物组织的温度越低，储存的时间越长。

（吴 军）

yèdàn dòngcún pífū

液氮冻存皮肤（liquid nitrogen preserved skin） 在标准大气压的情况下，液氮的温度为-196℃。亦即只要将皮肤等标本放置在液氮水平面以下不要露出，就可以永远维持在-196℃的环境。皮肤在-196℃的环境中，其组织和细胞内各种酶的活力及其代谢很低，甚至近乎零，即所谓生命悬滞状态。在此温度下保存的细胞或组织，理论上可无限期储存。洛夫洛克（Lovelock）于1954年报道应用DMSO储存有活力细胞，其效果与甘油相似。伯格伦（Beggren）于1965年首先报道在-196℃储存皮肤的原始方法。共进行了26次自体储存皮肤的移植，储存的时间7~608天，自体皮肤永久成活的12次。从此报道看来，在良好的受皮创面，移植的储存自体皮肤有80%能永久成活，说明应用此方法可以储存具有良好活力的皮肤供临床之需。罗伯茨（Roberts）于1976年报道英国皮库应用储存皮肤治疗患者的情况，将皮肤应用15%甘油和抗生素浸泡后，在-100℃进行可控降温，然后再储存于液氮内，储存6年后仍具有活力并成功地应用于患者的病例。1971年邦多克（Bondoc）也有类似应用液氮储存皮肤应用于临床成功的报道。

皮肤储存的基本技术 包括以下几方面。

皮肤采集 一定要采集质地优良，具有较高活力的一体皮。一般说采取皮离死亡时间在春、秋或夏天的常温下不要大于6小时，在冬天或0℃左右的温度下不要大于24小时。在运输过程中不要用冰直接接触皮肤，以免引起皮肤冻结而影响其活力。因肿瘤、严重感染，尤其是病毒感染死亡的尸体或有黄疸、严重皮肤病等均不能采用。

皮肤消毒 如果是完全按照外科手术方式在无菌条件下取得的皮肤，就不必再行消毒。但消毒步骤对不是在无菌环境下采集的皮肤显得十分重要。首先将皮肤用肥皂（或洗涤灵类的清洗剂）和大量自来水反复刷洗，剃尽表皮面的毛发，再反复刷洗。将蘸有的水分沥干后放入盛有1:1000的苯扎溴铵溶液内浸泡15分钟，然后用大量无菌生理盐水冲洗。注意对带有皮下组织的全层皮片，在1:1000苯扎溴铵溶液内浸泡时间一定不能超过15分钟，超过这时间，皮肤的活力就会减退。皮肤从1:1000苯扎溴铵溶液内取出后，需用无菌生理盐水反复浸泡冲洗，以清除蘸有残余的苯扎溴铵。经过消毒后，以后的操作步骤均要求在无菌条件下进行。

修去脂肪和多余的皮下组织

经过消毒的全层皮片，在完全无菌条件下，应用取皮鼓将皮片反铺在鼓面之上，逐步将多余的真皮和皮下组织修去。皮片的厚度以0.25~0.3mm为宜。关于皮片的大小，原则上是越大越好，应用取皮鼓完全可以将大张的皮片修薄。取皮过程中，应注意不要将皮片切破，避免有大的破洞形成。

应用抗冻液处理 经过修薄的皮片，在无菌的层流工作台内，首先铺平后测量面积、编号、登记，系上标签，然后放入温度为0℃的抗冻液内。采用慢降温法时，应用10% DMSO Kreb-Ringer缓冲液浸泡15分钟。因为每次储存时，皮肤的面积较大和皮块数较多，不可能一次同时处理完毕，为了准确掌握皮片在抗冻液中浸泡的时间，不能一次把全部皮片放入抗冻液中，而是间隔地放入，即每隔3~5分钟放入一块皮片，然后按时、按先后顺序依次取出，进行下一步操作。这样就可以保证每块皮片在抗冻液中的浸泡时间的一致性和准确性，这点是很重要的，如皮片在抗冻液中浸泡时间过长，就会影响皮肤的活力。抗冻液的量以能没过皮片，勿使皮片露出液面为佳，一般约2000ml的抗冻液可以储存10 000cm²皮肤，抗冻液浸泡皮片1次后就应弃去更换新的溶液。此外在操作过程中应保持抗冻液的温度在0℃左右。

包装标记 将在抗冻液中浸泡到时间的皮片取出，沥干，放入两层无毒聚氯乙烯塑料膜中间后，应用高频热合机将周边热合密封。在塑料袋外用记号笔写上编号、日期和皮肤面积。

降温和储存 将制作好的盛有皮肤的塑料袋用2片弧形铝夹

住后直接放入-80℃的深低温冰箱中，每个塑料袋之间要留有空隙，在低温冰箱中降温12~24小时后（一般为过夜），再取出迅速放入液氮内。若是准备应用深低温冰箱储存，则将经过抗冻液处理后的皮片，折叠成双层，装入塑料袋后，直接放入-80~-60℃的深低温冰箱中。其他与-196℃储存方法相同。在深低温冰箱储存的皮肤，如在1年内没有用完，应该弃去，不能再继续应用。在储存期间，应尽量减少冰箱的开门次数，避免停电，以保持冰箱内温度的恒定。

复温 应用时迅速地将皮片从液氮容器中取出，放入将水温调到45℃的特制水浴中复温。另一个简单的方法是用一个消毒好的，盛有至少5000ml无菌生理盐水的，水温度为45℃的不锈钢或铝盆中复温。复温时最好用一电炉在盆下加温，以确保水温维持在45℃。复温的操作者应戴一无菌手套，一边晃动皮卷，一边将塑料袋剪开，使皮片尽量与温水接触，使其变软，速度越快越好。当皮肤变软后立即从水浴取出，一般不超过3分钟。用无菌生理盐水冲洗掉残余的抗冻液，就可进行植皮术。移植于创面前，将皮片在庆大霉素（4万~8万U/100ml）生理盐水内浸泡15分钟，皮片复温后到移植的时间越短越好。按慢冻方法储存的皮肤，其活力为储存前的50%~60%，可以满足覆盖创面的目的。但如移植有严重感染，坏死组织切除不彻底或血供不佳的创面，则效果就要差一些，可能出现异体皮不转红、发白、表皮脱落等现象。复温后的皮肤，如果没有用完，应该弃去，不要再进行储存，经过反复冷冻后，皮肤的活力有明显的减退，不再适合临床应用。

液氮容器应用时注意事项
包括以下几方面。

应将皮片经常保持在液氮面以下 液氮容器盖上塞子后，不是完全密闭的，容器内的压力不是高压而是常压，容器内的液氮要挥发，所以必须定期向容器内补充液氮才能维持-196℃的温度。如果皮片露出液氮面外时间过长或容器内液氮过少，则容器内的温度就会上升，影响皮片质量和有效的储存时间。补充液氮的间隔时间和补充量需视容器的质量、室温、液面距皮片顶部的高度、存取皮片频繁的程度而定。如用的是质地优良的液氮容器，每天液氮挥发量为仅为 1%～3%。可以 7～10 天补充液氮 1 次。夏天液氮挥发快，冬天挥发慢。如果在容量为 100L 的容器内仅储存有几块皮肤，即盛皮的塑料袋距离有瓶口 30～40cm，则加满液氮后可以维持 15～20 天不用再补充。如果经常向容器内加入新的盛有皮片的塑料袋，或从容器中取出塑料袋的次数太多，则液氮挥发就快了。总之，应该经常检查储存皮肤的塑料袋与液氮面之间的距离，及时补充液氮。

预防液氮对人体的损伤 液氮本身是无毒性的，但在运输及使用过程中时，要注意勿要将液氮溅到身体暴露部位，以免引起严重的冻伤。由于液氮挥发时产生大量氮气，一个体积的液氮挥发时可以产生 800～1000 倍体积的氮气，所以液氮储存容器应放在有抽风机的单独的房间内，并应经常开窗通风，勿使室内氮气浓度过高。

对液氮容器的维护 液氮储存容器应放在固定的位置，尽量减少搬动、振动、碰撞和倒置，以防止高度真空的密封口漏气，影响容器绝热性能。尤其要保护好突起的密封口的乳头部位，切勿使其受压和撞击。在安静情况之下，如果发现容器盖边缘外或容器口边缘外有大量结霜，并且用手触摸时感觉容器表面有温度下降（正常情况下容器口边缘表面温度与室温相同），就表明容器已有漏气现象，密封度和绝热性能下降，应立即将储存的皮块取出，另存入其他容器中，并将该容器及时送厂家修理。

（吴 军）

bōlihuà dòngcún

玻璃化冻存（vitrification） 用玻璃化来储存皮肤的方法。玻璃化是指当水或溶液在快速降温达到-110～-100℃的温度范围时，形成一种具有高黏度的介于液态和固态之间、非晶体态、杂乱无章、透明的玻璃状态。

制作方法 包括以下几个步骤。

玻璃化冻存液（cryoprotectant） 二甲基亚砜（dimethylsulfoxide）玻璃化冻存液［10%（1.4M）Me_2SO 组织培养液］；甘油玻璃化冻存液（10%甘油+组织培养液）。

冻存过程（freezing process）将二倍冻存液浓度的 Me_2SO 或甘油逐渐加入组织培养液中断层皮中，减少高渗透压细胞损伤；Me_2SO 玻璃化冻存液 4℃ 孵育 20 分钟，4℃ 孵育能减轻 Me_2SO 毒性损害，甘油渗入细胞的速度较 Me_2SO 慢，甘油玻璃化冻存液 22℃ 孵育 40 分钟；入塑料袋中热封，并保证袋内有足够的冻存液浸泡皮片；放入降温速度控制冷冻室（Cry-omed, Mt. Clemens, MI）进行程序降温，速度控制-1℃/min 由 4～40℃，继续以-7℃/min 的速度降至-80℃；迅速转入液氮容器中冻存。

复温过程（thawing process）将冻存皮肤从液氮容器中取出，投入 37～40℃ 的温水中，并不断搅动，使其在第 1 分钟温度上升达 15℃。冻存液全部融化后，展开塑料袋，开一小口后逐渐加入冷培养液或 Ringer 液，开始加入小量，直到 Me_2SO 或甘油达 2% 的浓度，防止渗透压变化引起细胞损伤；平衡数分钟，倒出少量冻存液，加入冷培养液或 Ringer 液，直到 Me_2SO 或甘油达 0.5% 的浓度，几分钟后取出皮片放入有培养液或 Ringer 液容器待用。

优劣 玻璃化法储存的皮肤，活力明显提高，细胞结构和功能也有所改善。玻璃化法可以省略慢降温法所需要的设备，节省物力、人力和操作时间。不足之处是对玻璃化的机制尚需进一步深入研究，目前仅能达到部分玻璃化，如何能进一步提高储存皮肤的玻璃化程度，或许可以更好地提高储存皮肤的活力。

（吴 军）

pífū gānyóu bǎocún

皮肤甘油保存（glycerol preserved skin） 甘油为一种无色、无臭、带甜味、滑润并能与水混溶、有吸湿性，在药剂工业上亦被广泛地用于溶剂、润滑剂、抗菌剂，并被作为生物的添加剂。20 世纪 80 年代起，甘油就被作为皮肤的储存液，应用于临床，并收到了很好的效果。荷兰著名的巴符维克"欧洲皮库"即在甘油储皮方法及临床应用方面，做了大量卓有成效的工作，他们每年先后提供几百万平方厘米的甘油异体皮为欧洲各国乃至美洲一些国家，用于临床救治烧伤患者的创面覆盖，并积累了丰富的储皮及临床经验。甘油储存的皮片黏附性好，新鲜或无菌创面均能黏附。甘油皮常用作生物敷料覆盖烧伤创面，并能在创面上保持7~14天。甘油皮使朗格汉斯细胞失去活力，皮片抗原性降低。甘油作为皮肤保存剂，除具有前述的降低皮肤免疫性外，还有抗菌作用，如结合应用抗生素则效果更好。应用甘油处理的皮肤完全可以消灭如肝炎及艾滋病等病毒。

由于表皮细胞培养和移植的发展，异体皮的应用也有了新的进展。将覆盖创面2~3周的异体皮肤去除表皮，在遗留的真皮面上植入培养的自体表皮片，可永久性地修复创面。用甘油储皮法保存的异体皮肤的真皮，同样可移植培养的自体表皮片上，4~8个月后观察其外观良好。

该种保存方法是将新鲜的尸体洗净，聚维酮碘（碘伏）消毒，用电动取皮机或取皮鼓反削将尸体皮制成0.3~0.4mm厚度皮片，浸泡在7.5∶1000苯扎溴铵溶液中浸泡15分钟，再用生理盐水清洗3遍。以后将皮片浸入到含等量的98%甘油和0.9%NaCl溶液中，加1g链霉素和80万U青霉素，使皮片初次甘油化，时间为3~4小时；再次甘油化时，皮片浸入含98%甘油和0.9%NaCl为10∶14的溶液中，于33℃持续混匀达3小时；再置入85%甘油溶液于33℃混匀3小时；最后在85%的甘油中于4℃冰箱内保存。皮片浸泡数天后，呈半透明黄白色，色泽有所加深，逐渐硬化。使用时取出皮片，用微温盐水清洗约10分钟，使之软化。甘油保存的皮肤表皮细胞没有活力，镜下可见角质形成细胞和朗格汉斯细胞萎缩，而真皮中的胶原纤维

和弹性纤维在保存数年后仍无明显变化。

（吴军）

pífū 4℃ bǎocún

皮肤4℃保存（4℃ preserved skin） 在普通冰箱4℃储存皮肤的方法。简便易行，技术要求不高，不需要特殊设备，任何有普通冰箱的单位均可采用。缺点是储存的时间较短，一般来说，在生理盐水中储存大于3天，皮肤的活力就有明显减退，移植后成活率不高。即使应用平衡液、细胞培养的营养液并加入10%人血清或小牛血清，最长在4℃冰箱中储存时间不能大于8周，并最好在2周内用完。皮肤在4℃冰箱储存时间过长，尚有因污染在皮肤上的细菌出现的感染问题，因为被储存的具有活力的皮肤不可能完全达到全无菌，长期处在4℃的环境中仍不可避免会有细菌生长繁殖，这就会影响储存皮片的活力，妨碍甚至破坏移植后皮肤的生长，导致皮肤移植完全失败。

（吴军）

zìtǐ pífū

自体皮肤（autoskin） 同一个体上某一部位的皮肤。自体皮肤移植是用自己身上的一部分皮肤来修复另一部分的缺损，移植的皮肤组织来源于受者自身，通过牺牲供区来恢复受区的外形或功能。原则是将隐蔽部位、不影响功能的皮肤组织移植到不能自行愈合的创面或有重要功能的部位。植皮术包括皮肤组织单独移植的游离植皮和皮肤及皮下组织同时移植的带蒂皮瓣或皮管移植。移植的皮肤能否成活，主要取决于移植的皮肤与受皮组织是否建立了有效的血液循环。影响移植皮片或皮瓣成活的因素包括创面感染、皮片移动、皮管或皮瓣蒂部

扭转受压或皮管脂肪过多等，高压氧治疗有助于皮肤移植的成功。

部位 供皮部位尽可能选择在与植皮区色泽、质地相似易被遮盖的部位，应避免在关节功能部位，尽可能地离开感染或有感染威胁的创面以及植皮区，防止交叉感染。小面积烧伤供皮区常选择大腿、小腿、胸、背等部位，也可考虑选择邻近创面部位为供皮区，移植皮片的色泽、质地与创面区域皮肤较接近，可获得较满意的外观。大面积烧伤，凡可供皮的区域都可选用。由于大面积烧伤患者供皮区少，要求供皮区愈合快，愈合后不留瘢痕，可再次供皮并重复多次。头皮最能满足这一要求，且头皮烧伤机会较少，故头皮常为大面积烧伤患者的主要供皮区，也是首选的供皮区。在选择供皮区时，还要考虑患者康复后整复手术的需要，须统一规划。腹部皮肤尽可能保留，为后期整复之用，但须遵循早期创面修复优先，后期整复第二的原则。

头皮 是全身皮肤最厚的部位，成年人头皮厚2.96±0.48mm，毛囊深、数量多，血液供应丰富，抗感染能力强，愈合快，不留瘢痕，取刃厚皮片在5~7天内可愈合，最迟在1周内可再次供皮。通常头皮可反复供皮6~8次，甚至10次以上，不影响头发生长。头皮为大面积烧伤患者首选供皮区。小儿头皮薄，取皮厚度不超过0.3mm，取皮次数也应相应减少。取皮过深或多次取皮累及生发层，影响头发生长。已有小儿取头皮造成头发不长的实例，应引起警惕。

上胸部、上臂内侧 皮肤薄，色泽与颜面近似，是眼睑修复的全厚皮片和颜面部植皮首选的供

皮区。

大腿、胸腹、背、臀部　供皮区面积大，是大张自体皮片的主要供皮区。

上肢、小腿　在生活中都有裸露上肢和小腿的机会，取皮后，尤其取中厚皮片，供皮区的色泽改变和瘢痕增生影响美观，可造成患者心理创伤，保留为最后选择的部位，不宜取中厚皮片。

足底　足底角质层厚而真皮层薄。取皮前需先去掉角质层后再取皮。角质层可先用温水浸，待软化后，用刀片刮去。取刃厚皮片，不影响愈合后足底负重和行走功能。足底皮片易卷曲，植皮区需良好固定。足底皮片成活率低。足趾内、外侧，阴阜等处也可作为供皮区。

特点　自体组织相容性好，存活可靠，修复效果肯定。但自体移植必定会造成供区的损伤，产生一些新的缺损，甚至畸形，并且大面积严重烧伤、创伤患者，自体皮常常不足，仍不是最理想的方法。

（吴　军）

yìtǐ pífū

异体皮肤（alloskin）　相同物种中遗传基因型不相同的个体间的皮肤。又称同种异基因皮。同种异体皮肤移植是指同种内遗传基因不同个体间的皮肤移植。同种异体皮来源于：成年尸体皮肤（主要来源于新近死亡的尸体皮肤，凡供皮者生前无急性传染病或恶性肿瘤，皮肤无病变或变质的尸体均可采用）、活体亲缘皮肤、异体头皮、死婴皮肤、异体断层真皮培养物等。同种异体皮移植常出现排斥反应，且反应强度通常取决于供、受体间遗传背景差异的程度。差异越大，则排斥反应越强。遗传基因型完全相

同的皮肤（如同卵双生个体间）移植后可以长期存活；遗传基因型不相同的皮肤移植存活生长3~6周后因受排异脱落。大量异体皮被排斥时临床上可见到体温增高，白细胞增多，以及其他中毒症状等全身反应。

异体皮应用广泛，可以使用在以下一些方面：①开放性创面、浅度烧伤创面和切痂创面的暂时性覆盖。②用于邮票或网状自体皮、微粒皮的覆盖移植，移植成活是其自体皮和微粒皮成活的保证，用于自体皮源紧张的烧伤后期整形患者的重建手术，作为微粒自体皮成活的支架。③用于暂不适合自体皮肤移植的创面或慢性溃疡创面的覆盖，以改善创基情况。异体皮肤能很好地保护创面和创基培育性能，改善创面愈合质量，为供皮区生长和离体培养皮肤的准备最大限度地争取时间，使大面积烧伤患者的生存率得到明显提高。但也存在一些缺点，如存在异体抗原性、价格昂贵、难以大批生产和确保产品质量（如病原体感染等）、存在一定的占位现象等。

（吴　军）

yìzhǒng pífū

异种皮肤（xenoskin）　不同种属个体间的皮肤。其相互移植称异种皮肤移植。由于移植个体间的遗传背景相差甚大，尤其是动物体内可能存在抗对方组织细胞成分的天然抗体，移植后可能产生严重的排斥反应。尽管如此，由于有取之不尽的供体来源以及可对异种供体进行有效的生物改造等特点，异种移植还是给人类战胜疾病带来新的希望。

种类　异种皮肤以猪皮应用最为广泛，基于移植物活性和来源地不同，目前临床应用的猪源

性创面覆盖物大致分为三类。①天然猪皮（包括活性猪皮移植物和无活性猪皮敷料）。活性猪皮移植物包括：天然活性猪皮、转基因猪皮。非活性猪皮敷料包括：冻干猪皮、戊二醛储存猪皮（包括软化的戊二醛猪皮和冻干戊二醛猪皮）、甘油储存猪皮、辐照猪皮、辐照氟银猪皮、苯扎溴铵–乙醇灭活猪皮等。②无细胞基质移植物（包括猪真皮胶原膜、无细胞猪真皮和小肠黏膜下基质）。③其他组织源性覆盖物，如腹膜、羊膜、心包膜和肠衣等。此外，其他动物源性的异种皮肤还有（胎）牛皮、羊皮、蛙皮、鱼皮等。

用途　异种皮肤作为创面覆盖物已广泛应用于烧伤、创伤的临床，已成为烧伤治疗的基本工具。异种皮肤覆盖创面有下列益处：①减少创面水分蒸发，防止创面干燥，促进创面愈合。②保护创面，阻止创面细菌入侵。③促进肉芽组织成熟。④减少热量、水、电解质、蛋白质及红细胞等从创面丧失。⑤减轻创面疼痛。⑥减少医务人员不断换药的工作量。⑦可抑制肉芽阻止过度增生，从而减轻瘢痕程度。⑧有利于关节部位早日活动，改善功能。目前作为创面覆盖物应用的异种皮肤主要是猪皮，也有应用羊皮、鱼皮、青蛙皮等。临床应用的猪皮种类有新鲜猪皮、戊二醛猪皮、辐照猪皮等。异种皮肤还可行基因修饰，减轻其排斥反应，亦可作为复合皮或组织工程皮肤的真皮支架材料。

（吴　军）

jīyīn zhuǎnrǎn zhūpí

基因转染猪皮（gene-transferred porcine skin）　将 Ad-CTLA4-Ig 基因转染至异种猪皮，使其在局部

表达和分泌 CTLA4-Ig 蛋白，从而延长异种皮在创面的存活时间，称基因转染猪皮。CTLA4-Ig 由 CTLA-4 胞外段与 IgG 分子 Fc 段基因融合表达而成，可通过抗原呈递细胞上 CTLA-4 与 CD28 竞争性与 B7 分子结合，阻断 T 细胞活化中的 B7 与 CD28 通路，阻断 T 细胞的活化，达到局部免疫耐受状态，使皮肤移植物存活时间延长。

制备方法 用 CTLA4-Ig 构建的腺病毒载体（Ad-CTLA4-Ig），通过开沟负压技术，将 Ad-CTLA4-Ig 转至真皮层细胞，并在局部表达和分泌 CTLA4-Ig 蛋白。

用途 Ad-CTLA4-Ig 基因转染异种猪皮具有创面覆盖物作用，并能较长时间地在创面上存活，创基血管易长入，能满足临床治疗大面积烧伤患者的需要，有望成为可靠、有效、安全的创面覆盖物而替代同种异体皮肤。

(吴 军)

fúzhào zhūpí

辐照猪皮 （irradiated porcine skin）

是中国常用的覆盖物，猪皮经过照射后可以达到完全无菌，其抗原性也有所降低。辐射猪皮作为生物敷料覆盖烧伤创面，可避免Ⅱ度烧伤创面感染和加深。它与烧伤坏死层有较强的亲和力，在其保护下新生上皮一经形成，辐照猪皮与坏死层这一黏合整体便收缩而形成壳状自行脱落。它能维持组织生存必需的湿度和温度，能改善微循环淤滞，保护了间生态组织，并使其恢复活力，使深Ⅱ度愈合后无瘢痕增生，功能顺利恢复；对面部、手足背皮肤较薄部位效果更显著，有一定的美容效果。

制备方法 将适当厚度的新鲜或无活性猪皮清洗干净，用塑料袋装好后密封。用 ⁶⁰Co 或加速器照射，剂量为 $3×10^4$ Gy（$3×10^6$ rad）以上，然后放在普通冰箱储存。

用途 辐照猪皮作为一种生物敷料有较好的生物膜屏障作用，能较好地保护创面的湿度和温度，有利于创面上皮生长。冷冻辐照猪皮除具有一般生物敷料的优点之外，早期覆盖烧伤创面不仅能减轻创面疼痛，而且还具有一定的抗菌能力和有利于间生态或淤滞带恢复的作用。辐照猪皮主要用于Ⅱ度烧伤创面，避免创面感染和加深。使用方法：在镇痛条件下，用 0.1% 新洁尔灭清创，去除水疱皮，将辐照猪皮平展于创面上，四周牵拉使其尽量伸展扩大并与创面紧贴黏附，包扎固定。不易包扎部位可用纱布轻轻按压 l0～20 分钟，使其与创面基底贴紧。3～5 天后，更换外层敷料时可采取继续包扎疗法或暴露疗法。

(吴 军)

biǎopíxìbāomó

表皮细胞膜 （cultured keratino-cyte sheet）

在实验室的条件下，创造类似机体内环境的条件，在体外进行表皮细胞的生长和增殖所形成的人工细胞膜片。

大面积Ⅲ度烧伤如何利用有限皮源封闭创面是治疗成功与否的关键。体外培养的表皮细胞，在 20 世纪 80 年代中后期已陆续在世界各地被用作大面积烧伤创面的覆盖物。据有关资料的不完全统计，在不同烧伤病例的应用已愈数千例。目前还在对它的培养、应用方法、各种创面的选择、真皮的移植及长期病例的临床和组织学的随访等进行深入研究。但由于将自体表皮细胞培养和增殖至所需面积一般需要 1 个月左右，尚不能满足大面积烧伤早期覆盖创面的需要，因而应用范围尚受到相当的限制。另外，由于体外培养的表皮细胞膜片异体移植后，不出现明显的排异现象，有利于及时用于患者的创面覆盖，因此也进行了一定的研究。

制备方法 目前表皮细胞的培养方法大致可以分为三大类：组织块培养法、有滋养悬液细胞培养法、无滋养悬液细胞培养法（图 1）。

用途 从外科领域来讲，表皮细胞培养的主要用途有两个：①对如烧伤那样大创面的覆盖、瘢痕整形等提供表皮。②作为异体器官移植排斥机制研究的常用工具之一。

经分离酶消化，从培养器皿脱下的游离培养表皮细胞膜片呈略带乳白色的透明膜。面积一般较附着于培养皿时缩小 50% 左右，培养时间越长则复层增多、收缩减少，但成活率也有所降低。由于膜片的韧性较差，移植时必须以油纱布等作为载体，将膜片在油纱布上铺展完全。另外因膜片有生长极性，膜片的表面应面向油纱布，基底面向外，移植至创

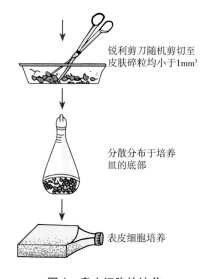

锐利剪刀随机剪切至皮肤碎粒均小于1mm³

分散分布于培养皿的底部

表皮细胞培养

图 1 表皮细胞的培养

面时，使基底面接触创面。

培养表皮细胞膜片的组织结构与正常表皮相似，多数为2~6层细胞，个别培养较久的膜片也有达到10多层的。在培养融合成片的数日内有不规则的层次分化趋势。一般基底层完整呈连续单层、细胞呈立方或柱状，细胞间桥粒完整。其浅部为层数不等的相似于正常表皮棘细胞层的结构，胞质内没有或只有少量颗粒，有较多角质微丝。越近表层，细胞逐步变成扁平状，细胞间有微绒毛及桥粒。表面有一层扁平细胞，细胞间隙增宽，桥粒减少，胞膜变厚，胞质内有不同程度退化的细胞核及细胞器。培养时间较长的也可有角化的细胞片状脱落。

培养表皮细胞膜片抗感染能力很低，极易被创面的细菌所液化而致移植失败，因此对移植皮床有严格要求。凡不适于作常规植皮或感染明显的创面，培养表皮细胞膜片移植后也难以成活。接受培养表皮细胞膜片移植的皮床应清洁、健康，通常烧伤创面切痂后早期用异体（种）皮或其他代用品覆盖。临移植前将这些已成活的暂时性覆盖物撕去，清创及妥善止血后再移植培养表皮细胞膜片。在移植前1天用银盐类药物或影响细胞生长较少的抗生素溶液湿敷1天以降低创面菌量，将有利于移植成功。未经彻底清除和妥善处理的肉芽创面，其移植成活率不高。

移植时将贴附于油纱的培养表皮细胞膜片贴上，基底面紧贴创面，膜片下不能残留气泡，4周固定。在同一创面多块皮片的外层再用纱布覆盖，妥善固定缝合。然后用多层纱布或碎纱轻压固定，严格防止皮片移位。固定制动是培养表皮细胞膜片移植

成功的关键因素之一，故避免使用在关节、骨突出部位等活动、难于固定的部位，一般以胸腔前部、四肢前部为最佳（图2）。

移植后，如分泌物不多，则在术后10天内只需适当更换外敷料，10天后再小心更换紧贴皮片的油纱布及尼龙纱。此时，皮片对创面的贴附力尚不大，如比较干燥，必须先充分湿润软化后，才能小心撕去敷料。创面上可见一薄层晶莹、略呈乳白色、基本透明的薄膜，以后渐增厚变成粉色。移植成功的部位也可不更换最内层的敷料，术后2周左右，所贴附的油纱、薄尼龙纱等待至表皮形成后常可自然脱落。愈合的创面，表面平滑、平整，在较长时间内色素沉着较少（图3）。

目前培养表皮细胞膜片移植的成活率尚明显低于自体中厚皮片移植的成活率。移植于刚去除已存活异体皮的清洁创面，其成功率为40%~60%，移植于整形的新鲜清洁创面时可超过90%，但肉芽创面的成功率目前多在20%以下。除因机械损伤等造成移植失败的创面外，如创面未再做彻底改善而再次移植，其成功率不高。

移植后约1周，多数皮片已经完全分化成复层表皮，所有表皮的四层结构已达到正常比例，细胞数量往往比正常皮肤多10%~30%，皮床有组织炎性细胞浸润。术后的前2周，基底层内有丝分裂细胞增多，半桥粒逐渐增多并变长，但仍较正常为小，可见有若干张力原纤维附着。术后4周，基板已生长完全，张力原纤维增加，基底细胞的附着面出现有规律的、起伏外形的正常微足突出。锚状细丝更为明显，在皮床形成团丛和胶原纤维交织在一起。表皮的基底线逐步变成凹凸不平，此时所植皮片在皮床已相应固定和比较牢固，不易在更换敷料时被揭掉。在移植后5个多月就见有表皮钉突形成的趋势，但一般要超过1年才开始见均匀一致、比较扁平的表皮钉突。表皮的基底细胞有众多的长的、指状突出伸入皮床的结缔组织中，细胞膜内侧有半桥粒及少量锚状细丝形成。

从超微结构看，术后1年，所植表皮和表皮下的结构尚未完全生长成熟。直至2年左右，锚状细丝的形状、密度和结构才接近正常。但皮床的结缔组织一直

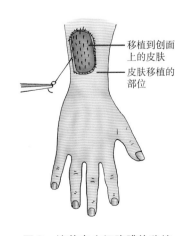

图2　培养表皮细胞膜片移植

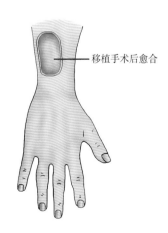

图3　培养表皮细胞膜片移植修复创面的效果

到移植后 2~3 年才逐步形成类似真皮的纤维结构及局灶性地出现短小的弹力纤维。从组织学观察，移植的培养表皮的质量始终保持良好，最长观察时间约 5 年。表皮的基底层、棘细胞层的平均细胞层数基本等同于或略多于相似部位的正常皮肤，角质层也保持正常，但没有发现有附件再生的迹象。表皮下再生弹力纤维的分布和量接近正常，有类似真皮的结构。但此现象尚待进一步研究观察。

（吴 军）

tuōxìbāo zhēnpí jīzhì

脱细胞真皮基质（acellular dermal matrix，ADM）

通过物理、生物或化学等方法反复去除真皮细胞后，真皮剩余的非细胞成分。又称脱细胞真皮。是全层皮肤缺损治疗中起重要作用的真皮替代物。真皮通过各种方法反复脱细胞后得到的脱细胞真皮基质有低抗原性、快速血管化和作为表皮载体或支架的稳定性，这些特性主要决定于 ADM 的组成和结构，其中低抗原性是重要环节。这使得脱细胞真皮基质在治疗全局皮肤缺损中作为真皮替代物具有重要价值。

1995 年，利西夫（Livesey）等首先报道制成脱细胞真皮，贝恩赖特（Bainwright）用人的皮肤制成脱细胞真皮并用于临床治疗。美国 Life Cell 公司用人尸体皮制成脱细胞真皮基质，命名为 AlloDerm，并通过了美国 FDA 认证，进入医疗生物材料市场。

种类 ①同种异体 ADM：通过尸体或供者皮肤制备的 ADM。②异种 ADM：由于同种异体皮的来源有限，近年来使用猪等动物的皮肤制作 ADM，并取得了一定的临床效果。这两种 ADM 在免疫排斥机制上存在区别，目前，对于异种移植免疫排斥反应机制存在两种观念，一是认为异种细胞与同种细胞相比具有独特的免疫反应机制；另一则认为宿主对异种细胞排斥反应的强度与同种排斥相比只有量的不同，并没有本质上的差异，即异种细胞存在许多的蛋白质差异（种属特异性）。从而会有大量的肽类物质激活 T 细胞。猪与人皮肤通用抗原标记检测结果显示 Ⅰ 型、Ⅲ 型、Ⅳ 型和 Ⅶ 型胶原、透明质酸、纤连蛋白和层粘连蛋白等细胞外基质成分十分接近。而在细胞受体、细胞间黏附分子、血管内皮细胞和免疫细胞等抗原标志方面存在显著的差异。由此提示，通过某种技术处理，如果能把猪皮肤组织中的物种间高度特异的蛋白分子（尤其是细胞表面的膜蛋白）去除，保留和移植物种间高度保守的蛋白分子——真皮细胞外基质成分，可能在不引起人体过激的免疫排斥反应的同时，在宿主表皮和真皮重建过程中发挥重要作用。因此，脱细胞处理对临床应用异体真皮异种真皮都具有十分重要的意义。

制备方法 去除组织内细胞的方法有三类：①物理学的反复冻融法。②化学的去污剂（SD-SEDTA，Triton X-100）法或高海盐（Nacl）法。③生物学酶（胰蛋白酶、中性蛋白酶和核酸酶等）消化法。为提高效果，普遍采取两种方法（依次或同时）联合脱细胞。如用胰蛋白酶（或中性蛋白酶）和 Triton X-100 或 SDS 和高渗盐等。去污剂的使用非常重要，因为去污剂与酶协同作用，可以彻底去除真皮内原有细胞碎片，而且产生的 ADM 可能比单纯使用 Dispase 或胰蛋白酶消化的皮片残留更少的抗原成分。这是由于单纯酶消化法很难将组织中的毛囊、腺体和血管等细胞碎片去除。未经处理的异种真皮组织内含有大量抗原性较强的细胞成分，包括附件上皮细胞、血管内皮细胞、平滑肌细胞、淋巴细胞、朗格汉斯细胞和成纤维细胞等。经脱细胞处理后，真皮剩余的非细胞成分主要包括基质蛋白和胶原。ADM 主要由细胞外基质（ECM）成分（包括透明质酸，纤连蛋白、层粘连蛋白、玻连蛋白等）、弹性蛋白、胶原成分（包括 Ⅰ 型、Ⅲ 型、Ⅳ 型、Ⅶ 型胶原）和极少量的细胞相关抗原（HLA-ABC、HLA-DR、玻形蛋白、结蛋白、踝蛋白等），其中残留的细胞膜抗原和基质蛋白的免疫原性较强。前者通过反复脱细胞处理即可去除。后者经酶和醛基（-CHO）等处理虽可降低抗原反应，但目前的技术和方法尚不能完全去除异种真皮的抗原性。

应用 异体 ADM 从研制开发到临床应用在短短 10 年时间内已经获得普遍的肯定，该技术目前已经被推广应用于烧伤外科、神经外科、心血管、泌尿生殖和运动系统等多个组织学器官的重建。

（吴 军）

réngōng zhēnpí

人工真皮（artificial dermis）

采用各种材料人工合成的真皮基质。与天然替代物相比其组成成分及交联物质可改变，具有结构设计、机械功能、物理性状和降解时间都可人为调整，易于控制其质量的优点。

1980 年扬纳斯（Yannas）及伯克（Burke）等首先报道了人工皮肤。他们以硅酮膜作为表皮部分再用戊二醛分子交联作用使不溶性胶原和 6-硫酸软骨素形成复合体胶原-糖胺多糖。1981 年美国 Intergra Lifescience 公司利用这一组织工程技术，制作了名为 "Integra" 的人工皮肤，并在临床上使用。继而各种人工真皮相继问世。人工真皮的开发是皮肤组织工程中的热点。目前人工真皮主要采用较用氨基葡聚糖、胶原凝胶、聚羟基乙酸/聚乳酸网，尼龙网等作为真皮支架，结合成纤维细胞、表皮细胞培养成皮肤替代物，并初步试用于临床取得一定效果。在所有材料中，胶原蛋白应用最为普遍。这是由于胶原蛋白具有结构有序、抗原性低、组织中大量存在以及容易改造利用等优点。

主要有五种商品化的人工真皮。①Intergra：将牛胶原、氨基葡萄糖、硫酸软骨素共价交联成有一定孔隙的海绵网络，在其表面涂上一层薄的硅胶膜，将这种双层膜状物放置在创面上，数天后撕去硅胶模，植上薄的网状皮片。这种疗法虽然成功地用于重度烧伤患者的治疗，但硅胶模的使用增加了感染的概率，在此基础上改进出称为 Intergra 人工皮肤，它的外层成分是聚硅氧烷，以防止水分的蒸发和感染，内层材料为从牛腱中分离的胶硫酸，以及从鲨鱼软骨中提取的 6-硫酸软骨素，这种人造皮肤起着临时性代替功能，并且可以刺激毛细血管、成纤维细胞和巨噬细胞等逐渐从伤口向人造皮肤内生长。②Biobrance：它是双层膜状物，外层是薄的硅胶膜，内层整合有大量的胶原颗粒，可以迅速与创面紧密附贴。长期以来在临床上被用作一种临时性敷料来覆盖大面积烧伤创面。③Dermagraft-TM：将从新生儿包皮中获取的成纤维细胞接种于生物性可吸收的聚乳

酸网架上，数天后，成纤维细胞大量增殖并分泌胶原、纤维连接蛋白、蛋白质多糖、生长因子等，形成由成纤维细胞、细胞外基质和可降解生物材料构成的人工真皮。Dermagraft-TM 既可以用于烧伤创面，又可以用于皮肤慢性溃疡创面。④Dermagraft-TC：将新生儿成纤维细胞接种于人工合成敷料 Biobrance 的胶原层，黏附、扩增，分泌基质，外层的硅胶膜发挥着表皮的屏障作用。它作为一种临时性敷料被应用于烧伤创面。⑤AlloDerm：是一种商品化的脱细胞真皮基质。利夫西（Livesey）等首先报道制成脱细胞真皮。用新鲜尸体皮在 1mol/L NaCl 中处理 15 小时后撕去真皮，然后在室温下于 0.15% SDS 中连续振摇 1 小时去除细胞成分，PBS 清洗后，冻干保存备用。

(吴 军)

fùhé réngōngpí

复合人工皮（composite artificial skin）
自体刃厚皮或培养的表皮细胞膜片与真皮替代物（异体、异种真皮或人工合成真皮）组合的较接近正常皮肤结构的皮肤替代物。

人们一直在寻求理想的皮肤替代物。它应具有以下特性：①与创面贴附。②耐磨。③有较好的柔顺性。④与正常皮肤的水蒸发量相近。⑤对细菌有屏障作用。⑥有一定的止血功效。⑦使用简便，伤后可立即应用。⑧在不引起异物反应或自身免疫反应的前提下，能诱导创面产生再生样反应。⑨移植后无明显收缩，且具有一定的生长潜力。此外，还应具有较低的成本、与表皮结构类似的良好的通气性能、能适用不同类型的创面、可以适用儿童的生长发育、自我更新周期较

长等特性。因表皮在保持皮肤的水价和细菌屏障方面有重要作用。而真皮组织不仅可控制炎症反应和伤口收缩。还可激发移植后新生真皮的改建，在提高皮肤的柔韧性和耐磨性方面起决定性作用。因此，包含表皮和真皮的皮肤替代物——复合皮就孕育就生。

自体皮源不足仍是临床治疗中最为棘手的难题。为克服这一难题，人们于 20 世纪 70 年代发明了自体表皮细胞培养技术，并逐步加以改进，使之应用于临床。鉴于单纯自体表皮细胞膜片的移植效果不尽如人意，人们想到了在细胞膜片下方增加类似真皮的支持物，以提高创面愈合质量。20 世纪 80 年代以后，人们用真皮及应用组织工程技术制成各种真皮替代物，用于创面覆盖。而后在上面接种培养的自体表皮细胞膜片或自体断层皮片，以实现创面的永久覆盖。大量的研究发现，真皮及真皮替代物可为其上方的表皮细胞提供附着和增殖的三维支架，影响表皮细胞的迁移，提高表皮细胞膜片的移植成功率，并改善愈合效果，从而产生了复合人工皮。

制备方式 包括以下几种。

异体真皮＋自体表皮 采用各种方法去除异体皮肤上的表皮层，而后将真皮部分覆盖创面，在上面移植培养的自体表皮细胞膜片或自体薄层皮片。其优点是可以立即应用，但真皮中残留的上皮成分仍可引发机体产生免疫排斥反应，且存在感染的潜在危险，故在临床上较少应用。

脱细胞真皮基质＋自体表皮 用新鲜异体或异种皮肤，先去除表皮层，再对真皮层进一步特殊处理，主要是去除真皮中的细胞成分，并用醛基进行交联，仅保

留细胞外基质结构和完整的基底膜. 其表面覆盖自体刃厚皮或培养的角质细胞膜片。制备真皮基质的方法不同。所保留的细胞外基质和细胞决定簇的量也不同, 移植效果也有差异。

此类产品优点有: ①真皮可提前预制, 伤后可立即应用。②真皮基质的结构类似于体内真皮基质。③可抵抗创面胶原酶的消化, 无明显的排斥反应。④宿主真皮细胞容易重新长入。⑤可减轻瘢痕的形成。⑥容易使用、消毒和贮存。主要缺点有: ①缺乏活的成纤维细胞这可能延缓真皮重建。②无细胞异种真皮基质的胶原可能引起免疫反应。③市售产品只达到真皮替代, 没有达到表皮重建, 必须覆盖自体皮或培养的表皮细胞膜片。④有传播病毒的危险。

无细胞胶原海绵+自体表皮
它是利用组织工程技术, 用Ⅰ型牛胶原纤维和氨基葡聚糖类6-硫酸软骨素制成的人工真皮支架, 厚度为2mm, 可被生物降解。该支架结构为多孔隙状. 孔径大小70~200μm, 可诱导创面基底的成纤维细胞、毛细血管、内皮细胞长入, 合成胶原和新生血管, 形成与真皮结构相似的新型真皮。其外层是一层极薄的多聚硅氧醇 (硅胶) 膜、厚度约100μm, 孔径小于5μm, 可控制水分流失和阻止细菌侵入。具有类似正常皮肤中表皮的屏障作用。它可移植在切痂后的烧伤创面上, 2~3周后, 新生真皮完全取代人工真皮。此时可去掉其表层的硅胶膜, 换以超薄自体刃厚皮成自体表皮细胞培养膜片覆盖, 实现永久性覆盖。该类皮肤的优点有: ①可立即应用。②允许移植超薄自体皮。③产生严重瘢痕的程度比单独移

植中厚皮轻。④易于工业化生产和贮存。⑤交联处理后提高了对创面胶原酶的抵抗力。⑥形状、大小和厚度易于改变。⑦有良好的机械性能。主要缺点有: ①易感染、要求创面新鲜、清洁。②费用昂贵。③使用动物胶原可能有病毒感染和免疫反应的风险。④可能诱发自身免疫性疾病。

合成网膜+自体表皮 该系列由双层结构构成。表层也是采用硅膜, 内层则由尼龙纤维网或聚乳酸纤维网构成支架, 将新生儿成纤维细胞种植于网孔之中。成纤维细胞在支架内繁殖, 分泌胶原、氨基多糖、生长因子等, 形成真皮基质, 并将自身埋于基质中。临床应用表明, 其效果优于或等同于异体皮。该系列中由不可降解的尼龙纤维构成网架的产品只能作为烧伤创面的暂时性覆盖物, 而由可降解的经乳酸纤维构成网架的产品可作为支持表皮重建的真皮基质。

胶原三维立体凝胶替代物+表皮细胞 将成纤维细胞以一定密度种植于以Ⅰ型胶原为主的凝胶中. 其表面再种植自体表皮细胞膜片。这种复合皮的特性与种植的成纤维细胞的密度、体外培养的条件有一定的关系。胶原凝胶替代物的优点有: ①细胞凝胶的组织学表现接近正常真皮。②不必加入可能释放毒性物质的合成

聚合体和交联剂。③所需细胞量相对较少。④市售产品达到一次外科手术同时重建真皮和表皮。主要缺点有: ①胶原凝胶可收缩80%左右, 但可通过锚定凝胶的方法来避免表面积收缩。②胶原凝胶抵抗胶原酶降解能力差。③使用同种异体细胞和牛胶原, 易遇到病毒感染和出现免疫排斥反应。④脆性大, 操作困难。⑤胶原凝胶工业生产过程相对复杂。

有细胞胶原海绵替代物+表皮细胞 由人角质细胞取代Integra-TM的硅膜, 并在胶原-氨基多糖基质中种入人成纤维细胞。博伊斯 (Boyce) 等已把这种体外重组的皮肤替代物成功移植到烧伤患者。该皮肤替代物可在小面积烧伤创面早期建立真皮-表皮连接, 并再生出结缔组织, 移植成功率约50%。该体外重组皮肤有可立即移植, 不需要随后移植皮肤, 易于操作等优点。除具有无细胞胶原海绵重组皮肤的缺点外, 还有不能大量生产和需要大量细胞的缺点。

用途 复合人工皮主要用于难治性溃疡及烧伤创面的愈合 (图)。虽然对复合皮的研究已有的20年的历史, 但将其真正用于临床却只是近几年的事。1982年扬纳斯 (Yannas) 与伯克 (Burke) 开始利用胶原膜和硅胶

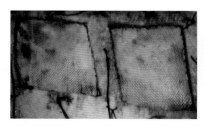
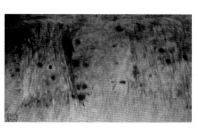

图a 治疗前　　　　　　图b 治疗后

图 复合人工皮治疗

膜制成的人工复合皮来作为永久性的新型烧伤创面覆盖物，并应用于临床。同年，萨贝（Sarber）等人利用提取的天然胶原蛋白与成纤维细胞按一定比例混合，形成一个类似正常皮肤的复合皮。其后，国内外采用复合皮移植的病例逐渐增多，取得了良好效果，其临床应用价值越来越受到人们的重视。

从长远看，结合材料学和细胞培养技术的发展和进步，复合皮在功能上可与自体皮相媲美。虽然皮肤在人体中是一在结构和功能上相对简单的器官，但也含有众多分化良好的细胞。另外，如何在复合皮中实现毛囊汗腺、黑色素细胞等附件的重建也是今后研究的重点。由于真皮基质的质量与复合皮的性能息息相关，因此，如何进一步提高真皮基质的质量，在尽可能减弱其抗原性的同时，尽量保留原有基质的成分也是将来面临的主要问题之一。对组织工程而言，干细胞应该是这些细胞理想的来源。已有人开始研究将自身胚胎干细胞培养技术和克隆技术应用于组织工程技术的可能性，因为从理论上讲，用单一的原位的细胞可克隆出含多种细胞的复杂的三维立体的人体皮肤组织。

（吴　军）

zǔzhīgōngchéng pífū

组织工程皮肤（tissue engineering skin）

运用工程学和细胞生物学的原理和方法构建出的用于替代、修复或改善缺损皮肤组织功能的皮肤类似物。研制的组织工程皮肤具有正常皮肤的某些功能，如屏障功能、重建真皮、形成部分附属器等。已有多种组织工程皮肤产品问世，并用于深度烧伤创面、各种慢性难愈性创面修复及瘢痕整形等，取得一定疗效。

皮肤是人体最大的器官，具有重要的物理、化学及生物学屏障等多种功能。当烧伤或创伤导致皮肤大面积缺损时，需进行自体皮片移植才能永久性修复创面，皮片移植后外观与功能不尽理想，植皮部位形成瘢痕、缺乏皮肤附属器等，且在供皮区形成新的创伤，尤其是对于特大面积严重烧伤患者自体皮源缺乏，无法及时修复创面，常常危及生命。研究者一直希望能够制造出一种永久性替代自体皮肤的移植物，就像机械零部件一样，能随时应用于创面修复，最终克服传统的"拆东墙补西墙"的植皮模式。1975年，这种梦想终于向现实跨出了里程碑式的第一步。莱茵瓦尔德（Rheinwald）和格林（Green）等利用3T3鼠成纤维细胞为滋养层，成功地于体外进行了表皮细胞的培养、扩增。随后美国首次应用培养的自体表皮细胞膜片修复严重烧伤儿童创面。该研究开创了皮肤组织工程的历史，为人类通过体外的方法制造皮肤替代物奠定了基础。进入20世纪90年代，研究者先后研制了多种真皮替代物、同时含表皮细胞层和真皮替代物的夹心式复合皮等。其应用范围也从单纯修复表皮层扩大到同时重建真皮组织甚至重建汗腺、毛囊等皮肤附属器。

分类　组织工程皮肤按组成结构不同，可分为表皮替代物、真皮替代物、复合皮替代物三种基本类型。

表皮替代物　表皮位于皮肤最外层，是直接与外界接触的皮肤组织。在防止水分蒸发、外界微生物入侵及机械损伤等方面起着重要作用，及时修复缺损的表皮层是创面处理的根本。研究者将小块自体皮肤组织经酶消化后，分离单个表皮细胞，经体外培养后细胞生长、增殖，形成单层或复层细胞膜片，移植后可永久性修复缺损表皮。这种经体外培养形成的自体表皮细胞膜片是最早研究成功的永久性表皮替代物（图1）。形成表皮细胞膜片需在体外进行较长时间的培养，且长时间培养后细胞易分化，逐渐失去增殖能力，影响移植后的存活率。采用表皮细胞悬液移植可克服上述问题，表皮细胞悬液移植是指通过酶消化的方法，直接把表皮细胞从皮肤组织中分离下来或者是自体表皮细胞经体外培养扩增后再消化成单个细胞，然后将这种细胞悬液移植于创面。与表皮细胞膜片移植相比，细胞悬液移植操作灵活性强、细胞增殖活性较高。

国外已将体外培养自体表皮细胞膜片技术商业化，应用于皮源缺乏的特大面积烧伤创面及先天性巨大神经瘤、色素痣等切除后的创面修复。只要从患者身上切取邮票大小的皮肤组织，分离表皮细胞，经过3~4周体外培养，表皮细胞可扩增1000~10 000倍，可提供相当于全身体表面积大小的细胞膜片。自体表皮细胞移植，成功救治了一些大面积严重烧伤患者。但表皮细胞膜片薄且易碎、

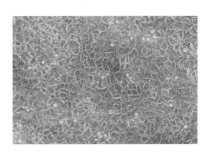

图1　体外培养的表皮细胞膜片

不耐磨、不抗压、难有效固定、易发生感染，因此移植后成活率并不稳定。而且单纯的表皮细胞膜片移植由于缺乏真皮支持，愈合过程中形成的真皮不完整，易发生破溃和收缩，严重影响外观与功能。

表皮替代物除了采用自体表皮细胞培养扩增外，表皮干细胞、毛囊干细胞、骨髓间充质干细胞是形成表皮细胞的前体细胞来源，可作为构建表皮细胞膜片的种子细胞。表皮干细胞存在于表皮基底层中，在成年人皮肤基底层中表皮干细胞占 1%～10%，具有无限增殖潜能，通过不断分裂产生短暂扩充细胞，再进一步分化为表皮细胞，在维护皮肤的完整性中，表皮干细胞充当了分化表皮细胞的"预备队"。毛囊干细胞存在于毛囊隆突部的外根鞘，不仅参与形成毛囊并能分化为表皮细胞。将毛囊干细胞分离、培养，可形成表皮细胞膜片用于创面修复。在皮肤组织工程领域中，除表皮干细胞和毛囊干细胞外，骨髓间充质干细胞（bone marrow derived mesenchymal stem cells，BMSC）也可作为表皮种子细胞的来源。BMSC 是一种多向分化的成体干细胞，BMSC 在皮肤缺损创面分化为表皮细胞并参与表皮重建。BMSC 取材方便、易分离培养、增殖能力强，具有良好的应用前景。

真皮替代物　真皮对皮肤的弹性、柔韧性及外观起着重要作用，因此在组织工程皮肤的研制中真皮重建是一个重要的环节。真皮替代物是由具有降解性和生物亲和性的材料构建成的一种支架，植入创面后为组织细胞的侵入生长和增殖提供适宜的空间结构和局部微环境，调控、诱导组织细胞的分化，支架材料则随着组织的构建而逐渐降解和消失，从而形成新的功能性的真皮组织，最终达到真皮的再生与重建，改善创面修复外观与功能（图 2）。理想的真皮替代物应具有以下特性：①良好的组织相容性。②适当的降解性。③具有一定的强度、弹性、韧性，便于操作。已有多种真皮替代物研制成功并应用于临床。真皮替代物与网状皮、邮票状皮甚至微粒皮复合移植用于修复深度烧伤创面，创面愈合后具有良好的弹性和柔韧性、瘢痕形成轻，明显提高了创面愈合质量。与自体大张刃厚皮复合移植用于具有瘢痕体质患者的瘢痕整形，移植效果与自体中厚皮相当，且供皮区愈合后无明显瘢痕形成，避免了新的损伤。真皮替代物的另一个作用是作为皮肤组织工程中种子细胞的载体，为体外培养细胞的增殖、分化提高良好的黏附支架和局部微环境，从而为复杂的组织工程皮肤的构建提供物质基础。

真皮替代物根据其制备材料的不同可分为天然材料真皮替代物和合成材料真皮替代物。天然材料真皮替代物是将天然材料如胶原、壳聚糖、硫酸软骨素、透明质酸等以一定的方法交联，制备成具有一定厚度的膜状结构。

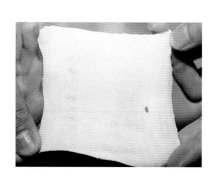

图 2　主要成分为胶原的膜片状真皮替代物

目前已商品化的真皮替代物有 Integra、AlloDerm 等。Integra 是应用牛胶原与 6-硫酸软骨素交联构成的海绵状膜片，外覆薄层硅胶膜而构成的一种真皮替代物。AlloDerm 是以新鲜断层尸体皮为原料，经脱细胞处理而形成的真皮替代物。合成材料真皮替代物是采用高分子合成材料制作的真皮支架。聚乳酸（PLA）、聚乙醇酸（PGA）、聚乙烯二醇（PEGT）等是应用较多的高分子合成材料。与天然材料真皮替代物相比，合成材料构建的真皮替代物孔径和降解速率易于控制，不均一的孔径适于细胞生长，但生物相容性并不理想，为了改善真皮替代物的生物相容性，将成纤维细胞引入真皮替代物，成纤维细胞分泌多种细胞外基质和活性生长因子，从而促进真皮替代物的细胞黏附性和血管化速度。如 Dermagraft-TM 是在聚羟基乙酸纤维网架上接种新生儿包皮成纤维细胞，经体外培养后形成具有活性的生物相容性好的真皮替代物，Dermagraft-TM 已商品化，并成功用于烧伤创面和糖尿病皮肤溃疡的修复。

复合皮　表皮替代物和真皮替代物分别修复缺损的表皮层和真皮层，与完整的组织工程皮肤相距较远。而复合皮是指同时含有表皮层和真皮层的人工皮肤，其基本结构是将表皮种子细胞（如表皮细胞、表皮干细胞、毛囊干细胞等）接种到真皮替代物表面，经体外培养后形成含表皮细胞层的夹心式皮肤类似物（图 3）。为了改善复合皮的生物相容性，可在真皮替代物中种植成纤维细胞，具有活性的成纤维细胞能分泌细胞因子和细胞外基质成分，从而调控表皮种子细胞的增殖、

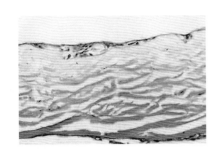

图3 含表皮细胞层和真皮替代物的复合皮

分化，并改善真皮替代物的生物亲和性。也有研究者将血管内皮细胞和成纤维细胞或平滑肌细胞共同种植于真皮替代物中，经体外培养后形成微血管样结构，以促进移植后的血管化。

含有表皮层和真皮层的复合皮的研究与临床应用使皮肤缺损创面一次性修复成为可能，但这种复合皮与真正的皮肤不论在结构还是在功能上均相差甚远。在正常人体皮肤中，表皮层和真皮层中还含有其他的附属结构，如毛发、皮脂腺、汗腺及神经末梢等，这对于维持皮肤功能的完整性是必需的。为改善皮肤缺损区修复后的功能重建，研究者试图构建含有皮肤附属结构的器官型复合皮。如分离毛囊各段细胞并在体内外进行毛囊的重建，获得了较为典型的毛囊样结构。用表皮细胞、真皮成纤维细胞和黑色素细胞构建的复合皮中黑色素细胞生长良好，胞质中有大量的黑色素颗粒，且在紫外线照射下这种人工皮肤的色素沉着加深。

应用意义 组织工程皮肤的发展经历了单纯表皮细胞膜片、真皮替代物及含表皮层和真皮替代物的复合皮由简单到复杂的历程。目前带有附属结构的器官型复合皮也正不断完善，在组织结构与功能上进一步向正常皮肤靠近。皮肤组织工程的最终目的就是要构建出一种在结构与功能上均与正常皮肤相近的皮肤替代物，具备所有的皮肤附属器（毛囊、皮脂腺、汗腺及感受器），分层良好，移植后快速血管化，保证其移植存活率。目前所研制的组织工程皮肤部分已商品化并在临床治疗中取得一定的效果，不仅应用于深度烧伤创面的修复，而且对其他各种皮肤缺损创面如大面积皮肤撕脱伤、静脉曲张性皮肤溃疡、糖尿病足、压疮等的治疗及瘢痕整形均有重要意义。随着生命科学、工程材料学的发展，相信利用组织工程的方法可构建出更加理想的组织工程皮肤用于严重烧伤创面的修复，不仅重建皮肤结构，而且重建皮肤的功能。从而摆脱和改变烧伤创面对于自体皮源的高度依赖，甚至使受损部位的修复效果可以达到与自体皮相媲美的程度，这对于提高烧创伤救治成功率和创面修复质量，改善患者预后将具有重要意义。

（夏照帆）

biǎopí gànxìbāo

表皮干细胞 （epidermal stem cells，ESCs） 源于胚胎外胚层的皮肤组织特异性干细胞。这类细胞是各种表皮细胞的原始祖细胞，在形态学上具有干细胞共同的未分化特征，主要表现为细胞体积小，核大而胞质少，核质比大，细胞器较少且不成熟。

定位 表皮干细胞位置相对固定，主要位于表皮内血供丰富的基底层及毛囊隆突部。其中毛囊隆突部是表皮干细胞的主要栖息地，不仅对毛囊的生长和新陈代谢起关键作用，而且通过分化为表皮细胞对表皮损伤后的修复具有重要作用。在不同发育阶段，表皮干细胞在皮肤中的含量不同，胎儿期表皮基底层中表皮干细胞含量较多，在成年人皮肤基底层中，表皮干细胞仅占 1% ~ 10%。在不同部位，表皮干细胞分布也存在差异，在没有毛发的部位，如手掌、脚掌等处，干细胞位于与真皮乳头顶部相连的基底层，呈片状分布。在有毛发的皮肤中，毛囊间表皮内无干细胞，其更新所需的干细胞主要来源于毛囊的隆突部。因此毛囊隆突部是表皮干细胞的"仓库"。

基本特征 表皮干细胞具有干细胞所共有的基本特点，同时也具有独特的特性。①慢周期性：在体内分裂很慢，表现为活体细胞标记滞留。②无限增殖潜能：一个表皮干细胞可进行 140 次分裂，产生 $1×10^{10}$ 个子代细胞，对维持表皮的自我更新和长期动态平衡具有重要意义。表皮干细胞的分裂主要通过不对称分裂和对称分裂两种方式：不对称分裂即一个干细胞分别产生干细胞和短暂扩充细胞，干细胞数量不变；对称分裂即按一定的概率分裂成干细胞或短暂扩充细胞。正常情况下表皮干细胞按一定的概率与方式进行增殖分化，当外部环境改变如机体受到损伤时，其增殖分化方式发生改变以适应机体需要。因此，表皮干细胞充当了分化表皮细胞的"预备队"，使机体通过干细胞分裂实现细胞的自我更新，维持表皮的稳定性。③对基底膜的黏附性：通过表达整合素实现对基底膜各种成分的黏附，这是表皮干细胞维持在基底膜环境中稳定性的基本条件。

表面标志物与鉴定 表皮干细胞的表面标志是区分于其他细胞的"身份证"，也是其分离鉴定的关键，表皮干细胞的表面标志物虽然较多，但尚无一种绝对公认的标志物，对于表皮干细胞的鉴定多采用多个标志物，同时结合其基本生物学特性进行判断，如细胞形态、增殖特点及对基底膜的黏附特性等。常用的得到学术界认可的标志物有以下几种。①β_1和α_6整合素：是一类位于细胞膜表面的糖蛋白受体家族分子，主要参与介导表皮干细胞与细胞外基质的黏附。②角蛋白19和角蛋白15：角蛋白是表皮细胞的结构蛋白，随表皮细胞分化程度的不同，表达不同的角蛋白。角蛋白19和角蛋白15被认为是表皮干细胞的阳性标志，而短暂扩增细胞表达角蛋白5和角蛋白14，分化的终末表皮细胞表达角蛋白1和角蛋白10。③其他：如p63、p75及表皮细胞表面转铁蛋白受体CD71等。

增殖与分化调控机制 表皮干细胞的增殖分化受到其所处微环境和内在信号调节机制的影响。微环境即干细胞"壁龛"（niche），是细胞生长发育赖以生存的环境，由基质细胞、细胞外基质和多种活性因子等共同构成，它为表皮干细胞提供了一个隐蔽的场所，直到有分化信号的刺激表皮干细胞才脱离静止状态进行增殖或分化，表皮干细胞在这一特定的微环境中保持着静息态、自我更新和分化三者之间的平衡。内在调节机制则指细胞内的信号通道，在外在因素的影响下调控表皮干细胞的增殖与分化。主要包括：①整合素-丝裂原激活蛋白激酶通路（mitogen activated protein kinase，MAPK）。MAPK是真核细胞介导细胞外信号到细胞内反应的重要信号转导系统，是调节细胞增生和凋亡的重要通路之一。整合素作为MAPK的上游影响因子，其调节表皮干细胞的增殖、分化主要也是通过MAPK途径而

实现的，通过与配体结合直接激活细胞内的信号转导，影响着细胞的增殖与分化。②Wnt信号通路。Wnt信号通路因其启动信号为Wnt蛋白而得名。Wnt蛋白通过自分泌或旁分泌作用与位于细胞膜上的受体相结合，激活细胞内信号通路，从而对细胞的增殖、分化、迁移和凋亡起重要作用。β-连环蛋白是Wnt信号通路中非常重要的下游作用因子，β-连环蛋白的高表达可导致表皮干细胞向毛发分化，而缺少时则促进其分化为脂腺细胞或角质形成细胞。调控表皮干细胞增殖与分化的其他内在机制还有c-Myc原癌基因、Notch信号传导通路、p63、细胞因子等。总之，表皮干细胞的增殖分化及其调控是一个复杂的过程，涉及多种外在和内在的因素，目前其具体机制尚不完全清楚，有待进一步深入研究。

应用领域 表皮干细胞具有广阔的应用前景，主要可用于修复缺损创面、皮肤组织工程中表皮种子细胞来源、基因治疗载体等。①创面修复：由于表皮干细胞的固有特性，可应用于修复、替代缺损皮肤表皮层。如通过刺激、诱导、调控创面残存的表皮干细胞分化为表皮细胞从而加速创面上皮化。②表皮种子细胞来源：体外分离、培养并扩增表皮干细胞，采用组织工程技术，将表皮干细胞种植于真皮替代物表面，经体外培养后形成组织工程皮肤，移植后可修复全层皮肤缺损创面，且表皮干细胞增殖活性强、移植存活率高。③基因治疗：表皮干细胞具有强大的自我更新能力，因此可作为基因治疗理想的靶细胞。将外源性目的基因导入表皮干细胞后植入机体，可较长时间维持目的基因的表达，从

而为治疗表皮松解症、鱼鳞病等单基因皮肤退行性疾病提供了新的突破口。基因治疗不仅适用于皮肤遗传性疾病，对于各种原因引起的皮肤肿瘤也同样适用，如通过导入肿瘤抑制基因，阻断或抑制毛囊肿瘤的发生过程等。

（夏照帆）

shāoshāng kāngfù

烧伤康复（rehabilitation after burns） 采取一切有效措施使烧伤患者得到医疗救助，功能有改善或恢复，不仅做到生活自理，还能受教育、就业、和正常人一样平等地生活在社会中。康复医学是保障良好康复的主要手段，是医学领域重要的组成部分。医学各学科正在从单一的治疗医学模式逐步被预防-治疗-康复三位一体的模式所取代。中国康复医学是一个新兴学科，20世纪70~80年代刚刚引进现代康复医学的概念，"八五"和"九五"期间获得巨大发展。1996年卫生部发文《综合医院康复医学科管理规范》，明确康复医学科是综合医院的一个临床科室，从而推动了康复医学的发展。烧伤会给患者带来心理和肉体的双重创伤。烧伤当时及其治疗过程中的痛苦是不言而喻的，巨额花费也使患者备受经济和精神的双重负担，浅Ⅱ度创面愈后的色素沉着、深Ⅱ度和Ⅲ度创面愈后的瘢痕增生、甚至挛缩畸形会使患者饱受外形毁损和功能障碍的煎熬。不仅改变了外观，影响了功能，还给心理上造成极大创伤，给生活自理、社会交往、恢复工作等各方面留下诸多后患。因此作为烧伤专业的医务人员，一定要转变观念，每个人都要建立起全新的"烧伤治愈"理念。烧伤治疗绝不能只狭义地理解为单纯的创面愈合和

保全生命，近代对烧伤治愈的概念应理解为包括早期救治成功和后期康复满意两大部分。

烧伤康复的目标为：①功能康复：在烧伤后遗留的一系列错综复杂的矛盾中，居第一位的当属功能康复，这是康复治疗的重中之重。最起码的目标要达到生活自理，还患者以基本生活的权利，提高生活质量，继而能参加力所能及的工作，成为自食其力的劳动者和一个有益于社会的人。②外貌康复：严重烧伤后的毁容给患者带来的精神负担是不容回避的。在治疗全过程中只重功能，不重外貌，不能称其为满意的康复，只有外貌得以明显改善，才能以平衡心态迈出家门，扩大交往，走向社会。③心理康复：自受伤之日起患者就承受着巨大的心理压力，他们难以接受瞬间烧伤就一下子改变了自己命运的现实，懊悔、焦虑、担忧、烦躁等各种心态交织在一起，个人忍受着换药与手术的痛苦，还担心着自己的前途与家庭的维系，更有甚者痛不欲生。心理障碍表现各不相同，轻者精神紧张、恐惧、忧郁，重者躁动、易怒、心理变态，甚至类似精神病样发作。针对不同时期的心态适时地做好心理康复，是保证其他康复治疗顺利实施的基础。④体能康复：烧伤治疗期间的能量消耗，长期卧床的肌肉萎缩，体力明显不支，即便是经过功能康复治疗和手术疗法矫正了挛缩与畸形，仍显动力不足，迫切需要加强力量与耐力的训练，只有体能恢复到一定程度，才能将功能改善体现在生活与工作中，这样才能真正提高生活质量，胜任力所能及的工作。⑤职业康复：由于烧伤严重程度不一，组织毁损情况也不尽相同，

但康复的目标是一致的，即动用各种康复治疗手段（包括整复手术），历经数月、数年，坚持不懈，必将获得可能达到的最佳康复效果，功能改善，体能恢复，重返工作岗位，从事各自的职业，这种职业康复应被视为最理想的康复。当然，受伤情所限，不可能人人达到职业康复的目标，但起码应做到：无功能的要重建，有功能的要训练，将自身条件最大限度地发挥与利用。⑥社会康复：是指从社会的角度，采取各种有效措施为伤者创造适合其生存、发展，实现自身价值的环境氛围。使伤者享受与健康人同等的权利，达到全面参与社会生活的目的。当烧伤患者以平和的心态走向社会时，单位的同事，周围的群众应为之营造一个和谐的社会氛围，同情与理解，关怀与鼓励，无疑会为之增加自尊与自信，使他们完全融入社会大家庭，发挥他们的光和热，这才是康复治疗的最终目的。

要使康复治疗落到实处，关键要调动四方面积极性，即医护人员、患者、家属、单位的积极性。①医护人员是实施康复治疗的主体：现代康复医学是一项非常复杂的系统工程，康复治疗绝非始自创面愈合瘢痕产生之后，而是包括了早期与后期治疗的全过程，甚至一直延续到出院后的若干年。康复的重点在于深Ⅱ度及Ⅲ度、Ⅳ度烧伤，从入院之初就要注意保持正确的体位，指导患者开展床上功能锻炼，同时积极处理创面，促进创面愈合，减少瘢痕增生。如果创面感染，不仅可使创面加深，延迟愈合，后期瘢痕增生加重，还会导致全身性感染，加重内脏器官的损害。早期治疗不仅要促进创面愈合，

还要讲究愈合质量，避免上皮反复破溃，形成溃疡。医生的职责不仅要掌握各种瘢痕处理技术，还要开发预防瘢痕增生和减轻功能障碍的手段。例如烧伤早期运用整形的治疗原则和方法修复深度烧伤或组织缺损就是一种好方法，不仅要使疗程缩短，在帮助患者恢复关节功能的同时，还要注意外观的改善。进行康复治疗前先行"话疗"，这是烧伤治疗的一个重要组成部分，开始治疗前先讲解治疗方法、目的、意义，使患者了解瘢痕增生的规律、危害；理解所做的各种治疗，坦然面对全程经历的疼痛等不适，使之主动配合，接受各种治疗；"话疗"中教会患者方法、要领，使患者不仅密切配合，还能主动锻炼，并持之以恒；通过医生与患者的共同努力，达到"伤而不残，残而不废"，得到最大限度的康复效果。②患者是接受康复治疗的对象：只有得到患者良好地配合，才能达到康复治疗的目的。患者欲得良好地康复，首先要过心理障碍关，严重烧伤后一方面表现心理压力大，对生活失去信心，不愿接受各种治疗，甚至拒绝治疗，也有的患者瘢痕增生前未见功能障碍，不愿接受康复治疗，一旦瘢痕形成并日趋严重，锻炼无效，怕痛，怕动，自暴自弃，任其发展，畸形明显；另一方面思想障碍来自公费医疗患者，他们担心一旦功能康复就得不到单位更多的照顾，就会撤走陪伴，取消营养补贴。这两方面的思想障碍严重束缚着他们的手脚，需要医务人员、家属、单位三方面密切配合，积极疏导，消除不良思想的影响，方能让患者愉快地接受康复治疗。其次要过疼痛关，患者饱受了烧伤、换药、手术的

疼痛刺激，产生惧痛心理，精神处于高度紧张状态。康复治疗是漫长的艰辛之路，不付出代价，断不会有理想的效果。明白了道理，又看到其他患者的示范，许多患者便横下一条心，咬紧牙关，坚持主动锻炼和接受被动按摩。凡是渡过疼痛关的患者，心理、机体都能得到满意的康复，有的完全避免了后期整形手术，有的即使需要辅以必要的手术治疗，也会使手术范围变小，手术次数减少，最终效果也会更好。③家庭的关心是康复治疗的动力：严重烧伤后的心理压力一部分是来自家庭，尤其当面部毁容，双手致残时这种压力尤为突出，他们不仅想到将来如何面向社会，更直接地会联想到爱人和孩子怎么看，是否会造成家庭破裂，妻离子散。此时家庭的温暖远胜一切，送上一片赤诚之心，说上一句肺腑之言，都会给患者坚定信心，战胜伤痛，增加无穷的力量。家庭的关心不仅使其提高了生活的勇气，增强了战胜伤痛的毅力，也坚定了康复治疗决心。然而，并非所有的家庭都能正确对待烧伤患者，有的家庭基础本就不牢，正好利用这一契机分道扬镳，这种打击使患者心灰意冷，失去生活信心，拒绝康复治疗，自认为众叛亲离，走投无路，甚至郁闷而死。也有的患者家中无人照顾或鳏寡独居，主动活动无人督促，被动活动无人协助，结果畸形日益严重。由此可见家庭对患者具有巨大的精神支柱作用，家庭的关心是促进康复治疗的保证，在既往救治的大面积烧伤患者中，凡康复效果良好者，都离不开一个美好家庭的后盾。④单位的支持是康复治疗的保证：烧伤治疗的全过程需要单位领导的支持和同事的关心，患者不仅需要精神上的关怀，更需要足够的经费保障。如果单位只负责早期治疗，不愿出钱支持后期的康复治疗，患者的康复则后续无援，半途而废，前功尽弃。反之若单位始终如一的支持，人情温暖会给患者以莫大的精神鼓励，不离不弃，使之增加快速康复的信心，足够的经费来源会保证完成各种康复治疗，达到满意康复，尽快返回工作岗位。

（郭振荣）

shāoshāng kāngfù zōnghé liáofǎ

烧伤康复综合疗法（combined treatment of rehabilitation after burns）

烧伤后患者遗留有不同程度、不同部位的瘢痕增生、挛缩畸形、功能障碍和外观毁损等症状，单靠某一种治疗手段恐难解决全部问题。因此，需要选择多种疗法的综合治疗，方能获得最佳康复效果。

防治结合　功能康复的原则是防治结合，以防为主。烧伤早期治疗阶段就要根据烧伤部位、深度，预见到可能产生的畸形和功能障碍，从而采取有效的预防措施，包括：①保护烧伤创面，避免或减轻感染，杜绝医源性因素使创面加深，尽量不使创面出现肉芽组织。②体位摆放在功能位和对抗挛缩位，以预防瘢痕挛缩导致的畸形或功能障碍。具体做法：伤后 48 小时之内应平卧，休克期后若头面部有烧伤，床头抬高 30° 左右，有利于头面部消肿，1 周后恢复平卧，2~4 周后肩胛间置垫保持头后仰位。双上肢外展，能外展 90° 更好，右上肢伸侧为深度烧伤则保持屈肘位。前臂置中立位，手术或换药包扎时尤应注意前臂既不要旋前，又不要旋后，使拇指尖朝向天花板的方向。保持腕略背屈，虎口张开，掌指关节屈曲，指间关节伸直。双下肢外展，膝前深度烧伤保持屈膝，双踝保持中立背屈位，防止出现足下垂（马蹄足是最常见的畸形之一）。医护人员要经常注意并协助患者摆放体位，必要时需用热塑夹板固定，以保持体位姿势符合功能要求。③早期主动与被动锻炼，伤后与植皮后 2 周开始主动活动，3 周开始被动活动。④创面愈合即开始弹力压迫，有助于预防或减轻瘢痕过度增生。⑤预防措施中最重要的首推深度创面的手术处理。

手术方式　手术方式的选择及要点：①深Ⅱ度烧伤以削痂为主，Ⅲ度烧伤、Ⅳ度烧伤以切痂为主；对健康的皮下脂肪应予保留，利于保持植皮愈后的外形与柔软度。②四肢关节部位植以中厚皮，面颈及双手植皮的皮片可更厚一点，以使愈后的色泽好，挛缩程度轻。③对于面积较大者（10%~30%），可以选用网状自体皮移植，愈后功能好，不需后期再行整形手术，但遗留散在点状瘢痕，适用于身体隐蔽部位。④特大面积烧伤者由于自体供皮区短缺，宜采用大张异体皮加微粒自体皮覆盖，功能部分可将微粒皮撒密一些或植以刃厚大块自体皮后再覆盖大张异体皮。⑤对于毁损重、深达肌肉或骨质的烧伤则需用整形手术的原则和技术，彻底清创后，利用皮瓣或肌皮瓣封闭创面。⑥对于残余创面，不可姑息等待，应通过积极换药、浸浴，一旦创面新鲜尽快植皮。将肉芽刮除干净，包括深Ⅱ度烧伤初愈又破溃或周围浮动的上皮一并彻底刮除，经止血、过氧化氢溶液与抗菌药物分别冲洗后，植以刃厚自体皮。

适时而高质量地封闭创面，就可以把后期的挛缩畸形、功能障碍、外貌毁损降低到最低限度。预防措施得力，还可为后期取得良好的整复效果创造条件，可使后期的整形手术次数减少，手术范围缩小，降低手术难度，术后效果更好，甚至可以免除后期整复手术。由此可见，"预防为主"是减少和减轻瘢痕挛缩及其后遗症的关键之举。

（郭振荣）

shāoshāng gōngnéng kāngfù

烧伤功能康复（functional rehabilitation after burns）

通过各种方法恢复或重建机体各部位的生理功能。通常通过实施下述综合疗法，预防或减轻瘢痕增生，减少瘢痕挛缩，增加关节活动度，达到恢复或改善功能的目的。

加压疗法（compression thera-py） 由弹性织物对烧伤愈合部位持续压迫达到预防和减轻瘢痕增生的方法称之为加压疗法，适用于大范围瘢痕增生的防治。早在1832年即有人提出用加压的方法治疗肥厚性瘢痕。20世纪60年代以来愈来愈多的单位认识到加压疗法在防治瘢痕增生方面的作用，成为防治烧伤后瘢痕增生的主要手段。经2~3周以上愈合的创面有可能产生瘢痕，对这类初愈的创面应尽早实施加压，可预防瘢痕增生。

弹性织物加压疗法 弹力材料的选择：①弹力绷带。是由包以橡筋的纤维织物制成的绷带，适用于身体各部位，肢体包扎自远端缠向近端，可产生10~15mmHg的压力，弹力绷带的弹性强度不足，重叠包扎2~3层可增强压力。开始应用时压力不宜过大，待患者适应后再逐渐增加压力。②弹力布。由含有橡筋的

纤维织物织成布料，裁剪后制成套状应用。由于橡筋较粗，具有较强的弹性，可产生15~22mmHg的压力，而且弹性持续时间较长，耐用。但纤维织品较厚，表面粗糙，欠柔软，初愈的创面表面垫一层纱布为宜，避免蹭破初愈的上皮。③弹力服。利用具有一定弹力和张力的尼龙类织物，使用双苯二钾酸、乙二酯纤维及含有88%以上聚氨基甲酸乙酯的长链聚合体纤维组成的珠罗纱立体织物，制成的Jobst弹力服、面罩、背心、短裤、手套、袜套等，由于纤维细，薄而软，穿着既合体又轻便，但弹性不如弹力布大。

鉴于烧伤初愈的皮肤娇嫩，筒状弹力套穿戴时易损伤皮肤，将筒状弹力套变为片状，分别在两边缘缝以尼龙搭扣，量体裁剪，缝制成适于身体各部位的弹力套，穿戴方便，又不损伤皮肤。

欲取得加压疗法的良好效果，需坚持"一早二紧三持久"的原则。早：即在瘢痕未隆起之前开始加压；紧：在不影响远端血运的前提下，愈紧愈好。弹力套以15~25mmHg的压力为宜；持久：即24小时连续加压，除洗澡以外不要解开，压迫半年至1年。直至瘢痕颜色变暗、硬度变软、高度趋平、痛痒明显减轻，就可以解除压迫。

弹力套的戴法：初愈的创面皮肤较嫩，内层敷1~2层纱布再戴弹力套，平铺后尼龙搭扣黏合加压。原则上实行24小时连续加压，切勿睡觉时解开，这样会把白天加压的效果抵消。为使体表凹陷部位亦能均匀受压，需在弹力套下放置压力垫，例如纱布垫、聚乙烯树脂海绵、硅酮胶泡沫垫、硅酮硬垫、硅酮弹性垫等。坚持加压时间越长，效果越好。2周

痛痒症状有所减轻，1个月后瘢痕趋平坦，但解除压迫后复见瘢痕隆起，继续压迫半年至1年，则瘢痕无明显充血，高度变平，质地变软，基本无痛痒，关节功能亦获明显改善。取加压与未加压的瘢痕组织进行光镜与电镜观察，效果截然不同（表1）。

可塑性夹板（compression therapy） 可塑性夹板具有加热变软，可随意塑形的特点，具有良好的制动与对抗挛缩的作用。将夹板放在75℃左右的热水中变软后取出，内层衬以敷料，根据所固定部位形状，迅速手捏塑形，外用绷带加压维持形状。若板材形状与固定部位不相适应，软化后可任意裁剪，对造型不满意处可用吹风机加热修整。可塑性夹板适用于身体各部位的固定，旨在以抗挛缩防畸形为目的的部位，可让其白天功能锻炼，夜间固定，神志不清者或植皮后固定者则需24小时连续固定。可塑性夹板还可制成牵引支架，通过持续牵引，可获更佳功能效果。

可塑性夹板的临床应用 ①对抗挛缩：深度烧伤创面愈合后应用，可限制瘢痕增生和减轻挛缩畸形。②植皮后体位固定：植皮后关节制动，有利于皮片成活。③拆线后固定：防止皮片挛缩。④制成牵引支架：关节有挛缩趋向时，对抗位牵引改善关节功能。一般疗程3~6个月，凡坚持治疗者，功能皆可获得明显改善，畸形发生率明显减低。

可塑夹板的优点 取材容易，制作简单，轻便服体，不易变形，使用方便，经济实惠，易于修整，可反复软化塑形，容易清洗。

注意事项 ①可塑夹板对皮肤无刺激，但质地较硬，不宜直接贴附于皮肤，应衬以松软的衬

表 1　增生性瘢痕加压与未加压组织学比较

	未加压	加　压
瘢痕厚度	10~20mm	3~4mm
光镜检查		
表皮细胞层次	30~50 层，最厚处 90 余层	5~8 层
胶原纤维	高度增生，粗大，呈结节状分布，玻璃样变性	明显减少，纤维变细，排列规则，无玻璃样变性
弹力纤维	极少见	明显恢复
血管	数量多，管腔充盈良好	数量少，管腔狭窄，甚至关闭，腔内少见或不见红细胞
透射电镜检查		
成纤维细胞	数量增多，粗面内质网丰富，腔扩大，线粒体清晰，增生活跃	数量减少，粗面内质网减少，腔狭窄，线粒体扩张，空泡化
胶原原纤维	增粗，呈漩涡状排列	粗细均匀，细束状，排列规则
内皮细胞	结构清晰	变性，线粒体肿胀，空泡化，粗面内质网扩张，核碎裂
扫描电镜检查		
胶原纤维	增生，结节状结构	减少，结节消失

垫，以防磨损皮肤。②夹板透气性差，妨碍皮肤或创面水分蒸发，应注意更新衬垫，保持清洁干燥。③可塑夹板上打出密集小孔，改善通气效果。

主动活动（active exercise）为促进烧伤患者的功能康复，在治疗的全过程始终要坚持动静结合，以动为主的原则。以预防和治疗关节僵硬与肌肉萎缩为目的的主动活动皆应鼓励与提倡。在诸多功能锻炼的手段中，主动活动是康复之本，通过主动活动既可预防和减轻各关节的功能障碍，又可强健身体，增加体力，改善心肺功能。待其病情稳定后即向患者讲清功能锻炼的意义，并教给患者主动活动的方法，使其主动配合。哪里最紧，就主动活动哪里。活动先从不痛部位开始，活动度由小到大，活动范围逐渐扩展至疼痛部位。卧床期间练习闭眼，张口，双臂上举，外展，屈伸肘、腕，前臂旋前旋后，握拳，伸指，双下肢练习静力肌肉收缩，外展，直腿抬高，屈伸髋、膝、踝，尤其注意练习足背屈。主动活动既增加肌力，促进

血液循环，又可防止关节粘连和异位钙化。各个部位循序活动，每天 2 次，每次 15~30 分钟。即使手术后肢体被固定，也要行静力性肌肉收缩，其作用有三：①保持肌张力，防止肌萎缩。②保持关节相对稳定。③改善肢体血液循环，有利于创面愈合。长期卧床患者下地之前先坐在床边，双下肢下垂，每天 2~3 次，每次 20~30 分钟，下地时下肢戴弹力套，首先练习站立，继而扶墙扶床走路，弯腰转体，下蹲，爬楼梯，利用康复器械进行各种锻炼。各功能部位的主动活动方法如下。

颈　①颈前瘢痕：仰卧位时肩背下垫小枕头，使颈过伸，牵拉瘢痕，或俯卧位时仰头，使颈前过伸。②颈一侧瘢痕：头向健侧倾斜和转动或患者手提重物使肩关节向下牵拉，以增加患侧颈部拉伸的程度。

腋　上肢外展 90° 或上举过头，仰卧位时双手交叉于脑后使腋部伸展。如一侧腋部瘢痕，患侧手放置在肩以上，健侧手放置在腰臀部，双手各握毛巾或布条

的一端，做一上一下的擦背动作，牵拉患侧瘢痕；或在头上方的建筑物上装一滑轮，在经过滑轮的绳索的两端各安装一拉手，双手交替上、下拉动，同样有牵拉作用；或患侧上肢沿门或墙壁上举用手做爬门动作。

肘　肘前瘢痕锻炼用手拉门把，利用自身体重产生牵拉作用；患肢提重物，如砂袋或米袋可对抗屈曲挛缩，手握门手柄做前臂旋转运动。

手　拇指尖与其余四指指尖做对掌运动；屈伸指，分指，握拳，利用健手帮助患手的掌指、指间关节做屈曲活动；双手指蹼瘢痕，双手 2~5 手指交叉插入指蹼按压瘢痕，双侧虎口用双拇指交叉插入虎口按压瘢痕；站立位手掌放置在桌面上，靠体重下压使腕背屈；第 2~5 指指背放置在桌面上，进行掌指关节屈曲运动。鼓励患者自己洗漱、吃饭、穿衣，每天的生活锻炼是最有效的主动活动方式。

髋　前侧瘢痕取俯卧位牵拉；仰卧位做下肢外展活动，或下肢屈曲抱膝动作；站立位做下肢前

踢后伸运动，使膝屈曲，练习下蹲。髋后和臀部瘢痕，仰卧位做下肢抬高运动，站立位抬高患肢用手帮助压腿运动或下蹲以牵拉瘢痕。

膝　俯卧位膝伸直，使腘窝伸展；站立位面壁而立，胸贴墙壁，从而牵拉腘窝瘢痕；膝前瘢痕做屈膝活动，或单腿站立用布条或毛巾置于患肢小腿下 1/3 处用手向上拉。

足　仰卧位或坐位进行足背屈、跖屈、外翻、内翻活动，站立位穿平底鞋使足跟踩地。

体疗按摩（physical therapy and massage）　尽管采取了各种预防手段，也只能是减轻瘢痕增生和减少功能障碍，并不能完全杜绝增生性瘢痕的产生。有的由于治疗不当导致瘢痕增生明显，功能障碍和畸形严重，甚至未烧伤部位也出现活动受限或畸形；有的因长期固定或未行加压，使静脉、淋巴回流不畅形成水肿，关节粘连或强直，肌肉萎缩；也有的因卧床过久，营养不良，体质虚弱，虽有主动活动动作，但活动不到位；加之怕痛心理，不敢用力活动。凡此种种，单靠主动活动是难以显效的，开始阶段必须以被动活动为主，主动活动为辅，通过按摩、推拿、牵拉等方法，使关节恢复一定的活动度，为主动活动创造相对宽松的环境条件。

按摩是被动活动的最主要手段。烧伤瘢痕硬韧，缺乏弹性，严重制约着关节活动。通过局部按摩可改善瘢痕的柔软度，增加血液循环，松解粘连，为增大关节活动度创造外部条件。初愈的上皮薄而嫩，易起水疱，按摩前涂些含有油质的瘢痕膏或液状石蜡减少摩擦系数。按摩方法以按、摩、揉为主，老化的瘢痕应加重按摩力，增加推、搬、提、捏等手法，不断变换按摩位置，不宜总停留一处，以防产生水疱。按摩力应垂直于瘢痕挛缩的方向，螺旋状移动，用力循序渐进，力重而不失轻柔。在按摩的的基础上逐渐增加被动活动范围，改善关节活动度。同时也有利于萎缩肌肉的恢复。

体疗要求：①烧伤患者的体疗：一般于伤后 10 天左右或术后 2 周左右开始。治疗前记录关节角度，肌力大小，皮肤感觉及自觉症状，尔后根据不同病情，制订治疗计划及实施方案。15 次为 1 个疗程，详细观察每疗程治疗效果。②体态训练：患者从入院到出院必须始终保持合适体态，尽早协助患者由卧→坐→站立→行走→跑跳的体态训练，使关节逐渐恢复正常功能。③活动关节：按摩的同时要协助患者依关节的活动方向进行运动，如手的功能是捏、夹、抓、握等功能，因此，活动的关键是掌指关节与各指间关节的屈伸运动及收展运动。④面部按摩有助于瘢痕软化，减轻眼睑外翻和小口畸形的发生。用张大口或龇牙等运动预防口形缩小，必要时用口角撑开器撑开口角，也可将胡萝卜或黄瓜削成适宜的形状放入口中支撑，以减轻口角挛缩。⑤瘢痕挛缩愈重，按摩推拉的力度愈大，被动活动过程中疼痛愈剧。要鼓励患者咬紧牙关，坚持治疗。对于儿童则需家长的配合，切勿因哭闹而停止，半途而废会导致前功尽弃。

浸浴疗法（physical therapy and massage）　又称水疗。当大面积烧伤脱痂及肉芽形成阶段创面伴有感染时，常用浸浴疗法：①便于创面清创。②借助水的浮力作用，肢体主动活动省力。③被动活动可明显增大活动度。浸浴用普通温水即可，水温 39~40℃。初浴时 15 分钟左右，适应后可逐渐延长至半小时，每 1~2 天 1 次。出汗较多时，可备用饮料服用，以防虚脱。

瘢痕增生期也适于水疗，在温热水中浸浴能清洁瘢痕表面的污物，瘢痕较柔软，边浸浴边主动活动和被动活动各关节，体疗按摩较省力，且各关节活动幅度大。出浴后利用瘢痕尚未硬结之前继续行按摩体疗，其效果远优于干燥体疗。为防止出浴后的瘢痕干裂，应涂用滋润瘢痕皮肤的瘢痕膏或硅酮霜等。

瘢痕局部治疗（local treatment of scar）　预防或减轻瘢痕增生的局部治疗方法。

瘢痕内激素注射疗法（intra-cicatricle injection of cortisone）　肾上腺皮质激素类药物有抗纤维增生功能，可将此类药物注射至瘢痕内达到抑制瘢痕增生的目的。此疗法适用于小范围增生性瘢痕或瘢痕疙瘩，无论是烧伤、创伤、手术切口或化脓性皮肤炎症愈后遗留的局限性增生性瘢痕或瘢痕疙瘩都可应用。但须强调，只有注入瘢痕组织内方可奏效，如果注入皮下组织，会引起局部组织退变吸收，萎缩下陷。治疗方法：常用药物为醋酸曲安西龙、曲安奈德，向瘢痕内注射，每次用量 10~40mg。为减轻疼痛，可用 2% 利多卡因等量稀释。曲安奈德（40mg/ml），价格偏贵，但疗效好。每 1~2 周注射 1 次，4~8 次为一疗程。停药后 2~3 个月瘢痕增生有反复时可续加一疗程。

1977~1994 年，三〇四医院应用醋酸曲安西龙实施瘢痕内注射，总结了多种原因所致的增生性瘢痕和瘢痕疙瘩 892 例，瘢痕形成时间最短为 3 个月，最长为 12 年。凡坚持治疗一个疗程以上者，总有效率 99.5%。表现瘢痕颜色变暗，硬度变软，高度变低，痛痒症状明显减轻。未见感染并发症。有 14 例女性患者出现月经不调，表现为周期提前，经期延长，停药后均自行恢复。组织学改变见表 2。

外用药物（drugs for topical application） 包括以下几种。

硅酮凝胶 1982 年珀金斯（Perkins）发现硅凝胶膜有防治瘢痕的作用。20 世纪 80 年代末奎因（Quinn）进一步证实不同品牌的硅酮凝胶制品都有促进瘢痕软化、减轻痛痒症状的作用，硅酮凝胶自 80 年代开始即被广泛应用，是非手术方法防治增生性瘢痕的方法之一。当前硅酮凝胶制品有四种剂型，即膜剂、绷带、霜剂以及气雾剂，膜剂又分为黏性硅凝胶膜与非黏性硅凝胶膜两种。①黏性硅凝胶膜：英国施乐辉公司生产的 Cica-Care，商品名瘢痕敌，中国类似的产品还有瘢痕贴、珠力神等。其成分为硅酮胶，透明，具黏性，有韧性，其伸展性为 41.8%±2.0%，与人体皮肤伸展性（40%）相近，能够适应体表活动。用法：直接粘贴于瘢痕表面，应用胶带、弹力绷带、弹力套固定，其效果更佳。使用初期每天 8 小时，逐渐递增，1 周内增至 24 小时持续应用。每天取下清洗，晾干后再贴敷。夏天周围正常皮肤出汗多，每天应清洗 2~3 次，同 1 片可以反复应用 1~2 个月，疗程为 3~6 个月或更长。应用 2 周瘢痕色转淡，厚度变薄，关节部位活动改善。早期应用疗效达 80%，瘢痕增生严重，增生时间超过半年者，疗效减低，对瘢痕疙瘩仅稍有改善。②非黏性硅胶膜：商品名疤痕克（durasil）。主要成分为硅酮胶，含铝合金矿物质等，无黏性，坚韧且不易破碎，与皮肤接触产生静电而黏附于皮肤上，呈半透明，0.6mm 厚，置于瘢痕表面必须以胶带、弹力绷带或弹力套固定。每天需要取下清洗擦干再贴敷。夏天每天应清洗 2~3 次，同一片胶膜反复使用直至瘢痕成熟不需要更换。应用后数天瘢痕颜色变淡、变软、厚度变薄，关节活动改善。疗效为 88%，疗程为 7~9 个月。③硅酮凝胶绷带：将硅凝胶直接涂布在弹力绷带上制成。这种含硅酮凝胶的弹力绷带直接缠压在瘢痕区，使用方便，固定牢靠，可以在弹力加压的同时又获得硅酮的双重治疗效果，更能促进瘢痕软化。④硅酮霜：应用于烧伤初愈创面和瘢痕增生期均有较好的效果，涂布面积大，具有止痒、抑制瘢痕增生以及滋润皮肤的功效，减少角质形成。⑤硅酮气雾剂：以聚硅氧烷树脂（polysiloxane）为主要成分的硅酮气雾剂，均匀喷涂患部，每天 2~3 次，可以在瘢痕表面形成 0.05~0.5mm 薄膜，6~8 周为 1 个疗程。该气雾剂操作方便，对瘢痕凹凸不平和凹陷皱褶处也能覆盖。薄膜具有透气透水性能好，随体性强等优点，能减轻瘢痕充血以及痛痒症状，促进瘢痕软化。

注意事项：少数病例出现过敏性皮疹，应用过程中如果不注意瘢痕和胶片清洁，易发生汗疹、湿疹以及溃疡等并发症，停药后能自愈。

瘢痕软膏 应用较多的是积雪苷软膏、康瑞保软膏、海普林软膏、丝白祛斑膏、舒疤宁等都有一定软化瘢痕作用。将瘢痕软膏或冷霜涂于瘢痕表面，涂药后再加局部按摩，不仅增加润滑，不易损伤瘢痕皮肤，而且有助于药效的发挥，促进瘢痕软化。深Ⅱ度烧伤创面愈合后即可涂药，既减少干燥及破溃，又有助于关节活动，预防瘢痕增生。疗程通常 3~12 个月，对减轻局部充血、滋润瘢痕、减少过度角化、抑制瘢痕增生、减轻痒痛症状等方面具有一定效果。

表 2 醋酸曲安西龙（醋酸去炎松）治疗增生性瘢痕的组织学变化

	未注射	注射
光镜		
表皮层	厚，细胞 20 余层，角化重	薄，4~6 层，角化减轻
胶原纤维	粗大束状，透明变性	减少，纤细，未见透明变性
弹力纤维	极少见	明显恢复
血管	丰富	减少
汗腺皮脂腺	明显减少	增多
透射电镜		
成纤维细胞	粗面内质网扩张，线粒体嵴致密，核糖体多	核浓缩，染色质边集，核膜间隙扩张，线粒体肿胀、空化，核糖体少
内皮细胞	线粒体嵴致密，微丝增多	核染色体边集，核膜齿状，核膜间隙增宽，线粒体肿胀、空化、嵴减少

中药 复春散 2 号、丹芎瘢痕涂膜剂、陈氏消疤中药、肤即康等。对抑制瘢痕增生和促进瘢痕软化都有效。在各种中药制剂中，复春散 2 号效果较好，具有减轻痛痒，促进色素消退，预防和减轻瘢痕增生之功效。既可以药浴或局部浸泡，也可以调成稀糊状涂抹，每天 2~4 次，干后加压疗效更佳。依靠复春散较强的缩血管作用和收敛作用，可明显减轻充血，迅速止痒，减轻色素沉着，软化瘢痕，改善外观，促进功能康复。

胶原酶 由溶组织梭状芽胞杆菌发酵产生。胶原酶作用于胶原原纤维，使其断裂，进一步被中性蛋白酶水解，被肽酶完全水解。外源性胶原酶对瘢痕的成纤维细胞合成分泌胶原有明显的抑制作用，溶解已形成的胶原纤维。对瘢痕既有治疗作用，又有预防作用。

（郭振荣）

shāoshāng wàimào kāngfù pífū hùlǐ
烧伤外貌康复皮肤护理（rehabilitation for improving physiognomy skin nursing after burns）
烧伤后因年龄大小、个体差异、烧伤面积大小及创面深浅不同，在创面愈合后会有不同程度的色素沉着或瘢痕形成，通过皮肤护理等治疗手段，可避免或减轻色素沉着，减少或减轻烧伤所致的外观后遗症，促进外貌恢复正常。Ⅱ度以上烧伤愈合后皮肤会留有一定的后遗症。浅Ⅱ度烧伤主要是色素的改变，色素沉着或脱色，常常 6 个月以上方能逐渐恢复。深Ⅱ度烧伤常会形成增生性瘢痕，瘢痕的挛缩会导致关节功能障碍、面部器官的畸形。游离植皮后半年至 1 年内皮片发硬，颜色发黑，皮片挛缩会影响手术效果。对以

上烧伤后遗皮肤病变的处理，虽已有许多方法，但仍不完善。利用皮肤美容护理的方法治疗和预防烧伤后皮肤色素沉着、表浅瘢痕，效果良好。皮肤护理是通过对皮肤进行清洁，利用营养护肤品对皮肤进行按摩，从而促进皮肤的血液循环，使废物、污垢从毛孔中排除，消除感染，使皮肤明净皎洁，补充活力，延缓皮肤衰老。烧伤后皮肤的护理，既是保健又是治疗，通过护理达到减轻色素沉着，预防瘢痕增生，促进瘢痕软化的作用。

适应证 ①浅Ⅱ度愈后，预防及消除色素沉着。②深Ⅱ度愈后，预防瘢痕增生。③烧伤后增生性瘢痕，促进瘢痕软化。④游离植皮术后，改善皮片颜色，防止皮片皱缩。

主要用品作用及用法 包括护理仪器（离子喷雾机、超声离子导入机、蜡疗机、电脑烧伤瘢痕治疗仪）以及洁肤类用品。①浅层清洁剂：各种洗面奶，30% 乙醇（酒精）用于对洗面奶过敏者，30% 硼砂水，用于皮肤有某些炎症者。②深层清洁剂：磨砂膏，可通过磨砂将皮肤表面多余的角质层磨除及软化。去死皮膏，具有深层漂白皮肤的作用，可把皮肤表面多余的死皮和去死皮膏一同带出，从而可以辅助皮肤更直接吸收其他护肤品的营养，一般 1 个月 1 次，可与磨砂膏交替使用，但不能同时使用。③按摩膏：用于皮肤护理的按摩阶段，可减少美容师指腹与顾客皮肤间的摩擦力，起润滑作用，令皮肤光滑，柔软，促进血液循环，恢复皮肤弹性。④底霜：多在硬膜（冷热倒膜）前打底用，即在上硬膜之前，先在面部皮肤均匀地涂一层与皮肤性质相适应的霜剂，

可分别使用：治疗底霜：如祛斑底霜、消炎底霜、平衡油脂底霜等；营养底霜：具有增加皮肤营养作用；防敏底霜：有防止皮肤过敏作用。

按摩护理 ①皮肤护理操作程序：面膜全套：洗面→磨砂（或去死皮膏）→按摩同时加离子喷雾→去粉刺头或黑头→电疗→面膜→收缩水→润肤霜。倒膜全套：洗面→磨砂→（或去死皮膏）→按摩同时加离子喷雾→底霜→倒膜→收缩水→润肤霜。②按摩作用：按摩一定要顺肌肉纹理进行，通过按摩可以给皮肤做运动，促进血液循环，扩张毛孔，减少累积在皮下多余的脂肪和水；消除眼睑部肿胀，使面部肌肉舒展；调节皮脂腺和汗腺的分泌，除去表皮上多余的角质层，达到皮肤清洁，加速新陈代谢，提高免疫力，松弛神经，从而达到更佳的护肤效果；按摩刺激局部神经，通过神经反射增加对肌肤的营养；通过按摩，疏经络，通血脉，达到调整经络气血的功能，药物、营养素也可通过经络的传导疏通，使药力作用达到患区，从而产生治疗效用。

烧伤和创伤创面愈合后，尽早进行皮肤护理，可大大减轻烧伤后遗症的程度。①浅Ⅱ度烧伤后皮肤色素沉着：洁面；按摩（用普通按摩膏）时间 15 分钟左右；涂退斑中药面膜，待 30 分钟或干后洗净，涂收缩水，护肤霜。②深Ⅱ度烧伤后预防瘢痕增生：洁面；按摩可用防治瘢痕的药膏进行按摩，每次 15 分钟左右。涂去斑中药面膜，30 分钟或干后洗净，涂护肤霜。③植皮手术愈合后：洁面；按摩 15~20 分钟，可用按摩膏、植物油或液状石蜡；涂退斑的中药面膜，30 分钟或干

后洗净，涂护肤霜。

疗效 浅Ⅱ度愈合后 10 次为 1 个疗程，一般 1~3 个疗程，基本治愈率为 92%。深Ⅱ度创面愈合后，也是 10 次为 1 个疗程，一般 3~5 个疗程，基本治愈率 66%。植皮区拆线后，一般 3~5 个疗程，治愈率 37%。通过皮肤康复护理，促进了色素消退，恢复皮肤弹性，减少瘢痕形成，加速瘢痕软化。伴随容貌的改善，心理负担也随之消失，大大加快了全面康复的进程。

注意事项 根据瘢痕及色素程度不同，可以增加 1~4 个疗程；创面痊愈后开始皮肤护理；初愈创面按摩宜轻柔，坚硬的瘢痕按摩需加力，并加用局部润滑的膏剂或油剂，以减少按摩时的摩擦系数。离子喷雾机不可距皮肤太近，以免烫伤。

（郭振荣）

shāoshāng wùlǐ zhìliáo
烧伤物理治疗（physical therapy after burns）
通过声、光、磁、冷、热、电、水等物理因子达到治疗和康复的目的，也包括属机械能的压力治疗、按摩疗法和运动疗法。各种物理因子，如超声波、音频、蜡疗、冷疗及水疗等可预防或控制瘢痕。物理疗法可分为两类，物理因子治疗（理疗）和运动疗法。理疗起到消炎镇痛作用、促进创面愈合、减轻组织水肿、镇静与催眠、兴奋神经-肌肉、缓解痉挛、软化瘢痕、抑制肥厚性瘢痕增生及消散粘连等作用。运动疗法通过运动改善和维持关节活动范围，保持肌力和肌耐力，对于烧伤患者的康复具有重要意义。主被动运动可减轻组织水肿，防止因纤维增生而致的关节僵化，对于控制瘢痕及改善关节活动度等具有良好效果。

蜡疗 石蜡的熔点为 50~60℃，热容量大，导热系数小，保温时间长，常用于瘢痕外敷，液态石蜡能很好地贴敷在凹凸不平的瘢痕表面，使得瘢痕局部血液改善，软化瘢痕，松解瘢痕挛缩，利用棉垫保温可延长热敷时间，软化效果更好，可减轻关节活动时的疼痛，有利于主动活动和被动活动，明显加大关节活动范围。使用方法：浸蜡、刷蜡、蜡饼法。浸蜡法常用于手足瘢痕，先在表面刷一层蜡。再浸泡于 55~60℃ 的蜡槽中；刷蜡法多用于面部和躯干部，用软刷将 60℃ 左右的液蜡刷涂在瘢痕处，再棉垫保温；蜡饼法将液蜡倒入治疗盘中，冷却至 50~60℃ 的蜡饼敷于瘢痕表面，用棉垫保温，持续 20~30 分钟。各法都是 15 次为 1 个疗程。蜡疗后再实施瘢痕局部按摩和主动、被动活动，可明显提高疗效。

超声治疗 超声波依其机械震动作用、化学作用和温热效应，使胶原纤维束分散并与结缔组织间的黏固物质——透明质酸分离，结缔组织变软，消散，从而抑制瘢痕增生，缓解瘢痕痛痒。常用的方法为接触法，超声探头直接接触瘢痕，操作时反复移动探头。也可将治疗瘢痕的药物，例如醋酸曲安西龙加入到乳剂中，导入至瘢痕组织内，治疗效果更好，每天 1 次，每次 8~15 分钟，每个疗程 12~20 次。

音频电疗 用 1000~5000Hz 的等辐中频正弦电流治疗瘢痕，国内常用频率为 2000Hz。治疗前先用水浸湿电极衬布垫，然后装入薄铜片电极，将两个电极分别放在瘢痕两侧。输出电流逐渐增大，直至感到针刺麻木感。通常用于早期治疗，有促进瘢痕软化、缓解瘢痕痛痒作用。每天 1 次。

每次 20~30 分钟，15 次为 1 个疗程，休息 1 周开始下 1 个疗程，可以连续数个疗程。

直流电离子导入 使药物在直流电的作用下发生定向移动，从相应电极导入至瘢痕处，达到治疗瘢痕的目的。将药物浸泡过的电极衬布垫置于瘢痕表面，通过直流电将药物导入至瘢痕局部，使瘢痕得到较高浓度的治疗药物，直流电也可增强药物的作用。常用药物为丹参或碘化钾。丹参具有活血化瘀、消肿散结作用，将药液涂在衬垫上自阴极导入瘢痕表面，如果加入助渗剂氮酮，更会增强疗效。也可利用 5%~10% 碘化钾浸湿衬垫，放在瘢痕处，从阴极导入，阳极衬垫不放药物，置于瘢痕的另一侧。其作用为消炎止痛，抑制瘢痕生长。每次 20 分钟，15~20 次为一疗程。也可用直流电水浴疗法，电流经过水浴进入瘢痕组织，也可将药物加至水中，通过热水导入瘢痕内发挥治疗作用。水温 39~40℃，每次 20 分钟，浴后马上进行局部按摩，其疗效更好。常用双极电浴池，适用于肢体增生性瘢痕的治疗。

激光治疗 激光治疗瘢痕的原理是通过激光的烧灼、汽化、切割、凝固及散焦照射完成的，可以改变激光器的输出功率或对聚焦的激光束进行调整。经红外系统激光治疗后，成纤维细胞的功能被抑制，胶原及黏蛋白水平降低。治疗增生性瘢痕常用氦氖（He-Ne）激光和散焦 CO_2 激光，He-Ne 激光辐射能量低，不引起明显的热作用和机械作用。瘢痕形成的早期适于激光照射，能刺激成纤维细胞分裂。瘢痕形成后照射有促进成纤维细胞产生Ⅰ型和Ⅲ型胶原纤维的作用。激光照射后胶原酶分泌增加，α₂-巨球蛋白减少，胶原降解增加，沉积减少，瘢痕增生减轻。每天 1 次，每次 5～10 分钟，10 次为 1 个疗程。

放射疗法 利用放射线照射防治增生性瘢痕或瘢痕疙瘩的方法始自 1906 年。X 线穿透力较强，临床常用软、硬两种射线。随能量不同，组织密度不同，X 线穿透与吸收量亦不同。用浅层 X 线照射患部，电辐射可以抑制或破坏成纤维细胞增生，减少胶原纤维合成与沉积，达到减轻瘢痕增生的目的。由直线加速器产生的 β 射线不像 X 线一样逐渐衰减，而是产生一个从皮肤表面开始的高剂量平顶区，在平顶区后剂量很快下降至 0，所以应用 β 射线更安全。利用放射性核素 ³²P（磷）或 ⁹⁰Sr（锶）-⁹⁰Y（钇）贴敷瘢痕部位，依靠其衰变过程中释放的 β 射线对瘢痕有防治作用，促进成纤维细胞核皱缩与凝固，线粒体变性，影响细胞代谢，阻抑成纤维细胞生长，使细胞繁殖力下降，可预防或减轻瘢痕增生。放射性核素穿透力比 X 线弱，不易损伤深层正常组织。通常在创面愈合后 1 周左右开始，也可于术后 2 周开始。放射治疗常用的单位为红斑剂量（1 次照射 5.5～6.0Gy）。治疗中可根据局部反应增减剂量，放射线治疗的原则是既要达到治疗目的，又要避免放射线的副作用。注意事项：放射疗法只适于局限瘢痕照射，在照射区周围贴敷防护屏以保护正常皮肤。照射时出现轻度红斑属正常现象，照射剂量过大会出现疱性皮炎、脱毛、急性皮肤缺损乃至溃疡形成。在照射间隙及照射治疗结束后涂擦一些油剂，每天 2 次，可减轻局部放射反应。

X 线易损伤深层组织，严格掌握照射剂量与时间，谨防皮肤发生放射性损伤。

（郭振荣）

shāoshāng xīnlǐ kāngfù
烧伤心理康复（psychological rehabilitation after burns） 摆脱烧伤后身心痛苦导致的巨大心理障碍，展现积极乐观的精神状态。烧伤是一种强烈的应激性刺激原，对于深度烧伤患者来说不仅要经历漫长的换药、手术、锻炼等疼痛刺激，住院制度的约束、制动限制了独立性和能动性，感到无能为力；还要面对毁容、功能障碍、畸形等严峻的现实，为生活的不便而着急、为家庭的关系而担心、为经济的拮据而苦恼、为未来的工作前景而忧虑等，这些都给身心健康笼罩了挥之不去的阴影。约 50% 的严重烧伤患者后期存在程度不等的情感障碍，承受着巨大的心理压力。常常表现出沉重的思想压力和挫折感；烦躁焦虑、情绪激动；思维紊乱或意识淡漠；失望消沉、生存意识薄弱；失去生活的信心，对伤前生活和工作计划的落空，陷入极度的悲伤甚至绝望。烧伤患者的心理状态是随不同时机而变化的，伤时惊吓，伤后对外貌毁损担心，治疗过程中的疼痛，康复中生活自理的困扰，工作前景的忧虑，毁容后如何面对家庭和回归社会，由最初庆幸死里逃生，到后来伤痛折磨和恐惧，再到最后瘢痕状态的忧虑，心理防线崩溃。面临自身能力丧失，家庭矛盾加剧，经济不堪重负，无力康复治疗，甚至想生不如死，万念俱灰，其结果导致自卑、自弃、沉默寡言，不愿接受康复训练，生活上依赖陪护。烧伤患者并发心理疾病已成为阻碍提高治疗质量和生存质量的关键，所以对烧伤患者亟待开展心理治疗，既治病又治心。既往对这种心理状态的改变或熟视无睹，或认为无能为力，总是期待患者默默地适应，或等待整形手术功能改善后心理障碍会自行消除。伴随对心理康复认识的提高，加强了心理康复的医疗和护理进程。

心理康复疗法：①提高医疗护理质量，减少疼痛刺激，缩短疗程，加速创面愈合，减轻瘢痕形成，尽早介入康复治疗，康复满意是最有效的心理治疗。②理解患者不同时期的心理状态，同情患者的不幸遭遇，深入了解患者的心理状态，不抱怨、不放弃、热情相待、使患者感到亲切，愿意敞开心扉，解除郁闷。③提倡"讲-做-讲"，每一次操作前先讲要做什么，怎么做，有什么意义，使患者主动配合；在做的过程中要严格认真，手法轻柔，消除患者的恐惧感；做后再讲患者合作满意，预期达到的效果，树立患者的信心。④通过各种手段放松心态，消除紧张情绪，请已康复的患者现身说法，助其树立信心，患者从这些康复人群的言传身教，学到了方法，看到了希望，重新燃起了康复希望之火。⑤家属与单位的关心体贴，会增加患者战胜伤痛的勇气；家庭关系的和睦、不离不弃会免去患者的后顾之忧。单位态度积极，不仅治疗经费有保障，而且解除了思想负担，增强患者回归社会的信心。⑥音乐疗法是有效的心理康复治疗手段，聆听喜欢的音乐，演奏擅长的乐器，哼唱熟悉的歌曲，都是使自己轻松愉悦的选择。体感音波治疗床可使音乐声波和低频信号经增幅放大和物理换能后，通过听觉和触振动觉的传导方式，刺激人体产生快速、深度放松和理疗作用，缓解焦虑、紧张和疼痛。⑦必要时药物治疗，例如抗焦虑药可选地西泮或阿普唑仑，抗抑郁药可用帕罗西汀或氟西汀，可使症状显著改善，思想情绪稳定，心理承受能力得以提高。

心理治疗还包括支持性心理治疗、认知治疗、行为治疗、家庭治疗、催眠治疗等。在不忘心理治疗的前提下，力争减轻在烧伤治疗中的痛苦，不留或少留后遗症。

（郭振荣）

shāoshāng tǐnéng kāngfù

烧伤体能康复 （physical power rehabilitation after burns）

肌肉关节力量的恢复、活动能力的增强、体魄的强健是体能康复的标志。烧伤后卧床时间长，肌肉萎缩，关节僵硬，体力不支。通过主动活动、被动活动、瘢痕按摩，可使功能得到一定程度的改善，但仍不能满足参加工作的体能要求，故必须加强体能康复训练。

体育锻炼 首先训练从床上坐起、仰卧起坐、下地、走路，继而训练下蹲、俯卧撑、跑步、踢腿，手能持物、提物、搬运。

器械疗法 利用各种体疗器械促进功能康复。伴随科学技术的进步，各种健身康复器械，从手动到电动，从小型到多功能，从局部到全身，都能借助器械的帮助得以更快地促进体能康复。这些体疗器械不仅设置在医院的康复体疗室，还走进了社区，走进了千家万户，使患者出院后也能在家中继续巩固治疗。最常使用的运动器材是利用握力器或球体锻炼手指屈曲和握力，利用分指板使手指伸展和分指，用杠铃及哑铃锻炼臂力，爬肋木的木梯锻炼上肢牵拉和下肢蹬踏，拉重

力滑轮锻炼肩、肘及手的拉力，骑自行车或脚踏固定自行车锻炼下肢各关节功能，划船器、跑步机、多功能健身器都对全身各关节功能改进和增强体力有明显作用。上肢和下肢的电动器械可根据手、肘、髋、踝各关节不同的功能状态随时调整，无论是屈曲、伸直，还是前后旋转，内收外展都能收到事半功倍的功能效果。

（郭振荣）

shāoshāng zhíyè kāngfù

烧伤职业康复 （vocational rehabilitation after burns）

通过实施某项操作，或从事某种劳动，或适当的娱乐活动，达到从事某种职业的基本技能要求。又称工疗。该疗法能极大地调动患者的参与积极性，既能改善功能，提高生活能力，又能稳定情绪，提高心理素质。首先从生活自理能力训练入手，继而结合各自的职业特点，重点训练与劳动和专业有关的操作技能，有助于尽早重返工作岗位。

日常生活训练 是职业康复的前期阶段，每天起床、穿衣、下床、梳头、洗漱、吃饭、喝水，都力求独立完成，实在无法完成时再请人帮忙。通过强化训练使肌力增强，关节活动范围加大，生活自理能力也就提高了。如厕时可能因下肢功能障碍不能下蹲，可利用高座椅开洞放置便盆，伴随功能改善可逐渐降低座椅高度，直至可直接坐马桶或蹲便池。家务劳动训练，包括整理内务、打扫卫生、洗衣晾衣、烹调、刷锅洗碗、铺床叠被、剪裁缝纫等，由简到繁，由少到多，由轻到重，不断扩展家务劳动内容。

职业训练 是重返工作岗位前的过渡，有计划地安排以恢复原职业相近的劳动技能和工作耐

力的训练。脑力劳动者可练习书写、打算盘、计算机操作等；体力劳动者可训练锯、刨、拧螺丝、钉木板、装卸、推车等。就业前训练手的灵活性，两手的协调性，细小工具的使用能力，工作的独立能力。对不同温度的适应能力，与人的交往能力等，训练的目的就是要使其出院后能胜任力所能及的工作。文体工艺活动是能调动患者参与意识，提高参与兴趣的有效训练方法，例如书法、绘画、雕刻、编织、演奏乐器、下棋、打扑克、打乒乓球或羽毛球等。

（郭振荣）

shāoshāng shèhuì kāngfù

烧伤社会康复 （social rehabilitation after burns）

患者从亲属、朋友、同事等社会人以及家庭、工作单位、社区及社团组织所获得的帮助。良好的社会支持对心理健康有积极的作用，改善患者的抑郁状况，协助患者重建自信。患者出院后的社会心理支持有多种形式，包括心理辅导，组织患者开展娱乐及户外活动等。很多国家在医院配备专业的社会工作者，对患者提供和协调就业辅导、职业训练及职业介绍，帮助患者回归工作和社会生活。

经历了长时间的治疗与康复训练，有了功能上的进步，容貌的改善，消除了心理压力，体能有了足够的恢复，就业前已进行职业训练，树立了参加工作的信心，身心健康地走向社会，融入社会，不是家庭和社会的包袱，而是自食其力的劳动者、有益于社会的人。对于全社会而言，要善于理解、包容、营造一个和谐的社会环境，使他们心情坦荡地迈入社会大门，成为社会大家庭的一员。

社会康复的实现，一方面要靠烧伤患者不懈努力；另一方面也需要社会提供尽可能的帮助。社会的康复医疗机构和社区康复工作者都应遵循人道主义原则、实事求是原则、统计兼顾原则、讲究效益原则和社会化原则，为烧伤患者平等参与社会活动创造必要的条件。社会康复工作内容应包括：①保护伤者合法权益。②保障生存权利，住房、食物、婚姻、家庭得到公平待遇，为其自身发展提供帮助，如受教育、就业、参加社会活动等。③清除物理性障碍，倡导无障碍社会环境。④消除歧视与偏见，鼓励伤者自强不息，实现经济自立，通过自身努力改善生活质量。⑤组织社会文化体育活动，通过交往，形成社会的理解与尊重。⑥促进参与政治活动，提高政治地位，纠正社会偏见。

（郭振荣）

shāoshāng kāngfù xiàoguǒ píngdìng
烧伤康复效果评定（rehabilitation effect evaluation after burns）

对烧伤患者的病情、身体功能、心理状态及生活、工作、学习和社会适应等能力进行评估，从而针对存在问题制定出合适的康复治疗方案。康复评定是康复治疗的基础，没有评定就无法规划治疗和评价治疗效果。康复评定不是寻找疾病的病因和诊断，而是客观地评定功能障碍的性质、部位、严重程度、发展趋势、预后和转归。康复治疗时间长，康复效果在治疗过程中会逐渐显现出来，可从以下四方面评价。

临床表现 ①瘢痕痛痒症状是否减轻或消失。②瘢痕充血是否减轻或消退，颜色变暗，血管网消失。③瘢痕硬度是否变软、高度趋平、表面出现褶皱。④瘢痕无破溃、无感染。⑤外观恢复、色素沉着是否减退甚至消失。⑥关节功能改善、畸形矫正。⑦心理障碍有无减轻或消除。⑧生活是否能自理。⑨体力有无增强。⑩是否能参加工作。

客观检查 ①羟脯氨酸为胶原蛋白特征性氨基酸，血和尿中羟脯氨酸含量的高低与瘢痕增生程度成正比。②千分尺和B超测定瘢痕厚度。③瘢痕硬度计测定瘢痕硬度。④氦氖激光测定瘢痕区域血流指数。⑤半导体温度仪或红外线扫描仪测量瘢痕表面温度。⑥经皮氧分压测定，达正常值的80%时瘢痕即不再增生。⑦关节活动范围测定。

关节活动范围 检测关节活动角度是评价运动系统功能状态最重要的指标，通常采用量角器测量。关节活动包括：①颈部，前屈后伸、左右侧屈、左右侧旋转。②肩部，上臂前屈后伸上举、上臂外展内收、屈肘90°前臂向内外侧旋转测肩关节旋转度。③肘屈伸、前臂旋前旋后。④腕掌屈背伸、桡尺侧倾斜。⑤手部拇指外展、内收、对掌；各指屈伸。⑥髋部屈曲与伸展、内收外展、屈髋屈膝测髋关节旋转度。⑦膝部屈伸。⑧踝跖屈与背屈。足内外翻、前足内收外展、各跖趾关屈与跖背伸。

综合指标评定 包括以下几种。

康复的终极目标 功能明显进步、外貌明显改观或趋于正常、心理状态稳定、体能恢复并能从事力所能及的工作、职业康复、重返工作岗位、社会康复、完全融入社会。日常生活能力的培养是每日重复多次最有效的康复训练，也是判断康复效果最直接的指标。由小到大、由少到多、从室内到室外、从简单到复杂、做一个生活能自理、不仅不给家庭和社会带来负担，而且还能积极面对生活，接受工作挑战，成为一名自食其力并为社会创造财富的劳动者。

功能独立性测评 由纽约州立大学卡尔·格兰杰（Car Granger）设计，于1987年完成并正式投入使用的功能独立性测评（functional independence measure，FIM），被美国医学康复统一数据库作为评价功能状态的数据和基础。它可以综合反映患者的功能和独立生活能力，评估功能障碍的严重程度和各阶段治疗效果。FIM已在美国1400多家医院应用，并在世界数十个国家推广。中国也逐步引进了FIM，也适用于评定烧伤康复的效果，能比较全面、客观地反映烧伤康复状况。FIM评定是对患者综合活动能力和疗效测试的最好观察指标之一，它包括以下几方面内容：①个人卫生动作。②进食动作。③更衣动作。④排便动作。⑤转移动作。⑥运动动作（包括行走、上下楼梯）。⑦认知交流能力。FIM不仅反映了躯体功能，而且还涉及言语、认知和社会功能。FIM现已大量应用于脑卒中、颅脑损伤、脊髓损伤和创伤骨科等疾病的疗效评定。对于烧伤初愈的患者，FIM得分达到或高于110分，意味着患者可以有能力独立在家中生活；低于110分，还需要在专业的康复医疗机构中，依靠专业人员的帮助进行康复训练。

FIM评估分为7级6类18项。每项满分7分，共计126分。最高7分，最低1分。包括：①自我料理（进食、梳洗、洗澡、穿上衣、穿下衣、如厕）。②括约肌控制（膀胱控制、直肠控制）。

③转移能力（在床或椅上的转移、坐下站起、使用轮椅、支具拐杖等放回原位、用厕、入浴）。④运动能力（步行、轮椅、上下楼梯）。⑤交流（语言或文字的理解、口头或文字的表达）。⑥社交（与他人相处的能力、解决问题的能力、日常活动的认知和记忆）。

生存质量测评 烧伤患者不仅要达到保全生命，创面愈合，还要通过良好的康复治疗提高生存质量，即生活质量（quality of life，QOL）。生存质量是指个人生存的水平和体验，这种水平和体验反映了在不同程度的烧伤和功能障碍的影响下，在维持身体活动、精神活动和社会生活等方面，是否能处于良好的状态。主观上的生存质量、生活满意度或康乐感受程度，是指患者对本人健康状况、社会-家庭生活状况的自我感觉的满意程度。应用标准化量表进行 QOL 测定，常用以下几种方法。①访谈法：通过当面或电话访谈，根据患者主观评价而在量表上做记录评分。②自我报告：由患者自行在量表上评分，然后交给评估者。③观察：由评估者按量表项目通过观察患者表现予以评分，此法多用于不能作答或不可能提供可靠回答的患者。

在测评中，主要参考世界卫生组织生存质量测定量表（WHOQOL），这是世界卫生组织于 1993 年研制成的一套用于测量个体与健康有关的生存质量的国际性量表，包括 WHOQOL-100 和 WHOQOL-BREF，后者即简化版，简化版包含 4 个领域 24 个题目（表）。由于 WHOQOL 的制订考虑了全球各地不同文化和经济发展水平的差异，具有较好的国际可比性，也有较好的信度。

（郭振荣）

shāoshāng bānhén

烧伤瘢痕（burn scar） 各种原因烧伤造成皮肤真皮层以下损伤与结构破坏，愈合后局部瘢痕增生。这是深度烧伤愈合过程的必然结果。烧伤创面愈合的形式：①完全性修复，即由与分裂原来损伤组织结构相同的细胞和组织来修复，如浅Ⅱ度烧伤，由于损伤在表皮，则以表皮细胞增殖分裂爬行修复愈合后局部恢复正常上皮结构。②深度烧伤皮肤损伤程度达到一定深度时，修复过程发生异常，在上皮化的同时，引起局部纤维组织过度增殖，以胶原为主的细胞外基质大量沉积，真皮层组织过度增生，出现病理性瘢痕或称异常瘢痕，形成增生瘢痕或瘢痕疙瘩。两者有些差异，但有很多相似之处，如对机体造成诸多损害。从临床角度看，根据病理性瘢痕的不同特征、形态，对机体功能造成的不同障碍，而将其分为表浅瘢痕、凹陷瘢痕、线状瘢痕、蹼状瘢痕、桥状瘢痕、增生性瘢痕、萎缩性瘢痕、挛缩性瘢痕等。这些分类可作为临床治疗的参考。烧伤瘢痕是烧伤创面愈合的必然结果。烧伤瘢痕的发生率为 33%～91%。无性别差异，但可能有些工种易致伤，故男多于女。多发生于青少年，因处于青春发育期，组织生长旺盛，对创伤反应性强，致伤后易发生瘢痕增生，尤其受损部位在下颌颏部、胸骨前区、三角肌区、臀部等部位，易发生增生性瘢痕，特别易发生瘢痕疙瘩，有人常把这类患者称为瘢痕体质，但临床上有被称为瘢痕体质者，并非所有烧伤区都出现增生性瘢痕，而且不少学者进行研究也未发现支持瘢痕体质的证据，故这一专用名词，不够确切，应在获得证据时才能使用。

病因及发病机制 烧伤瘢痕是人体被深度烧伤后组织修复过程中产生，皮肤烧伤损伤了上皮细胞，结缔组织和基质，深Ⅱ度烧伤区主要靠残存的上皮细胞分裂、增殖，再上皮化，修复缺损使之愈合，有的可恢复到原来的结构和功能。若上皮岛偏少或发生感染，皮岛破坏，皮岛间生长

表 WHOQOL-BREF 量表的结构

Ⅰ 生理领域	Ⅲ 社会关系领域
1. 疼痛与不适	14. 个人关系
2. 精力与疲倦	15. 所需社会支持的满足程度
3. 睡眠与休息	16. 性生活
4. 走动能力	Ⅳ 环境领域
5. 日常生活能力	17. 社会安全保障
6. 对药物及医疗手段的依赖性	18. 住房环境
7. 工作能力	19. 经济来源
Ⅱ 心理领域	20. 医疗服务与社会保障，获取途径与质量
8. 积极感受	21. 获取新信息、知识、技能的机会
9. 思想、学习、记忆和注意力	22. 休闲娱乐活动的参与机会与参与程度
10. 自尊	23. 环境条件（污染/噪声/交通/气候）
11. 身材和相貌感受	24. 交通条件
12. 消极感受	总的健康状况与生存质量
13. 精神支柱	

新生的结缔组织勉强自愈，即形成瘢痕；尤其是大面积深度烧伤自体皮源少，常采用刃厚点状皮、自体与异体皮混合移植或取皮较深的供皮区，愈合后期常残留散在的小创面，反复溃破，经久不愈，表现为肉芽苍白、水肿，在已愈的皮肤上出现小溃疡或糜烂面，有的融合成片，因结缔组织修复较为广泛，创面愈合后更易形成瘢痕，出现挛缩，引起局部功能障碍。烧伤创面表皮再生的来源具有多源性。它可来源于创面内残存的上皮细胞和残留的皮肤附件（毛囊、皮质腺、汗腺）上皮细胞源地岛状再生；或创面周围的表皮细胞向心性爬行再生；通过植皮还可以来源于移植再生。这些多源性上皮再生，为烧伤创面的愈合提供了良好条件。烧伤后的真皮组织修复。主要有成纤维细胞、成肌纤维细胞、血管内皮细胞、炎症细胞和巨噬细胞，还有胞外基质，其中以 III 型胶原，纤连蛋白（Fn）和透明质酸（HA）等，以及新生的毛细血管。成纤维细胞可借助细胞内微丝收缩而移动。肉芽组织内的成纤维细胞是创面收缩的动力来源，在肉芽组织形成过程中，该细胞经历了一系列的表型变化，成肌纤维细胞的出现，即其收缩表型的变化。它具有与平滑肌细胞相似的特征，细胞内含有丰富的肌动蛋白微丝，核膜具有许多切迹，细胞内含有丰富的粗面内质网，具有与平滑肌细胞一样的收缩能力，被称为成肌纤维细胞（myofibrolast，MFB）。

成肌纤维细胞与瘢痕挛缩的关系　伤口收缩表现于皮肤烧伤后数日，伤口周围的皮肤全层向中心移动，创面逐渐缩小，这主要是来自于含有收缩蛋白的成肌纤维细胞，而与胶原形成无关。成肌纤维细胞在纤维化过程中的作用有：①合成细胞外基质的能力增强，合成胶原的量是成纤维细胞的 4~5 倍，最先合成的 FN 成为细胞沉积的"骨架"和成纤维细胞的趋化剂，增强了纤维化的反应。②创面中富含沿收缩方向排列的成肌纤维细胞内呈现的 α-平滑肌动蛋白（α-SMA）微丝沿细胞膜内面排列，具有收缩功能，使细胞外基质收缩变形。③通过 ECM 的整合素受体与胶原与 Fn 等基质成分结合，使黏附增强。还分泌许多细胞因子如转化生长因子-β（TGF-β）、血小板源性生长因子（PDGF）、血管内皮生长因子（VEGF）及白介素-1（IL-1）等，通过自分泌和旁分泌的作用加强组织的纤维化病变。在伤口收缩时期，成肌纤维细胞显著增加，与伤口收缩方向有规律的排列。电镜显示该细胞具有较厚的细胞纤维束（张力纤维），伤口收缩可能通过细胞张力纤维使细胞缩短，位于伤口周围的成肌纤维细胞则通过纤维连接体，使其细胞内的微丝与细胞外基质中纤维连接蛋白紧密结合在一起，新形成的胶原纤维又与伤口边缘的胶原纤维连接起来，即形成细胞与细胞、细胞与基质之间相互连合，在伤口部位形成了一个网状结构，成肌纤维细胞就是通过这个网状结构遍及整个创面，从而创面的肉芽组织发生明显收缩，可使创面缩小达 40%。在病理性瘢痕组织中，成肌纤维细胞的凋亡受到抑制，导致瘢痕进行性收缩。成肌纤维细胞在肉芽组织开始生长时就有成肌纤维细胞，随后细胞数目逐渐增多，当瘢痕组织处于活跃收缩时达到顶峰，即产生了明显的瘢痕挛缩。以后逐

渐减少，当瘢痕组织趋于稳定停止收缩时，成肌纤维细胞数量就下降至零。

细胞骨架与瘢痕挛缩的关系　细胞骨架主要由微丝、微管和中间丝三种蛋白细胞丝组成。微丝主要由肌动蛋白组成，它有两种存在形式，即单体和聚合体，肌动蛋白聚合体是细胞产生动力的基础。成肌纤维细胞内另有一较为重要的成分是肌球蛋白，亦被证实是细胞产生运动的基础。这种肌动蛋白、肌球蛋白与钙离子形成了一个成纤维细胞内收缩系统，在增生性瘢痕中，收缩系统就会发生强烈而持久的收缩，最终导致瘢痕挛缩。

细胞外基质异常变化　细胞外基质中包含透明质酸、生腱蛋白（Tenascin，Tn）和胶原等：①透明质酸：是细胞外基质的重要成分，是存在于人体皮肤组织中的氨基葡聚糖胺。瘢痕疙瘩中 HA 的沉积是由于合成增多，它对维持细胞外微环境中的 TGF-β 起重要作用。TGF-β 和 HA 互相作用形成固定的复合体，阻止其被酶降解并维持 TGF-β 的生物活性，刺激其胶原合成，促进瘢痕增生。②腱抗原蛋白：也是构成 ECM 骨架成分的重要物质，它是由成纤维细胞和胶原细胞产生，它参加细胞活动的一系列调节机制，包括黏附、增殖、迁移、分化、细胞间相互作用以及细胞凋亡。在瘢痕疙瘩中，Tn-c 表达明显增强，染色见弥散于整个真皮中，尤其聚集在表示瘢痕疙瘩特性的胶原周围，构成细胞外基质的"骨架"。Tn-C mRNA 的表达，正常皮肤中为阴性，真皮中稀少、局限；瘢痕疙瘩的表皮角质形成细胞均呈强阳性表达，真皮中弥散分布；增生性瘢痕表达为阳性，

真皮中表达较正常皮肤中增多，但二者相比无差异。③胶原：根据蛋白质结构与功能不同，胶原被分为两类，纤维形成胶原和非纤维形成胶原。前者主要指Ⅰ型、Ⅱ型、Ⅲ型、Ⅳ型、Ⅴ型、Ⅵ型胶原，具有长的中心三螺旋结构，形成高度的有序纤维。瘢痕疙瘩的真皮中，一般认为主要为Ⅰ型胶原过度聚积，Ⅲ型胶原不是主要成分。瘢痕疙瘩与其周围正常皮肤相比，其Ⅰ型、Ⅲ型胶原的 mRNA 水平都增高 20 倍。免疫组化也证实，这些均提示Ⅲ型胶原和Ⅰ型胶原一样对瘢痕疙瘩的发生有重要作用。非纤维形成胶原又称带间断三螺旋结构的原纤维相关胶原（FACTT）。它局限于大部分胶原的表面，维持 ECM 结构的完整性。在过度增殖的瘢痕组织中，脯氨酸-4 羟化酶活性胶原 mRNA 表达、α-前胶原基因转系水平增高，三者都反映了胶原的合成和总量的增加。④ECM 合成与降解之间失平衡：皮肤的修复经历了炎症期、肉芽组织形成和胶原成熟等阶段，形成以胶原为主的新生瘢痕组织。参与修复的有各种修复细胞、ECM、细胞因子及其他可容性介质等之间的相互作用和反馈控制机制主导了创面愈合的发展过程。过程中如果发生任何异常，都可导致创面不愈或引起超常增生，形成增生性瘢痕和瘢痕疙瘩。基质合成与降解之间的平衡对组织修复的结果起了重要作用，ECM 蛋白水解是组织修复和重建中最具特征的过程。丝氨酸蛋白酶包括血纤溶原激活剂（PA）、血纤溶酶（P）和基质金属蛋白酶（MMPs）是 ECM 降解酶中两个重要的组成部分，两者相互作用，导致 ECM 重塑中的溶解级联反应。这就在 Fb、ECM，可溶性介质中形成一个控制反馈环路，调节基质合成与降解之间的平衡，共同作用于组织修复。

生长因子/细胞因子的作用 与正常皮肤相比，瘢痕疙瘩中成纤维细胞对某些生长因子，如 TGF-β、PDGF、成纤维细胞生长因子（FGF）、表皮生长因子（EGF）等显示出不同的反应。尽管瘢痕疙瘩发病机制尚不清楚，但在伤口的愈合过程中由血小板及各种炎症细胞释放的细胞因子被认为在增生性瘢痕、瘢痕疙瘩的发生、发展以及转归中起着关键的作用。作为促纤维化的代表性生长因子有 TGF-β、PDGF、碱性成纤维细胞生长因子（bFGF）、结缔组织生长因子（CTGF）、胰岛素样生长因子-1（IGF-1）及白细胞介素（IL）家族中的（IL-4、IL-6、IL-11 和 IL-13）等，上述细胞因子均直接或间接作用瘢痕成纤维细胞的生长和代谢，参与其病理过程，其中转化生长因子-1 对其形成起关键作用。促进细胞外基质的产生，PDGF 刺激细胞增生和迁移；bFGF 诱导新生血管产生。在切口愈合过程中 TGF-β 的特异性信号传导成分 Smad 2、3、4 也有明显变化。切口上皮化时核内 Smad 2、3、4 呈阳性表达。TGF-β 能增加 PAI-1 和金属蛋白酶 1 组织抑制剂（TIMP-1）的合成，减少胶原酶和 PA 的表达，可进一步导致由 TGF-β 介导的瘢痕疙瘩中 ECM 蛋白积累、纤维化组织的形成。结缔组织生长因子（CTGF）是由成纤维细胞在 TGF-β1 的选择性刺激下产生，具有强烈的促进成纤维细胞增殖和胶原沉积的作用，为 TGF-β 的下游介质。实验中发现：CTGF 在正常皮肤中几乎不表达，而在瘢痕组织和其边缘周围正常皮肤中的表达均明显高于正常皮肤，呈现由强变弱的过渡现象，充分表明了参与瘢痕疙瘩的形成。

伤情、医疗处理与瘢痕发生的关系 ①皮肤张力与瘢痕发生的关系十分密切，人所共知，凡是与皮肤张力松弛线（relaxed skin tension line，RSTL）平行的伤口或切口，因张力小不易引起瘢痕增生，但也有无张力的伤口也产生病理性瘢痕，故张力只是可能的因素之一。②受伤部位与瘢痕发生有一定关系，如胸骨前区、上臂三角肌部、肩部、下颌部、耳垂等部位，是瘢痕疙瘩的好发部位；而眼睑、乳晕区、掌、跖等是较少发生增生性瘢痕。③医疗中采用粗暴的手术操作、大针粗线的缝合、伤口对合不良、缝线结扎过紧、伤口感染，都是引发增生性瘢痕的诱因。

临床分类 烧伤瘢痕经过其不同的演变过程，最终归属于某一类型，如生理性瘢痕或病理性瘢痕。病理性瘢痕中又根据瘢痕的特征和深度烧伤愈合后对功能的影响，分成不同类型和程度，后者有轻度、中度、重度之分。现将临床上所见的各种瘢痕归纳起来按以下方法分类。

生理性和病理性瘢痕的区分 皮肤的表浅损伤，愈合属于完全性修复，是由与原来损伤的组织结构相同的组织与细胞修复，愈合后局部恢复正常上皮结构，无需任何治疗的瘢痕称为生理性瘢痕。若皮肤损伤较深，烧伤创面修复过程中成纤维细胞过度增生，以胶原为主的细胞外基质大量沉积形成瘢痕称为病理性瘢痕。

按瘢痕形态分类 按其表面形态特征，可分为扁平瘢痕、凹陷瘢痕、增生性（肥厚或隆起性）

瘢痕、线状瘢痕、蹼状瘢痕、桥状瘢痕、赘状瘢痕等。

按病理组织学和临床特点分类 根据瘢痕的镜下病理组织学特点及临床特点不同，可分为扁平（浅表性）瘢痕、增生性瘢痕、萎缩性瘢痕、瘢痕疙瘩、瘢痕溃疡和瘢痕癌。

按瘢痕对功能的影响分类 按瘢痕对肢体、面部器官功能活动、外观的影响，可分为挛缩性瘢痕和非挛缩性瘢痕。前者瘢痕挛缩，造成外观和功能的影响，关节部位功能障碍、器官变形。如挛缩性瘢痕、蹼状瘢痕、增生性瘢痕、桥状瘢痕、赘状瘢痕。后者虽有瘢痕组织的挛缩，但无功能障碍，如扁平瘢痕、萎缩性瘢痕。

按瘢痕组织稳定性分类 根据瘢痕组织是否牢固、是否经常破溃、创面不易愈合，可分为稳定性瘢痕和不稳定性瘢痕。前者瘢痕组织较牢固，不易溃破，且形成瘢痕的时间较长，如扁平瘢痕、增生性瘢痕、凹陷瘢痕等。后者瘢痕菲薄、血运差，易受摩擦出现破溃或形成经久不愈的溃疡称为不稳定性瘢痕。

按瘢痕有无症状分类 瘢痕常有痒痛症状，如瘢痕增生活跃期、瘢痕疙瘩侵袭区、深部凹陷瘢痕累及神经干可产生放射性疼痛者，称疼痛性瘢痕。无痛大多数为成熟性瘢痕，如萎缩性瘢痕、桥状瘢痕、赘状瘢痕等。

按不同病因分类 根据病因命名，如烧伤后瘢痕、感染性瘢痕、手术后瘢痕、外伤后瘢痕。

诊断 烧伤瘢痕的诊断，目前尚缺乏统一的标准和通用规范的诊断格式，经常见到一些诊断过于笼统简单，主次不分，不运用正确的专业术语，缺乏严谨的科学态度，读后很难建立起一个具体的形象。烧伤瘢痕应该根据临床特征和病理学特征进行诊断，达到完整、准确，而且便于应用的目的。这就需要详细询问病史和专科检查。

病史 采集病史资料是每一个整形烧伤科医生进行瘢痕诊断的第一步。①病因：这对瘢痕的诊断和治疗有指导意义，如火焰烧伤、化学烧伤、热压伤等。上述几种致伤原因所造成创面愈合形成的瘢痕临床特征和病理特征不尽相同，转归与预后也不同，诊断和分类也就有所不同了。例如深Ⅱ度烧伤和化学烧伤易形成增生性瘢痕，不明原因形成的瘢痕可能为瘢痕疙瘩。②受伤的时间与程度：何时受伤，瘢痕形成至今有多长时间；当时受伤的程度，程度不同形成瘢痕的类型也不同，如浅度烧伤则形成浅表性瘢痕，深Ⅱ度烧伤则形成增生性瘢痕。这些对决定手术时机与治疗方案有直接关系。③治疗方法与伤口愈合：受伤早期是否进行过治疗？采用何种治疗？伤口愈合是否顺利，是自然愈合还是经换药愈合，历经多长时间，有无反复溃破与感染，持续多长时间，这些与瘢痕形成的类型密切相关。

专科检查 查体应包括全身和局部瘢痕检查。重点介绍瘢痕的局部检查。

瘢痕的部位 要以解剖部位为准，准确记录。如烧伤后右下眼睑缘中部瘢痕，不可写右眼瘢痕。瘢痕发生的部位有时为单个，有时为多个，有时一个瘢痕同时涉及几个相邻的器官，累及范围和深度不同，这些都应详细、准确地检查与记录。

瘢痕的局部特征 对瘢痕的局部检查应注意以下几点：①瘢痕的形态如扁平、凹陷、隆起增生。②面积大小应以平面图数据记录如长×宽，以 cm² 计，还应记瘢痕是否超出原损伤范围。③瘢痕颜色：如稍红、粉红、红、紫红、暗紫色、接近肤色，表面有扩张的毛细血管。④厚度：厚度可以测量、检测并以 cm 记录，也可用薄、菲薄、稍厚、厚、平坦等用语描述。或采用 B 型超声，行瘢痕厚度测定。⑤硬度：瘢痕质地可用很软、软、稍硬、硬、坚硬或起水疱等类型；也可采用硬度计，进行瘢痕硬度测定。温哥华瘢痕量表（Vancouver scar scale，VSS）是目前国际上较为通用的瘢痕评定方法。由香港理工大学提供，此量表采用色泽、厚度、血管分布和柔软度四个指标对瘢痕进行描述性评估和评分，量表总分为 15 分，评分越高表示瘢痕越严重。这些检查目前多用于瘢痕的研究。⑥移动度：瘢痕与边缘、与基底组织关系是否紧密、可否移动，其移动大小、均对瘢痕的诊断和手术时机的选择有意义。⑦皮肤温度和经皮氧分压的测定：前者可采用半导体温度仪或红外线温度扫描仪，行瘢痕表面温度测定。后者行经皮氧分压检测，还可用血管热刺激舒张指数测定等。⑧瘢痕对功能有无影响：瘢痕组织都具有挛缩性，但并非都导致挛缩畸形。挛缩畸形可以造成自身的皱缩不平，硬、移动度差，也可造成邻近器官的移位、变形，及周围器官的继发畸形，如唇外翻、爪形手、眼外翻等。⑨图像记录：因有些瘢痕呈不规则形态，文字难以准确的描述，图像资料显得更为重要，主要是手术前后或者治疗前后对比，故应注意图像大小、比例、亮度、背景的一致性。临床多根据病史和①～⑨项的专科检查进行诊断，明确瘢痕类型、处于增生期、减退期、还是成熟期、明确瘢痕大小和对功能有无影响、有无不适感觉，如疼痛、瘙痒等自觉症状。

瘢痕从形成到成熟静止期均有一过程，每一个阶段的时限长短相差很大，诊断都应以最后成熟静止期为诊断标准，不能以瘢痕发展过程中的某一特征作为诊断依据。①瘢痕增生与增生性瘢痕，前者是瘢痕发展过程中的一个阶段，它可最后终止成为各种瘢痕。而后者是瘢痕发展到最后终期的诊断，两者不可混淆。②增生性瘢痕与瘢痕疙瘩在瘢痕增生期要明确两者较难；只有等瘢痕发展侵袭周围正常皮肤组织，向外扩展，瘢痕超出原病损区者诊断为瘢痕疙瘩。而前者则无此现象。这时才能做出正确诊断。完整的诊断应包括部位、病因、病理、形态、性质、程度和分期、功能有无影响和继发畸形等，如右腋部烧伤后蹼状瘢痕伴肩关节外展障碍。

预防与治疗 包括以下几个方面。

烧伤后畸形与早期治疗的关系 烧伤早期治疗的宗旨不仅是挽救生命，而且要尽可能预防和减轻后遗畸形，恢复功能，使之成为自食其力的劳动者。导致烧伤后畸形的原因很多，有的是因烧伤严重直接破坏所致，如肢体和器官的烧焦坏死；或因烧伤严重、Ⅲ度烧伤面积大，自体皮缺乏，早期创面封闭困难；有的是治疗方法欠妥，未及时采取手术治疗、使其自愈、挛缩，因此需要针对上述因素采取措施。

烧伤创面愈合时间与瘢痕发生的关系 众所周知烧伤创面愈合时间越长，产生病理性瘢痕的概率也越多，据戴奇（Deitch）统计，创面在10天内愈合者，瘢痕增生的发生率为0%～6%；创面10～14天愈合者，发生率4%～19%；14～20天愈合者，发生率为30%～35%；21天以上愈合者，增生性瘢痕的发生率高达50%～83%。表明早治愈创面是减少瘢痕增生的有效措施。

及早植皮 深度烧伤早期植皮是预防瘢痕增生挛缩的有效措施：①中、小面积Ⅲ度烧伤和功能部位的深Ⅱ度烧伤采用浅切痂或削痂，大片自体皮移植。②面部深度烧伤早期采用剥痂行中厚大片自体皮移植。③全手Ⅲ度烧伤，施行早期一次切痂，大片自体皮移植。④指背区烧毁累及伸肌腱、骨面、指间关节者施行坏死的骨皮质咬除，新鲜骨髓创面植皮，尽可能保留手指长度。⑤对大面积深度烧伤，自体皮源少，可采用早期切痂、微粒皮移植或条状异体皮与点状自体皮相间移植，待Ⅱ度烧伤愈合后，功能部位再更植自体大片皮。上述方法经临床实践证明，如果早期治疗得当，皮片成活率高，可一次封闭创面，预防了深度烧伤创面感染，提高了治疗效果，从根本上预防了深度烧伤创面愈合后瘢痕增生与挛缩，达到预防和减轻畸形的目的。

医疗处置不当与瘢痕形成的关系 如伤口感染、伤口内异物存留、粗暴的手术操作、大针粗线的缝合、伤口对位不良、止血不好造成血肿，伤口愈合延长，均可引发瘢痕增生。故应遵循无菌原则和无创操作：①操作轻柔，减少损伤。②止血彻底。③缝合细致。④防异物存留于伤口。这

些做好了伤口均能一期愈合，减少瘢痕的增生。

压力疗法 采用弹性织物对烧伤愈合部位持续加压达到预防和减轻瘢痕增生的方法。适用大范围瘢痕的防治，是防治烧伤后瘢痕增生的重要手段。应用范围：深Ⅱ度愈合区和中厚皮片供皮区，深度烧伤皮片移植区，都需要穿戴弹力套施行压力疗法。前者可预防瘢痕增生，后者可加速植皮区瘢痕的软化和成熟过程。使用方法应坚持"一早二紧三持久"的原则。①早：即在创面初愈、瘢痕尚未生长或增生之前使用。②紧：在不影响远端血运患者又可耐受的前提下愈紧愈好，通常用25～30mmHg为度。③持久：即24小时连续加压，因每天需要清洗，停止压力不超过30分，持续使用半年至1年。弹性织物每天要更换清洗。根据病情，可持续更长时间。压力治疗时，最好在瘢痕上垫硅胶膜、海绵垫或涂抗瘢痕的药物再带弹性织物，这样效果更好，可预防瘢痕增生。在生长发育期小孩采用压力治疗时，应经常检查是否被压迫的肢体发育有影响，若有改变则需停止治疗。见烧伤后增生性瘢痕。

药物治疗 用于防治瘢痕增生的药物很多，但无特效。临床比较常用的有皮质激素类，如醋酸曲安奈德液局部瘢痕内注射，维拉帕米（见烧伤后增生性瘢痕）等，均适用于小的增生性瘢痕。还有一些经研究有一定疗效的药物，如多肽生长因子、抗氧自由基制剂、维A酸类、酶类、抗组胺类以及中药等临床上应用较少。治疗瘢痕的外用药很多，从疗效看，都能暂时解除患者的痒、痛不适，但对防治瘢痕增生的效果不甚明显。

激光治疗 激光在医学方面的应用主要包括切割、凝固、活化、散焦照射等方面的作用。①凝固病灶组织，使其凝固、坏死、结痂。②止血作用：激光可使破损的小血管产生热损伤，变形收缩而被闭塞。③气化是利用激光的强热作用，一使病损组织被汽化直接变成气体，二使机体组织中的水分变成蒸汽。

烧伤后产生的增生性瘢痕含有大量毛细血管，瘢痕表面呈鲜红色，激光照射通过其光热溶解作用，破坏组织细胞，使毛细血管丛凝固，造成组织缺血缺氧，乳酸代谢增强，颗粒细胞溶解后释放胶原酶，增强胶原酶活性，使瘢痕组织内胶原分解增加，可使胶原骨架断裂，胶原结构重建，使瘢痕组织变软，体积变小。适用于烧伤后较小的瘢痕、桥状瘢痕的治疗。但治疗后有的患者出现色素沉着加深；或因照射过深、损伤真皮深层，愈合后瘢痕明显。

手术治疗 烧伤瘢痕常发生增生与挛缩，严重者可造成体表组织或器官的移位、毁损或肢体的伤残。烧伤瘢痕常较广泛，常累及多个器官或部位，特别是头面、颈及双手，不仅功能外貌受影响，还造成精神和心理上很大负担，需要通过手术来恢复外形和功能，要达到预期目的，则必须遵循以下原则。

手术时机的选择 根据患者具体情况，选择手术时机：增生性瘢痕或瘢痕引起的挛缩不严重者，手术治疗时机均应在瘢痕进入成熟期并开始萎缩软化后进行，一般是半年或1年后，此时手术，层次清楚、术中出血少、术后发生瘢痕增生的机会减少，手术效果好。如果瘢痕发生在机体的重要部位且挛缩严重，造成组织器官的变形，产生并发症，严重影响功能与外观者应尽早手术：①瘢痕引起的上、下眼睑外翻、易引发暴露性角膜炎。②瘢痕引起的小口畸形，进食困难。③严重的颏颈部瘢痕导致下唇-颏-颈-胸粘连，由于瘢痕挛缩使颈部极度屈曲，影响进食和呼吸。④儿童时期影响其生长发育的瘢痕。以上情况均应尽早施行手术治疗。

治疗计划全面考虑，分清主次缓急 对大面积烧伤后瘢痕伴多部位、多器官畸形者，需要分期手术完成治疗。治疗前必须全面、仔细检查，可供修复的自体皮源、质量如何？瘢痕畸形的特点，患者年龄、性别、职业、经济条件、患者及家人对治疗的要求，经充分研究订出周密可行的治疗计划，包括修复的部位、各部治疗的先后顺序，所采用修复的方法，预期修复的目的，功能和外观改善的情况等。

功能重建与形态恢复兼顾 一般来说畸形的形态恢复了，功能亦获得恢复。如颜面部由于瘢痕造成各器官的畸形、经过手术治疗，切除了瘢痕，解除了移位、外翻、狭窄等畸形，功能与外形得到改善，但可能出现缝线瘢痕或因所植皮片色泽不一，手术前需向患者及家人说明以求得理解。

治疗方法的选择 烧伤患者大部分是皮肤缺损，瘢痕切除或挛缩性瘢痕切除松解、组织复位后出现大小不等的创面，大多数情况下采用植皮修复。若损伤较深，有神经、血管、肌腱、骨、关节裸露，则需用皮瓣或肌皮瓣修复，甚至采用复合组织瓣修复。不同类型瘢痕的治疗，请参照各类瘢痕条目不再赘述。

手术时，应遵循基本原则与要点：①无创和无菌原则。②手术细致、不留死腔与异物，止血彻底。③尽可能做到无张力缝合，避免直线瘢痕的形成；确保更好的手术效果。

康复治疗 是一个系统工程。包括功能、容貌、心理、体能、工作需求等方面的康复。现重点介绍功能、容貌、心理方面的康复。这三者对烧伤患者极为重要，功能康复又是重中之重，要实现理想的疗效，必须有良好的心态，故应做好心理康复，因自受伤之日起，患者承受着巨大的神经和心理压力，焦虑、担忧、烦躁各种心态交织在一起。烧伤治愈后瘢痕形成造成了容貌的毁损和功能的障碍，故对手术治疗希望值很高，术前必须重视患者的精神和心理状态，仔细、耐心地向患者说明治疗可能改善的程度，保持乐观的生活心态，积极配合治疗，加强功能锻炼，只有坚持不懈地加强主动和被动的功能锻炼，才能改善肢体肌肉的萎缩和关节僵硬，达到最大限度地康复，真正提高生活质量，胜任力所能及的工作。

（陈 壁）

shāoshānghòu wěisuōxìng bānhén

烧伤后萎缩性瘢痕 （atrophic scar after burns） 皮肤深度烧伤后由残存上皮或周围的皮肤上皮爬行覆盖创面而愈合，形成一种极不稳定的瘢痕组织。又称不稳定性瘢痕。

病因及发病机制 发病机制有两种：①较浅的深Ⅱ度烧伤或较薄的中厚皮片供皮区创面愈合后的瘢痕，由于真皮损伤较少，保留有较多的上皮，故伤口愈合快，愈合后形成的瘢痕浅而薄，似扁平瘢痕。②较大面积Ⅲ度烧伤，深达脂肪层的创面未经植皮或植少量点状皮，仅依靠边缘上皮和残存的汗腺上皮生长愈合后形成的瘢痕为不稳定性瘢痕。

临床表现 两种不同原因所形成的萎缩性瘢痕临床特征不一。①萎缩性瘢痕类似扁平瘢痕，表面平滑光亮，有的色素减退呈现苍白，有的近似肤色，少数呈暗褐色，也有在同一瘢痕中色素沉着与退变共存，质地柔软，基底较松动，可以提取。大面积烧伤自体皮缺乏者，可用作供皮区使用（图1）。②萎缩性瘢痕类似不稳定性瘢痕者，瘢痕组织上皮菲薄，表面平坦，色素减退或增加，质地坚硬，局部血循环极差，表面有一层萎缩上皮覆盖，易受摩擦而出现溃破，形成溃疡，时愈时破或经久不愈，如不及时治疗，有发生瘢痕癌的可能。瘢痕无痒痛症状。瘢痕基底有大量的胶原组织，与深部粘连紧密，收缩性很强，牵拉周围的正常组织形成畸形，影响功能（图2）。

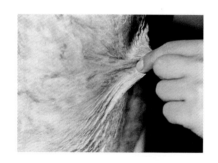

图1 深度烧伤愈合后2年，瘢痕柔软可提起

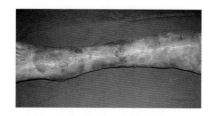

图2 瘢痕组织上皮菲薄、质地硬、易溃破，形成溃疡

治疗 薄而浅的萎缩瘢痕，一般不予治疗。如影响美观可行手术治疗。范围较大且伴有溃疡形成者，视局部和全身情况而定，可采用切除瘢痕及溃疡后行皮片移植或皮瓣移植修复。

（陈璧）

shāoshānghòu zēngshēngxìng bānhén
烧伤后增生性瘢痕 （hyperplastic scar after burns）

皮肤损伤愈合时瘢痕组织增生活跃，不断生长而形成。也称肥厚性瘢痕、肥大性瘢痕和增殖性瘢痕。瘢痕增生，是瘢痕发展过程中的一个阶段，它可终止成为各种瘢痕临床特征；增生性瘢痕是发展到最终期的诊断。两者不可混淆。

病因及发病机制 深Ⅱ度烧伤或切取中厚皮片的供区创面，损伤真皮深层，大量生发层细胞受到损害，创面愈合主要靠残存的毛囊和腺体组织的上皮细胞和大量的成纤维细胞、炎性细胞，形成肉芽创面。在伤口收缩高峰期，主要是成纤维细胞在起作用，成纤维细胞在基质中通过伪足样伸展、爬行并产生持续性纺车样运动引起创面的收缩。同时，还有一种成肌纤维细胞，具有成纤维细胞的特殊表型，兼具有成纤维细胞和平滑肌细胞的超微结构、生物化学特性和迁移的能力，并可合成和分泌细胞外基质（ECM）：Ⅰ型和Ⅲ型胶原、纤粘连蛋白等，该细胞被认为是伤口愈合和各种纤维化过程中起核心作用的细胞，与增生性瘢痕和组织纤维化有密切关系。当伤口愈合后形成瘢痕，成肌纤维细胞消失，瘢痕深部胶原纤维增厚，排列不规则，呈漩涡状或绳索状，与细胞外基质的黏多糖和聚糖蛋白融合，使瘢痕形成坚硬固定的结构，即为增生性瘢痕。还有些

局部因素可诱发瘢痕形成：①异物落入伤口内，如灰尘、滑石粉、棉花纤维、结扎线以及某些化学物质。②伤口感染、血肿，使伤口肉芽组织过度生长，愈合时间延长。③外力牵拉，如与皮肤天然纹理、皱褶不一致；或关节部位的切口在活动时不断地受到牵拉，甚至造成溃破。这些因素均可导致瘢痕的增生，最后有的形成增生性瘢痕。

临床表现 增生性瘢痕一般分为三个期：增生期、减退期和成熟期。

增生期 一般为瘢痕的早期，表面为一层萎缩的上皮覆盖。局部充血，且逐渐增厚，高出体表，严重者可高达1~2cm，外形不规则，毛细血管充血，表面呈红色、质硬，与深部组织不粘连，可以推动；常呈过度角化、溃疡和挛缩；有阵发性灼痛，奇痒难忍，与环境温度变化、情绪激动或食刺激性食物时加重。这一时期症状明显，持续时间因人而异，一般较长，有的在伤后6个月消退，有的可长达1~2年，或更长时间才能进入减退期（图1，图2）。

减退期 瘢痕由活跃增生而转为厚度减低、硬度也较软化，颜色由红色转为暗红或暗紫色，瘢痕表面扩张的毛细血管退化消

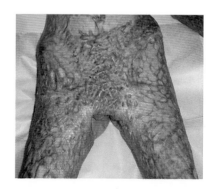

图1 深度烧伤愈合后1年会阴部瘢痕增生（术前）

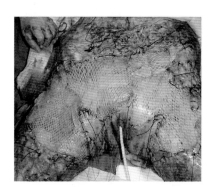

图2 瘢痕松解、复合皮移植
（术后）

失，痒痛症状减轻。多在伤后1~2年开始，持续半年至1年转入成熟期。

成熟期 又称静止期。此期瘢痕已经成熟，但瘢痕仍高于正常皮肤，质地稍硬，颜色暗红或呈暗褐色，有的接近于肤色，瘢痕与基底和周围皮肤分界清楚，易移动。痒痛症状消失。此期可在瘢痕形成1年后开始，也有的患者在2~3年以后开始，可持续数年或数十年，不再增生，无明显变化。

诊断 可根据以下几方面诊断。①皮肤烧伤史。②有增生性瘢痕的症状。③增生期应注意与瘢痕疙瘩鉴别（见烧伤后瘢痕疙瘩）。

临床治疗 由于增生性瘢痕有自行退变软化的可能，故应先试行非手术治疗，如弹力压迫疗法、药物治疗和放射治疗等。用于防治瘢痕增生有一定效果。

压迫疗法 采用弹性织物衣、各种套等，对瘢痕局部进行持续压迫，而达到预防与治疗瘢痕增生的目的。该方法简便易行，效果好，如压力适当则无副作用。烧伤创面初愈后，见有瘢痕增生趋势或瘢痕形成初期，坚持使用压迫疗法，用后可见瘢痕变苍白，表明瘢痕内的血流量降低，光镜与电镜观察，发现瘢痕内血管数

量减少，管腔变细，血管内皮细胞发生退变，使血管壁损伤加重，造成组织缺血，限制了瘢痕增生。呈漩涡状的胶原纤维束开始变直，排列有序，缠绕成绳索状的胶原纤维松解成单束。成纤维细胞与成肌纤维细胞的线立体功能减退，导致细胞的增殖受到障碍，甚至变性、坏死，其合成胶原纤维和细胞外基质的功能下降，使瘢痕软化变平。治疗原则：坚持一早、二紧、三持久（见烧伤瘢痕）。

使用时应注意：①新生瘢痕有尚未愈合的创面，应在治愈后再进行压迫治疗，如果创面小而少，则可在创面上衬海绵、棉垫或纱布，保护创面，以免创面扩大。②对生长发育期的患者使用压迫治疗时，应经常检查是否被压迫的肢体发育有影响，若有则需停止治疗。

药物治疗 用于治疗增生性瘢痕的药物很多，但无特效药。常用药有：皮质激素类药物，钙离子通道阻滞剂、抗氧自由基制剂、抗组胺类、多肽生长因子、维A酸类及中药等。①皮质激素类：有醋酸曲安奈德，又称去炎松A、去炎舒松，商品名为康宁克通A（KENACDRTA），用于瘢痕内注射。可抑制胶原的合成，细胞外基质沉积减少；亦可减轻局部的炎性反应，减少成纤维细胞的增生，胶原酶的活性增强，加速胶原的分解，从而导致瘢痕组织变薄，具有明显的抗组织纤维化的作用。临床上经治疗后，瘢痕变软缩小，呈暗红色，痒痛症状减轻或消失。使用方法：将曲安奈德用1%利多卡因稀释后注射于瘢痕组织内，每次用量10~40mg，采用多点多层次注射，每1~2周1次，4~8次为1个疗程，但单独注射的复发率为

9%~50%，如有复发倾向，可再行注射，可延长时间至1个月1次，后根据情况决定治疗。有瘢痕增生倾向者或瘢痕和瘢痕疙瘩切除者，可在手术时向切口缘内注射一定量的药物；伤口愈合后2~3周再注射1~2次，具有一定的预防作用。药物副作用：极少女性患者，注射后内分泌有些失调，常见有月经来潮不规则，但停治疗后即可恢复正常。②维拉帕米：是钙离子通道阻滞剂，是一种抗心力失常的药物。它可使成纤维细胞发生变形，减弱其产生与分泌胶原的能力；通过阻断钙离子通道，调节细胞内的钙浓度，进而影响细胞周围mRNA的合成；还可阻滞胶原酶的合成，加强胶原的分解，导致瘢痕消退。用法与用量：根据瘢痕病变的大小，一般用0.1~0.5mol/L局部注射，间隔3周注射1次，共用3次，疗效满意，复发率低。③曲尼司特：它能抑制肥大细胞释放组胺，抑制成纤维细胞增殖，发挥抗瘢痕的作用。治疗瘢痕或瘢痕疙瘩，后者用量要大，一般用200mg，每天3次，需服用半年以上才能有效，其止痛、止痒、使瘢痕变软等作用明显。现临床应用不多，也未发现明显的副作用。其他如维A酸类、多肽生长因子，抗自由基制剂，激光和冷冻治疗等，临床应用较少。

手术治疗 增生性瘢痕对患者心理影响较大，常要求尽快切除瘢痕恢复外形和功能。手术时，一般在增生期消退后手术，即术后6个月以上；对于瘢痕增生导致器官畸形或影响功能者，如上睑外翻、小口畸形和鼻孔瘢痕挛缩造成通气障碍等，则应及早进行手术治疗。而对瘢痕增长迅速、潮红、质地较硬者，则需等待，

选择最佳的时间。修复方法：原则上组织移位畸形者采取瘢痕松解复位术；组织缺损畸形。采用移植修补术，如各种皮片、皮瓣移植、软组织扩张术等。

（陈 壁）

shāoshānghòu bānhén gēda

烧伤后瘢痕疙瘩（keloid after burns）

病变向原伤口周围正常皮肤组织侵袭和过度胶原沉积为特征的增生性病变。由于病变如蟹爪样横向浸润性似肿瘤样生长于周围的皮肤组织，又称蟹足肿。这种瘢痕组织增生超过原烧伤区的范围，可持续相当长的时间，不随时间而自行消减，外科切除后又复发，保持高度的复发率。

病因及发病机制 瘢痕疙瘩继发于烧伤、各种皮肤损伤、感染、手术切口与缝合、预防注射、蚊虫叮咬、搔抓等直接原因，也有未引起患者注意的轻微损伤，这些都发生在正常皮肤，被称为真性、自发性或特发性。有学者把病因归为三类：①原发性瘢痕疙瘩：即没有明确病因者。②继发型瘢痕疙瘩：即有明显原因者，如炎症、外伤等。③转化性瘢痕疙瘩：如手术切口瘢痕，尔后部分或全部演变转化为瘢痕疙瘩。

瘢痕疙瘩的发病机制仍然不明，至今已知的因素有种族、遗传、基因突变和细胞异质性等。由烧伤引起的瘢痕疙瘩，主要有组织细胞功能、细胞外基质异常变化、生长因子和细胞因子的作用、细胞凋亡等方面的异常变化。

成纤维细胞是产生瘢痕的主体细胞。损伤发生后，伤区的成纤维细胞大量增殖，合成与分泌胶原蛋白增加，作为肉芽组织的成分来充填伤口使其伤口愈合，愈合后有的异常增生形成瘢痕疙瘩，其病理改变与普通瘢痕不同，

瘢痕疙瘩病理改变有：①成纤维细胞增生明显，密度高。②有丰富的血管和较厚的内皮细胞层。③胶原纤维呈漩涡状排列。④胶原结节是瘢痕疙瘩的结构单位，为正常瘢痕所缺乏。⑤胶原结节含有高密度的成纤维细胞和单向性高密度排列的胶原纤维，它与黏多糖高度融合在一起，这可能是瘢痕疙瘩坚硬的原因。⑥微血管呈网状环绕结节主体，结节内血管极少。⑦有丰富的黏液样基质。⑧由成纤维细胞和胶质细胞产生生腱蛋白（Tenascin，Tn），是构成细胞外基质"骨架"成分的重要物质，聚集在瘢痕疙瘩胶原的周围，构成细胞外基质的"骨架"。⑨瘢痕疙瘩的真皮中为Ⅰ型胶原过度沉积，Ⅲ型胶原少，但与周围正常皮肤相比，其Ⅰ型、Ⅲ型胶原的 mRNA 水平均增高20 倍。这对瘢痕疙瘩的发生有重要意义。⑩ECM 合成与降解之间失平衡，参与修复的各种修复细胞、ECM、细胞因子及其他可溶性介质等之间的互相作用和反馈性机制主导了创面发展的过程。这一过程如果发生任何异常，都可导致创面不愈或引起超常增生性瘢痕和瘢痕疙瘩的形成。⑪结缔组织生长因子（CTGF）是由成纤维细胞在 TGF-β_1 的选择性刺激下产生，具有很强的促进成纤维细胞的增殖和胶原沉积的作用，也参与了瘢痕疙瘩的形成。

临床表现 瘢痕疙瘩是一种不规则形肥厚性赘生物。其临床表现差异甚大，一般高出周围正常皮肤，超出原损伤部位，持续性生长，不断扩大的肿块，触之坚硬，界限欠规则，早期表面呈粉红或紫红色，晚期多呈苍白色。有程度不同的痒、痛和针刺感。它的形态、大小因损伤的原因和

部位不同而异：手术切口、搔抓等多为条索状或小块状，有单发，也有多发；由烧伤后引发的，其厚度、大小与烧伤的面积、深度密切相关，烧伤深达真皮深层，则瘢痕疙瘩越厚，如果发生在功能部位，则会引起功能障碍，影响工作与生活。发生在暴露部位，则影响美观。好发部位有胸前、上臂、肩胛、三角肌、耳郭、耳垂部位为高敏部位。在胸前部位多为横条状，称为蝴蝶样瘢痕疙瘩（图 1）。有的呈典型蟹足状分支，则称蟹足肿。

根据瘢痕疙瘩的形态特点将其分为两型。①肿瘤型：瘢痕突起显著，形如蕈状，表面有皱纹或皱褶或呈结节状（图 2）。②浸润型：瘢痕较扁平，呈蟹爪样向四周皮肤扩展、浸润，边缘不规则。由于病程长，平均 10 年以上，最长者达 50 年而不愈，极难自行消退。经临床观察，将瘢痕疙瘩可划分为四个时期，各有特

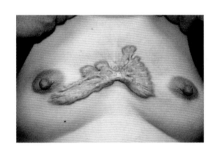

图 1 蝴蝶样瘢痕疙瘩已 40 年

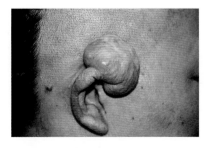

图 2 右耳轮烧伤后生长瘢痕疙瘩已 4 年

征。①初期：皮肤表面出现小红斑点，后逐渐扩大，维持半年左右。痒或无任何不适。②早期：瘢痕块为红色，周围可无明显的浸润带，大小不等，痒或痛感不一，持续数月至数年。此期易与增生性瘢痕相混淆。须经较长时间随诊，看瘢痕边缘有无超过原损伤的面积，有无向周围正常皮肤浸润，不断扩大，即可确诊。③中期：瘢痕表面为红色，周围有鲜红的浸润带。病理检查真皮乳突层纤维排列紊乱，网织层纤维多成板层状或波浪形排列。典型者形状呈蝴蝶状或蟹足样，可持续数年或数十年不等，有明显的痒、痛难忍的症状，易于确诊。④晚期：可自行萎缩减退，颜色近于肤色，痛痒感消失。病理检查：网状层纤维增生明显，呈块状或同心圆排成漩涡状，毛细血管多见闭塞，成纤维细胞数量减少。这种变化可以在一大块瘢痕的中央部位进入晚期，周围仍是活跃增生并向周围浸润延伸的中期。

诊断 根据病史，结合临床特征，瘢痕疙瘩的诊断并不难。如增生病变超出原伤区，且向周围正常皮肤浸润生长，手术切除易于复发，易于扩大和痒痛明显者，诊断为瘢痕疙瘩。

鉴别诊断 瘢痕疙瘩与增生性瘢痕的早期易于混淆，两者有很多相似之处，其特点是瘢痕高出皮面、红痒、痛等症状，仅有量的差异，但无质的不同，不少学者进行过研究，以寻找两者的差异。如：①发病年龄：瘢痕疙瘩多见于青壮年和成年人，小儿、老年人较少见。增生性瘢痕发生于任何年龄。②性别差异：瘢痕疙瘩一般女性多于男性，但烧伤引起的例外；增生性瘢痕则无明显差异。③人种和家族影响：瘢

痕疙瘩发生率有明显人种或种族性差异；而增生性瘢痕形成与人种和家族无关。④发病原因：瘢痕疙瘩皮损轻微或不明显；而增生性瘢痕则有明显的致伤病史。⑤发病部位：瘢痕疙瘩有好发部位：如胸前、上背、肩胛区、三角肌区、耳等部位。增生性瘢痕与受伤部位和皮损深度一致。⑥病变特征：瘢痕疙瘩有单发，也有多发；发展较缓慢，长达数年或数十年；复发率为 10% ~ 100%，一般在 30% ~ 50%；增生性瘢痕依受伤部位而定，发展较迅速，伤后 1 年内增生活跃，也有 2 年以上，后渐变软、变平；无复发率。⑦病变的范围与侵袭性：瘢痕疙瘩病变范围超过原皮损面积，向周围正常皮肤延伸扩大，边缘形成红色的浸润带；增生性瘢痕不超过原皮损面积，不向周围正常皮肤延伸扩展，瘢痕边界清晰，无浸润带。这一临床特征为瘢痕疙瘩所独有，是鉴别增生性瘢痕的重要标志。⑧组织学改变：瘢痕疙瘩含有粗大、厚的胶原纤维束，由大量紧密相互包裹的原纤维组成；增生性瘢痕呈结节状或旋涡状结构，走向与皮面平行与瘢痕的张力线一致；结节中含有表达 α-平滑肌动蛋白（α-SMA）的成肌纤维细胞，是微丝的主要成分，是瘢痕挛缩的动力来源。

治疗 瘢痕疙瘩的研究虽历史长久，但治疗方面仍属未解决的难题之一。由于复发率难以控制，到目前为止仍无满意的治疗方法。现采用的方法有药物治疗、放射治疗、冷冻治疗、激光治疗、压迫治疗和手术治疗等多种治疗方法，但单一方法治疗效果均不理想，有时综合治疗可取得较好效果。①药物治疗：适用于较小

的病变，可注射醋酸曲氨奈德液加适量利多卡因，采用多点、多层次注射于瘢痕内，略超出病损界限 0.3cm。注射剂量和次数以病变大小而定，一般一次剂量成年人以 40mg 为宜。两天后换涂抗瘢痕药膏或各种抗瘢痕的贴膜，效果较好。②放射治疗：浅层放射治疗只适用于小面积浸润型的病变或病变手术切口愈合后照射，减少瘢痕疙瘩的进一步扩大，后者为预防其复发，但疗效并非满意。③冷冻和激光治疗：其机制是造成组织细胞损坏和微循环紊乱，造成组织坏死脱落，形成创面，经换药愈合，局部有色素脱失和轻度皮肤萎缩，其痒痛症状减轻或消失。④压迫治疗：见烧伤后增生性瘢痕。⑤手术治疗：一般用于病变范围较大，伴有挛缩畸形，影响外观与功能的瘢痕疙瘩。由于术后的复发率高，术前应与患者多沟通，须慎重考虑后决定。术中应遵守无菌操作，尽量减少组织损伤，操作轻柔。切除病变时，切口应与皮肤垂直，彻底止血，缝合时切忌在有张力和创口方向与皮肤纹理或皱褶不一致的情况下直接缝合。缝合时尽量采用可拆的连续皮内缝合较好，采用小针、细线，拆线宜早，以减少异物刺激引起复发。创面较大时可以采用植皮修复。术中在切口缘注射醋酸曲安奈德，伤口愈合后 1 周再进行注射，连续 3 次，一般可达到预防的目的。也可以在伤口完全愈合后，行浅层放射治疗，防止瘢痕疙瘩的复发。

（陈 璧）

shāoshānghòu pǔzhuàng bānhén

烧伤后蹼状瘢痕（webbed scar after burns） 瘢痕形状似鸭蹼的称为蹼状瘢痕。此瘢痕发生在关

节屈面或侧面，呈条索状瘢痕挛缩，两侧皮肤形成蹼状，影响功能，称蹼状挛缩瘢痕（webbed contracture of scar）。

病因及发病机制 蹼状瘢痕的形成，多因烧伤垂直跨越关节屈面或侧面的狭窄长条创面，愈合后形成条索状瘢痕，如经较长时间，条状瘢痕向中央收缩，牵拉两侧的皮肤或皮下组织，逐渐拉长，形成蹼状瘢痕。常见于颈前、腋部、肘部、指蹼、虎口、会阴部、踝关节前面、内眦、外眦、口角、鼻唇沟等部位；部分发生在体表器官孔道的开口处，烧伤愈合后形成环状瘢痕，造成口径狭窄，影响正常功能，有些开口处活动持续牵拉瘢痕和正常皮肤，使之变薄形成蹼翼。常见于小口畸形、鼻孔狭小、外耳道狭窄、尿道口和阴道口、肛门口狭小等；也有因皮肤切割、撕裂伤或手术切口不当，纵行跨越关节的直线损伤或切口，或沿体表孔道的开口处游离缘行切口，愈合后形成环形蹼状瘢痕。这类瘢痕不断挛缩，造成局部不同程度的功能障碍。

临床表现 深度多数限于皮下组织，亦有少数深达肌层。它的表面多为平坦的扁平瘢痕或萎缩性瘢痕。局部平整、外观稍粗糙、柔软，可有色素加深或减退，瘢痕似鸭蹼。在关节屈曲位时，蹼状不明显，触之蹼翼瘢痕不硬；当关节伸展时，瘢痕呈皱襞状，形似鸭蹼，其边缘呈弦状隆起，触之如绳索，坚硬，使关节屈曲挛缩，伸展受限，表现出不同程度的功能障碍或邻近器官的移位，体表孔道开口处的环形瘢痕挛缩，造成口径狭小，通道不同程度受阻，并随发生的部位不同而出现不同的症状，如小口畸形，则进

食困难，说话不清；如肛门口狭窄，则排便困难，患者不敢进固体食物，造成营养不良等。

治疗 以手术治疗为主。需切除瘢痕或切断瘢痕索条，彻底松解挛缩，消除其弓弦状态，尽力恢复器官的正常解剖位置和功能。根据局部正常皮肤多少，决定手术方法。

小型蹼状瘢痕　常见于内外眦、鼻唇沟、鼻孔、指蹼、虎口、尿道口、阴道口等部位的蹼状瘢痕。局部有可利用的皮肤，则采用局部皮瓣修复，如 Z 成形术、W 成形术、V-Y 或 Y-V 成形术等。蹼状瘢痕较重，两侧有健康的且富有弹性的正常皮肤者，也可应用局部皮瓣修复，特别是 Z 成形术；两个对偶皮瓣互换位置，挛缩部位即获松解，将皮瓣与周围皮肤间断缝合；若瘢痕条索段长，且两侧正常皮肤不够宽广时，可做多个 Z 成形术矫正，也可切除条索状瘢痕，行五瓣成形术治疗，这既松解了瘢痕牵拉畸形，又可一次覆盖创面，常常可以取得较好的治疗效果。

瘢痕切除局部皮瓣转移加游离植皮　若患者蹼状瘢痕两侧正常皮肤较少，即可先切除瘢痕，彻底松解挛缩使关节恢复正常伸展位，再设计皮瓣或筋膜皮瓣转移至松解后的创面，剩余创面游离植皮。

采用瘢痕瓣/扩张后的瘢痕瓣转移、瘢痕皮/复合皮移植　特重、特大面积的烧伤患者，治愈后伴多部位的严重畸形，自体皮源奇缺，修复极其困难。这类蹼状瘢痕，待其瘢痕软化后再行修复。修复时，先将瘢痕切除松解，恢复关节正常位，再设计瘢痕瓣、瘢痕筋膜瓣或扩张后的瘢痕瓣转移至关节部位，剩余创面采用扩

张后的瘢痕中厚皮或者是复合皮移植（脱细胞真皮上移植瘢痕刃厚皮），供皮区能自行缝合。修复后外形和功能良好，这种修复方法为该类患者提供了安全可靠地新方法（图1，图2）。

功能锻炼 由于长时间瘢痕挛缩畸形，关节韧带及其周围肌肉趋于一种僵硬状态。如腋部蹼状瘢痕通过整形手术需解除了挛缩，术后还需坚持主动和被动的功能锻炼，如腋部蹼状瘢痕，手术后应坚持行爬墙运动等，才能使肩关节恢复正常的生理功能。

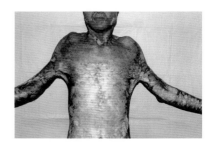

图1　烧伤总面积 99.5%，深度烧伤 94.5%，治愈后双腋部形成蹼状瘢痕挛缩畸形

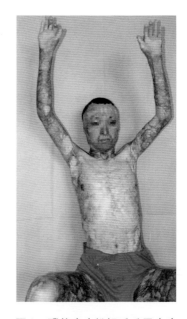

图2　蹼状瘢痕松解后采用瘢痕瓣和瘢痕中厚皮修复

（陈　璧）

shāoshānghòu āoxiàn bānhén

烧伤后凹陷瘢痕 （depressed scar after burns）

瘢痕表面明显低于四周正常皮肤称为凹陷瘢痕。烧伤累及皮肤、皮下组织及深部组织，或皮下组织严重化脓性感染者，造成深部组织缺损，愈合后体表形成凹陷畸形。其大小、形态、深浅因损伤原因不同而有差异。

临床表现 分为两种：①损伤仅累及皮肤、皮下组织浅层者，愈合后局部瘢痕自身萎缩，导致表面凹陷，瘢痕较浅，仅影响外观，不伴功能障碍。如烟头烧伤、手术切口、深度烧伤。烟头烧伤多呈圆点状、散在、表浅；手术切口有的为直线凹陷瘢痕；烧伤造成的凹陷瘢痕面积较大，表面光滑，常与深层组织粘连。②损伤累及深部组织、如脂肪、肌肉、肌腱、骨骼，瘢痕较大且深，常与基底粘连，色较深，外形丑陋，可影响局部的功能活动；若瘢痕与周围的神经粘连，可出现疼痛等症状（图）。

治疗 当体表形成凹陷瘢痕时，皮下组织、肌肉以及骨骼等深部组织常有缺损。治疗一般根据凹陷瘢痕的大小、多少、深浅和患者的要求等采用不同的治疗方法。

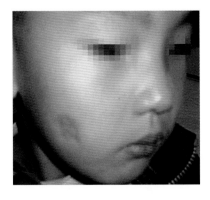

图　右侧面部烧伤后形成凹陷瘢痕

皮肤摩擦术　较浅的点状凹陷瘢痕可采用皮肤摩擦术，即将高的地方磨平与凹陷瘢痕一致。瘢痕较少且较大者，可采用切除缝合；或行胶原蛋白或脂肪颗粒注射，填平凹陷，以达到改善外观的目的。

切除缝合　瘢痕下有深部组织缺损，瘢痕与深部粘连甚紧，范围不大者，可在凹陷瘢痕周围，设计顺皮纹的切口线，切除瘢痕表面一层极薄的上皮组织，游离两侧切口的脂肪深层在切除瘢痕上皮组织的上方，将两侧脂肪拉拢缝合，充填凹陷处；如果凹陷较深，则需在切口两侧的邻近处设计1~2个带蒂的脂肪组织瓣转移至凹陷处，四周行固定，但注意不要造成新的凹陷。

充填术　凹陷瘢痕范围广，深度深，这种畸形要达到改善外形的目的，除了考虑充填的移植物外，还应解决皮肤覆盖问题。如凹陷处皮肤尚属正常，皮下与深部组织粘连，深部组织缺损较多，充填的组织可根据伤情和局部需要而定，如真皮、筋膜、脂肪、软骨或骨组织均可选用，也可用真皮带脂肪或筋膜带脂肪等复合组织移植。移植组织的上方，皮肤覆盖的张力不宜过大，以免血供不佳，造成皮肤坏死。又如凹陷处为瘢痕组织，则应先切除瘢痕，根据局部伤口情况采用游离皮瓣修复，如果凹陷深，范围大，或骨质有缺损者，可采用带肌肉甚至骨骼的复合组织游离皮瓣修复。

（陈　璧）

shāoshānghòu suǒzhuàng bānhén

烧伤后索状瘢痕 （cicatricial band after burns）

烧伤后组织呈索条状瘢痕增生。又称线状瘢痕。多见于手术切口和锐器切割伤，缝合时各层组织对合不齐，缝合技巧欠佳，创缘向内翻，针线过粗；或因伤口感染、血肿，愈合不良而导致瘢痕形成。

临床表现 手术切口愈合后，大多平整，呈窄条状；少数表现不平，每段粗细不一，或因伤口对合不齐呈台阶状；或凹陷（凹陷瘢痕）；或高起（增生性瘢痕）；两侧各有一排显著而高起的点状瘢痕。这种瘢痕有时仅留有外形缺陷，无功能影响；有时形成增生性瘢痕，在瘢痕增生期有痒痛难忍的症状，严重者可形成直线增生性瘢痕造成功能障碍和器官的移位（图1~图3）。

治疗 可采用非手术治疗和手术治疗。①非手术治疗：伤后数周有增生倾向者，可采用硅胶制剂外用，加压迫治疗；还可行激素注射如醋酸曲安奈德等局部

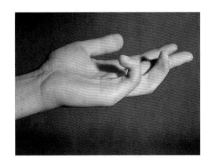

图1　左手环、小指腹侧烧伤后索状瘢痕挛缩（侧位）

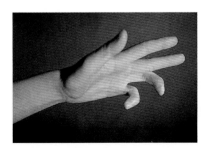

图2　左手环、小指腹侧烧伤后索状瘢痕（正位）

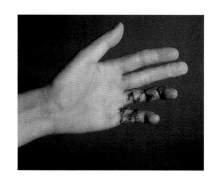

图3　采用连续Z成形术修复

注射。②手术治疗：切口瘢痕已形成挛缩引起功能障碍者，可进行手术切除瘢痕，对位不齐者，可将游离创缘重新对位缝合；瘢痕较宽者，应充分游离两侧皮肤，确保无张力缝合；瘢痕的方向与皮纹方向垂直者，采用一个Z或多个Z成形术，改变原瘢痕方向，解除了挛缩，缝合线顺皮纹，愈合后瘢痕不显；如伴有点状增生瘢痕者，可以用多个W成形术修复。

预防　手术切口瘢痕一般来说可预防，主要应提高外科的基本技能，切开时用锐利刀一次切开，减少死腔，缝合针小而细，线要细，根据需要采用不同的可吸收缝线，缝合时各层对齐，也可采用真皮内缝合，皮缘对合好后贴拉力胶固定2~3周，待伤口牢固愈合后去除，换贴预防瘢痕生长的贴膜，如美皮护、瘢贴宁等。

（陈 壁）

shāoshānghòu qiáozhuàng bānhén hé zhuìzhuàng bānhén

烧伤后桥状瘢痕和赘状瘢痕

（bridged scar and pedunculated scar after burns）　瘢痕两端以蒂与周围皮肤相连，下有通道与基底分离，形状似桥，称为桥状瘢痕。有时因感染脓腔大，自行溃破多口或多个引流切口，以几个蒂与周围皮肤相连，形成多个桥状瘢痕；如为单蒂，则称赘状瘢痕。

病因及发病机制　桥状和赘状瘢痕常由于皮肤烧伤后并发皮肤组织化脓感染或特异性感染，形成皮下潜行腔隙，自发多处溃破，或行多处切口引流，潜行腔隙顶端的皮下创面与底层创面愈合速度不一致，前者创面上皮爬行速度较快，因皮肤固有的弹性，创缘自然朝皮下面卷缩，向内翻转合拢而愈合快；但腔隙基底为溃疡创面，创底有纤维板形成，创边皮肤的弹性使创缘向外退缩，创面扩大，上皮爬行慢所致。有的因换药方法不当，长时间内持续用引流敷料从一个伤口放入，经过皮下从另一个伤口穿出，致使腔隙上皮肤创面与腔隙基地创面之间留有空隙，导致愈合后形成桥状或赘状瘢痕。

临床表现　桥状或赘状瘢痕常出现在同一部位，多见于眼睑周围，颏部、下颌、颧部、腋下等部位。桥状或赘状瘢痕表面覆盖可为健康皮肤或已软化的瘢痕组织，较厚，而基底创面愈合后为一层较薄的瘢痕组织。瘢痕一般短小，很少伴有功能障碍，但局部高低不平影响外观，且局部难于清洁，易引起感染，常需手术修复（图）。

治疗方法　桥形或赘状瘢痕，瘢痕已软化且桥形部较粗者，手术时可将卷拢的皮桥或皮赘部剖开，展平，形成双蒂或单蒂皮瓣，修复切除瘢痕后的创面。如为多蒂，且面积较大，皮桥剖开摊平后仍显不够覆盖瘢痕切除后的创面，可采用皮肤扩张术修复。

（陈 壁）

shāoshānghòu luánsuō bānhén

烧伤后挛缩瘢痕

（contracted scar after burns）　由瘢痕挛缩引起的功能障碍和形态改变为特征

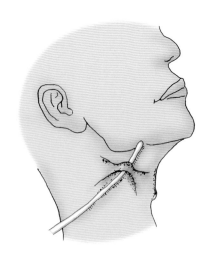

图　桥状瘢痕

的称为挛缩瘢痕。主要由于烧伤后皮肤缺损面积较大，经肉芽形成，创缘的向心性收缩，上皮再生覆盖等愈合后形成的瘢痕。由挛缩瘢痕所引起的不同部位的功能障碍和形态改变，称为瘢痕挛缩畸形（scar contracture deformity），简称瘢痕挛缩（scar contracture）。

病因及发病机制　烧伤深及皮肤的网状组织层，且缺损面积较大，被激活的成纤维细胞迁移到伤口边缘增生，合成包含胶原基质的肉芽形成，肉芽基底为纤维板，其中的成纤维细胞部分转变成肌纤维细胞，后细胞逐渐增多达到高峰，形成伤口收缩，是造成瘢痕收缩的主要原因。

成肌纤维细胞在纤维化过程中的作用主要有：①成肌纤维细胞合成细胞外基质的能力增强，合成胶原的量是成纤维细胞的4~5倍，最先合成的糖蛋白——纤连蛋白（FN）成为其他细胞沉积的"骨架"和成纤维细胞的趋化剂，增大了纤维化反应。②成肌纤维细胞表达α-平滑肌动蛋白（α-SMA），具备收缩迁移的功能，使细胞外基质收缩变形。③成肌纤维细胞表达整合素增加，与ECM黏附增强，并分泌许多细胞因子，如血小板源性生长因子（PDGF）、血管内皮生长因子（VEGF）、TGFβ及白介素-1（IL-1）等，通过自分泌和旁分泌的作用加强组织的纤维化病变。从成纤维细胞转化为成肌纤维细胞的过程中，需要有α-平滑肌动蛋白、纤连蛋白，细胞因子可促进这些蛋白的合成，进一步促进成纤维细胞转化，使瘢痕组织中成肌纤维细胞比例明显增加。在病理性瘢痕组织中，成肌纤维细胞的凋亡受到抑制，其细胞长期存在于组织中，导致瘢痕进行性收缩。

在伤口收缩时期，成肌纤维细胞显著增加，与伤口表面平行、有规律的排列，与伤口收缩一致。电镜显示该细胞具有较厚的细胞纤维束（张力纤维）。伤口收缩机制可能是细胞通过张力纤维使细胞收短，导致四周粘连组织重新组合；还可以将成肌纤维细胞裂隙连接在一起，位于伤口周围的成肌纤维细胞则通过纤维连接体，使其细胞内的微丝与胞外基质中纤维连接蛋白紧密结合在一起；新形成的胶原纤维又与伤口边缘的胶原纤维连接起来；这样，即形成细胞与细胞、细胞与基质以及基质之间相互连合，在伤口部位形成了一个网状结构，成肌纤维细胞的收缩就通过这个网状结构遍及整个创面，从而创面的肉芽组织发生明显收缩。总之成肌纤维细胞具有明显的收缩特性，它在导致伤口收缩的同时，也引起瘢痕组织的挛缩。

不恰当的手术切口或某些部位皮肤特定走向的裂伤，直接缝合愈合后，创口两端向中心收缩，瘢痕组织胶原纤维的沉积，造成挛缩瘢痕的形成。

临床表现 在挛缩形成的过程中，随着创面的向心性收缩，或直线缝合伤口的缩短，创面四周或两端外围的正常皮肤被牵拉向创面中心移动。在皮面宽阔的躯干形成挛缩后，如果不超出代偿的限度，虽引起一定程度的挛缩畸形，但不致引起严重的功能障碍。而在器官聚集的面部和四肢屈侧，挛缩畸形的程度则较重，临床上常见的有睑外翻、唇外翻、小口畸形、颏颈粘连、颏颈胸粘连、爪形手、手部瘢痕挛缩畸形、拳状手、各关节的屈侧或伸侧的挛缩屈曲畸形和背伸畸形。长期瘢痕挛缩畸形，可以影响骨骼、肌肉、血管、神经等组织的短缩或移位，骨关节的变形与脱位等一系列继发改变。如挛缩瘢痕发生在儿童期，治疗延误，还可以造成发育障碍，进一步加重形态与功能损毁的程度，增加治疗的复杂性，影响治疗效果（图1，图2）。

诊断 瘢痕诊断应以瘢痕分类为基础，根据临床表现特征和病理学特征为依据。尽量使诊断的格式与内容统一化，应包括瘢痕的部位、病因、病理、形态、性质和并发畸形的程度和功能障碍来诊断。如左上肢烧伤后瘢痕屈曲挛缩畸形（部位＋病因＋形态）伴上肢功能障碍（继发畸形）。这样诊断明了、完整、有主次，一目了然，便于应用。

治疗 原则应尽早切除瘢痕，彻底松解挛缩，恢复肢体的解剖位置和功能，妥善覆盖创面和适当的术后功能锻炼。

手术时间 一般应在瘢痕稳定后进入成熟阶段、瘢痕基底松动后进行。过早手术，由于瘢痕粘连，正常解剖层次不甚清晰，

易发生误伤，且出血较多。但在全颜面部有挛缩瘢痕时，常并发严重的眼睑外翻或小口畸形，为防止角膜暴露过久造成损伤，小口畸形影响进食，造成患者营养不良，则应及早进行睑外翻矫正术和小口开大术。又如手部瘢痕挛缩畸形，也应选择在创面愈合后2~3个月，局部无伤口，全身情况较好时进行手术，即可防止手部产生关节、肌腱的严重继发畸形后，难以手术纠正。

彻底松解挛缩 彻底松解瘢痕挛缩是手术的关键。四肢部位宜在止血带下进行，确保手术野清晰，减少出血，避免损伤神经和血管等重要组织。切除瘢痕时，循瘢痕与正常组织的层次逐步进行剥离，直至挛缩逐渐解除，两侧创缘应呈锯齿形，但切忌用暴力牵拉，强求关节复位，以免发生神经、血管等损伤。四肢部位松懈时，有时瘢痕已彻底松解仍

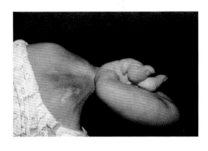

图1 1岁时左上肢烧伤经换药治愈后，形成严重挛缩畸形（前面观）

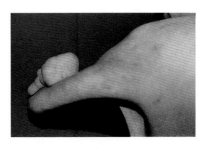

图2 左上肢畸形（后面观）

不能完全恢复，深部组织仍处于挛缩状态，则需做肌腱延长、关节囊切开、关节韧带切除等辅助手术，或行术后牵引，使之复位，或关节成形或关节融合术达到完全松解。复位后仍不稳定，小关节可行克氏针固定2~3周；大关节可用石膏绷带、热塑夹板行外固定。

创面修复　依照瘢痕挛缩的特点和供区的条件而选用不同的方法。挛缩瘢痕松解复位后：①一般多采用中厚植皮。②局部如果有较丰富的正常皮肤，关节部位可用局部皮瓣加中厚皮片游离移植。③皮源严重不足时，可选用较表浅的萎缩瘢痕皮移植。④如瘢痕切除后创面缺损较深，有神经、血管和关节外露者，则需采用远位皮瓣或游离皮瓣修复。移植的皮肤或皮瓣存活良好，为保持软组织或骨关节复位后的稳定，可进行各种的康复治疗，主动和被动进行各种的功能锻炼，巩固治疗效果。

预防　挛缩瘢痕的预防重于治疗。①凡深度烧伤面积较大，应及时进行皮肤移植修复，促进创面愈合，减少瘢痕组织的形成。②采用整形外科的基本原则，选择顺皮纹的手术切口，如为直线形伤口，以Z成形术，改变伤口的直线垂直方向缝合，减少愈合后的直线瘢痕挛缩。③严格无菌、无创技术操作，减少组织损伤，防止感染，做到伤口一期愈合，减少瘢痕的形成。④加强康复治疗：伤口愈合后，早用抗瘢痕的外用药；采用弹性织物进行压迫治疗和应用抗挛缩的支具，使局部固定于功能位，以防挛缩；并进行主动和被动的功能锻炼等。这些辅助治疗，均能有效的防治和减少挛缩瘢痕的形成。

（陈　璧）

shāoshānghòu bānhén sàoyǎngzhèng yǔ téngtòngxìng bānhén

烧伤后瘢痕瘙痒症与疼痛性瘢痕（scar pruritus and pain scar after burns）

皮肤烧伤愈合后形成瘢痕，瘢痕内部神经受到轻微刺激时可产生痒感，称瘢痕瘙痒症。如刺激增强时，瘢痕产生痛感称疼痛性瘢痕。瘢痕的痒痛，两者常连在一起，痒是最低强度的致痛刺激所引起的一种特殊感觉，是一种轻微的痛。

病因及发病机制　新愈合的瘢痕产生痒、痛症状原因不明确，可能与体内、外各种刺激有关。

与中枢神经有关　神经元被刺激后产生痒和痛的感觉依赖于中枢神经系统处理，但目前机制尚不明。推测可能是皮肤的感觉神经纤维分布在真皮和皮下组织中，神经进入真皮时，在网状层分支形成网状层神经丛，许多小神经束又在网状层与乳头层交界处形成神经丛，然后发出纤维到真皮乳头和表皮基底部。感觉神经末梢是由细小的无髓鞘纤维（C纤维），这种C纤维是传导痒的神经纤维，和细的无髓鞘纤维（A纤维）分支形成的游离神经末梢，是温度觉和伤害性感受器，可将外来刺激传至大脑皮质中央后而产生痛觉、触觉、压觉、热觉、冷觉等感觉。烧伤瘢痕内感觉神经纤维被烧断形成的假性神经纤维瘤，叩击瘢痕时，有明显的疼痛和触痛，这可能是痒、痛的机制之一。

神经的活性差异导致了机体能分辨痒和痛　即神经活性高时能感觉到痛，低时只能感受到痒。

瘢痕瘙痒的相关介质　烧损的局部皮肤有很多的化学物质可作为瘙痒介质，如组胺、神经肽、蛋白酶、前列腺素及相关脂类等。

如组胺是重要的瘙痒介质，低剂量可引起痒，高剂量则引起疼痛。有痛痒感的增生性瘢痕组织中组胺含量增高。又如P物质在增生性瘢痕中的分布比正常皮肤及非增生性瘢痕组织中明显增多，被认为增生性瘢痕中P物质含量增加与瘙痒及瘢痕增生有关。5-羟色胺在肥厚、发红、有痛痒的瘢痕组织中含量增加，这可能与瘢痕瘙痒有关。

临床表现　多发生在不稳定性瘢痕、增生性瘢痕和瘢痕疙瘩的浸润区正在生长期，有较重的疼痛或增生期过后仍存在明显的疼痛、针刺痛和触痛。痒痛时难以忍受，为阵发性。与气候变化、冷热刺激、情绪激动和食刺激性食物有关。

治疗　传统治疗方法很多，总体上效果不太理想。①治疗增生性瘢痕与瘢痕疙瘩的同时，也减少或解决了瘙痒症状。②传统方法有病变内激素注射、加压治疗、激光治疗、放疗、冷冻治疗等。③综合治疗：如手术切除病灶植皮，切口创缘内注射激素或术后伤口愈合后配合放疗或加压治疗，这种治疗效果较理想。④皮肤区域电刺激法：模拟搔抓，用一个弯曲的橡皮板，相距2cm装上16个针样电极，每个电极通电4Hz，0.4~0.8mA下轻放在瘢痕上25分钟，能明显改善瘙痒症状。⑤其他每晚温水清洗、擦硅凝胶等也可暂时解决瘙痒不适感。

（陈　璧）

shāoshānghòu bìnglǐxìng bānhén

烧伤后病理性瘢痕（pathological scar after burns）

人体组织损伤后的纤维过度增生性疾病。烧伤后一般要经过创面修复，愈合和瘢痕形成，及形成后的重塑，在一定时限如数月或数年经历了

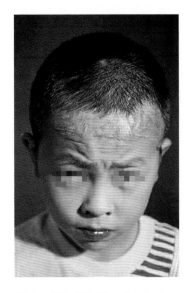

图1 额部烧伤后形成萎缩性瘢痕

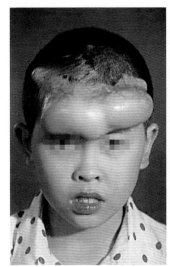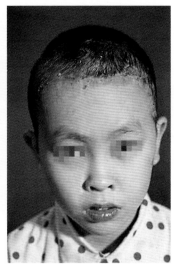

图2、图3 采用扩张后推进皮瓣修复

瘢痕形成，瘢痕增生、稳定、减退，成熟静止于细小、平整、颜色接近周围皮肤的瘢痕，称生理性瘢痕。若局部皮肤烧伤后瘢痕形成出现明显的、长时间的增生阶段，终止于成熟静止期，具有各种瘢痕的特征称病理性瘢痕，如增生性瘢痕、萎缩性瘢痕、挛缩性瘢痕等（图1~图3）。

（陈璧）

shāoshānghòu wěndìngxìng bānhén

烧伤后稳定性瘢痕（stable scar after burns）

瘢痕已成熟不易发生溃破称为稳定性瘢痕。稳定性瘢痕是与不稳定性瘢痕而言，两者是按瘢痕组织是否牢固而分。稳定性瘢痕较牢固，不易发生破溃，多见于瘢痕时间较长，瘢痕已成熟者，一般为增生瘢痕、扁平瘢痕、桥状瘢痕、挛缩性瘢痕、凹陷性瘢痕等（图）。按各种不同部位不同类型的瘢痕的临床特征进行诊断与治疗。

（陈璧）

shāoshānghòu bùwěndìngxìng bānhén

烧伤后不稳定性瘢痕（unstable scar after burns）

瘢痕形成后反复溃破，不易愈合称不稳定性瘢痕。深Ⅱ度或混合度烧伤愈合后，创面形成新鲜瘢痕，其上有一层极薄的上皮覆盖；或深度烧伤经数月换药伤口才完全愈合，局部形成萎缩性瘢痕，上皮薄，极易受摩擦溃破，且易形成慢性溃疡，局部血供差，经久不愈，达数年或数十年之久，有的变成瘢痕癌，如鳞癌、基底细胞癌。

临床表现 常见于新鲜的瘢痕和萎缩性瘢痕，多位于足部、各关节和下肢等易受摩擦的部位。常伴多发性的大小不等的溃疡，创基为苍白、硬，血供差，有少

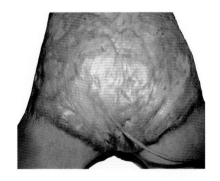

图 臀部深Ⅱ度烧伤愈合后瘢痕增生已2年，形成假性肛门狭窄

量分泌物，经多次换药难以愈合（图1，图2）。

治疗 不稳定瘢痕破溃形成溃疡时，应积极换药，采用红外线照射或VSD治疗，以改善血供，待创基转红，分泌物减

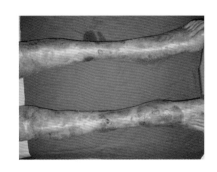

图1 不稳定性瘢痕伴有多发性溃疡

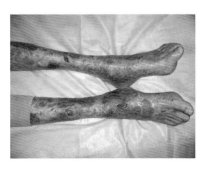

图2 采用游离植皮修复

少，即可切除瘢痕溃疡组织，行薄中厚皮移植；溃疡大而深采用皮瓣修复，以增强耐磨能力，防止癌变。

（陈璧）

shāoshānghòu biǎnpíng bānhén

烧伤后扁平瘢痕（flat scar after burns）

浅度烧伤感染愈合后形成的浅表瘢痕。又称表浅性瘢痕。多见于浅度烧伤后，表浅的感染或皮肤擦伤后形成。

临床表现 瘢痕外观较粗糙，局部平软，表面无毛孔等正常结构和纹理，边界与正常皮肤平或微低，色素沉着深浅不一，时间越久色越浅，无痒痛等不适，无功能障碍，有碍美观（图1~3）。

治疗 一般不需治疗，可采用化妆品遮掩即可。也可行手术切除或磨削术治疗。但这类患者要求高且无明显畸形，因治疗后效果多不理想，故应持慎重态度，和患者讲清治疗的效果很有可能不够理想，如仍有色素沉着等。

（陈璧）

pēitāiqī chuāngshāng wúbānhén yùhé

胚胎期创伤无瘢痕愈合（scarless fetal wound healing）

妊娠中期以前的胎儿发育过程中与瘢痕生长有关的细胞因子、细胞外基质和成纤维细胞的表型

与成年人存在差异，故创伤修复后没有瘢痕形成，称胚胎期创伤无瘢痕愈合。

1971年，伯林顿（Burrington）发现妊娠中期以前的胎儿创伤修复没有瘢痕形成，并提出"无瘢痕愈合的"概念。1979年，罗拉特（Rowlatt）注意到1例胎龄20周的人胎儿皮肤伤口具有无急性炎症反应，无肉芽组织形成和无伤口收缩等特点。继之，哈里森（Harrison）等对数十例胎龄为18~28周的人胎儿施行多种手术出生后其伤口愈合不伴有瘢痕形成。后又在多种动物胚胎制作创伤愈合模型，其受试动物胎儿伤口愈合较快，无炎症反应和瘢痕形成。

妊娠中期以前的胎儿发育过程中与瘢痕生长有关的细胞因子、细胞外基质和成纤维细胞与成人相比有以下特征：①胎儿皮肤创面愈合中缺乏急性炎症反应，这种现象可能与胎儿免疫系统尚未发育成熟有关，胎儿伤口处的多形核白细胞的数量非常少，免疫球蛋白含量也很缺乏。②伤口基质含有高浓度的透明脂酸，并维持较长时间，使细胞外基质随形性好、流动性大，利于成纤维细胞的增殖，游走和保持逆向分化。

胎儿血清、伤口渗液及羊水中会有高浓度的HA的刺激激动剂——HASF在妊娠中期达到高峰，HASF的存在导致胎儿伤口中HA的长期富集效应，而成人则完全缺乏该机制。③胎儿创面的成纤维细胞具有较强的游走性，胎儿的成纤维细胞可能是无瘢痕愈合的主要效应细胞。实验表明：妊娠早胎鼠皮肤的成纤维细胞产生胶原与分泌活性因子的能力低于晚期胎鼠及成年鼠。有学者将克隆、筛选出的无瘢痕愈合相关基因片段（BU581985），采用原位杂交的方法对创伤胎兔皮肤进行组织定位，发现该片段在真皮及皮下组织的成纤维细胞呈高表达状态，表明了成纤维细胞参与了无瘢痕愈合的形成。胎儿成纤维细胞表面的透明脂酸受体——分化抗原簇CD44是成年人的4倍，更加增加其游走、增殖、分化的能力。同时，它分泌胶原的水平较高，创面Ⅲ型/Ⅰ型胶原比值较成年人高，胶原纤维排列呈正常网状结构。在成年人创面Ⅲ型胶原占胶原总量的10%~20%，而胎儿创面占30%~60%，随着胎儿发育成熟，该比例逐渐接近成年人。创面高浓度的Ⅲ型胶原可对正常组织结构的形成有一定作

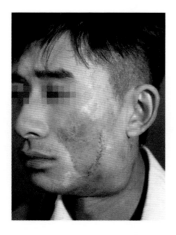

图1 面部烧伤后形成扁平瘢痕

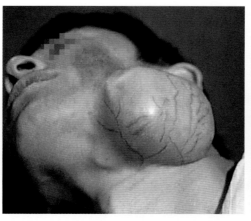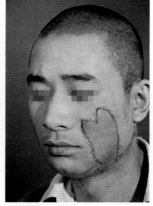

图2、图3 采用扩张术后异位皮瓣修复

用。④胎儿创面愈合过程中转化生长因子-β（TGF-β）和碱性或纤维细胞生长因子（bFGF）等生长因子低表达。TGF-β 在细胞的生长发育和组织创伤后修复重塑中均起重要作用，有学者研究发现胎鼠创面 TGF-β 免疫染色呈阴性，而新生鼠和成年鼠结果却相反；人胎儿和成年人皮肤及其创面愈合过程中 TGF-β 的表达结果，正常人胎儿明显低于正常成年人皮肤及其创面的表达，TGF-β 的相对缺乏与胎儿创伤无瘢痕修复有密切关系。胎儿无瘢痕修复现象涉及一系列复杂的机制，它提示我们应该从一个全新的角度去认识和探讨创伤愈合现象，最终达到提高创面愈合质量的目的。

（陈 璧）

shāoshānghòu shàngzhī bānhén
luánsuō jīxíng

烧伤后上肢瘢痕挛缩畸形

（scar contracture of upper limb after burns） 患者上肢部位在深度烧伤创面愈合后形成的明显的瘢痕增生与挛缩，并通常伴有上肢活动功能受限的畸形状态。主要见于手、腕、肘、腋窝等部位的瘢痕挛缩畸形。烧伤后上肢瘢痕挛缩畸形不仅造成患者外观上的不美观，更可能由于上肢功能的限制而对其生活产生严重影响，对于小儿患者甚至可以导致其上肢发育的异常。

（岑 瑛）

shāoshānghòu shǒuzhǎng bānhén
luánsuō jīxíng

烧伤后手掌瘢痕挛缩畸形

（scar contracture of palm after burns） 手部深度烧伤后手掌瘢痕增生伴挛缩导致以掌指关节屈曲为主的手部功能障碍。在发生烧伤损害的机体各部位中，手部烧伤是最易发生的部位之一。手掌部在发生深度烧伤后，由于创面受损程度较深或早期处理不当，就可能导致手掌瘢痕增生挛缩畸形的出现。畸形程度稍轻者，可致部分掌指关节屈曲畸形，影响手指伸直运动；畸形程度严重者，甚至可能导致患者形成拳状手畸形，即各手指掌指关节及指间关节屈曲畸形，各个手指间粘连为一体，各指蹼变浅，手掌呈屈曲挛缩状态，终至全手粘连挛缩成握拳状，功能完全丧失。

临床表现 表现为手掌区域形成明显的瘢痕增生，可能伴有掌指关节过度屈曲或指间关节屈曲畸形、伸指功能受限，严重者可以导致手部功能完全丧失。

治疗 包括 Z 成形术、皮瓣转移术、游离植皮修复法。

Z 成形术 适用于瘢痕较轻、呈现为条状挛缩，且深部组织正常者，可采用单一 Z 成形术或连续 Z 成形术进行矫正。

皮瓣转移术 对于手掌瘢痕挛缩畸形明显的患者，在瘢痕挛缩松解后，很有可能存在重要的深部组织结构，如肌腱、神经、血管或关节囊等的外露，需要行皮瓣转移覆盖。通常局部皮瓣的转移即可完成深部结构的覆盖，必要时也需要行远位皮瓣或游离皮瓣覆盖。

游离植皮修复法 将手掌瘢痕切除松解，各屈曲挛缩手指松解达伸直位，如无肌腱、神经、血管或关节囊等深部结构外露，可以采用自体游离中厚皮片覆盖。各指蹼挛缩行充分松解。植皮区行反包扎固定，松解后的屈曲挛缩手指，需用克氏针固定于伸直位，手掌部亦行包扎固定于抗挛缩位。

（岑 瑛）

shāoshānghòu shǒubèi bānhén
luánsuō jīxíng

烧伤后手背瘢痕挛缩畸形

（scar contracture of dorsum manus after burns） 手部烧伤后手背瘢痕增生伴挛缩导致以掌指关节背屈为主的手部功能障碍。是手部烧伤后较易发生的畸形改变，并根据手背皮肤瘢痕挛缩与深部组织病变程度分为三类。①轻度手背瘢痕挛缩畸形：瘢痕挛缩仅限于烧伤后手背瘢痕挛缩、虎口与指蹼部位，手部功能仅轻度受限或影响不明显，不伴有肌腱、关节等深部组织改变。②中度手背瘢痕挛缩畸形：烧伤后瘢痕挛缩形成时间较短，并合并较局限的韧带、骨关节等改变，明显的畸形改变仅表现在个别手指上。③重度手背瘢痕挛缩畸形：手背部严重烧伤后瘢痕挛缩畸形的典型表现是爪形手，即手指横径缩窄、掌横弓破坏后变平、掌心突出、拇内收畸形、掌指关节僵硬或半脱位、近侧指间关节的屈曲或过度背伸、腕关节的过度掌屈或过度背伸而僵硬。

临床表现 手背区域形成明显的瘢痕增生，可能伴有掌指关节过度背屈或指间关节屈曲或过度背伸畸形，严重者可导致手部功能完全丧失（图1，图2）。

治疗 包括以下几种。

自体游离皮片移植修复法 将手背、手指、指蹼、大鱼际、小鱼际及腕部等影响功能的瘢痕切除，并于鱼际及手指正侧面切口采用锯齿形修复，预防直线切口瘢痕挛缩。在应用止血带的条件下，将瘢痕自深筋膜浅面分离，注意保留皮下较大的静脉及神经的皮支。瘢痕切除后，在切口边缘将皮下组织稍做剥离，使瘢痕充分松解。对于手背烧伤后指蹼变窄或挛缩畸形，应尽可能行开大整复，使拇指与示指的夹角达到或接近90°。在松解过程中，检查各掌指关节和指间关节活动情况，根据实际情况进行松解处理。松开止血带前先结扎明确出血点，松止血带后彻底止血处理。根据创面大小，可采用自体中厚皮片覆盖并缝合于手背瘢痕切除后创面。包扎时将各指充分分开，抗挛缩位后加压包扎。外部行石膏托外固定，术后2周拆线。

对于手背瘢痕挛缩畸形较为严重的患者，如果掌指关节、指间关节手法复位后不能保持于功能位而回弹，必要时可用克氏针穿过关节制动21天。

皮瓣转移游离植皮修复法 对于较为严重的手背瘢痕挛缩畸形的患者，由于受损区域深部软组织亦形成明显瘢痕，故而在瘢

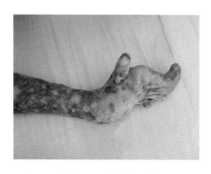

图1 烧伤后手背瘢痕挛缩畸形
（侧面观）

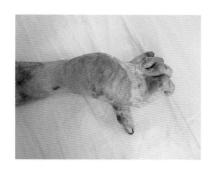

图2 烧伤后手背瘢痕挛缩畸形
（背面观）

痕松解过程中易造成深部肌腱、血管或神经等组织外露，需皮瓣修复。剩余未显露深部组织结构的瘢痕松解后创面行自体中厚皮片覆盖。通常选用的皮瓣主要包括髂腰部皮瓣与前臂逆行岛状筋膜瓣等。

重度手背瘢痕挛缩畸形（爪形手）的修复方法 由于重度手背瘢痕挛缩畸形伴有严重的掌指关节背屈，为了达到充分矫正掌指关节背屈的目的，通常需要对肌腱进行松解：切开两侧伸肌腱膜，充分松解后持续牵引背屈掌指关节，必要时可施行两侧的侧副韧带切除。对于更为严重的掌指关节背屈畸形，用肌腱松解的方法难以矫正者，可行掌骨头切除。即彻底分离掌骨头的粘连并切除侧副韧带，分离并切除掌骨头，将掌指关节加压包扎，固定于抗挛缩位。另外，重度手背瘢痕挛缩畸形通常伴有严重的拇指内收畸形，除了需要充分松解虎口区域瘢痕挛缩外，严重者还需要对挛缩的拇收肌进行松解，同时切开挛缩的深筋膜、切断拇收肌的横头和第1背侧骨间肌，以使拇指外展。

（岑 瑛）

shāoshānghòu bìng zhǐ (zhǐ) jīxíng

烧伤后并指（趾）畸形（syndactyly after burns） 手部深度烧伤后手指（足趾）瘢痕增生伴粘连，从而形成并指（趾）导致手部功能障碍的畸形状态。指（趾）在发生深度烧伤后由于创面受损程度较深或早期处理不当，就可能导致指（趾）瘢痕增生伴粘连，影响指（趾）运动；畸形程度严重者，甚至可能导致患者形成整个指（趾）完全粘连畸形，指（趾）功能完全丧失。

临床表现 烧伤后并指（趾）畸形表现为指（趾）受损区域形成明显的瘢痕增生伴粘连，伴有指（趾）活动功能受限。

治疗 包括以下几种。

皮瓣转移术 对于烧伤后并指（趾）畸形较为严重的患者，在并指（趾）瘢痕切开松解后，很有可能存在肌腱、神经、血管或关节囊等外露。对于这些重要的深部组织结构的外露，需要行皮瓣转移覆盖。通常可以选用邻指（趾）皮瓣转移术即可完成深部结构的覆盖，必要时也需行远位皮瓣覆盖术。

游离植皮修复法 在并指（趾）瘢痕切开松解后，如无肌腱、神经、血管或关节囊等深部结构外露，可以采用自体游离中厚皮片覆盖。各指蹼挛缩行充分松解。植皮区行反包扎固定，松解后的屈曲挛缩手指需行克氏针固定于伸直位，包扎固定于抗挛缩位。

（岑 瑛）

shāoshānghòu wànbù bānhén luánsuō jīxíng

烧伤后腕部瘢痕挛缩畸形（scar contracture of wrist after burns） 患者腕部在深度烧伤创面愈合后形成明显的瘢痕增生与挛缩，并通常伴有腕关节活动受限的畸形状态。通常与手部烧伤后瘢痕挛缩畸形合并存在，多因腕部深度烧伤创面治愈后明显瘢痕形成导致，也可能是患者不能坚持进行抗挛缩位锻炼所致。

临床表现 表现为腕部区域形成明显的增生性瘢痕，可能伴有腕部过度背伸、重度掌侧屈或伴桡侧偏等腕关节功能障碍，严重者可以导致腕关节功能完全丧失。

治疗 包括以下几种。

Z成形术 对于畸形程度较轻的腕部条索状瘢痕挛缩患者，周围存在较为薄软的扁平状或萎

缩性瘢痕，或存在有较多未受损的正常皮肤，可采用单一Z成形术或连续Z成形术，掀起两侧三角瓣，深达深筋膜的浅面；将三角皮瓣尖端牵拉向拟转移处，两瓣交错，间断缝合皮下组织和皮肤，即可解除其瘢痕挛缩状况，使关节功能恢复正常。

游离植皮修复法 对于腕部广泛性增生性瘢痕形成的患者，如果瘢痕增生仅限于皮肤改变，需彻底切除腕部瘢痕，切口应至正常皮肤切缘，创缘做锯齿状辅助切口，预防植皮后继发直线切口挛缩。彻底松解周围及深部粘连，彻底止血后，按创面大小取自体中厚游离皮片移植于腕部瘢痕切除松解后创面。植皮区反包扎固定，石膏托外固定。

皮瓣转移修复法 对于腕部深度烧伤瘢痕患者，在腕部瘢痕松解时需将深部粘连或损伤的神经、肌腱进行松解，必要时行挛缩神经或肌腱的切断及延长手术。深部组织结构充分松解后，创面行腹部或胸部的远位转移皮瓣覆盖。所选用皮瓣大小需略大于创面面积，皮瓣厚度达深筋膜浅层，供瓣区行自体中厚游离皮片移植覆盖，反包扎固定。用石膏固定腕关节于抗挛缩位，并使腕部紧贴于躯干侧，确保皮瓣无张力。约4周后，断蒂前需将蒂部夹住以训练血供，并逐渐延长阻断时间，至阻断1小时，皮瓣远端颜色正常时，即可断蒂，修整断蒂后的伤口并处理断蒂后的创面。

（岑 瑛）

shāoshānghòu zhǒubù bānhén

luánsuō jīxíng

烧伤后肘部瘢痕挛缩畸形

（scar contracture of elbow after burns） 患者肘部在深度烧伤创面愈合后形成明显的瘢痕增生与

挛缩，并通常伴有肘关节活动受限的畸形状态。通常发生于肘部前、后侧的深度烧伤创面愈合后，并可能与上肢其他部位的瘢痕同时存在。由于肘部区域的瘢痕增生与挛缩，再加之受到邻近上肢其他部位瘢痕的牵拉，造成肘关节不同程度的功能障碍。

临床表现 肘部区域形成明显的增生性瘢痕，并由于瘢痕的挛缩主要造成肘关节伸展功能受限；更有甚者，肘关节的严重瘢痕挛缩，可以使上臂与前臂完全粘连，肘关节功能完全丧失（图）。

治疗 包括以下几种。

局部皮瓣修复法或Z成形术 该方法尤适用于肘部瘢痕为蹼状，周围存在较为薄软的扁平状或萎缩性瘢痕，或存在有较多未受损的正常皮肤，而肘关节活动受限程度较轻者，可采用单一Z成形术或连续Z成形术，即可解除其瘢痕挛缩状况。具体方法是：以蹼状瘢痕的游离缘为长轴，然后在长轴的两端以45°～60°的夹角各设计一短臂，约为长轴的一半；而后切开长轴，再掀起两侧三角瓣，深达深筋膜的浅面；将三角皮瓣尖端牵拉向拟转移处，两瓣交错，间断缝合皮下组织和

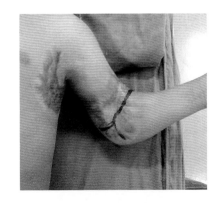

图 烧伤后肘部瘢痕挛缩畸形

皮肤。如所掀起皮瓣较大，建议皮瓣下放置橡胶引流条，以减少皮瓣下积血积液而影响皮瓣成活。伤口盖凡士林纱布及较多的纱布后进行包扎，并用石膏托将肘关节固定于微屈位。

游离植皮修复法 对于肘部前后为大面积增生性瘢痕的严重肘部瘢痕挛缩畸形患者，其上臂甚至可能与前臂粘连，肘关节活动明显受限甚至完全丧失。根据瘢痕挛缩情况决定切除肘部瘢痕组织的范围，充分松解挛缩，使肘关节能恢复伸直位。创缘做锯齿状辅助切口，预防植皮后继发直线切口挛缩。瘢痕切除后所形成的创面，采用自体中厚游离皮片移植修复。固定包扎时，皮片行反包扎固定，外置石膏托固定肘部于伸直位。对于上肢广泛环状瘢痕增生，肘关节处于伸直状态而不能屈曲的患者。治疗时需先切除肘关节前面的瘢痕并行自体中厚游离皮片移植修复创面，术后3个月在上肢背侧肘关节上下各做一横行切口，直至深筋膜层；屈曲肘关节，同时松解切口附近的软组织或切开深筋膜，使肘关节充分屈曲，所形成的创面用自体中厚游离皮片移植修复。包扎后用石膏托将肘关节固定于屈曲位。术后加强防瘢痕处理及功能锻炼。石膏托于1个月以后再行完全拆除。

远位皮瓣转移修复法 对于肘部为环状瘢痕且需要修复神经、肌腱的患者，可考虑转移远位皮瓣进行修复。确定肘部瘢痕切除范围后，多于同侧胸腹部设计远位皮瓣，要注意皮瓣面积需大于肘部瘢痕切除后形成创面的面积。皮瓣的蒂部也要保留足够长度，以尽可能减少张力并减少对皮瓣血供的影响，一般而言，如创面

位于肘前部，则蒂部位于腋前线；如果创面位于肘后部，则蒂部应位于腋中线。肘部瘢痕切除时，注意勿损伤局部血管和神经。通常皮瓣下放置负压引流管引流后，应用自体游离中厚皮片覆盖胸腹部供瓣区创面，反包扎固定。用石膏固定肘关节于伸直位，并使肘部紧贴于躯干侧，确保皮瓣无张力。约 4 周后，行皮瓣血供延迟训练后断蒂，并处理断蒂后的创面。

（岑 瑛）

shāoshānghòu yèbù bānhén luánsuō jīxíng

烧伤后腋部瘢痕挛缩畸形

（scar contracture of axilla after burns） 患者腋部在深度烧伤创面愈合后形成明显的瘢痕增生与挛缩，并通常伴有肩关节活动受限的畸形状态。腋部瘢痕挛缩通常发生于腋前、腋后皱襞的深度烧伤创面愈合后，并可能与胸部、肩部的瘢痕同时存在。由于腋部区域的瘢痕增生与挛缩，再加之受到邻近胸背部瘢痕的牵拉，造成肩关节不同程度的功能障碍。

临床表现 腋部区域（通常为腋前襞和腋后襞）形成明显的增生性瘢痕，并由于瘢痕的挛缩造成肩关节外展受限；更有甚者，腋部的严重瘢痕挛缩，可使上臂与胸壁完全粘连，肩关节功能完全丧失。

治疗 包括以下几种。

局部皮瓣修复法 该方法尤适用于腋部瘢痕为蹼状，周围存在较为薄软的扁平状或萎缩性瘢痕，或存在有部分未受损的正常皮肤，而肩关节活动受限程度较轻者。对于畸形程度较轻的腋部蹼状瘢痕挛缩，可采用单一 Z 成形术或连续 Z 成形术，即可解除其瘢痕挛缩状况。具体方法是：

以蹼状瘢痕的游离缘为长轴，然后在长轴的两端以 45°～60°的夹角各设计一短臂，约为长轴的一半；而后切开长轴，再掀起两侧三角瓣，深达深筋膜的浅面；将三角皮瓣尖端牵拉向拟转移处，两瓣交错，间断缝合皮下组织和皮肤。如所掀起皮瓣较大，建议皮瓣下放置橡胶引流条，以减少皮瓣下积血积液而影响皮瓣成活。

对于畸形程度相对严重的较为宽厚的腋部蹼状瘢痕挛缩，可采用五瓣、七瓣、九瓣、十一瓣等成形术，即两个 Z 成形术和一个或几个位于其间相并连的 Y-Y 成形术组成。具体方法是：以蹼状瘢痕的游离缘为长轴，在长轴的中央部位设计一个或几个相并连的 Y-V 成形术，然后在长轴的两端向瓣少的一侧以一定的夹角各伸出一臂，相当于长轴的一半，与长轴对侧的两外侧切口各组成一对 Z 形皮瓣，掀起皮瓣至深筋膜的浅面，交换位置，分层缝合。此法中如瓣数增多，需注意：①长轴须相应延长；Y-V 成形术中 Y 瓣的夹角不得小于 30°。②长轴两端 Z 成形术的一臂与长轴间的夹角角度增大；另一臂的夹角角度则减少，臂的长度须适当缩短，以增加三角瓣的蒂部宽度。

自体游离皮片移植修复法 对于腋部前后为大面积增生性瘢痕的严重腋部瘢痕挛缩畸形患者，其上臂甚至可能与胸壁粘连，肩关节活动明显受限甚至完全丧失。根据瘢痕挛缩情况决定切除腋部瘢痕组织的范围，充分松解挛缩，使肩关节能恢复外展位。切口两侧应超过腋前、后皱襞，创缘呈锯齿形预防直线切口挛缩。腋窝顶部如有残存的正常皮肤，应予保留。对于腋部瘢痕挛缩时间较

长的患者，通常可能伴有胸大肌、背阔肌及深筋膜的挛缩，限制肩关节的外展，手术时必须切开深筋膜，行胸大肌、背阔肌肌腱延长，也可以在其止点处做部分肌纤维剥离或部分切断，达到松解挛缩的目的。如果腋部周围胸背部瘢痕广泛，无条件设计各种皮瓣时，则采用自体游离中厚皮片移植术。瘢痕切除后应彻底止血，按创面需要切取相应大小的中厚皮片，缝合固定于创面，腋窝顶部用较多纱布行打包包扎，使腋窝顶部压迫可靠。用石膏托将上臂固定在内旋、外展及前臂屈曲位，但外展固定应小于 90°，如过度外展，易牵拉损伤肌皮神经。术后要密切观察患者患肢感觉情况。术后 10～14 天拆除缝线。伤口愈合后，患肢进行牵引，持续石膏外固定 1～2 个月，并加强防瘢痕处理及肩关节抗挛缩功能锻炼，以减少皮片挛缩。

局部皮瓣转移游离植皮修复法 适用于腋部瘢痕较广泛，在胸部或背部近腋窝处遗有健康皮肤或有较薄软的萎缩性瘢痕。在腋部瘢痕彻底切除与松解后，尽量使上臂外展，据情可选择下列手术方法修复腋部创面。该方法尤适用于腋部瘢痕较为广泛，在胸部或背部近腋窝处存在较为薄软的扁平状或萎缩性瘢痕，或存在有部分未受损的正常皮肤患者。在腋部瘢痕挛缩彻底切除与松解后，恢复肩关节外展位，可选择下列手术方法修复瘢痕松解后的腋部创面。

对于广泛的腋部瘢痕挛缩形成区域，如前胸和肩背部存在较为薄软的扁平状或萎缩性瘢痕，可设计筋膜皮肤瘢痕瓣进行腋部瘢痕挛缩松解后创面的修复。其血供由皮下动脉、穿支动脉和筋

膜下动脉及其相互吻合所形成的血管丛供应，十分丰富。自肌膜表面分离筋膜皮肤瘢痕瓣转移后修复位于腋部肩关节功能区域的创面，对于肩关节以外腋窝部位瘢痕松解后形成的创面可予以自体游离中厚皮片移植修复。前胸、肩背筋膜皮肤瘢痕瓣具有距离近、易转移、解剖层次清楚等特点，对于腋部瘢痕挛缩畸形整复的远期效果尤为重要。

对于邻近的胸部或背部残留有较宽正常皮肤的腋部瘢痕挛缩畸形患者，在邻近的胸部或背部设计一旋转皮瓣，转移至腋窝顶交错缝合或与腋窝前的正常皮肤相接缝合，继发创面行自体游离中厚皮片移植修复。

对于邻近的肩背部残留有正常皮肤的腋部瘢痕挛缩畸形患者，沿肩胛外侧缘设计与腋部创面大小相同的椭圆轴型皮瓣，切开皮瓣上外缘，从三角间隙找到旋肩胛血管蒂，由远侧端开始，从深筋膜下往近侧端游离，或者切口先由近侧端开始，在深筋膜下往远侧端游离，注意勿损伤蒂部血管。然后将皮瓣向前上方旋转90°到腋部，覆盖腋部前面瘢痕松解后创面。

对于在腋窝顶部残留有较宽正常皮肤的腋部瘢痕挛缩畸形患者，可以充分利用腋顶部的正常皮肤进行上下左右四个方向的V-Y及Y-V成形术，切开松解腋前、腋后皱襞的瘢痕挛缩条索，对于肩关节以外腋窝部位瘢痕松解后形成的创面可予以自体游离中厚皮片移植修复。

对于在上臂内侧近腋窝部残留有较宽正常皮肤的腋部瘢痕挛缩畸形患者，需充分利用上臂内侧皮瓣旋转至腋窝区，修复由切开松解腋部挛缩瘢痕形成的创面，

对于肩关节以外腋窝部位瘢痕松解后形成的创面可予以自体游离中厚皮片移植修复。

对于腋部瘢痕挛缩切除松解后遗留创面较大且不能用上述皮瓣修复的患者，可采用侧胸壁岛状皮瓣进行修复。根据轴型皮瓣动脉的行程及血液供应范围，侧胸壁皮瓣前界可达锁骨中线，后界可达腋后线和肩胛线之间，上界可达腋部有毛边缘，下界可达第10肋。根据创面的大小设计侧胸壁岛状皮瓣，一般上缘达到腋部瘢痕切除后创面的下缘，由远侧深筋膜深面向近侧游离，连同蒂部血管的周围组织一起游离3~4cm，将皮瓣掀起向上旋转90°覆盖腋部创面，供瓣区创面用自体游离中厚皮片移植覆盖。

（岑　瑛）

shāoshānghòu qūgànbù bānhén luánsuō jīxíng

烧伤后躯干部瘢痕挛缩畸形

（scar contracture of trunk after burns）　在广泛大面积深度烧伤后，患者躯干部创面愈合后形成较大面积的瘢痕增生并伴有挛缩的畸形状态。

临床表现　对于小儿患者而言，该瘢痕挛缩畸形经常能够造成难以矫正的畸形发育体态。患儿在生长发育较快的时期，由于躯干部瘢痕挛缩畸形的影响，可能造成胸廓发育受限，甚至可能在不长的数年时间内就可以形成脊柱向后突出的驼背畸形；更为严重的是，一旦形成了这种脊柱骨关节结构的畸形，单纯依靠瘢痕切除松解的相关手术处理是不能起到良好的矫正畸形的效果，需要配合以相应的脊柱矫形手术方才有可能有所改善。另外，躯干部瘢痕挛缩畸形常伴有肩颈部的瘢痕挛缩畸形，在影响胸部骨骼

发育的同时，也同样可能导致肩颈部骨骼形态异常。同时，对于女性患者，尤其是尚未发育的女性患儿，胸部瘢痕挛缩畸形的存在可能对于其乳房的发育产生十分严重的影响。因此，对于处于生长发育期的患儿，要充分重视躯干部瘢痕挛缩畸形可能对其生长发育造成的影响，早期严格预防瘢痕处理；一旦已经形成了躯干部瘢痕挛缩畸形，要加强随访、密切观察，必要时通过手术的方式及时解除瘢痕挛缩畸形，尽可能减少躯干部瘢痕挛缩畸形对其生长发育的影响。

诊断　患者有明确的躯干部烧伤病史，并且在烧伤创面愈合后形成明显的瘢痕增生；增生的瘢痕具有一定的挛缩的趋势，常导致胸部皮肤紧绷或部分皮肤体表标志移位，更甚至可以引起胸廓发育受限、形成脊柱向后突出的驼背畸形以及严重限制女性患者乳房发育。

治疗　包括以下几种。

瘢痕切除松解游离植皮术　对于影响患者发育的广泛胸部瘢痕挛缩畸形需要进行彻底的瘢痕切除松解。瘢痕切除时，切开至皮下脂肪浅面，沿此平面进行剥离较容易，出血少。为避免重要的深部组织裸露，必要时可保留一薄层瘢痕组织。瘢痕切除过程中要逐步达到充分松解，受牵拉而移位变形的组织应复位。在切除未发育女性患者的前胸壁瘢痕时，注意切勿伤及其尚未发育成熟的初始乳腺组织。对于伴有颈部瘢痕挛缩的胸部瘢痕挛缩畸形，应在解除颈部瘢痕挛缩的同时考虑解除胸部瘢痕挛缩的影响。即在切开松解颈部挛缩瘢痕时，切口向锁骨平面延长，直至瘢痕完全切断，同时亦应在中线胸骨切

迹处做适当的切开，使胸上部恢复一定的扩张度。对于伴有腋部瘢痕挛缩的胸部瘢痕挛缩畸形，应同时考虑解除腋部及胸部瘢痕的挛缩畸形。即在解除腋部瘢痕挛缩畸形时，同时切除腋前壁的瘢痕，并向上延长，使肩胸之间瘢痕完全切开松解，这样在解决腋部瘢痕挛缩的同时松解了胸壁瘢痕挛缩。对于延及腹上部的胸部瘢痕挛缩畸形患者，在松解胸部瘢痕挛缩的同时，应在剑突下、腹上部做一横切口，或切除一部分瘢痕组织进行松解。瘢痕切除后所遗留的创面通常采用自体游离中厚皮片移植修复，反包扎固定皮片。术后拆线后，嘱患者加强扩胸等胸部运动，以减少皮片挛缩。

皮肤软组织扩张术 对于胸部瘢痕的邻近区域存在一定面积正常皮肤的患者，应考虑采用皮肤软组织扩张术进行瘢痕切除松解修复。将皮肤软组织扩张器埋置于胸部正常皮肤部分深层，定期注入一定量的生理盐水使扩张器逐步扩张膨胀，待达到预计需要的扩张量后，取出扩张器，在扩张所得的皮瓣上设计邻位皮瓣修复切除松解挛缩瘢痕后形成的创面。

胸部瘢痕挛缩畸形所致乳房形态异常的整复术 烧伤后胸部广泛性瘢痕挛缩可以导致女性患者乳房瘢痕挛缩，使乳房平坦或乳房轮廓不清。特别对于乳房尚未发育的女性患儿，由于胸部瘢痕挛缩畸形严重影响其乳腺、乳房的发育，需早期治疗。对于这种由胸部瘢痕挛缩畸形所致乳房形态异常的整复术主要包括：①局部乳房成形术。对于前胸部乳房区域存在的挛缩瘢痕，设计出局部区域的临位皮瓣整复瘢痕

松解后形成的创面，达到尽量使瘢痕松解、组织复位、两侧乳房对称丰满的目的。②乳房瘢痕切除加游离植皮术。胸部广泛的瘢痕挛缩可使乳房发育受限，也可因颈-腋部或上腹部广泛瘢痕牵拉而致乳房移位。对于胸部广泛的瘢痕挛缩畸形，需充分切除乳房局部区域的瘢痕组织，已达到彻底松解瘢痕挛缩的目的。在切除瘢痕时，要切透至正常皮下组织面，使未切除的瘢痕充分回缩。取自体中厚游离皮片移植于创面，反包扎固定皮片。

腹部瘢痕挛缩畸形修复术 由广泛的深度烧伤或电烧伤造成腹部瘢痕挛缩畸形经常可能伴有腹壁部分、全层（洞穿性）损伤，或者伴有由于腹部瘢痕相对薄弱形成的腹壁疝。治疗这种腹部瘢痕挛缩畸形的整复方法主要包括：①瘢痕松解游离植皮或皮瓣转移可用于腹部有广泛瘢痕，脐向上或向下牵拉移位者。将瘢痕切开松解使脐复位后，即可行自体中厚游离皮片移植修复较大创面；对于面积不是很大的创面，可设计局部皮瓣或轴型皮瓣进行修复。②采用阔筋膜张肌皮瓣修复腹壁全层或部分缺损及腹部瘢痕相对薄弱形成腹壁疝者。如修复面积较大，可采用较大阔筋膜张肌皮瓣修复，游离植皮覆盖供瓣区创面。

（岑　瑛）

shāoshānghòu bānhénxìng tūfà

烧伤后瘢痕性秃发 （cicatricial alopecia after burns）

头部毛发区域深度烧伤后毛囊破坏，形成瘢痕而毛发不能生长。头部毛发区域深度烧伤后，由于热力作用或感染等原因导致毛囊破坏，或部分区域由于烧伤过深而行游离植皮覆盖创面，创面愈合后形成

明显的瘢痕性秃发区域。

临床表现 表现为头部毛发区域在烧伤后形成明显的瘢痕，瘢痕表面无毛囊口，局部毛发不能生长。

治疗 包括以下几种。

切除缝合法 对于秃发区域较为狭长的瘢痕性秃发患者，于瘢痕切除后，潜行分离两侧皮下组织，分层充分减张，无张力间断缝合闭合切口。

局部皮瓣修复法 对于秃发区域较为局限的瘢痕性秃发患者，可根据瘢痕性秃发切除后创面情况，应用局部皮瓣以推进或旋转的方式覆盖创面。头部皮瓣长宽比例可达到 2∶1，并需要在较大皮瓣下留置引流条或引流管引流。

皮肤软组织扩张术修复法 对于秃发区域较为广泛的瘢痕性秃发患者，尤其对于秃发面积占头皮50%以内者可选用皮肤软组织扩张术来修复瘢痕性秃发。手术需行两期施行。①第一期手术放置扩张器：首先应根据受区所处的位置，瘢痕及秃发区的范围、面积，以及扩张供区的条件，选择不同容量的扩张器。手术过程中，在拟植入扩张器区域，沿秃发区边缘切开头皮、皮下组织和帽状腱膜。在腱膜下潜行钝性分离，剥离区域，剥离区域的腔隙应大于扩张器，应用湿纱布填塞压迫止血。彻底止血后，将注射壶通过潜行隧道埋置于皮下，分层缝合帽状腱膜和皮肤。对于分离腔隙范围较大的情况，可安置引流管引流，并在扩张器中注入10%～20%扩张器容量的生理盐水。术后加压包扎。术后10～14天拆线，并开始自注射壶注入无菌生理盐水，每次注入量为扩张器容量的10%～20%，以患者略有胀感、外观血供无障碍为度。每

次注射相隔 3~4 天，直至达到预定的容量、扩张适宜为止。②第二期手术取出扩张器并行瘢痕性秃发区修复。当皮肤软组织扩张达到预期面积时，自原切口切开并取出扩张器，并切除秃发区瘢痕，将已扩张的有发头皮设计形成局部皮瓣。可以滑行推进皮瓣、旋转皮瓣、交错皮瓣等形式修复秃发区切除后创面。

全层头皮游离皮片移植法 对于瘢痕下有较多皮下组织的瘢痕性秃发患者，可采用全层头皮游离皮片移植法进行秃发区域的修复。在头皮有发区平行于头发生长方向呈 45°取适当长的全层皮条，其深度达毛囊以下，供皮区直接缝合。在放大镜下在不损伤毛囊的前提下剪除腱膜脂肪组织，并顺毛囊方向将其切成边长约 0.5cm 的方块，每块含 14~18 根头发为宜。同时在秃发区切开成小方形洞穴，并使洞穴排列成行。洞穴边长 4mm 为宜，间隔 2mm，行距 4mm。将制备好的头皮片嵌入洞穴中，注意顺毛囊生长方向排列皮片，并使皮片表面与瘢痕表面处于同一平面上，固定即可。由于此方法移植皮片生长较差，故一般较少采用。

（岑 瑛）

shāoshānghòu bānhén kuìyáng
烧伤后瘢痕溃疡（cicatricial ulcer after burns）
在烧伤后创面形成的瘢痕表面因反复出现溃破，形成的溃疡。烧伤后瘢痕溃疡主要是由于瘢痕局部区域持续受到外力牵拉，或因瘢痕瘙痒致患者反复搔抓损伤造成。通常可以表现为溃疡创面反复溃破、痊愈的过程，可能引发进一步的感染，甚至瘢痕恶变。

临床表现 表现为烧伤后瘢痕区域局部出现反复溃破、不愈，创面存在一定的分泌物，边缘可逐渐增厚，周围瘢痕多坚硬，溃疡也可呈多发性。

治疗 包括以下几种。

游离植皮修复法 对于瘢痕区域相对局限的患者，在切除瘢痕溃疡时可一并将瘢痕切除，创面行自体游离中厚皮片覆盖。对于瘢痕区域相对较宽的患者，可沿瘢痕溃疡边缘 1~3cm 切除溃疡区域，伴有挛缩的瘢痕还应同时行瘢痕松解手术，创面行自体游离中厚皮片覆盖。

皮瓣转移修复法 对处于关节部位的较深的瘢痕溃疡患者，在瘢痕溃疡切除后，可能会出现深部组织神经、肌腱等的外露情况，需要行局部邻位皮瓣或远位皮瓣覆盖创面。

（岑 瑛）

shāoshānghòu bānhén áibiàn
烧伤后瘢痕癌变（cicatricial canceration after burns）
烧伤后瘢痕在外界不同致癌因素的作用下发生的细胞恶性转变。瘢痕癌变最早由法国医师马秋林（Marjolin）提出，因此这种癌变的瘢痕溃疡又称马氏溃疡。在长期慢性炎症刺激下，烧伤后的慢性瘢痕溃疡较容易发生癌变。但其具体发病机制目前尚未定论，通常认为可有以下原因：①瘢痕组织内缺乏淋巴引流而致免疫识别延迟，使瘢痕组织的抗肿瘤免疫反应减弱，故易致其发生癌变。②瘢痕组织内血供较少，难以抵抗致癌因子的作用，从而导致瘢痕组织癌变。③热力或其他损伤可能引发瘢痕组织细胞的 DNA 突变，从而导致瘢痕的癌变。统计表明，在皮肤恶性病变中约 18% 起于各种原因造成的瘢痕，其中因烧伤瘢痕引起者可达 15% 左右。烧伤瘢痕癌变多因烧伤创面长期不愈而发生，

其中放射性烧伤后瘢痕组织的癌变更易发生。烧伤瘢痕发生癌变的时间长短不一，从烧伤后数个月到数年都有可能发生，更有长着可以达到数十年后又重复溃破而癌变。烧伤瘢痕癌变发生的部位多在血供不足和易受创伤的屈曲皱褶处瘢痕，并通常伴有难以愈合的慢性溃疡。

临床表现 多数为鳞状细胞癌，其他类型的恶性肿瘤较为罕见。瘢痕癌变一般症状出现较为缓慢，癌变瘢痕处首先出现溃疡，患者可能感觉奇痒难忍、感觉过敏或疼痛，边缘呈菜花样改变，溃疡长期不愈，分泌物较多，伴有明显的恶臭气味，部分瘢痕癌变还可能发生出血等症状。癌变瘢痕溃疡边缘可逐渐增厚，周围瘢痕多而坚硬，溃疡也可呈多发性。

诊断 需要通过病理活检进行确诊。由于在癌变瘢痕中恶性细胞的分布存在不确定性，故建议将怀疑癌变瘢痕整块切除送检，以利做出准确诊断。

治疗 与其他体表恶性病变的治疗原则相似，治疗应结合部位、体积、浸润范围、深度、病理类型、分化程度、有无区域淋巴结转移、病程长短、年龄和全身情况等综合考虑。

手术治疗 手术切除是首选治疗，切除的范围一般局限在距病灶 1~3cm 的正常组织内，深度以能广泛彻底切除为度，需在病理冷冻活检的指导下尽可能完整切除恶性组织。癌变瘢痕未发现淋巴结转移时，一般不需进行预防性淋巴结清除，但需要参考肿瘤分化程度决定。发生癌变的瘢痕一般为鳞状细胞癌，其中大部分为 I 级，即为高分化癌细胞，其癌变多限于局部，淋巴结转移

较少；Ⅱ级属中等度分化癌；Ⅲ级为低分化癌。瘢痕癌变经淋巴转移，总的转移率达35%，多发生于下肢者。下肢瘢痕癌变在临床上疑有腹股沟浅表淋巴结转移时，才需行浅表淋巴结清除术。

放射治疗　放射治疗包括 X 线和 γ 射线治疗。适用于年老体弱及有手术禁忌证的患者，或手术有困难的特殊部位的患者，以及已出现骨骼侵犯或淋巴结转移的患者。另外，局部放射治疗也可以作为手术治疗后的辅助治疗手段，从而减少恶性肿瘤的复发。

(岑 瑛)

shāoshānghòu bānhénxìng jiǎnwàifān

烧伤后瘢痕性睑外翻 (cicatricial ectropion after burns)　眼周或更远处皮肤组织深度烧伤后，因瘢痕形成、挛缩牵拉等致睑缘和睑结膜向外翻转，进而影响容貌及眼睑闭合的反常状态。面部深度烧伤所致的瘢痕挛缩与皮肤缺损性睑外翻较常见，可由眼睑烧伤后皮肤缺损或由于面颊、额颞烧伤引起，也可由面颊、颌颈、颈部广泛的瘢痕挛缩牵拉所致。

临床表现　睑外翻程度可由轻度的睑缘睫毛外翻、睑结膜外露、睑板外翻，直至结膜囊完全翻出。由于角膜缺乏保护，泪小点翻出，造成溢泪，眼球易受风尘侵袭损害，结膜易发生感染、增生或小溃疡。长期的睑外翻，尤其上睑外翻闭合不全时，角膜失去保护，可导致角膜干燥、溃疡、白斑，或致眼球穿孔、失明。

治疗　术前对外翻的睑结膜应采取消炎抗感染治疗。用抗生素盐水纱布作全天湿敷，可使外翻充血、水肿的睑结膜迅速消肿、变软。术中应注意对眼球的保护，严防锐器伤及角膜，术中纱布也应注意不要与角膜接触，以免造

成角膜外伤。术后眼部已包扎，应随时关注患者主诉，如眼球疼痛、不适、流泪症状明显，应及时打开敷料检查，找出原因，对症处理。睑外翻的主要治疗有全厚植皮法和局部皮瓣术。

皮片移植法　①眼睑外翻手术时，首先应彻底切除瘢痕，恢复眼睑正常位置，使上下睑闭合，自然地与眼球接触。手术时，在距睑缘2mm处做一平行切口，切口两端应超出眼裂，以减少植皮后挛缩的影响。若为广泛的瘢痕挛缩，将瘢痕切除到眶缘即可，充分剥离外翻的眼睑和眼轮匝肌完全复位，注意勿伤提上睑肌。②单侧上眼睑植皮，一般采用上臂内侧或耳后皮肤。由于下眼睑睑板较小及下垂，则需要较厚的皮片，锁骨上部的皮肤较为适合。如上、下睑均外翻，需要移植较大块皮片时，亦可在身体其他部位，切取全厚或中厚皮片移植。③将皮片松弛盖于创面上，使其一侧与睑缘吻合，将皮片固定于创缘，再间断或连续缝合，留6~8针长线以备打包固定之用。为保持眼睑复位后的稳定，防止皮片后期收缩引起外翻复发，可行睑缘粘连术。即在睑缘的中内和中外 1/3 上、下眼睑白线上，各切除一条 5mm×2mm 长方形黏膜，然后用 5-0 黑丝线做褥式缝合，使上下睑创面完全对合。褥式缝线垫以橡皮条，防止皮肤压迫性坏死。术后 3~6 个月，移植皮片已趋松解，即可解除睑缘粘连。

局部皮瓣转移术　①V-Y 和 Z 成形术：前者适用于轻度睑外翻的矫正；后者适用于和睑缘垂直的直线瘢痕挛缩缩引起的轻度睑外翻的治疗。②下睑严重外翻，皮下组织缺损较多，需要较多的

组织来修复，用来支持下睑恢复到原来的位置，避免继发性挛缩。局部皮瓣可以从额颞部、上眼睑或颞部转移。颞部皮瓣可以为长方形，长宽比例可达 2.5：1。在广泛瘢痕挛缩时，亦可考虑转移额部皮肤来修复。如采用颞部镰刀状皮瓣，携带部分额侧部皮肤或做额部正中皮瓣，转移到下眼睑。

(罗高兴)

shāoshānghòu jiǎnliè bìhé bùquán

烧伤后睑裂闭合不全 (lagophthalmus after burns)　眼睑和面部深度烧伤后由于焦痂、瘢痕等牵拉、挛缩使睑裂不能完全闭合，致部分或大部分眼球暴露的反常状态。又称兔眼。眼睑和面部深度烧伤后，因焦痂或瘢痕挛缩等牵拉导致眼睑闭合不全等。

临床表现　轻者闭眼时留有窄的裂隙，但用力时能闭合眼睑，或睡眠时暴露下方球结膜。由于 Bell 现象，角膜一般不致受累。重者暴露的球结膜充血、干燥，睡眠时上下眼睑不能闭合，部分或大部分眼球暴露。角膜因暴露而出现干燥、浑浊，从而易发生暴露性角膜炎，并继发感染角膜溃疡，甚至角膜穿孔。

治疗　以往治疗方法（如眼睑瘢痕松解植皮和睑缘粘连）面临着眼睑再次瘢痕挛缩、角膜再次暴露等问题。为了更好地解决这一难题，经过长期的实践和总结，扩张创面植皮法治疗眼睑瘢痕挛缩疗效较好，目前已成为临床常规的手术方法。

术前准备　①术前等渗盐水洗眼，清洗后滴入氯霉素眼药水，睡前涂眼膏，并用油纱保护。②眼分泌物做细菌培养及药物敏感试验，必要时术前选用敏感的抗生素（局部或全身）。③常规准

备供皮区。

手术步骤 包括以下几方面。

麻醉 局部浸润麻醉；小儿采用全身静脉复合麻醉，取仰卧位。

创面准备 ①距睑缘 3mm 左右与睑裂做平行切口，内、外眦部切口呈弧形，超过睑裂水平沿线约 2mm，应避免垂直于睑缘的切口。②彻底切除眼部焦痂组织，松解受压的睑周组织，使睑结膜完全复位。下眼睑内眦切痂时，要注意避免过深，防止伤及鼻泪管。③或刮除感染肉芽，松解纤维板，但要避免伤及提睑肌和眼轮匝肌。④或者彻底松解挛缩之瘢痕组织，恢复眼睑自由度，尽可能使其完全复位。在松解瘢痕组织时要注意睑缘侧适当留有皮下软组织，以防止移植皮片与切口的睑缘侧皮肤直接贴合形成皮赘。⑤眼睑瘢痕松解的切口方向，使创面的扩张主要为纵向扩张，以充分满足上睑的自由活动度，而对横向则仅为松解瘢痕，并不扩张创面，以保证术后晚期仍有一定横向张力。⑥当睑结膜及睑缘均恢复正常位置，在切口两侧牵拉扩张创面，使创面面积尽量扩大，但要防止损伤提上睑肌等组织，一般扩张量以增加原创面的 1/3 为宜，但若眼睑复位后，松解创面较小，扩张量也不宜小于 3mm。

植皮操作 ①扩张创面后测量创面面积，依次于适当位置取全厚皮或厚断层皮片，皮片与切口边缘对应缝合，留长线以备牵拉、打包。②将缝线分组牵拉，使创面持续扩张，并使移植皮片完全平整地贴附于创面，皮片上以足量湿润网眼纱加压，网眼纱中间隔加用半月板塑料板作为牵引支撑物，该塑料板面积应该足

够大，以使各牵拉线发挥持续牵拉作用。③将各组缝线拉紧，于板上相互结扎、打包，已起到持续牵引创面及对皮片加压的作用，使移植皮片与创面完全、紧密贴附，保证植皮成活。

（罗高兴）

烧伤后瘢痕性睑内翻（cicatricial entropion after burns） 深度烧伤愈合后，由于所形成瘢痕牵缩、牵拉等引起的睑缘内卷，部分和全部睫毛倒向眼球刺激角膜的反常状态。瘢痕性睑内翻多因严重沙眼、睑板瘢痕组织形成并收缩变形造成，也可见于烧伤、外伤后瘢痕收缩畸形。

临床表现 主要为倒睫。倒睫刺激摩擦角膜，可引起疼痛及角膜损伤。睑板的化学腐蚀伤或热烧伤可引起睑结膜、睑板瘢痕性收缩牵拉，致使眼睑内层比外层短，从而使睑缘内卷、睫毛内倒。由于睫毛经常在角膜、结膜表面摩擦刺激，轻者引起异物感、充血、疼痛、畏光、流泪等症状，严重者可造成角膜损伤、感染，形成溃疡，甚至失明。

治疗 眼睑内翻的矫正，只有通过解除睑板的向内牵引作用，才能使睑缘恢复到正常的生理位置，从而矫正睑板的异常形态。手术治疗的基础也是围绕睑板进行。

睑板切断术 将睑板自睑板下沟处切断，解除瘢痕的牵引，用缝线结扎使睑板恢复到正常位置。适于睑板变形、肥厚不明显的患者。表面麻醉、穹隆部结膜下及睑皮下浸润麻醉后，翻转眼睑，距睑缘 2mm 的睑板下沟处做一与睑缘平行，从内眦一直延伸至外眦部的睑板切口，可按内翻的程度切开全层睑板的 2/3 或完

全切透至暴露眼轮匝肌。压迫止血后，用带 0 号丝线的双针等距离做 3 对褥式缝合。每一对缝合均使从距切口后缘 1mm 的睑结膜进针，穿过睑板及睑板前轮匝肌，从距睑缘 3~5mm 处的皮肤出针，同一根线的另一针在第 1 针旁 2mm 处以同样方式穿出皮肤。完成 3 对褥式缝合后，垫以小棉卷后结扎，使睑缘呈轻度外翻，术后 5~7 天拆线。

霍茨（Hotz）睑板楔形切除术 从睑板的前面把变形肥厚的睑板削平或做一条楔形切除，以恢复睑板的正常形态，从而改变睑缘的位置及睫毛的方向，达到矫治的目的。适于严重瘢痕性上睑内翻的患者，特别是睑板明显肥厚、弯曲变形、眼睑皮肤松弛者。眼睑局部浸润麻醉及 0.5%~1% 丁卡因结膜表面麻醉后，用亚甲蓝在上睑皮肤画切口线，注意需双侧设计对称。若睑内翻严重，切口线应靠睑缘近些；若内翻不严重，切口线应按重睑术式设计，以便术后形成较为自然美观的重睑；若皮肤松弛者，可同时设计切除皮肤的切口线。将金属板置于上方结膜囊内，将上睑托起，按切口设计线切开皮肤，并剪除切口下及近睑缘部一条眼轮匝肌暴露睑板（若皮肤松弛者，可同时按设计切除适量的皮肤）。若上睑板肥厚或表面凹凹不平，可先用 15 号圆头刀，在睑缘上方 1.5mm 处（避开睫毛根），垂直切开睑板全层的 2/3，然后将刀放平，以拉锯动作向上刮切睑板，将睑板削薄，再用镊子提起这条睑板组织并剪除之。若睑板不十分肥厚，可分别在距睑缘 1.5mm 及 3.5mm 处斜形切开，使两个切口在睑板深层会合，即将睑板做一条楔形切除，注意

勿切穿睑板。用 3-0 丝线穿针，一般由内眦部开始，缝针穿过切口下唇皮肤、皮下组织，横行穿过睑板切口上缘，但不要穿透结膜，然后从切口上唇皮肤穿出，注意穿出点须和切口下缘的穿入点对称。其他 4 针，缝针至睑板时，可垂直穿过，并根据内翻的程度，调整缝线穿过睑板的高度。将缝线调均匀，一并剪断，结扎缝线后内翻得以矫正，使睫毛恢复到正常位置，术后 7 天拆线。

睑板睑结膜游离移植术　适用于严重的瘢痕性内翻的患者，特别是经过多次手术，睑板已有明显畸形或短缩的患者，通过该术式不但可以增加睑板、睑结膜的垂直长度，松解睑板内层对睑板的牵引，使内卷的睑缘得以复位，而且可以继续保持睑板对眼睑的支持作用。移植的睑板、睑结膜取自同侧或对侧的上睑。以下睑内翻的矫正为例：下穹隆结膜下及近睑缘皮下做浸润麻醉，同侧或对侧上穹隆及眼睑皮下浸润麻醉。用台式钩或牵引缝线翻转下睑，距睑缘 2mm 处做一与睑缘平行的睑结膜、睑板切口，至眼轮匝肌。于切口两侧睑板下将睑板与眼轮匝肌钝性分离，暴露出一最宽处约 2~3mm 的新月形创面，以备睑板睑结膜片移植。用台式钩或牵引缝线翻转上睑，于上睑中部切取供移植的宽 2~3mm 新月形睑板睑结膜片。在上睑结膜、睑板供区做睑板与其下眼轮匝肌的分离，然后用 8-0 或 9-0 尼龙线连续缝合切口。两端线头穿过眼轮匝肌从皮肤引出。如结扎后上睑有内翻倾向，供区处也可不予缝合，让结膜上皮逐渐增生覆盖。将切取的上睑睑板睑结膜片移植于下睑植床区，平展对合创缘后，间断或连续缝合。观察下睑弧度是否满意。若下睑较对侧为高，说明移植物太宽；若下睑变直，缺乏应有的弧度，则提示移植片中央部分太宽，必须修剪移植片后再行植入，直到满意为止。术毕时结膜囊内涂眼膏，术后 7~10 天拆线。

（罗高兴）

shāoshānghòu méiquēsǔn
烧伤后眉缺损（loss of eyebrow after burns）

因各种原因深度烧伤后，致眉毛部分或全部缺失。可分为部分或全部缺损，眉部深度烧伤是其常见原因，少数因波及眉部的皮肤病变如色素痣或毛细血管瘤等切除后所致，也或为麻风病的局部表现。

如为女性患者，无论部分还是完全眉缺损，均以采用文眉术效果较好。男性患者如是单纯的部分眉毛缺失，也可采用文眉术，全部眉缺失则可采用全厚头皮移植术或头皮动脉岛状皮瓣移植术修复眉缺失。另外，不论男女，如有眉缺失的同时伴有轻微的上睑外翻，通过手术组织移植方法修复眉缺失的同时还可修复上睑外翻。女性患者一般不采用头皮动脉岛状瓣修补术，因为采用这种方法修复的眉毛与头发一样又密又粗，不适合女性。

皮全厚皮移植修复法　术前应根据患者要求或健侧眉形在眉部画出修复眉毛的外形，用胶片剪出外形，消毒备用。从设计眉毛外形的正中眉头到眉尾做一弧形切口，直达皮下，向切口两侧剥离，修成一与眉毛外形类似的创面，依据眉毛胶片外形，在耳后头皮乳头区标出所取头皮的形状大小，注意应顺毛发生长方向，将眉头设计在上方，眉尾在下方，将全层头皮取下，修剪毛囊间的脂肪颗粒，切勿伤及毛囊，将头皮移植眉缺损区，做浅层缝合，打包包扎。术中要注意的是动作轻柔，切勿揉捏头皮组织，术后 12 天拆线，拆线时移植后的毛发可能已长长，但会逐渐脱落，3~6 个月头皮内的毛发又逐渐长出，可定期修剪，保持眉形。

头皮动脉岛状瓣修复法　一般采用颞浅动脉顶支作为眉再造的轴型皮瓣血管。术前眉形设计、定位同头皮移植法。剃头后，用超声血管探测仪标出颞浅及其分支（顶支、额支）的行走方向，在顶支的末端画出眉形，使动脉的走向应包括在眉形的中央，注意检测一下血管蒂的长度能否达到眉部，将设计的画线固定好。根据动脉走向切开头皮，将头皮瓣于帽状腱膜深层掀起后，由皮瓣向血管蒂根部游离，在帽状腱膜浅层，分离头皮，找出动脉，在动脉旁开 0.5~1mm 的距离结扎动脉分支，于帽状腱膜深层将动脉蒂游离出来，观察血供良好后，做眉部切口，在颞部打一皮下隧道至颞浅动脉根部，将皮瓣牵引至眉区创面，观察血管的蒂部张力是否过大，有无扭折等，必要时可再游离、松解血管蒂根部组织。将头皮、皮瓣缝合，颞部置一橡皮引流片，适当加压包扎，在眉头留一小洞观察皮瓣血供，注意观察皮瓣血运变化，是否受压等。术后 9~10 天拆线。

（罗高兴）

shāoshānghòu wài'ěrdào xiázhǎi
烧伤后外耳道狭窄（stricture of external auditory canal after burns）

耳部烧伤后，由于瘢痕增生或挛缩等致外耳道口径的缩小，影响外观或听力。后天性外耳道狭窄，多因烧伤、创伤或感染后发生瘢痕挛缩所致。致伤物质侵及耳甲腔和外耳道，治愈后瘢痕挛缩与增生同样可致瘢痕性外耳道狭窄。

临床表现 外耳道口径缩小，间歇性出现外耳道溢脓或发炎。除了可引起传导性听力障碍外，因外耳道深部引流受阻，而常伴有中耳及乳突炎症。

治疗 治疗原则主要是通过手术切除瘢痕组织，彻底松解挛缩，恢复或扩大外耳道口径。注意外耳道切口的两端创缘应做成锯齿状，外耳道内及其周围创面彻底止血后切取中厚皮片，将皮片内面朝外包裹在适当口径的橡胶管上，缝合皮片结合处，然后塞入外耳道内并与外耳道口锯齿状创缘缝合固定。术后加压包扎，8~10天拆线，继续用橡胶管或金属管支撑6个月，以防止创缘瘢痕和皮片后收缩致再度狭窄。如狭窄处为膜状瘢痕者，可在局部应用交错皮瓣进行修复，即在外耳道口狭窄处做十字形切开，剥离掀起皮瓣，再在内层组织做十字切开，切开线与外层十字切开线相交叉并形成4个内层组织瓣，将外层皮瓣转入外耳道内，内层皮瓣牵引向外进行缝合，置入裹有凡士林纱布的橡皮管。术后7~8天拆线，继续用橡胶管支撑3~6个月。瘢痕广泛且挛缩严重或皮片移植后再次狭窄者，如耳后皮肤条件较好，可在耳后设计一皮瓣，皮瓣远端部创面朝外反折缝合成管状，将皮瓣通过耳郭根部切口转至外耳道创口内重建外耳道口；或不缝合成管状，只用皮瓣插入外耳道创口内以修复大部分创面，小部分创面用局部瘢痕瓣或用中厚皮片移植修复。

手术方法：①术前准备。清洗耳周围瘢痕凹陷处积垢。外耳道内滴以3%过氧化氢液，吸干后再滴以0.25%氯霉素液，然后再吸干，每天3~4次。②在局部麻醉下，切除外耳道口及耳甲腔瘢痕；切除耳甲腔底突出于外耳道口后壁的软骨少许，扩大外耳道。重新清洗、消毒敞开的外耳道。注意止血。③按外耳道口创缘特点，在耳甲腔底选择1~2处做短弧形辅助切口，形成小三角皮瓣，插入外耳道口切除瘢痕的创面，打断环形创缘。④切取长2.5~3.5cm、宽1.0~1.5cm的中厚皮片，按包膜植皮方式做游离皮片移植，将小三角皮瓣缝接成Z形。用局部皮瓣与游离植皮结合的方法，有利于防止术后瘢痕挛缩。用抗生素纱布轻轻填塞，包扎。⑤术后8~10天拆线，伤口愈合后需用橡胶管或金属管支撑6个月，以防止创缘瘢痕和皮片后收缩致再度狭窄。

（罗高兴）

shāoshānghòu wài'ěrdào bìsuǒ

烧伤后外耳道闭锁（atresia of external auditory canal after burns）

由于耳部深度烧伤后粘连、瘢痕形成与增生、挛缩等使外耳道结构发生变化、粘连阻塞。

病因及发病机制 外耳道闭锁是临床上较为少见的耳部疾患。可以分为先天性和后天性。先天性外耳道闭锁的发生率为1：（2万~3万）。后天性外耳道闭锁的原因多由于肿瘤、手术、炎症等，其中以炎症最为多见，烧伤也是外耳道闭锁的原因之一。

临床表现 烧伤引起的外耳道闭锁，在闭锁的基础上，可出现不同程度的耳畸形，常见有耳郭缺损，耳郭粘连，皮肤瘢痕增生，耳垂畸形；也可以出现软骨感染。

治疗 外耳道闭锁的手术，根据其病因有所差异：①烧伤引起的外耳道闭锁手术。如为膜状闭锁，可经瘢痕设计内外两个十字形切口，瘢痕内外层切口夹角为45°，形成内外4个瘢痕瓣，交错缝合，缝合后可用适当粗细的橡皮管外裹酒精纱布塞入外耳道。拆线后，橡皮管仍可放置一段时间，以防止瘢痕收缩，再次引起狭窄或闭锁。如果瘢痕较厚、较大时，宜采用植皮法。手术时先切除外耳道的所有瘢痕，直至外耳道深部的正常部位，于身体其他部位切取中厚皮片一块，使其内面向外，包裹于粗细合适的硅胶管上，塞入耳道内。内侧端的皮片缘与耳道深部的正常皮肤不用缝合，外侧端的皮片缘可与耳道创缘缝合数针固定之。术后10~12天拆除缝线，硅胶管根据情况再放置3个月或半年。②炎症引起的外耳道闭锁，一般主张采用乳突切除术治疗。术中去除外耳道的后壁，从而保证有足够的外耳道的宽度。③瘢痕切除皮片移植法：用于外耳道炎引起的外耳道闭锁，采用切除瘢痕组织，移植耳后或上臂全层皮肤。④耳模植入法：由于在感染和炎症的创面上单纯植皮不易成功，可在前壁和后壁各做两个平行切口，向内直达骨性外耳道骨壁，切除两条皮肤、软骨，直达骨膜。耳道骨质往往呈弥漫性不规则增厚，再用电钻磨去部分骨性外耳道骨质，使外耳道增宽变直。术中应用显微镜，避免损伤残余的皮肤和骨膜。切除皮肤去除骨质因人而异，其原则是保证新的外耳道具有足够的宽度，并能使其皮瓣自行愈合为前提。植入已做好了的外耳道移植瓣膜，直达鼓膜，其新的外耳道用模具衬托。7~10天后将其取出，更换已消毒好了的新的外耳道模具，并定期清洗。放置的模具5个月左右取出。⑤楔状皮瓣法：切开外耳道的皮肤，紧贴鼓膜外耳道剥离皮瓣，使其完整游离后，切除瘢痕组织，再沿外耳道底做一切口，直达鼓膜，向前，向上掀起外耳道后上皮瓣，切除外耳道软骨部全部增厚的皮下组织，从外耳道底切除一条尖端向内的楔形皮肤，再用钻头磨去骨性外耳道部分，用以扩大外耳道腔。此后，将皮瓣复位。再根据外耳道缺损皮肤的需要，取耳后皮瓣植入修补其缺损部位。将聚乙烯管管面卷上碘仿纱条或凡士林纱条，植入整复的外耳道内，其纱条植入时间至少3周，此后每5天更换一次外耳道内纱布卷，并须稍施加压力。

为了保证手术成功，其手术过程中须注意以下几点：①在外耳道到鼓膜之间切除软骨和骨质时，应尽可能多保留外耳道皮肤。②新的外耳道应较正常外耳道宽，必须保证足够的外耳道宽度。③其创面应尽可能使用外耳道皮肤。④缺损的外耳道皮肤，最好选用耳后皮肤移植修复，用以防止因瘢痕形成，使外耳道再度封闭。⑤必须使用外耳道模具，衬以纱条，留置的模具不得短于3个月，最好是6个月，因人体瘢痕为半年到1年。⑥术后注意抗感染：预防感染，使其迅速愈合，是防止外耳道再度封闭的主要措施。

（罗高兴）

shāoshānghòu kē-xiōng zhānlián

烧伤后颏胸粘连 （mento-ster-nal adhesions after burns） 下面部、颈部、胸部等深度烧伤后治疗不当、瘢痕增生与挛缩等致颏胸发生粘连，使下唇、颏、颈、胸完全粘连一体而出现的严重畸形。又称Ⅳ度颈部瘢痕挛缩畸形。

常见于头面呈颈部烧伤后瘢痕挛缩畸形。

临床表现 是颈部瘢痕挛缩严重的类型，瘢痕上起下唇下缘，下至胸部，挛缩后使四个部位完全粘连在一起。表现为颈部极度屈曲，颈、胸椎后突，出现驼背；不能后仰，不能平视，不能闭口，流涎不止。饮食、呼吸均可发生困难；在儿童还可以继发下颌骨颏部发育不良，下切牙外翻；更严重者，致肩关节与胸部运动受限，影响脊柱生长，造成严重驼背畸形。由于长期流涎，颈部潮湿及衣服摩擦等，致瘢痕表面糜烂，形成久治不愈的溃疡。

治疗 颏胸粘连一旦形成，则需手术矫治。行游离植皮，或与颈侧胸、肩区皮瓣联合修复，或采用皮管型皮瓣移植及游离皮瓣修复，才能达到治疗目的。术前应详细检查患者的全身情况。如有慢性呼吸道感染者，应先予治疗，控制后再手术，特别注意应无咳嗽，以防影响术后移植皮片、皮瓣的成活。

中厚皮移植术 优点：颈部和颏颌角轮廓自然，手术次数少，手术范围小，患者易接受。缺点：可能有一定程度的再次挛缩或所植皮片产生皱褶。如皮片能全部成活，又能及时戴上合适的颈托，则可有所避免。手术步骤：①瘢痕切除和松解挛缩：患者取仰卧位，肩下垫一长条海绵枕，使头充分后仰。然后在拟切除瘢痕的最上方做一横切口，切开全层瘢痕，直达瘢痕下的正常组织平面。再循这一平面向下剥离，切除全部瘢痕。在严重挛缩的病例切除瘢痕时，应注意颈部的重要器官可能由瘢痕牵引而移位，避免误伤。如瘢痕较深，常需将颈阔肌一并切除，方能较好地松解挛缩，

使头后仰，完全显出颏颌角。必要时可将颏颌角的纤维脂肪组织予以切除，使其轮廓更加明显，也可自颏颌角横行切开，向前上方翻起包括颈阔肌和颏下脂肪结缔组织的组织瓣，将此瓣游离缘缝合固定在颏部前下方。这样既加深了颏颌角，又增加了颏部的丰满程度，使颈前曲线更接近自然。瘢痕较广泛时，两侧切口须延伸至耳垂后，并避免呈垂直方向，可为曲折线成W形，以防继发性挛缩。②切取全厚皮片或0.5~0.6cm的厚皮片，横行植于创面上。如需两块以上皮片时，其接缝处也应横行拼接使成曲折线。皮片与创缘缝合固定后，再在颏颌角处缝一横行固定线，使此处皮片与创面紧密固定。由于吞咽动作，影响局部皮瓣生长，故在喉结上下将皮片与创面各固定1针，皮片生长可能较好。③结扎：皮片与创缘缝合后，冲洗皮片下积血，皮片上覆盖一层凡士林纱布和大量疏松纱布，打包包扎，适当加压，不宜过紧，以免妨碍呼吸。然后用石膏绷带将下颌、颈、胸和两侧腋部一并妥加固定。术后处理：①术后注意呼吸道通畅。②鼻饲或者漏斗喂流质饮食。③术后8~10天揭示创面，拆线，更换敷料。

邻近皮瓣转移术 如果挛缩畸形邻近胸部、颈部等有合适的供瓣区即可通过应用邻近皮瓣转移修复颏胸粘连畸形，其优势在于可较好地避免颈部再次发生挛缩畸形。包括锁骨前胸区双侧皮瓣移植修复术、颈部皮瓣移植修复术等。以锁骨前胸区双侧皮瓣移植修复术为例：①麻醉成功后，在肩下垫软泡沫垫，使颈部充分伸展。②以0.1%新洁尔灭等冲洗局部，常规消毒术区及供瓣区后

铺巾，并将头面部鼻以上用术巾包裹。③切除、松解挛缩瘢痕至正常组织，必要时可切除已挛缩的颈阔肌，使颈部充分伸展，并显露出颌颈角。④在颈部挛缩瘢痕下方的两侧，按项部创面大小设计蒂在肩颈部而瓣在胸部的一对皮瓣。皮瓣远端不应超越中线。由于皮瓣血运较好，长宽比例可达2∶1。⑤按设计在深筋膜浅面掀起双侧皮瓣。⑥创面彻底止血后，将两侧皮瓣向内上方旋转，互相推进并交叉缝合。将上方皮瓣上缘缝合于下颌颈角稍上方。皮瓣转移后，下颌底部创面及供瓣区用中厚皮片移植覆盖，并分别打包加压包扎。

皮肤软组织扩张皮瓣转移修复法　如瘢痕挛缩部位或邻近周围有足够扩张的皮肤或表浅瘢痕组织，均可考虑以皮肤软组织扩张皮瓣转移修复法修复颏颈粘连，尤其对大面积烧伤后供皮及供瓣区不足患者，本手术方法是较好的选择。手术步骤：①麻醉成功后，面颈及胸部常规消毒铺巾。②估算二期瘢痕切除、颈部充分伸展后需扩张皮肤皮瓣修复的创面面积，按修复1cm²需3~4ml扩张量计算，确定需埋置扩张器大小。仅一个扩张器扩张形成皮瓣往往不能完全覆盖瘢痕切除、松解后的创面，故常需在颈部瘢痕组织左右及下方同时置入多个软组织扩张器。确定需置入扩张器数量大小，并标记相应的埋置部位。③按设计在瘢痕与正常组织效果处做一5~8cm长切口，在皮下或颈阔肌下钝性分离，形成比预计埋置扩张器截面稍大的潜行袋状腔隙，彻底止血并冲洗。④将检查无渗漏等的扩张器平整置入，并将注射阀置于远离扩张囊的软组织皮下。腔隙内放置负

压吸引管1根。逐层间断缝合皮下、皮肤等。⑤即刻可通过注射阀注入扩张器容量10%~15%生理盐水后，适当加压包扎。⑥术后2周拆除缝线，开始通过注射阀注入10%或适量生理盐水，每3~7天重复注射。⑦当皮肤软组织扩张达到预期目的时，即可施行二期手术：常规消毒铺巾后，从原切口或瘢痕切除设计切口切开，完整取出扩张囊及注射阀。切除并松解颈部瘢痕组织，致颈部充分伸展，将扩张后的皮瓣按设计旋转、推进等可覆盖创面，逐层间断缝合。适当加压包扎。颏底或上胸部所余创面可行中厚皮片移植后打包加压包扎。

游离皮瓣移植修复法　通过游离皮瓣移植可较理想地修复严重颈胸粘连畸形。术前通过血管检查等，结合患者具体情况，选择设计合适的供瓣区。首先切除松解颏颈部瘢痕组织，使颈部充分伸展、颏颈角形成。暴露一侧用于血管吻合的面动静脉。彻底止血冲洗后备用。按创面大小及术前设计，取下游离皮瓣，并保护好待吻合血管组。按照显微外科技术要求分别吻合动静脉血管组。逐层缝合皮肤皮下，适当加压包扎。

远位皮管移植修复法　严重颈部挛缩，或伴有颏部与下唇挛缩畸形时，前胸、肩、背部均无可供形成皮瓣的正常皮肤，游离植皮往往难以避免后期皱褶与挛缩，效果不稳定。因此不得不利用远处皮管形皮瓣转移到顶部。皮管应尽量做在靠近颈部的位置如胸肩峰皮管、胸腹皮管、背部皮管等，争取直接转移，减少手术次数，必要时可在背部设计一大型皮管转移。

（罗高兴）

shāoshānghòu wài'ěr bānhén luánsuō jīxíng

烧伤后外耳瘢痕挛缩畸形

（deformity of external ear after burns）　耳部深度烧伤后，造成耳郭皮肤、软骨及周围皮肤的毁损，创面愈合后瘢痕增生与挛缩，进而造成外耳不同程度的畸形。耳郭向外竖起，部位暴露，常伴随头、面、颈烧伤而致伤，往往累及前后整个耳郭。耳郭皮肤薄嫩，皮下组织少，中间有弹性软骨。耳郭烧伤多为Ⅱ、Ⅲ度热力烧伤，耳轮、对耳轮、耳轮脚、耳屏等处突出，易见软骨烧伤。临床上也可见到除耳甲外的全耳郭烧焦干缩，伴耳郭周围头皮深度烧伤。

临床表现　常见的外耳瘢痕挛缩畸形有耳部皮肤瘢痕增生、耳郭粘连、耳轮缺损及耳郭部分或全部缺损等。耳郭烧伤畸形，多与组织缺损瘢痕增生粘连同时存在。耳前皮肤深度烧伤，耳郭可向前粘连，严重时可将外耳道完全阻塞。耳后皮肤烧伤瘢痕形成，造成耳郭与乳突部粘连。如果感染，耳软骨广泛破坏，耳郭皮肤虽未破坏但挛缩成一团，耳郭外形完全消失，形成极不整齐、高低不平的菜花状耳。

治疗　治疗方式有以下几种。

耳郭粘连的修复　耳后粘连，如成蹼状或条索状瘢痕，可采用Z成形术或V-Y成形术进行矫正。耳郭粘连常常比较广泛，需采用瘢痕松解植皮的方法进行矫治。手术注意要松解到耳软骨根部，在耳软骨表面应保留一层皮下组织，术后注意佩戴维持颅耳角支撑物半年以上。

耳轮缺损的修复　耳轮是耳郭烧伤最容易损伤的部位，严重的耳郭烧伤均存在不同程度的耳

轮缺损。如耳后有正常皮肤可利用，可采用局部随意皮瓣移植或以颞浅动脉耳支为蒂的轴型皮瓣移植修复。如耳后均为瘢痕，可采用耳下颈部皮管、上臂内侧皮管进行修复。手术需经皮管成形、皮管转移、耳轮成形等步骤完成。

耳垂缺损的修复　烧伤后部分耳垂缺损常常与瘢痕粘连同时存在，可利用耳垂部皮肤，按耳垂缺损情况设计皮瓣，转移至缺损区。在皮瓣内埋植软骨片后缝合伤口，则重建的耳垂不会缩小。供瓣区可直接缝合。缺损大时可行全厚皮移植。如耳垂部分缺损伴粘连者，可根据具体情况将粘连处切开，然后在耳后设计一皮瓣，蒂在耳郭后，将皮瓣掀起，转至耳垂的创面，间断缝合，形成耳垂，耳后所遗留创面可游离后行直接缝合。

耳郭部分缺损的修复　耳郭部分缺损，需用皮肤和软骨支架修复。在耳后皮肤良好的情况下，尽量采用耳后皮肤。关于耳软骨的修复，一般以自体软骨移植为好。亦可采用异体后异种软骨移植，早期效果尚好，但晚期有的被吸收，以异种软骨为甚。

耳郭大部或全部缺损的修复　由于耳郭的特殊形态，烧伤后耳大部或全部缺损的病例，耳后常常没有可利用的正常皮肤，故需先将耳后瘢痕切除用全厚皮覆盖修复。半年以后用常规方法取肋软骨，雕刻成形后植入耳后移植的全厚皮下，再等半年以后，将软骨从乳头部掀起，形成的创面用中厚皮覆盖。该术式治疗时间长，需多次手术，术后耳郭外形不是十分满意。目前，也可采用硅橡胶义耳的方式修复，随着目前工艺、技术的进步，义耳可达到以假乱真的效果，有较好的推广价值。

菜花状耳郭畸形的修复　菜花状耳多为烧伤过深，或浅度烧伤耳受压，继发化脓性感染，形成软骨膜炎未获得妥善治疗的结果。因软骨坏死，纤维结缔组织增生和收缩，卷曲一团，形成极不整齐的菜花状，触之质硬韧，并常有压痛。如残留的皮肤尚可，可从耳轮处切开，切除挛缩的软骨及瘢痕。然后植入耳形软骨，形成耳郭。二期手术再用颈部皮管或耳后皮瓣，转移至耳轮部，再造耳轮。或采用颞区血管化皮瓣修复耳轮缺损。

（罗高兴）

shāoshānghòu xiǎokǒu jīxíng

烧伤后小口畸形（microstomia after burns）

口周深度烧伤愈合后，由于瘢痕增生及挛缩，致口裂过小，进而影响美观、进食、说话等的畸形状态。多由口角部瘢痕挛缩引起变形所致，多继发于口角皮肤烧伤，或口唇黏膜较重的感染，或化学性损伤。

临床表现　口角挛缩，可局限于一侧，但以双侧多见。表现为口裂缩小，重者状似鱼口，口腔黏膜多未受累，进食和语言功能都有严重障碍。由于经常被迫张口，常引起局部脆弱瘢痕组织的反复破裂或形成溃疡。

治疗　主要根据口裂畸形发生的原因、程度、大小及口角周围瘢痕多寡等情况，选用不同方法加以修复。如为一侧口角唇红部发生粘连，可采用唇红组织瓣滑行或转位修复开大口角。如唇红组织丧失较多，可采用颊黏膜瓣修复，该法适用于双侧口角开大术。修复方法包括：①滑行唇红瓣口角成形：本方法适用于一侧口角唇红部发生粘连，粘连性瘢痕切除后唇红缺损创面不超过1~1.5cm者。方法：手术时先在患者按健侧口角位置定点，沿口角定点部位至口裂做一水平切开，直到口腔黏膜。将此区内粘连的瘢痕组织切除，沿上、下唇正常唇红缘和口内黏膜各做一个水平切口，形成上下两个唇红组织瓣，其长度以能充分向口角滑行，缝合后无张力为度。再将上下唇组织瓣各用1针褥式缝合固定于口角外侧正常皮肤上，最后将组织瓣分别与唇红缘及口内黏膜加以缝合，开大口角。②唇红旋转及滑行组织瓣转位口角成形：适用于一侧口角瘢痕较小，而唇红组织丰满者。方法：患者口角位置定点与唇红滑行瓣相同。手术时在下唇唇红向上唇延伸部分，设计一个上唇唇红旋转组织瓣，切除口角的瘢痕组织，在上唇唇红组织旋转瓣内侧，形成另一个上唇唇红滑行组织瓣，两瓣分别形成后，转位至口角处加以缝合，开大口角。③颊黏膜滑行瓣法口角成形：本法适用于一侧唇红组织丧失较多和双侧口角开大的病例。方法：口角定点及口角至唇红部三角形瘢痕皮肤切除，均与唇红滑行瓣法相同。根据唇红组织缺失大小，在同侧近口角处的颊黏膜上设计一个双叶状黏膜组织瓣，蒂部在后方。组织瓣充分游离后，转移至上下唇唇红缺失的创面上，并加以缝合开大口角，颊黏膜供区拉拢直接缝合。如为双侧口角开大，手术分侧进行，先将口角三角区皮肤切除，并沿唇红与口裂平行线切开，使口角增大。根据口角区缺损面积，在同侧口内黏膜设计一Y形切口，Y形三角黏膜瓣底部应位于颊侧。切开颊黏膜瓣，并行黏膜下分离，将Y形三角黏膜瓣尖端转向外侧口角与皮肤创缘缝合，形成新的口角。然后，将上下两块黏膜瓣的创缘做适当修剪，与上下唇皮肤创缘缝合。④唇黏膜推进方法口角法：该法适用于烧伤后口角有环形瘢痕而张口困难者。方法：按正常口角口裂成形。手术时先用亚甲蓝绘出拟定口唇外形的轮廓。为了使口角处皮瓣有足够宽度，皮瓣蒂部约为 0.5~1.0cm。沿绘出的上下唇唇红缘切开，切除瘢痕组织，两侧口角处各保留一三角形皮瓣。沿口内黏膜创缘充分游离，将口角处黏膜做 1~2cm 平行切开，最后将口腔黏膜拉出与上下唇皮肤创缘缝合形成唇红，将口角处三角形皮瓣转向口内，该法术后口角略成方形。也可采用口角皮肤瘢痕切除，黏膜 Y 形切开法治疗。有些小口畸形，是由口角前方的蹼状瘢痕封闭所致，口角被掩盖在蹼的深面，仍保持完好。这种小口畸形可按 Z 成形术原则修复。

（罗高兴）

shāoshānghòu chúnwàifān

烧伤后唇外翻 （cheilectropion after burns） 口周皮肤深度烧伤愈合后，由于瘢痕增生与挛缩，致口唇不同程度外翻，进而影响容貌、进食甚至说话等。是面部烧伤后常见畸形，局部口唇轻度外翻常由局限性外伤瘢痕愈合后形成，全部唇外翻多因面部烧伤瘢痕性挛缩引起。

临床表现 局部口唇轻度外翻，比较少见。一般只表现为红唇缘的局部凹凸不齐，口裂不能紧闭，外翻部呈切迹状缺裂。全部唇外翻，轻者，口唇闭合不全，黏膜因长期暴露，以致干燥，易角化结痂，或发生皲裂，组织肿胀肥厚；中度者牙龈外露，语言、饮食不便；重度外翻，发生于上唇，可部分或完全堵塞鼻孔，妨

碍呼吸；发生于下唇者功能危害更甚，由于龈唇沟消失，口涎外溢，颏颈部皮肤因经常受唾液浸渍而易于糜烂，最严重的可伴有颏颈粘连。

治疗 包括以下几种方法。

上唇瘢痕的修复 包括局部皮瓣和游离植皮。

局部皮瓣 瘢痕范围小，仅涉及一侧上唇时，可采用鼻唇沟皮瓣转移到缺损的部位。手术方法依畸形大小及部位而异。

游离植皮 上唇中央或者瘢痕缺损较大且周围皮肤无法利用时，可采用游离植皮的方法复位。手术时应该注意以下几点：①鼻翼常受到瘢痕的潜力，切除瘢痕时应保留鼻翼并使其复位。②上唇缘应保持唇弓弧线。③如瘢痕位于中嵴两旁。可将两侧人中嵴对缝呈管状，创面向外，其上植皮。皮片存活 3 个月后，剪开对缝线。此时人中嵴和人中沟可与正常相似。④两侧应切除到鼻唇沟，并注意对称。⑤彻底切除瘢痕组织，但勿损伤口轮匝肌，使上唇恢复到正常位置。⑥所植皮片应与缺损大小相等，人中处皮片不宜过长。⑦移植皮片可取锁骨上或腹股沟部的全厚或中厚皮片均可。皮片缝合后打包包扎，再用胶布加压固定于两颊部。⑧术后需鼻饲或用漏斗喂流食，避免唇部运动。术后 10 天拆线。

唇外翻的修复 下唇局限性瘢痕挛缩外翻，多采用游离植皮或局部皮瓣修复。在广泛性瘢痕挛缩、局部无正常皮肤科利用时，可采用远处皮瓣修复。

游离植皮修复法 先依唇缘做切口，将瘢痕组织自正常于口轮匝肌浅面切除，使局部恢复到正常状态。两侧口角切除应超出正常皮肤范围。如果瘢痕广泛，

切除范围还应绕过口角到上唇，使植皮后的下唇可因此向上牵引，不致下垂。然后取相应大小的中厚或全厚皮片，移植于创面，打包包扎，外加盖少量纱布，胶布固定于两颊。术后宜用鼻饲，防食物流进伤口。

局部皮瓣转移修复法 ①下唇局限性外翻：可将唇缘切开，瘢痕组织做三角形或 V 形切除。然后延长唇缘切口，并分离下唇皮下组织，使两侧皮瓣向中拉拢并缝合。为防止继发性挛缩，可做 Z 形皮瓣，改变其直线瘢痕。如果下唇黏膜显有多余，可延长下唇缘的切口，选择适当部位，将黏膜切除一部分。但不宜在皮肤缝合处切除，以免有缺陷性畸形。如一侧的皮肤较松弛，可以连同黏膜做一棱形切除后，将一侧皮肤转移到对侧，以修复外翻，又可以避免直线瘢痕。②下唇缘外翻者：如下颌皮肤较松弛。可以在患侧口角下方的颌部设计一弯向颏下的皮瓣，转移到下唇，以修复其外翻。③下唇一侧局限性皮肤缺损形成的外翻：可在口角处设计一皮瓣，同时将唇缘切开，充分游离皮下，使红唇粘连完全松动。再将其牵引固定于口角处，转移口角处的皮瓣到下唇缺损处修复之。

远处皮瓣转移修复法 下唇严重外翻并有颏、颏下部、颈部瘢痕挛缩时，游离植皮不易获得满意的效果，则须采用皮瓣修复。一般采用的皮瓣有：颈部或颈胸部双蒂皮瓣，胸肩峰管性皮瓣或双侧颞浅动脉为轴型的额部皮瓣等。①颈部皮肤松弛且有弹性，如果颈部或颈胸部皮肤正常可形成横蒂皮瓣，转移至下唇及颏部。双蒂皮瓣蒂部较宽时，则不需做延迟术，一次即可转移到下唇及

颏部。但由于颏部较突出，皮瓣蒂部张力常嫌过大，可能影响皮瓣血运，故转移时，颏部略内收，以减少皮瓣张力。术后须用枕头维持这一体位。3 个月后再做最后修整。②如患者颈部瘢痕较广泛，不宜行双蒂皮瓣时，可行双侧三角皮瓣，先转移至颏部，断蒂时将近端的皮管摊平，转移到下颌部。

(罗高兴)

shāoshāng jízhěn rùyuàn hùlǐ

烧伤急诊入院护理 （emergency nursing after burns）

烧伤患者急诊入院，应根据烧伤面积大小和病情的严重程度准备房间：大面积烧伤或有严重合并伤者应收治到隔离区的单间，床旁备好监测生命体征、维持气道通畅、维持循环系统功能和观察肾功能的设备和器材。需采用暴露疗法的患者，要调节好室温在 30~32℃。

未发生休克的中、小面积烧伤患者，入院时的一般处置是先进行卫生整顿，在处置室除去烧焦或污染的衣服、敷料；头面部烧伤患者剃去头发，会阴部、双大腿烧伤或需要导尿的患者剃除阴毛；创面污染重时应行清创处理后，再将患者移至铺有无菌纱垫的病床上。大面积烧伤或发生休克及其他合并伤者，应选择腔径大的穿刺针，尽快建立双静脉通道；若穿刺困难时，则应尽快行静脉切开。连接各种监测仪器，测量体温、脉搏、呼吸、血压；观察神志、瞳孔的变化。遵照医嘱吸氧、留置导尿管、皮试；急诊抽血进行生化、常规、血型、血气分析的检查。待以上工作处理完后，再向陪送人员详细询问受伤史及受伤后处理的经过，了解患者以往的身体状况、生活习惯、文化背景以及对护理的要求，

向患者及家属进行入院的宣教，讲解需要配合的问题。做好各种记录：详细记录患者入院时的生命体征及临床表现；简明扼要记录受伤史及受伤后处置；按时记录入院后的各种治疗、护理及处置；准确记录患者的出入量；交待处置及观察的重点。

(刘永芳)

shāoshāng xiūkèqī hùlǐ

烧伤休克期护理 （nursing in shock stage after burns）

重点是通过建立和维持输液通道通畅，根据观察到的患者病情调节进入体内的液体量，以维持水、电解质平衡，同时防止创面的再损伤和污染。

一般护理 患者去枕平卧位，保持各种管道（气道、输液管道、尿管等）通畅，保持病室温暖，限制入室人数，接触创面的物品皆应消毒，及时清除过多的渗液和更换浸湿的敷料。

输液护理 交替补液，有双静脉通道的患者，一静脉通道输胶体；另一静脉道输电解质液和水。无双通道的患者输液应按胶体、电解质与水分三者交替输入，一种液体输入时间不宜过长，特别是不宜短时间内输入大量水分；大面积烧伤患者可采用快速补液法，在短期内补足液体，使血压、心率、尿量升至基本正常的水平；根据尿量调节输液速度。成年人按尿量 $0.5 \sim 1.0 ml/(kg \cdot h)$，当尿量 $< 30 ml/h$ 时，应加快补液，如经加速补液尿量仍不增加，应警惕急性肾衰竭的可能，及时报告医生进行处理。当尿量超过 $1 ml/(kg \cdot h)$ 时，表明输液速度过快，应适当控制输液速度。输液泵能准确控制输液滴数，使液体均匀的进入体内，对减少脑、肺水肿的发生有一定作用。老年

人输液：老年人烧伤后由于各器官功能代偿能力差，对补液的耐受性差，易发生肺水肿和心功能衰竭，输液速度要求均匀，切忌快速补液。小儿输液：小儿烧伤在短时间内输入大量液体，会引起脑、肺水肿和心力衰竭。因此，小儿输液要求交替，均匀输入。可以采用将 24 小时的液体混入 3L 袋中，按尿量 $1 ml/(kg \cdot h)$ 调节输液速度，中间穿插输入血浆。脑外伤输液：脑外伤患者的输液速度要适当控制，在补足血容量的同时，加以脱水。由于大面积烧伤患者需要输入大量液体，可使用输液恒温器以及其他方法把液体加热到 32℃ 左右，减少寒冷对机体的刺激。

病情观察 ①神志观察：患者出现烦躁不安、神志恍惚或表情淡漠，可能是脑部缺血、缺氧的表现；小儿不哭不闹，要高度警惕发生严重休克和脑水肿。②口渴的观察：为常见症状，不能依靠饮水纠正口渴，如医生同意，可少量多次饮用糖盐水，一般待休克纠正后，口渴可自行缓解。③体温观察：高热、昏迷、抽搐是小儿严重休克或脑水肿的表现，体温过高时，要用冰袋等进行降温，必要时根据医嘱使用退热、镇静剂；体温过低或不升，应注意保暖。④血压和心率观察：烧伤休克期，成年人收缩压应维持在 79.5mmHg 以上，小儿收缩压应维持在 79.5mmHg 以上，脉压同成年人，血压下降，脉压减少，表示有休克存在，应该加快补液。成年人心率应小于每分钟 120 次，小儿小于每分钟 140 次，如成年人心率超过每分钟 160 次，儿童心率超过每分钟 180 次，应立即报告医生，给予处理。⑤末梢循环观察：周围动脉搏动是否

有力，肢端是否温暖，皮肤色泽是否正常，有无花斑，指、趾甲床有无发绀等。⑥尿量观察：休克期尿量维持在 0.5～1.0ml/（kg·h）。

（刘永芳）

shāoshāng xīrùxìng sǔnshāng hùlǐ

烧伤吸入性损伤护理（nursing of inhalation injury after burns）

通过密切观察患者的病情，有效的气道护理，以维护呼吸道的畅通，预防和减少肺不张和肺部感染的发生。

一般护理 根据患者的年龄、身材大小，准备大小合适的气管导（套）管和气管切开用物。吸氧，无气管切开的患者，采用持续低流量鼻导管给氧，氧流量为 1～2L/min；气管切开患者，取一次性头皮针，剪去针头后，连接氧气管，然后插入气管套管内吸氧。吸痰时供氧可采用充氧-吸痰双腔管，一腔为吸痰用，一腔供氧用，可在吸痰同时不断供氧，做好口腔护理。

病情观察 ①意识观察：意识障碍的患者，轻者表现为烦躁，重者表现为躁动、谵妄，甚至出现昏迷等缺氧表现，但需与休克引起的意识障碍鉴别；通过询问患者的吞咽难易程度了解患者喉部是否水肿。②呼吸观察：呼吸次数加快、呼吸费力、鼻翼扇动、吸气困难等可能是上呼吸道梗阻表现，应立即报告医生准备气管切开，如出现危及生命的窒息情况时，应行紧急环甲膜切开术。③气管切开患者的观察：呼吸困难和缺氧程度是否改善或继续加重，气道是否通畅，气管分泌物的性质、颜色及量有无异常，气管切开周围皮肤分泌物的量及颜色，气囊压力是否合适，有无漏气，有无出血、皮下有无气肿、

气胸、感染等并发症的发生。④吸痰时患者的观察：患者面部表情及口唇颜色，如有发绀应立即停止吸痰，给予氧气吸入；观察痰液的颜色、稀稠程度。⑤使用人工呼吸机患者的观察：观察生命体征变化，对呼吸器的适应性及胸部起伏及呼吸音等情况变化。

气管切开护理 严格无菌操作。接触气管切口的各种管道、物品均应无菌，气管切开伤口每日消毒、换药，脏后随时更换，保持伤口周围皮肤清洁干燥。一次性气囊导管每周更换1次，如有痰痂形成，影响呼吸，应立即更换。

吸痰 根据痰液多少选择吸痰时机，吸痰动作要轻柔迅速，吸痰管的负压吸力保持在 2～4kPa，吸力过大，可损伤气管黏膜。吸痰方法：用手将吸痰管与玻璃接头处反折，使之不漏气，将吸痰管放入气管内足够深的位置后（一般吸痰管能够到达的位置）开始吸引，从深部边吸边轻微旋转并缓慢后退，每次抽吸时间以 15～20 秒为宜，吸痰管从气管导管口退出后就必须换用新管，吸痰过程中患者常有咳嗽反射，这有利于排痰和痰液的吸出。定时翻身拍背促进排痰，使用翻身床的患者翻身俯卧后及仰卧前要定时拍背。

气道湿化 分为持续湿化和间断湿化法。①持续湿化法：将气管导管口覆盖双层无菌纱布，将湿化液以输液方式通过头皮针持续滴在无菌纱布上，滴速控制在每分钟 4～6 滴，其湿化效果比将湿化液直接滴入气管内好。②间断湿化法：使用蒸气吸入器、雾化器做湿化或每次吸痰后缓慢气管注入 2～5ml 湿化液。长时间

超声雾化吸入可致患者血氧分压下降，应采用短时间间断雾化法，每隔 2 小时雾化吸入 10 分钟。湿化满意的标准：分泌物稀薄，能顺利通过吸引管、导管内没有结痂，呼吸道通畅。如湿化不足，分泌物黏稠，吸引困难，有突然的呼吸困难，发绀加重；湿化过度，可使分泌物过于稀薄，咳嗽频繁，需要不断吸引，患者可出现烦躁不安，发绀加重。经常监测导管气囊的压力、系带松紧，定时放气、充气，特别是头面部和大面积烧伤患者创面水肿期和水肿回收期、低蛋白患者俯卧位后，应随时调节系带松紧以能伸进固定带一小指为宜，以防止气管导管脱落或压迫气道。使用人工呼吸器的患者变换体位前后随时调节呼吸机支架，妥善固定呼吸机管道，以防气管套管过度牵拉导致套管旋转或脱出。

心理护理 向患者及家属说明气管切开的目的，取得患者及家属的积极配合。可通过纸、笔及提示板的方式询问患者自我感受，给予精神安慰。

（刘永芳）

shāoshāng chuāngmiàn hùlǐ

烧伤创面护理（nursing of burn woands）

为了减少创面感染，保证皮片生长良好，促进创面愈合，而对烧伤创面进行的观察、更换敷料、翻身、体位固定等。

包扎疗法护理 包扎敷料宜厚，一般厚度 3～5cm，吸水性好，包扎压力均匀，范围宜超过创缘 5cm 以上。包扎不宜过紧，从远心端开始，四肢、关节等部位的包扎应注意保持在功能位置。包扎完后注意检查肢端血循环，抬高肢体。首次更换敷料时间，视创面渗出情况决定，一般 3～5 天，如包扎敷料浸湿、发绿、出现异

味或身体出现发热等症状时应立即揭开敷料，观察创面。每班交接时应检查肢体远端有无青紫、发凉、麻木、肿胀等情况，定时翻身，防止创面长期受压。

暴露疗法护理 环境要求清洁、温暖、干燥、室温 30~32℃，相对湿度低，房间经常进行空气消毒。床单元间距 1.5 米，重患者住单间。严格陪伴探视隔离制度，接触暴露创面的物品应无菌，接触暴露创面的手应戴无菌手套。使用烧伤保温架促进和保持创面干燥，湿润创面及时换药清洁，涂抹聚维酮碘（碘伏）等消毒剂，受压创面尽量悬空，不能悬空部位定时翻身以保持干燥。

浸浴疗法护理 掌握好浸浴的时机，中小面积随时可进行，大面积烧伤患者一般伤后 2 周左右开始进行。浸浴前的准备，输液通道、尿管可保留，做好患者心理护理，同时让患者进食少量食物，浸浴缸清洗消毒，浸浴液可加入 1/5000 的高锰酸钾液或清水即可，浸浴水温以 38~39℃ 为宜，室温调节到 28~30℃。浸浴步骤：先将烧伤创面全部浸泡在水中 5 分钟左右，头面部创面可用湿纱布覆盖浸泡后，用洗发水或沐浴露清洗，动作要轻柔，清理痂皮不可硬扯，可用剪刀修剪，粘贴紧密的敷料必须充分浸泡后，一边浇水一边缓慢揭开，脓液必须彻底清理，首次浸浴时间不宜过长，约 30 分钟，注意浸浴过程中要适当加热水，以保持合适的水温，同时注意观察患者面部表情，如出现面色苍白、虚汗等表现，应立即停止操作，必要时让患者饮糖开水，如不能缓解，应停止浸浴。浸浴后用清水再冲洗一次创面，以减少细菌感染。浸浴完后浸浴缸注意消毒处理。

头面颈部烧伤创面护理 清洁整顿，剃尽毛发，使之不与渗出物黏着。以后每周定期剃发 1 次。无休克者采用半卧位，以利水肿吸收，颈部烧伤者头颈部取过伸位，肩、项垫小枕使头后仰或取半坐位头后仰；颈部、顶后烧伤者，病情许可，白天可采用坐位，头后仰，以减少创面受压时间；大面积烧伤，使用翻身床翻身，避免同一部位长期受压。创面采用暴露疗法或半暴露疗法。眼部保持清洁，有睑外翻时，应用眼膏及无菌油纱布保护，以防角膜暴露引起感染和擦伤，每次滴眼药前应将眼部周围分泌物及药膏拭净后再滴，必要时用生理盐水冲洗；翻身俯卧位前，小软枕垫于额部着力，进行眼部护理后翻身，翻身后检查眼部是否受压，俯卧位后，要经常检查着力位置并及时纠正。耳部创面避免受压，尽量不侧卧位休息，如必须侧卧时可用圈形棉垫支持，外耳道口用棉球填塞，浸湿后立即更换，以防分泌物流入耳道。保持鼻腔清洁、通畅，及时拭净分泌物，鼻孔可滴入少许液状石蜡，防止分泌物黏结堵塞。保持口腔清洁，每天早晚可用呋喃西林液清洁口腔，每次进食后漱口，经常观察口咽部，如发现溃疡等口腔糜烂，及时报告医生处理。

手部烧伤创面护理 体位，抬高患肢，使其高于心脏平面，以利于水肿消退。保持手部功能位，腕背屈 30° 或中位，诸指分开，拇指外展，第 2~5 掌指关节屈 20°，指间关节伸直。禁止患者为减轻疼痛，自然放置手部于舒适位置，如半握拳、拇内收和腕掌屈。单纯的手部烧伤采用包扎疗法不妨碍患者的日常简单生活。

会阴部烧伤创面护理 仰卧位，下肢外展 45°~60°，臀部略垫高，大面积烧伤伴会阴烧伤者用翻身床。采用暴露疗法，充分暴露创面，成年人剃净阴毛，用聚维酮碘（碘伏）等消毒液保持创面干燥，定期做创面细菌培养，进行菌种监测。留置尿管，每次便后用温水冲洗会阴，清洁便器。常规冲洗会阴每天 1~2 次。

（刘永芳）

shāoshāng téngtòng hùlǐ
烧伤疼痛护理（nursing of pain after burns） 烧伤疼痛贯穿于烧伤治疗的全过程，烧伤疼痛程度常与烧伤程度、病程进展、治疗措施和患者的个体、文化、心理因素等有关。烧伤护理的全过程，都应控制和减轻的疼痛。

院前疼痛护理 小面积烧伤或单独的四肢头面部烧伤可以采取清洁冷水冲、浸泡、冰块冷敷；大面积烧伤需在医生指导下用药物镇痛。转运过程中，暴露创面应用消毒或清洁衣物妥善包扎，受压创面下方放置垫褥、充气枕、海绵垫等柔软物质，以防止创面与运输工具摩擦引起疼痛，在医生指导下使用镇静止痛剂时，需要密切观察患者的神志、呼吸和血压。

入院时疼痛护理 创面的衣裤或包裹物用剪刀剪开，不能强制剥离，以免触及创面加重损伤造成疼痛。小面积创面清创时可采用流水冲洗分离黏附的污物，尽量保留未分离的表皮，以保护创面，减少渗出，防止上皮细胞干燥坏死，而引起疼痛。清创后如能采用包扎法尽量用包扎法，受伤部位如在头面部和四肢应尽量保持高位，以利静脉回流减轻肿胀引起的疼痛。疼痛明显或因疼痛引起患者烦躁可根据医嘱使用镇静止痛剂，需密切观察药物的不良反应，如有无呼吸抑制、谵妄、幻觉、恶心、头痛等副作用；有无上腹部不适等症状。未成年烧伤患者采用亲人陪伴能够减轻患儿的孤独感和对陌生环境的恐惧感；护士通过语言、动作等安慰患者，以减轻患者因急性应激导致出现的害怕、恐惧、焦虑心理。

换药时疼痛护理　换药前 30 分钟访问患者，消除患者对换药性疼痛的焦虑、紧张及恐惧心理，鼓励患者增强其对治疗的信心，儿童患者建议家长陪伴。尽量选择换药室换药，以减少对邻床患者的心理刺激。换药过程中通过与患者交谈，让患者看喜爱的书籍、播放轻音乐、电视等使患者心情舒畅，情绪放松以转移患者注意力。换药时医护人员做到和蔼可亲，换药动作做到轻、准、稳，移动患者、抬拿肢体时轻，揭内层敷料时如旧敷料和创面粘贴较紧时，可用生理盐水浸透后再揭取；结痂组织必要时采用浸浴或浸泡使痂皮软化后再予清理；修剪、清洁坏死组织要准，不要伤及正常组织和新生组织；注意创面上少用或不用刺激性强的药物；贴近创面的敷料采用不易黏贴、引流性好的敷料。对不能耐受疼痛的患者在换药前采取预防性的足量用药，以减少疼痛或难以忍耐时的更多用药量，并且影响疼痛控制的效果。换药后应给予精神安慰。

护理过程中疼痛护理　妥善安排体位，尽量保障舒适，包扎固定时应使肢体保持功能位，均匀用力，不宜太紧，以免影响血液循环；抬高患肢以减轻组织肿胀疼痛，利于渗出液的回流；Ⅰ度、浅Ⅱ度烧伤创面最好采用包扎疗法，可保护创面，防止组织坏死加深；翻身时应注意安全，平整铺上消毒的柔软棉垫，以减少硬物的刺激。合理安排各种治疗护理操作的时间和频率，尽量集中操作，避免不间断地对患者进行各项处置，使患者能少耗体力、多休息，以减轻痒和疼痛的不适刺激。进行各项治疗护理操作前都应说明目的、意义和过程；操作中切忌语言生硬，动作粗暴，力争取得患者和家属的配合；穿刺人员应有熟练的穿刺技术，合理选择、安排穿刺部位，穿刺部位应选择在非烧伤部位，易穿刺、好固定、便于患者活动，穿刺时尽量做到一次成功，如需长期输液，可放置静脉留置管；肌内注射时应经常更换部位，做到"二快一慢"，减少疼痛和硬结形成。操作过程中严格无菌技术。

康复训练中疼痛护理　在创面愈合过程中，患者常出现局部瘙痒和麻刺感外，还有因使用的压迫性衣服、对抗瘢痕挛缩畸形的康复训练引起的疼痛。向患者讲明防止烧伤后关节僵直、肌肉萎缩、肌腱粘连等的重要意义，使患者树立康复的目标尤为重要，不时地给予鼓励，必要时给予帮助，可以使患者克服该期的疼痛感。

（刘永芳）

shāoshāng fānshēnchuáng hùlǐ
烧伤翻身床护理 （nursing of the turn-over bed after burns）
适用于伤及腹、背双侧的大面积烧伤患者。

翻身床结构　翻身床片（仰卧床片、俯卧床片）、支撑架、螺旋盘、搁手架、安全带等。

操作步骤　在仰或俯面铺纱布、铺纱垫、铺海绵垫、加翻身床片、拧紧螺丝帽、系包绕两床片安全带、去除床下杂物（便盆等）、卸支撑架、拉开活塞、旋转180°（一人在中间保护，两人则分别在床头、床尾协助翻身）、固定活塞、上支撑架、解除安全带、去掉螺丝帽、移开翻身床片、去海绵垫、轻揭纱垫、纱布。

注意事项　①使用前检查翻身床，各部件是否灵活、牢固、安全。②海绵垫厚薄要适中，排便孔勿过大，以防骨突处直接接触钢丝而引发压疮，海绵垫外套翻身床套，污染后及时更换。③翻身前需向患者解释使用目的及注意事项，取得患者配合。有精神症状者，上床后应予约束，以防坠床，必要时使用镇静药物。④初次翻身俯卧时必须医生参加。俯卧位后即更换背部敷料并用干热风处理创面，患者俯卧时间一般不超过半小时，待患者适应后可以逐渐延长俯卧时间，面颈部烧伤伴严重水肿、疑有吸入性损伤者一般应气管切开后再翻身俯卧。刚做手术后和低蛋白水肿者，俯卧位时间应缩短。一般患者每天翻身 4~6 次，每次俯卧 2~3 小时，每次仰卧 5~6 小时。⑤翻身前妥善安置好各种管道、仪器，各种管道应放在同一侧。消瘦患者，应悬空骶尾部、脚跟、枕部、髋关节等骨突部位以防压疮发生。⑥检查两床片松紧是否合适，如太松应将床尾侧海绵垫折叠，以防患者在翻身过程中滑出，气管切开者防止海绵堵住导管口，用呼吸机的患者预防管道打折。⑦翻身后首先应问患者有无不适，观察呼吸动度及血氧饱和度，再检查活塞是否到位，支撑架是否固定牢固，将四肢置于功能位，仰卧患者防足下垂的发生，四肢尽量外展，搁手架的位置应与床片在同一水平以充分暴露创面。

最后检查各种管道是否通畅，仪器运转是否正常。

（黄贤慧　陶利菊）

shāoshāng qìdào guànxǐ

烧伤气道灌洗（airway lavage after burns）

建立人工气道的患者，因上呼吸道固有的维持呼吸通道的作用被人工气道所代替，上呼吸道非特异性防御功能被削弱，同时在气道开放与机械通气的情况下，呼吸道水分丧失增多，使分泌物黏稠，不易排出，导致气道不畅。通过直接灌洗生理盐水等液体于气道内，以稀释痰液，刺激咳嗽反射，从而便于分泌物的吸出。

适应证　气管内分泌物黏稠或有坏死黏膜导致呛咳反射，单纯吸痰难以使气道通畅者。

灌洗液的配制　一般是无菌等渗盐水 100ml+抗生素（庆大霉素或敏感抗生素）+α-糜蛋白酶 4000U+地塞米松 5mg。

灌洗方法　先吸高流量的氧气，如有呼吸机可先吸纯氧 3 分钟，再将吸痰管放入气管内足够深的位置后，从吸痰管注入 5~10ml 灌洗液，趁患者呛咳时吸痰，一般每天 4~6 次为宜，每次灌洗后让患者吸氧，用呼吸机者可吸纯氧 3 分钟。根据患者耐受程度，可反复灌洗，灌洗液总量可逐步增加至 30~50ml，灌洗后气道内可滴入抗生素或气道滴入止血药。

注意事项　患者必须有呛咳反射，注意灌洗液的量，开始不能太大，灌洗时应注意患者的面色，防缺氧，备好急救用物，必要时双人操作。

（黄贤慧　陶利菊）

shāoshāng xuánfúchuáng hùlǐ

烧伤悬浮床护理（nursing of air-fluidized bed after burns）

悬浮床分为沙粒悬浮床和空气搏动悬浮床。沙粒悬浮床内装入了 600 千克由硅和陶瓷合成的细沙。每粒沙直径只有 50~150μm，细微得用肉眼看不清。空气搏动悬浮床由精密电路和多种传感器控制，沙在床面和身体之间起中介作用，空气在气囊中上下搏动，沙通过气流形成波浪，使患者躺在上面"悬浮"起来。此床还分别带有干燥功能，可以及时烘干患者伤口的渗出液，防止创面感染和发生压疮。悬浮床的应用大大缓解了烧伤患者的痛苦，也使创面愈合时间大大缩短。

适应证　大面积背侧烧伤患者，尤其不能睡俯卧位者。

床的准备　①插上电源。②秤重系统校零。③检查悬浮状态：按主控面板上的 power 键，调节气流量，先把流量调到最大，6 秒后再调到最小，6 秒后再调节流量最大，12 秒后调节流量至 60%，再按停止键。④悬浮床，调节温度至 30~32℃。⑤根据患者的需要铺上敷料，为保持创面干燥，床上铺放物品应少，一般铺无菌大单、中单即可。如只是防止皮肤受压，床上垫铺物可适当增加。

患者的准备　①做好患者思想工作，取得患者配合。②留置尿管，保持悬浮床干燥，防止石英砂凝结成块，影响悬浮效果。

床的操作　①升到所需温度后，关临时开关，停止悬浮状态，抬患者至床上。②将患者置于床的中心位置，30 秒后可以秤出患者体重。③升起侧栏并锁住，防坠床。④调节气流，按停止（puse）键起动悬浮，气流量以能够推动患者来回晃动即可。⑤根据患者的需要调节温度。⑥停用时，先停悬浮状态，再移开患者，再按开关（power）键，再拔电源。

注意事项　①滤单上应铺床单，随脏随换，以免污染滤单。②更换患者时，必须筛过微粒后，再为下一个患者使用，滤单应清洗和消毒。③除为患者操作和上、下床外，应使床一直处于悬浮状态。④床的温度不能设置过高，因没有水循环系统，如果患者发热很难降温。⑤禁放锐器在滤单上，以免划破滤单。⑥定时检查空气入口，并保持空气过滤器的干净。⑦清洗滤单时，可以用肥皂，洗衣粉，禁止用力搓洗。⑧抢救时，应停止悬浮状态，垫木板后再按压。⑨上床者要多饮水，禁食的患者应注意从静脉多补充水分。⑩未用时应每 3 天开启 1 次，每次运行至少 2 小时。⑪在悬浮床上，双下肢应外展，双上肢如有创面应悬空。⑫在悬浮床上更换体位时，悬浮床处于启动状态较为方便。⑬大面积烧伤患者应定时翻身拍背，防坠积性肺炎。

（黄贤慧　陶利菊）

shāoshāng wéishùqī hùlǐ

烧伤围术期护理（nursing of perioperatine after burns）

围绕手术全过程的护理，从患者决定手术治疗开始，一直到与该次手术有关的治疗基本结束，包括术前、术中和术后的一段时间的护理。

术前一天准备　①向患者或家属解释手术的大致情况，例如手术名称、部位、术程时间、何种麻醉、禁食水的要求等，以取得患者的合作。②常规做青霉素皮试，抽取血样配血备用，领取术前用药。③病情允许可沐浴更衣，保持皮肤清洁，减少感染发生。④皮肤准备。⑤术晨认真执行术前医嘱，如静脉注射抗生素等。⑥如手术需翻身者，可术晨上翻身床。

供皮区皮肤准备 ①术前剃净供皮区毛发，勿剔破皮肤，用肥皂、温水洗净。②四肢手术须修剪指（趾）甲，温水浸泡洗净，大腿手术者要剃净会阴部毛发。③头部供皮区反复多次取皮或烧伤初愈仍残留有部分痂皮不便剃除头发者，请示医生同意后可先将头发剪短、洗净，待术中用手术刀剃净。

术区准备 ①剃净受皮区邻近毛发，清洁创周正常皮肤，用松节油清除皮肤上的污垢或胶布痕迹；②会阴及肛门手术者，术前1天或术中留置尿管，进流质饮食，必要时可行清洁灌肠。

手术当天准备 ①术晨做好个人卫生（洗脸、刷牙、梳头、除去唇膏、指甲油）。②检查患者是否取下义齿、假发、发卡、隐形眼镜、耳环、戒指、手表等物，是否佩戴腕部识别带。③准备好医嘱带入手术间物品（如摄片等）。

术后护理 包括各种麻醉术后护理。物品准备：①病房物品准备：氧气、血压计、听诊器、心电监护、输液架、约束带、垫肩部纱垫。②病床准备：更换所有用物、铺床。迎接患者：术毕进麻醉监护室，值班人员要主动了解术中出血情况、麻醉及手术经过是否顺利，询问术中血压及呼吸情况。术后进食：一般术后6小时麻醉清醒后开始进食，以防呕吐。加强营养，促进早日康复。

全麻术后护理 ①严密观察体温、脉搏、呼吸、血压、尿量。②保持呼吸道通畅。③有恶心、呕吐等胃肠道反应时平卧头偏向一侧，防止呕吐物误吸。④麻醉清醒前患者可能出现烦躁、不安

等症状，可给予约束或镇静剂，以防皮片移位，全麻患者应有专人看护，直至清醒。⑤腰麻术后护理：去枕平卧6小时，制动，防止术后头痛。密切观察尿量，术后6小时仍未排尿，应检查膀胱区充盈情况，并给予相应处理。⑥硬膜外麻醉的护理：患者可给去枕自由卧位4～6小时，吸氧、监测脉搏、血压。

供皮区术后护理 ①观察有无渗血，如有新鲜渗血，可去掉部分外层纱布，再加盖无菌敷料，用绷带适当加压包扎。②头部供皮包扎两天后，可去除外层敷料，仅留紧贴创面的内层纱布，外涂（红汞），行半暴露；如大腿供皮，应卧床休息至创面愈合。③供皮区有臭味，分泌物多，疼痛时，须及时换药，取半暴露，促其干燥，供皮区内层纱布不宜更换，如因感染须更换时，只需去掉感染部分纱布，清除脓液，敷抗菌药剂，行半暴露疗法或暴露疗法。

受皮区术后护理 ①观察有无渗血，如有渗血，将外层敷料作上标记，如渗血范围加大，应及时报告医生止血，防止失血过多，危及生命，按医嘱及时输血。②四肢手术后多包扎，应妥善固定，制动，抬高患肢，观察肢端血运如四肢末梢循环、温度、颜色、感觉、活动度等；躯干手术，应注意包扎是否过紧，影响呼吸；面颈部手术者，垫高肩部，3～5天流质饮食，并做好口腔护理。③保持包扎敷料清洁干燥，术区敷料包扎至大腿根部时，可用塑料布保护内侧，防止大小便污染。塑料布不透气，忌用其包扎整个大腿。④禁止在术区输血、输液、测血压，以免产生皮下血肿。⑤如为皮瓣手术，应制动并观察皮瓣温度、颜色等

血供状况。⑥如手术部位安置了引流管，应小心翻身，避免滑脱或折叠。

（黄贤慧 陈 羽）

shāoshāng yíngyǎng hùlǐ

烧伤营养护理（nursing of nutrition after burns） 烧伤患者在食物摄入不足或不能进食的情况下，需要通过肠内或肠外途径补充或提供人体必需的营养素。通过营养护理可纠正患者的营养状态，促进创面修复，减少手术后并发症和死亡率。烧伤患者热卡需要量：测定及估计热量消耗的方法通常有两种，即间接测热法及公式估计，常用公式有二：①第三军医大学营养公式：烧伤成年人每天 kJ（kcal）= 4184kJ（1000kcal）× 体表面积（m^2）+ 104.6kJ（25kcal）×烧伤面积%。体表面积（m^2）=（身高－0.6）×1.5，其中身高单位为米（m）。此公式较符合能量消耗状况，临床应用较多。②Curreri公式：成年人每天 kJ（kcal）= 104.6kJ（25kcal）×体重（kg）+167.4kJ（40kcal）×烧伤面积%。此公式应用较广泛，但其最大缺点是估计大面积烧伤患者热卡需要量过高，一般>50%则按50%计算。

营养补充方法及护理 营养补充方法分肠内营养（口服、管饲）及肠外营养（静脉营养、静脉高价营养）

口服营养护理 此法方便、经济、营养素组成齐全，适合胃肠功能正常者。①烧伤后早期肠道营养可以减少烧伤患者的并发症，改善伤后营养状态。如胃肠功能正常，早期肠道营养一般在伤后24小时内开始。②饮食依据病情调节，一般开始予流质或水分，由少到多，据病情逐渐恢复正常饮食，尽量符合患者口饮食

习惯。③做好心理护理，取得其配合，观察全身营养状况，注意口腔护理。

管饲营养护理 适用于严重烧伤，口服已不能满足营养需量，如头面烧伤、张口困难、吞咽困难、气管切开、胃肠功能受障者。饮食选用水分流质或要素饮食。①方法：开始浓度低，量少，成年人 50ml/h，据胃肠功能状况，由稀到浓，由少到多，可用营养液均匀输注；停用时，逐步减少，防止低血糖。注入之间入水冲洗管道，营养液应接近等渗，避免因高渗液体引起腹泻脱水。②严格无菌操作；管饲营养液温度，冬天 38℃ 左右，夏天 34℃ 左右，备用营养液冰箱保存。

肠外营养护理 适合肠功能紊乱或其他并发症不能口服及饲者。肠外营养常采用脂肪乳剂、氨基酸、碳水化合物、电解质、微量元素及维生素等混合于一个 3L 袋内，均匀输入。肠外营养液配制方法：①严格无菌操作，配制应在净化工作台上进行。配制间应每天用紫外线照射 30~60 分钟。②配制前将药品准备齐全，并检查 3L 袋有无过期及破损。③配制时，先将所需用的维生素、电解质、微量元素等，分别加入葡萄糖、氨基酸、脂肪乳剂中，然后将氨基酸、葡萄糖同时混入 3L 袋中，观察有无沉淀、变性等，最后混入脂肪乳剂。④现配现用，配好的 3L 袋应注明床号、姓名、所配药品及配制时间，放于 4℃ 冰箱保存，24 小时内输完。

营养效果观察 ①记出入量。②计算氮平衡。③测体重。④观察创面情况。⑤测血红蛋白，一般维持在 110g/L 以上。⑥测血浆蛋白。

(黄贤慧)

shāoshāng kāngfù hùlǐ
烧伤康复护理（nursing of rehabilitation after burns） 应用各种措施，促进创面及早愈合，预防瘢痕和挛缩，进行各阶段心理治疗，减少伤残者的身心功能障碍，以适应重返社会。

康复评定 ①关节活动范围（ROM）评定：确定是否关节活动受限及其受限程度、原因，一般采用通用量角器，可展性金属线、尺子或带尺，X 线摄影。ROM 评定一般在治疗前和治疗后评定 1 次，避免在运动、按摩、物理疗法后立即检查。②肌力评定：肌力指肌肉收缩时的力量，肌力检查方法有器械检查包括握力计、捏力计、位力计等速测力计等，还有徒手肌力检查方法，此法分为 6 级，如下表所示。③日常生活能力（ADL）评定：ADL 包括生活每天必须进行的基本动作起床、大小便、修饰、用厕、吃饭、行走、穿衣、上下梯、洗澡、床椅间移动等综合能力的评定。④心理评定：了解心理承受能力，心理损害的范围程度，认识功能评定，人格测验，情绪测验，按此制订康复计划、重点。⑤肥厚性瘢痕的评定。

康复治疗 应以预防为主：①保护烧伤创面，避免和减轻感染，杜绝医源性加深创面因素，减少、清除创面肉芽组织。②各关节保持在功能位和抗挛缩位，必要时用可塑性夹板固定和牵引。③早期主动与被动锻炼。④创面愈合即开始弹力压迫等。早期实施非手术预防措施，可以使后期整形手术次数减少，手术范围缩小，降低手术难度，术后效果更好，甚至可以免除后期整形手术。早期康复治疗，包括冷疗、水疗、光疗、超短波治疗等，后期康复治疗包括音频电疗、蜡疗、超声波、红外线和直流电离子导入疗法等。

物理治疗 ①水疗：用 1：5000 高锰酸钾，水温 37~39℃ 为宜，利用水温软化瘢痕，还可利用水的浮力做主动和被动运动，每次 15~20 分钟，每天或隔天 1 次。②超短波治疗：只能用于小面积烧伤，采用并置法或对置法，微热量有消炎消肿作用，每天 1~2 次，每次 15 分钟。③蜡疗：适于面部、躯干、四肢，能加速组织修复生长，软化瘢痕及润滑皮肤的作用，每次 20~30 分钟，每天或隔天 1 次，20~30 次为 1 个疗程。④超声波疗法：中小剂量有改善皮肤营养，加速真皮生长，也有镇痛作用。⑤紫外线疗法：松解粘连，减轻瘢痕挛缩，每次 10~15 分钟，每天 1 次，15~20 次为 1 个疗程。⑥音频电疗法：是一种 2000~4000Hz 的等幅中频电疗，是理疗中应用最广

表 徒手肌力检查方法

级别	名称	标准	相当正常肌力（%）
0	0	无可测知的肌肉收缩	0
1	微缩	有轻微收缩，但不能引起关节运动	10
2	差	减重状态下能做关节全范围运动	25
3	可	在抗重力下作关节全范围运动，但不能抗阻力	50
4	良好	能抗重力、抗一定阻力运动	75
5	正常	能抗重力，抗充分阻力运动	100

泛的方法之一。主要机制是电流使结缔组织纤维震动，产生微细的按摩作用，达到瘢痕松解及软化的效果，并且有一定的镇痛与止痒作用，每次 15~20 分钟，每天 1 次。

加压疗法 由弹性织物对烧伤愈合部位持续压迫。压力治疗在各种治疗方法中，比较能减低烧伤后瘢痕增生，从而使瘢痕较早成熟及稳定下来。①意义：适用于大范围瘢痕增生的防治。通常浅Ⅱ度烧伤 2 周内愈合，一般不会产生增生性瘢痕；而经 2~3 周愈合的偏浅的深Ⅱ度创面就有可能产生瘢痕，应行预防性加压疗法，而 2~3 周以上愈合的创面往往会不同程度的瘢痕增生，必须行加压疗法。②实施：弹力材料有弹力绷带、弹力衣、弹力套，肢体弹力绷带应自远心端向近心端包扎，重叠 2~3 层可增强压力，开始不宜过久，压力不宜过大，待患者适应后再逐渐增加压力。弹力衣、弹力套要合适，缝制要合身，压力调校要正确，配合压力垫的应用，使增生性瘢痕局部有足够的压力。加压应坚持"一早二紧三持久"原则。早：即在瘢痕未隆起前开始加压；紧：在不影响远端血运的前提下越紧越好，一般认为压力 15~25mmHg 为宜；持久：即 24 小时持续加压，除洗澡外不要解开，压迫半年至 1 年，甚至更长时间，直到瘢痕成熟（变薄、变白、变软）为止。

瘢痕内激素注射法 现在临床通常采用糖皮质激素如曲安奈德，其作用机制为影响糖及蛋白质的代谢，加强糖异生，使蛋白质分解，代谢增强，抑制蛋白质的合成，从而干扰纤维增生过程。随访观察发现有效率很高但复发率也高，曲安奈德注射加β电子线放射治疗对于防治瘢痕疙瘩的复发效果较好，是一种安全有效的治疗瘢痕疙瘩方法。

可塑性夹板的应用 可塑性夹板具有加热变软，可随意塑形等特点，用以制动与抗挛缩。尚可制成牵引架，通过持续牵引改善关节功能。

运动疗法 由专业技术人员根据正常关节活动范围运用手法训练帮助患者做被动运动，保持体位，保持关节活动范围，指导患者主动运动，练习闭眼、张口、双臂上举、上展、屈伸，腕前臂旋前旋后，握拳、屈伸及分指，双下肢练习静力肌肉收缩、外展，直腿抬高，屈伸髋、膝、踝，尤其注意练习足背屈。注意防止眼睑外翻和口形变小，面部深度待消肿后，即开始训练患者睁眼、闭眼及转动眼球，微笑抬眉等运动预防眼睑外翻；用张大口或龇牙等动作预防口形缩小，必要时用口撑开器。

软化瘢痕 烧伤瘢痕的预防应尽早进行，深Ⅱ度烧伤患者在创面愈合后，即开始软化瘢痕的治疗，可选用硅酮凝胶、按摩等。按摩时手法要轻，若出现皮肤破溃或有痤疮等时应中断治疗，给予换药，待创面愈合后再行上述治疗。硅酮敷料疗法也常用于瘢痕处理，主要剂型有膜剂、绷带、气雾剂，促进瘢痕软化及减轻痛痒症状。硅酮凝胶通常会用于压力治疗不能处理的患者或部位，例如处于生长发育阶段小儿以及胸、面和下颌等。

心理护理 烧伤患者伤后即存在一系列心理问题，尤其是大面积烧伤患者创面愈合后存在的心理问题更复杂，担心工作岗位、劳动能力、生活自理、家庭经济、出院后拖累家属、毁容后交往不便。因此在患者创面愈合即将出院时的心理护理尤应加强。①健康教育：健康教育应贯穿于患者的整个住院过程。护士应教会患者正确的功能锻炼方法，增强患者生活自理能力，指导患者学习自我护理所必需的医学知识。②增进沟通：了解患者思想状况，帮助解决生活、工作问题。找患者家属及单位交谈，要求他们安慰患者，出院后让患者做些力所能及的事，不要歧视患者。定期随访患者，及时做好心理疏导。

（黄贤慧）

索　引

条 目 标 题 汉 字 笔 画 索 引

说　明

一、本索引供读者按条目标题的汉字笔画查检条目。

二、条目标题按第一字的笔画由少到多的顺序排列，按画数和起笔笔形横（一）、竖（丨）、撇（丿）、点（丶）、折（乛，包括丁乚〈等）的顺序排列。笔画数和起笔笔形相同的字，按字形结构排列，先左右形字，再上下形字，后整体字。第一字相同的，依次按后面各字的笔画数和起笔笔形顺序排列。

三、以拉丁字母、希腊字母和阿拉伯数字、罗马数字开头的条目标题，依次排在汉字条目标题的后面。

十一 画

条 目 外 文 标 题 索 引

内 容 索 引

说 明

一、本索引是本卷条目和条目内容的主题分析索引。索引款目按汉语拼音字母顺序并辅以汉字笔画、起笔笔形顺序排列。同音时，按汉字笔画由少到多的顺序排列，笔画数相同的按起笔笔形横（一）、竖（丨）、撇（丿）、点（、）、折（乛，包括丁乚く等）的顺序排列。第一字相同时，按第二字，余类推。索引标目中夹有拉丁字母、希腊字母、阿拉伯数字和罗马数字的，依次排在相应的汉字索引款目之后。标点符号不作为排序单元。

二、设有条目的款目用黑体字，未设条目的款目用宋体字。

三、不同概念（含人物）具有同一标目名称时，分别设置索引款目；未设条目的同名索引标目后括注简单说明或所属类别，以利检索。

四、索引标目之后的阿拉伯数字是标目内容所在的页码，数字之后的小写拉丁字母表示索引内容所在的版面区域。本书正文的版面区域划分如右图。

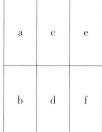

本卷主要编辑、出版人员

执行总编　谢　阳

编　　审　陈　懿

责任编辑　于　岚

索引编辑　张　安　马丽平

名词术语编辑　刘　婷

汉语拼音编辑　王　颖

外文编辑　景黎明

参见编辑　陈　佩

责任校对　李爱平

责任印制　陈　楠

装帧设计　雅昌设计中心·北京